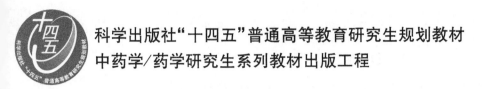
科学出版社"十四五"普通高等教育研究生规划教材

中药学/药学研究生系列教材出版工程

临床中药学专论

（第二版）

MONOGRAPH OF CLINICAL CHINESE PHARMACY

（SECOND EDITION）

张　冰　主编

科 学 出 版 社

北 京

内 容 提 要

《临床中药学专论》(第二版)对标高层次人才培养目标,在第一版基础上创新、拓展、重构教学内容。包括临床中药学科概述、中医药基本理论、临床中药学服务实践、临床中药学服务研究探索四篇。分别论述了临床中药学科相关概念、发展沿革;阐释了临床中药师必备的中医药理论;论述了全程化临床中药学服务的理论与实践技能;介绍了中药循证药学、中药临床综合评价、中药信息学等方面的研究前沿。

本书具有"全、新、用"的特点:① 全面论述临床中药学理论、技术、进展及政策法规,涵盖全程化药学服务的全部环节;② 教材的形式和内容结构双创新,设有教材留白,引入二维码,链接微视频与拓展内容等;③ 突出实用,应用案例衔接理论与实践,培养临床中药学服务的实战技能。形成融理论、实践、拓展、互动为一体的"智能型"特色教材。

本教材可供中医药研究生、临床中药师、临床药师、中医药工作者及中医药研究人员参阅。

图书在版编目(CIP)数据

临床中药学专论 / 张冰主编. —2 版. —北京:科学出版社,2024.2

中药学/药学研究生系列教材出版工程

ISBN 978 - 7 - 03 - 077995 - 3

Ⅰ.①临… Ⅱ.①张… Ⅲ.①中药学—研究生—教材 Ⅳ.①R28

中国国家版本馆 CIP 数据核字(2024)第 016270 号

责任编辑:周 倩 王立红 / 责任校对:谭宏宇
责任印制:黄晓鸣 / 封面设计:殷 靓

科学出版社 出版

北京东黄城根北街 16 号
邮政编码:100717
http://www.sciencep.com

南京展望文化发展有限公司排版

广东虎彩云印刷有限公司印刷

科学出版社发行 各地新华书店经销

*

2024 年 2 月第 二 版 开本:889×1194 1/16
2024 年 2 月第一次印刷 印张:20 1/4
字数:570 000

定价:98.00 元

(如有印装质量问题,我社负责调换)

《临床中药学专论》(第二版)
编委会

主　编　张　冰

副主编　王英豪　任艳玲　李　敏　张一昕

编　委　(按姓氏笔画排序)

王　倩(广州中医药大学)

王　辉(河南中医药大学)

王加锋(山东中医药大学)

王英豪(福建中医药大学)

云雪林(贵州中医药大学)

冯志毅(河南中医药大学)

任艳玲(辽宁中医药大学)

孙庆敏(南京中医药大学附属医院)

阿拉腾花(内蒙古自治区药物警戒中心)

杨　磊(湖南中医药大学第一附属医院)

李　敏(陕西中医药大学)

张　冰(北京中医药大学)

张一昕(河北中医药大学)

张金莲(江西中医药大学)

林志健(北京中医药大学)

林晓兰(首都医科大学宣武医院)

金素安(上海中医药大学)

周　鹏(天津中医药大学)

秦旭华(成都中医药大学)

黄　芳(湖北中医药大学)

黄晓巍(长春中医药大学)

黄燕琼(广西中医药大学第一附属医院)

萨日娜(甘肃省人民医院)

赫　军(中日友好医院)

樊凯芳(山西中医药大学)

薛春苗(北京中医药大学东直门医院)

学科秘书　林志健　王　雨

总　序

　　研究生教育处于国民教育体系的顶端,是教育、科技、人才的关键载体,是国家创新体系的重要组成部分,是深入推进科教兴国战略,加快建设教育强国、科技强国、人才强国的重要支撑。党的二十大首次把教育、科技、人才进行"三位一体"统筹安排、一体部署。党的二十大报告中指出,"我们要坚持教育优先发展、科技自立自强、人才引领驱动,加快建设教育强国、科技强国、人才强国",强调要"全面提高人才自主培养质量,着力造就拔尖创新人才",要"深化教育领域综合改革,加强教材建设与管理",为研究生教育改革发展指明了前进方向,提供了根本遵循。

　　教材作为教育教学的基本载体和关键支撑、教育核心竞争力的重要体现、引领创新发展的重要基础,必须与时俱进,为培育高层次人才提供坚实保障。研究生教材建设是推进研究生教育改革、培养拔尖创新人才的重要组成部分。教育部、国家发展和改革委员会、财政部联合印发的《关于加快新时代研究生教育改革发展的意见》(教研〔2020〕9号)中明确提出,要"加强课程教材建设,提升研究生课程教学质量""编写遴选优秀教材,推动优质资源共享"。中药学、药学专业研究生教育肩负着高层次药学人才培养和创新创造的重要使命。为了进一步做好新时代研究生教材建设工作,进一步提高研究生创新思维和创新能力,突出研究生教材的创新性、前瞻性和科学性,打造中药学、药学研究生系列精品教材,科学出版社邀请全国12所中医药院校和中国中医科学院的13位中药学、药学专家,组成"中药学/药学研究生系列教材出版工程"专家指导委员会,共同策划、启动了"中药学/药学研究生系列教材出版工程"(以下简称教材出版工程)遴选、审定、编写工作。教材出版工程并入选了"科学出版社'十四五'普通高等教育研究生规划教材"。

　　本教材出版工程包括《中药药剂学专论》《分子药理学》《中药药理研究思路与方法》《药用植物生物技术》《中药分析学专论》《仪器分析专论》《中药化学专论》《现代药物分离技术》《中药监管科学》《中药系统生物学专论》《中药质量评价研究与应用》《中药新药研究与开发》《中药功效研究思路与实践》《中药资源化学专论》《生物药剂学与药代动力学专论》《天然药物化学专论》《药学文献检索》《中药炮制学专论》《中医药统计学专论》《中药药效物质研究方法学》《中药药代动力学原理与方法》《中药鉴定学专论》《中药药性学专论》《中药药理学专论》《临床中药学专论》(第二版)等核心教材,采用了"以中医药院校为主,跨校、跨区域合作,出版社协助"的模式,邀请了全国近百所院校、研究所、医院及个别药企的中药学、药学专业的400余名教学名师、优秀学科带头人及教学一线的老师共同参与。本教材出版工程注重加强顶层设计和组织管理,汇集权威专家智慧,突出精品意识,以"创新培养方式、突出研究属性、关注方法技术、启发科研思维"为原则,着力打造遵循研究生教育发展规律、满足研究生创新培养目标、具有时代精神的高品质教材。

在内容上,本教材出版工程注重研究生个性化需求,从研究生实际需求出发,突出学科研究的新方法、新理论、新技术,以及科研思维。在编写风格上,既有丰富的图表,也有翔实的案例,体现了教材的可读性,大部分教材以二维码的形式呈现数字资源,如视频、知识拓展等,以方便学生自学、复习及课后拓展。

本教材出版工程仍有不少提升空间,敬请各位老师和研究生在使用过程中多提宝贵意见,以便我们不断完善,提高教材质量。

陈忠

2023 年 12 月

编写说明

　　临床中药学科是融中医、中药于一体的交叉学科,在保障临床安全、有效、经济、适当地用药,提升临床合理用药水平诸方面,起着重要的推动作用。国家中医药管理局十分重视临床中药学科的建设和发展,创建了"一校带多校"的协作建设模式。北京中医药大学作为国家首批临床中药学重点学科建设单位,于 2001 年创建临床中药学科,建设中获得国务院学位办临床中药学研究生学位授予点(1008Z8),开始进行高层次临床中药学人才培养。在 20 余年的临床中药学研究生培养工作中,创建了临床中药学人才培养模式、创新课程并编写了教材,不仅积淀了丰富的教学经验,而且为我国临床中药学人才队伍的建设提供了首批优秀的"种子人才"。为全面贯彻《中共中央 国务院关于促进中医药传承创新发展的意见》,教材编写紧密围绕《关于加快新时代研究生教育改革发展的意见》《中国教育现代化 2035》《关于高等学校加快"双一流"建设的指导意见》等研究生教育的重大国家政策,融合研究生教育现有的研究与实践成果,反映研究生教育的改革与发展。为落实《国务院办公厅关于加快医学教育创新发展的指导意见》及立德树人根本任务,提高人才培养质量,促进中药安全、有效地使用,提升研究生开展临床中药学服务与研究的能力,特此编写科学出版社"十四五"普通高等教育研究生规划教材《临床中药学专论》(第二版)。

　　本教材是在 2013 年第一版研究生教材《临床中药学专论》基础上,吸取十余年教学经验与反馈后的再版升级。编写初衷突出研究生培养的时代性、科学性、实践性和创新性,旨在通过系统阐释临床中药学的理论、知识和技能,促进安全、有效、经济、适当地使用中药。教材遵循研究生学习特点,注重科学性、前瞻性、创新引导性、兼顾系统性,突出中医思维与现代临床药学服务理念的培养,体现了中医药理论的核心地位,以及临床中药学岗位的综合实践性。在体例上,增加拓展板块、实践案例分析及教材留白,拓展创新研究内容、强化思维训练;在形式上,引入二维码,链接微视频等板块,充分应用多媒体资源,丰富了知识的呈现形式,增强了教材的延展性;在内容上,引入新理论、前沿进展、新技术及实战模拟,体现临床中药师的岗位特点。重在提升研究生的临床中药学服务能力与创新能力。本教材共四篇十九章,第一篇临床中药学科概述、第二篇中医药基本理论、第三篇临床中药学服务实践、第四篇临床中药学服务研究探索。其中,临床中药学科概述篇共 4 章,系统阐释了临床中药学科、临床中药学与合理用药、临床中药师与临床中药学服务的相关概念和研究进展、临床中药学科体系,使学生全面深入了解临床中药学科内涵、学术特点和学术价值,为日后工作奠定坚实基础。中医药基本理论篇共 4 章,主要介绍中医药的病理生理观及临床诊断观、药性观、治疗观,通过对中医药基本理论的阐释,促进学生对临床中药学相关理论的传承与创新,为后续的临床中药学服务实践提供理论支持。临床中药学服务实践篇共 8 章,围绕全程化临床中药学服务的各项工作内容,以及特殊人群(如儿童、孕妇、老年人、肝肾功能不全病人等)的中药合理应用与药学服务,旨在提升学生临床中药学服务实战能力。临床中药学服务研究探索篇共 3 章,关注临床中药学科的研究前沿,探索中药循证药学研究、中药临床综合评价研究、中药信息学研究,引导和培养研究生的创新精神。本教材将理论、知识与技能融会贯通,并融入思政元素,培养临床中药师的综合素养。

　　本教材的编写团队来自全国 17 所高校、7 所三甲医院及 1 个省级药物警戒中心,由临床中药学领域的资深教授、主任医师、主任药师及药物警戒监测专家等学者组成,具有丰富的教学、临床及药学研究经验,致力于为研究生提供最优质的教育资源。在本教材编写中实施主编负责制,主编提出顶层设计,确定编写大纲,制订细则,提供样章,组织编纂及统稿。副主编协助主编,负责审阅、撰写稿件及协助统稿。学科秘书协助主编制订编写细则、统稿和交叉审稿。编委完成编写任务并交叉审稿。本教材编委会与出版社编辑协作,共同确保教材的质量。

　　《临床中药学专论》(第二版)作为一本全新的研究生教材,旨在为研究生教育改革创新提供有力支持,为中医药行业培养更多高水平的专业人才。希望本教材能够成为中医学、中药学、临床中药学、临床药学专业研究生及专业从业人员、临床药师、临床中药师的得力助手,助其在临床中药学领域取得卓越的成就。本教材所选用的案例仅作为教学展示及情景模拟,不作为他用。本教材编写得到北京中医药大学及全国兄弟院校同道们的支持,得到科学出版社的大力支持,在此表达衷心感谢。同时,向本书参考文献的原作者及案例提供者一并致以真挚的感谢。

　　鉴于临床中药学科的迅速发展,我们的认识应与时俱进,欢迎广大教师和学生提供宝贵的反馈和建议,以便我们再版时不断完善,共同推动中医药教育的不断进步。

编　者

2023 年 6 月 6 日

目　录

第一篇　临床中药学科概述

第三篇　临床中药学服务实践

第四篇　临床中药学服务研究探索

第一篇 | 临床中药学科概述

第一章
临床中药学科

学习目标

第一节　临床中药学科的内涵

一、临床中药学科的概念及学术特点

（一）临床中药学科的概念

临床中药学是在中医药理论指导下，以研究中药临床合理应用相关科学问题为核心的一门学科，称为临床中药学科，又称临床中药学学科。其主要任务是应用综合的、交叉的理论、知识与技术方法探讨中药在预防、治疗疾病及保健应用过程中的安全性、有效性、经济性和适当性，指导临床中药的合理应用。临床中药学是连接中医与中药的纽带，是中医药基础与临床实践的桥梁学科，是一门具有医药交叉学术特点的应用学科。

本学科具有综合性、应用性、实证性、创新性等特征。① 综合性：临床中药学科的内容涉及中医药基础理论、临床中药治疗学、临床中药文献学、中药学、中药药理学、临床毒理学、中药药剂学、中药体内代谢动力学、中药用药安全评价与中药药物警戒等多方面，具有综合性的特点。这种综合性使其能够全方位研究中药的各个方面，以更好地理解和应用中药治疗。② 应用性：临床中药学科的目标是培养从事临床中药学服务的专业人才，推动中药合理应用，提高中药在临床治疗中的有效性、安全性、经济性、适当性，强调将研究成果应用于临床实践。③ 实证性：临床中药学科强调通过实验研究和临床实践来认识中药的机制与药效，追求科学化的研究方法和实证的结果，有助于建立中药治疗的科学依据，提高其在医疗领域的可信度。④ 创新性：临床中药学科鼓励创新研究，推动中药研究与现代医学的结合，开拓中药在临床治疗中的新应用领域，提高中药的临床应用水平，并推动中药研究的进步。

临床中药学思想来源于中医药临床实践，又融合现代全程化药学服务的理念，将传统药品供应的工作模式转变为"以病人为中心"的药学服务模式，是现代临床药学与中医药学相结合的产物。临床中药学以中药合理应用为出发点，面向临床用药的各个环节，在临床药物治疗活动中运用中药学与中医学基本理论，以及相关专业知识与技能，指导病人合理使用药品。目前，临床中药学服务已经覆盖医院的各个科室、养老院、社区医院、家庭疗养院、社会药房、制药企业等机构和组织，部分医院已开设临床中药师的药学门诊。近年来行业内亦有将临床中药学称为中药临床药学，两者在学术内容上没有本质区别。

（二）临床中药学科的学术特点

中医与中药自古学术相融，并无明确的分割线。随着学科的分化，中医与中药已逐步形成各自的学科发展路径。

临床中药学科作为医药结合的交叉学科，弥合了由于医药分割所致的学术裂痕，减少了由于医药分家带来的临床用药问题。临床中药学的产生和发展顺应了社会发展的需求、医疗改革的要求及中医药学自身发展的规律，形成了以中医药理论为指导的医药兼容性、以药学服务为核心的拓展创新性、以合理用药为目标的综合实践性、以用药安全为根本的社会属性等学术特点。

1. 以中医药理论为指导的医药兼容性　临床中药学以传统中医药理论为指导,将临床用药作为核心,医药兼容并蓄,兼顾多学科知识与技能,为临床安全、有效、经济、适当地应用中药提供依据。首先,传统的中医药理论是临床用药的指导,如中医药学的生理病理观及中医药临床诊断观及治疗观与中药应用理论等。只有掌握中医学基础理论、中药学基本理论,为医药结合奠定基础,才能把握中药临床应用的初衷,实现药物治疗的目标。再者,融会贯通临床中药学、中药鉴定学、中药药理学、中药炮制学、中药治疗学、中药化学、中药药物警戒等知识与技能,有机结合传统中药理论与现代研究新进展,为安全合理用药提供新依据。同时,还需兼具中医药临床相关的专业知识,如中医内科、中医妇科、中医儿科等临床学科知识与药物治疗学知识,为临床各科提供临床中药学服务。此外,需要对相关学科的知识,如中药信息学、文献学、药物经济学、药事管理法规、人文沟通与医药伦理、医药卫生政策法规等有一定了解,才能更有效地提供临床中药学服务。

2. 以药学服务为核心的拓展创新性　临床中药学工作已将传统中药学的关注点从"药"转向"人",以药学服务为核心,形成了新的岗位和职责,在工作性质、工作内容、工作方法等方面都有别于原有的以"药"为中心的工作模式。通过全程化药学服务,促进临床合理用药,展现临床中药学的学术内涵与工作特色的时代性和创新性。药学服务对临床中药学提出的新要求,极大地促进了中药学高等教育的改革,在临床中药学人才标准、培养目标、课程设置、课程内容、教学方法等方面形成了新局面。

3. 以合理用药为目标的综合实践性　临床中药学旨在安全、有效、经济、适当地应用中药治疗与预防疾病,倡导药学服务,提高临床合理用药水平。由于中药临床用药复杂,影响因素众多,不仅涉及药物因素,如中药饮片、中成药、中西药复方制剂及中西药联合应用等;涉及病人因素与用药因素,如不同用药人群、心理状态、治疗方式及用药环节;还涉及与医生、护士、药师、病人的配合交流等。因此,应对临床出现的用药问题,必须具备全面、综合性的多学科理论知识与实践技能,必须充分应用多学科的研究方法和研究成果。不仅需要具备中药学与中医学等中医药学科知识,还需要了解现代医学、社会学、法学、心理学、经济学、教育学及管理学等相关学科知识,充分体现临床中药学综合性应用学科的特点。

临床中药学要求药师具备综合的理论与知识技能,能够在与医生、护士、病人沟通及协作中,开展中药治疗学监测,实施中药不良反应监测与中药药物警戒,通过药物信息获取、药物治疗评价、用药指导、血药浓度监测等实践,开展临床中药学服务。药师通过收集和评价药物、疾病、病人等相关信息,综合分析对治疗结果的影响因素,优化药物治疗方案与药学监护计划,发现和解决临床用药问题,保障中药应用的安全性、有效性、经济性与适当性。因此,临床中药学的综合实践性是十分显著的。

4. 以用药安全为根本的社会属性　"以病人为中心"的临床药学理念体现了丰富的社会人文思想,具备鲜明的社会性。其一,临床用药安全问题引发人民大众的担忧,成为全社会关注的热点和焦点问题。临床中药学关注用药安全,研究用药安全隐患,开展全程化临床中药学服务,指导中药合理应用,满足人民日益增长的健康需求,为社会提供药品应用知识,促进中药的安全应用,减少医患纠纷。其二,临床中药学关注的对象是同时具有自然属性和社会属性的人,药学服务过程中需要充分利用"生物-心理-社会"的综合医学模式,关注病人的社会性,注重病人的生理、心理、环境、经济条件、社会因素及人文沟通等对药物应用结果的影响。其三,临床中药学开展的临床用药评价,不仅需要中药学的研究方法,而且还涉及社会科学、法律法规、医学伦理、心理学、经济与管理学等多种研究方法。

二、临床中药学科的任务

临床中药学科任务涉及的领域十分广泛,总而言之,围绕临床合理用药,开展药物临床效用及评价、中药药品质量评价、药理毒理学与药代动力学研究、药品不良反应评价与药物警戒、风险效益分析等工作。从中药临床治疗需要出发,临床中药学应着眼于如下工作。

1. 实施全程化药学服务　临床中药学从临床用药问题出发,在坚持以中医药理论为指导和关注中药用药特点的同时,借助现代科学技术和自然科学研究成果开展多学科的探讨,实施全过程的临床中药学服务,与医师、护士及病人密切合作,参与临床治疗方案的制定,开展处方审核与处方点评、用药监护、药学教育、用药咨询、药学会诊与药学门诊等服务,提升临床合理用药水平,从临床用药角度进一步明确药物的有效性与安全性等。确保病人用药的合理性,获得最佳的治疗效果,减少药品不良反应。同时,研究如何保障全程化药学服务的效率与质量。

2. 开展中药情报与信息交流　应用现代信息技术,搜集中药应用中的热点问题、新的研究信息及新药应用情况等,建立信息库,形成临床中药学深入研究的基础平台及文献咨询库,促进医生、药师、护士之间的信息交流,服务临床医生、护士、医疗技术人员、病人等药学需求。

3. 深入中药基本理论研究　用文献学方法与现代技术手段,加强中药基本理论研究。包括:探索中药基本理论,如四气、五味、有毒无毒、升降浮沉和归经等药性理论实质;探讨中药应用理论的指导意义,如七情配伍、药物煎煮、用药禁忌及用法用量等用药指导。阐明中药的作用机制,将中药临床应用"说清楚,讲明白",为中药临床应用提供科学依据。

4. 加强中药安全性研究　对中药不良反应及药源性疾病发生原因进行流行病学分析,找出规律,开展中药安全性的机制研究,建立临床用药的风险与效益评价范式,构建中药临床应用药物警戒体系。同时,对特殊药物及特殊人群使用方法、组方合理性、用药禁忌(包括配伍禁忌、妊娠禁忌、证候禁忌等)等进行探讨,减少药品不良反应的发生。

5. 加强临床药效评价研究　应用化学、病理生理学、药理学、药效学、药动学、循证药学等综合手段,开展中药及复方治疗效果评价,提高临床用药效益。阐释中药在体内的吸收、分布、代谢和排泄等过程及中药治病原理,为解决临床用药剂量、给药间隔和给药途径提供科学依据,保障临床疗效。

6. 创新人才培养模式　新世纪的临床中药学既面临极大的发展机遇,也面对着许多挑战。其中,人才的缺乏不能满足临床对日益增加的中药应用的需求。加强高等临床中药人才培养及临床中药师再教育,是迫切需要解决的问题。因此,要适应未来临床中药学发展的需要,临床中药学科需完善自身的学术体系,建立本学科的人才梯队,展开科学研究。开设新的专业方向,构建临床中药学医药交叉的课程体系,或建立本硕连读体系,以使医药知识得到有机结合,培养既有现代临床知识,又能从事药学研究的专业临床中药人才,推动临床中药学科发展。

7. 完善学科学术体系　根据临床中药学科的理论内涵及外延,创新建立三级学科、健全学科体系、促进本学科的科学研究,以解决临床用药问题,体现本学科医药交叉融合、传统医学与现代医学结合、理论与实践结合之特点。围绕中医临床特点,以继承发扬中药传统药性理论为前提,拓展学科前沿。在次级学科(如临床药物信息学、中药药物警戒、中药治疗学等)的新领域进行深入研究。

三、临床中药学科发展的意义

临床中药学科的发展对中医药事业具有重要的意义,主要表现在以下几个方面。

1. 提升中医药的临床合理应用水平　临床中药学科通过对中药的研究和临床实践,提高了中医药的临床应用水平。通过临床研究和实验验证,明确中药的有效性和安全性,为中药的临床合理应用提供科学依据,提高中药的临床疗效与安全性。

2. 推动中医药现代化发展　临床中药学科的发展推动了中医药的现代化发展。通过结合现代医学的研究方法和技术手段,探索中药的作用机制,解决中药治疗过程中用药方案的优化问题,为中医药的现代化研究提供了新的思路和方法。

3. 促进中医药国际化　对接国际临床药学,切入药学服务,临床中药学科对中医药的国际化起到了积极的推动作用。通过临床研究和实践，向世界展示了中医药的独特疗效和优势，提高了中医药在国际上的知名度和影响力。

第二节　临床中药学科的发展历程

一、临床中药学科的沿革

自古以来，中医药一直是"医药不分家"，医生与药师之间互为交融。历史上著名的中医大家如孙思邈和李时珍既是著名的医生，也是杰出的药学家。古代医学家和药学家不仅能够对病人进行临床诊断和治疗，还精通中药的"认采制用"。"医药不分家"的有机融合有助于确保中药的安全和合理使用。

然而，随着社会的发展和医药领域分工的细化，中医与中药学科分立，各自建立了自身的学科发展路径。中医学与中药学有了各自明确的研究领域。中医师与中药师的严格分工客观上导致了诊室与药房之间的相互了解减少，缺乏综合性的临床合理用药考量，从而影响了中药疗效及临床安全用药。其中，医师注重辨证施治，而药师专注于药物的研发、生产与调配等药品供应环节。这导致了医不懂药、药不知医的问题频发，影响了病人的临床用药效果和安全性。因此，面对"医药分立"的现状，弥合医药分离的裂痕成为临床的迫切需要。合理、有效、安全用药是医生、药师和病人的共同愿望，也需要医药协同。在学科日趋细化的今天，医与药之间、临床与实验室之间需要彼此的了解与联系，需要媒介和桥梁，从而达到共同提高疗效的目的。为了解决这一问题，临床中药学作为一个新兴的领域应运而生。临床中药学旨在重新整合中医学和中药学的相关内容，以促进医生和药师之间的交流和合作。强调中药学专业人员也需要具备一定的医学背景，从中药临床用药角度出发，具备开展临床中药学服务的能力，以更好地理解病人的需求和临床实际。临床中药学就是在这种时代的要求下发展起来的。

2001 年在国家中医药管理局推动下，北京中医药大学、成都中医药大学、陕西中医学院三所院校的临床中药学科入选国家中医药管理局首批重点学科。在国家中医药管理局的指导下，开启了"一校带多校"协作建设的学科发展模式。例如，北京中医药大学临床中药学科"一带七"，带领南京中医药大学、山东中医药大学、黑龙江中医药大学、浙江中医学院、天津中医学院、甘肃中医学院、悉尼科技大学开启了临床中药学科的建设历程。引领和开拓临床中药的学科建设方法，率先获批国务院学位委员会 1008Z8 的学科代码，并在建设过程中多次被评为优秀重点学科，在学科理论、学科实践、学科人才培养、学术辐射等方面做出突出贡献。2023 年再次获评国家中医药管理局高水平重点学科，引领本领域的学术创新与进步。经过 20 余年的发展，在国家中医药管理局的指导下，北京中医药大学临床中药学科及全国的临床中药学科取得了令人瞩目的成绩。我国临床中药学重点学科从初创阶段的 3 家国家级重点学科，至今已发展成近 30 家国家级重点学科，在学术水平、学术队伍、科研能力等方面发展迅速，已形成了一定规模的学科体系，成为促进我国临床合理用药的中坚力量。

目前，临床中药学遵循中医药理论，注重从病人角度出发，探索中药在防治疾病、康复保健中安全、有效的用药规律及其机制，对提高合理用药水平、增强临床疗效、降低中药毒副反应、减少药源性疾病、避免药品资源浪费均有重要意义，体现在如下几方面。

1. 学术水平　经过 20 余年的学科建设，已界定临床中药学科的内涵、外延及次级学科的分化，使学科体系更加完善和成熟。北京中医药大学临床中药学科率先提出临床中药学的概念、内涵、宗旨、任务、次级学科分化、学科特征等，形成了完善的学科理论，提出了中药药物警戒等新的学术理论，在临床实践及学术发展中具有显著影响力。

2. 学术队伍　临床中药学科经过 20 多年的发展，已经形成了一支从事临床中药学人才培养与学科研究的教师队伍,以及从事一线临床中药学服务工作的临床中药师队伍。这两支队伍成为临床中药学科发展的支柱,为临床中药学专业人才的培养及临床合理用药奠定基础,为国家药品监督管理部门、国家卫生行政部门提供政策建议。

3. 科学研究　运用临床中药学的理论与思维方式,分析临床用药的安全性、有效性、经济性问题,在科技部及国家自然科学基金委员会的基金资助下,开展了四气、五味、归经、配伍、药物毒副作用机制的现代化研究,开展了临床中药学服务模式的探索。临床中药学领域的科研究成果显著,获得了国家及省部级系列科技进步奖,解决了临床用药中的问题,为提高临床中药合理用药水平奠定了坚实的基础。

二、临床中药学科的发展机遇

与临床药学相比,临床中药学虽起步相对较晚,但我国一直非常重视中医药事业的发展,提出了一系列支持政策,包括加强中医药教育、科研和临床应用,为临床中药学科的发展提供了坚实的政策支持,为临床中药学的发展带来了机遇。

1. 临床需求是临床中药学发展的基础　临床需求是临床中药学科产生及发展的原动力,由于医学与药学的学科分割导致的用药安全问题频发,临床迫切需要加大临床中药学服务的力度,来减少用药隐患。因此,需要有医药融合学科交叉知识背景的临床中药师担任此工作,以弥补医与药相对独立带来的缺陷。

临床中药学科正是在这样的背景下迅速崛起并发展壮大。临床中药学科结合中医与中药、传统医学与现代医学,培养临床中药学人才,通过建立临床中药师队伍,解决了临床医药分割的重大问题,推动了合理用药,满足了临床工作的需求。

2. 中医药学术特色是临床中药学科发展的动力　药医同根同源是中医学的特色。医师习医从辨识药性开始,药师也深谙医理。中医药发展史上有许多著名的大师如华佗、张仲景、李时珍都是如此。中药师直接参与临床工作,中医师直接参与药学研究活动是中医学术发展的规律和特征。临床中药学科以医学、药学为基础,保持中医药学术的特点,其医药融合是交叉学科优势的发挥,不仅是对中医药传统的继承,更是通过现代医学与传统医学的结合发扬了中医药的学术特色。

3. 科技进步是临床中药学科发展的推动因素　随着医药科技进步,新型中药及化学药物的品种迅速增多,需要临床中药专业人才对其安全性、有效性进行全面把握,强调医药间的沟通,提高中药研制效率,加强中药在国际市场的竞争力,这对临床中药师培养及医药融合提出了更高的要求,推动了临床中药学科的全面发展。

三、临床中药学科面临的挑战

1. 临床中药学服务水平有待提高　临床中药学服务面对的临床问题复杂多样,涉及药物成分、药物体内代谢、药品使用方法、药物警戒计划等,同时还应考虑病人机体情况,进行个性化给药。所以,需要临床中药师全方位提升药学服务能力,准确快速解决临床问题,以满足临床合理用药需求。

2. 支持临床中药服务的临床证据有待加强　临床决策不仅基于相关的理论基础,也需要基于循证医学的证据。与化学药物的临床药学相比,中药的临床研究证据相对较少,使临床中药学服务在科学证据支持方面存在挑战。加强开展临床中药学服务的专项研究,加强中药有效性、安全性数据的收集,提高中药治疗的科学性和可信度,以便更好地支持临床中药学服务的实施。

3. 临床中药师的知识构架有待完善　临床中药师需要具备丰富的中医中药知识和中药药理学、中药炮制、中药药剂学等专业背景,同时也需要了解临床中药治疗学知识、中药药物警戒知识及现代医学知识,否则可能影响其对药物治疗方案的综合评估及制定。因此,需完善临床中药师的知识框架,加强相关教育培训,以促进临床中药学服务能力的提升。

4. 临床中药学人才队伍有待壮大　我国高等中医药教育重视临床中药学人才培养,北京中医药大学率先获得国务院学位委员会学科代码 1008Z8,同时,临床中药师规范化培训基地的建立,在临床中药学科专业人才队伍的培养中发挥了重要作用。随着临床中药学服务工作的日益繁重,面临的临床问题种类、数量繁多,内容繁杂,需要更多的专业人才加入到临床中药学服务工作中来。因此,亟须扩充临床中药学人才队伍,提升临床中药学服务水平。

5. 临床中药学科国际影响力有待提升　推动临床中药学科与国际接轨,学习国际先进理念和技术,促进国际交流与合作,有助于提高临床中药学科的国际认可度和影响力,以适应临床中药学科的国际化发展。

总之,随着科学技术的发展、中医药国际化进程的加快,以及临床用药问题复杂性的增加,临床中药学科发展面临着各式各样的挑战。这需要我们积极面对,快速发展,推动临床中药师药学服务能力的全方位提升,加强临床中药证据的完善,丰富临床中药师知识框架,扩充临床中药学专业人才队伍,更好地促进临床中药学科发展并满足临床需求。

第三节　国内外临床药学科概要

一、国内外临床药学科的发展

（一）国外临床药学的发展

现代医学、药学似乎是独立发展的两个体系,近代药学更是脱离了医学而在化学领域取得长足的进步。然而,随着临床药物品种的丰富,药物在临床上涌现诸多问题,如著名的磺胺酏剂事件、沙利度胺事件,不但警醒了世人,也使医药学家重新审视医学与药学之间的联系,以及注重如何用药、减少药物弊端,使药物为人类健康发挥最大的效用。因此,在 19 世纪初,以法国、英国为首的欧洲国家首先倡导,提出"临床药学"概念。20 世纪 60 年代的美国,随着医药产业的迅速发展,药物治疗学逐渐成为美国医疗卫生系统关注的焦点,开始建立以病人为对象,以药学服务为核心,以促进合理用药和降低医疗成本为目标的临床药学服务理念。认为药师应当抓住机遇完成职业的重塑,为病人提供药学服务,从而正式提出药学服务概念：以提高生存质量为目标,为大众提供由药师直接负责的、与药物治疗相关的服务。临床药学在美国已经成为一个成熟的专业,临床药师成为美国医疗团队中不可或缺的重要组成部分,在医疗机构中发挥着重要的作用。

随之,英国、日本在高等教育体系孕育出了"临床药学"教育,培养既懂医学、亦知药学的专门人才。英国国家医疗服务体系(National Health Service, NHS)将临床药学定义为一门为病人提供药学实践、优化药物治疗和促进卫生健康和疾病预防的学科。NHS 认为医院药师(英国没有临床药师的称谓)指获得药师职业资格并在医疗机构工作的药师,是参与临床多学科治疗团队中的一员。目前,英国越来越多的药师已在初级保健机构承担了复杂的高级临床实践活动,如具有处方权、为病人进行个体检查等,赋予了药师更多以病人为中心的服务机会。英国、美国等发达国家的临床药学服务已发展到相当成熟的阶段,他们探寻的是如何让临床药师承担更多的职责来满足日益增长的医疗保健需求。

国际发达国家临床药学理念已较为完善,提出并践行全程化药学服务,认为全程化药学服务是药师应用药学专业知识向公众(含医务人员、病人及其家属) 提供直接的、负责任的、与药物使用有关的服务,包括药物选择、药物使用知识、用药监测、处方管理和药学信息服务等,药学服务注重关心和关怀病人,强调服务的主动性和责任心,以期提高药物治疗的安全性、有效性和经济性。这种以主动服务病人为宗旨的全程化药学服务模式,已成为新世纪医院药学发展的主要方向。

发展中国家的临床药学大多起步较晚,目前多停留在对临床药学的探索、评价及初步的临床实践。如马来西亚学者对精神科临床药学服务实践的程度和障碍进行了调查,以促进当地药学服务的发展;尼日利亚有研究发现药学服务可显著降低癫痫病人的发作频率和严重程度;卡塔尔在新冠疫情期间利用远程药学服务系统为病人提供服务,探索远程服务存在的弊端及优势,发现医疗人员对远程服务有积极的看法,并建议未来应继续促进远程药学服务实践;保加利亚的学者也研究发现药师在优化药物治疗效果方面起着至关重要的作用;巴勒斯坦的学者对文献的回归研究认为,临床药师可以提高糖尿病病人的药物治疗效果,降低成本,提高生活质量。可以看出在临床药学的发展阶段,各国都在努力用真实世界的数据证明临床药学服务的价值,并探索适合本国临床药学发展的路径及今后的发展方向。

总之,国际上临床药学从药学角度确保药物安全、合理使用,经过半个多世纪,他们在医疗机构负责用药指导、重症病人的用药监护、药学监测及评价,为避免误用、滥用、超量应用,避免药源性疾病和药害事件的发生做出了巨大的贡献。

（二）国内临床药学科的发展

我国临床药学起步相对较晚,1981年卫生部批准了12家重点医院作为全国临床药学工作的试点单位,我国临床药学体系从此逐步建立起来;1982年卫生部在《全国医院工作条例》及《医院药剂工作条例》中列入了临床药学内容;1991年卫生部在医院等级考核标准中加入了临床药学工作,规定三级医院必须开展临床药学工作(含治疗药物监测);1991年卫生部批准上海医科大学药学院成立卫生部上海临床药学研究培训中心;1995年在北京召开了全国首届药品不良反应学术会议;2002年卫生部和国家中医药管理局发布的《医疗机构药事管理暂行规定》中明确规定:药学部门要建立以病人为中心的药学管理工作模式,开展以合理用药为核心的临床药学工作,参与临床疾病诊断、治疗,提供药学技术服务,提高医疗质量。同时,该规定专门指出要逐步建立临床药师制,并说明了临床药师的必备条件。至此,临床药师的职业名称在我国正式启用。

二、国内外临床药学科教育

（一）国外临床药学教育

1. 组建药学教育联盟　药学教育联盟可整合必要的资源,形成一个权威的临床药学专业学术组织、在临床药学教育、临床药师培训、临床药学实践和研究领域发挥着行业引领作用,促进临床药学教育模式的可持续发展。联盟组建是药学院校的一个可行的,有成效的,提高临床药学教育质量与临床实践质量的途径。目前,许多大学和药学院都加入了药学教育联盟,以促进临床药学教育的发展。这些联盟通常会制定共同的教育标准和课程,并为学会成员大学和药学院提供资源和支持。例如,美国的临床药学学会(American College of Clinical Pharmacy, ACCP)是世界知名的临床药学教育组织,其成员包括美国和加拿大的所有药学院。ACCP制定了临床药学教育的标准,并为学会成员大学和药学院提供课程开发、教学资源和认证等服务。学会可以促进临床药学教育的标准化和规范化,提高临床药师的培养质量。学会通过多种方式促进临床药学教育的发展,制定共同的教育标准和课程,为临床药学教育提供统一的指导,为学会成员大学和药学院提供资源和支持,帮助学会成员和药学院大学提高临床药学教育水平,促进临床药学教育领域的交流与合作,推动临床药学教育的发展。

2. 整合课程内容　国外临床药学教育课程更加注重整合,即将基础理论和临床实践有机结合起来。这种整合课程可以帮助学生更好地理解药物治疗的理论基础和实际应用。整合课程可以帮助学生更好地理解药物治疗的理论和实际应用,提高学生的临床技能和思维能力。整合课程通过将基础理论课程和临床实践课程有机结合起来,采用案例教学、模拟教学等方法,提高学生的临床实践能力,在实践中学习和成长。例如,美国的临床药学专业通常会要求学生在本科阶段学习基础药学和临床药学课程。

在研究生阶段,学生可以选择专攻某一领域,如各专科药物治疗学、药剂学或药物安全性评估等。

3. **建立分层学习模式**　在美国药学教育分层学习已经成为药学生和住院医生的创新方法。药学教育、药学实践及不断变化的医疗体系在众多驱动因素作用下促进了分层学习模式的发展。根据学生的学习水平和能力提供不同学习内容和方式的分层学习模式,可以帮助学生更好地满足自身学习需求。例如,美国的临床药学专业通常会提供基础课程、高级课程和研究生课程。基础课程适合所有学生,高级课程适合具有一定基础的学生,研究生课程适合具有研究能力的学生。

4. **运用社交媒体与在线学习手段**　美国的许多临床药学专业都开设了社交媒体课程,并提供在线学习平台,这是提供或补充药学课程的重要途径。社交媒体和在线学习在国外临床药学教育中得到了广泛应用。社交媒体可以帮助学生与教师、学生与学生进行交流,并获取最新的药学知识和信息。在线学习可以为学生提供灵活的学习方式,帮助他们更好地兼顾学习和工作。

（二）国内临床药学教育

1980年四川医学院、南京药学院、沈阳药学院等院校开展了以临床药学进修班为主的临床药学初期教育形式,标志着我国正式揭开了临床药学教育的序幕。1982年卫生部修订颁发了关于"四年制药学专业教学计划"的指导性文件——《高等医药院校药学专业教学计划》(四年制),纳入了临床药学教育的相关教学内容。1987年临床药学首次被国家教委列入药学类本科专业目录,许多大学的药学院均积极响应开设相关课程并列入教育计划,明确以培养从事合理用药的高级临床药学人才为教学目标;华西医科大学批准开设了我国第一个五年制临床药学本科专业,并于1989年秋季招收首届临床药学专业本科生,标志着我国临床药学学历教育的起步。2005年卫生部发布《关于开展临床药师培训制试点工作的通知》,首次开始在医疗机构开展临床药师培训试点工作;2006年成立临床药学专业教材评审委员会,启动临床药学专业的教材建设;2009年教育部重新设立了临床药学专业的学士、硕士和博士三级学位教育,我国临床药学教育获得了应有的地位。至今已有近60所高校设置临床药学本科专业,临床药学教育规模得到快速发展。

随着教育规模的扩大,业界学者近年来开始关注临床药学教育质量的研究,主要聚焦于培养模式、课程设置、实习实践、教学方法等方面。学者们在对比了美国、英国、法国等发达国家临床药学教育的基础上,提出了要借鉴国外成功的教育经验,改革课程体系,加大实践力度。我国高等院校目前开设的临床药学教育学制及培养模式尚未统一,四年制、五年制的本科教育,六年制的硕士研究生教育、八年制的博士研究生教育在不同学校均有体现。

国内外临床药学教育各有特色,课程设置都注重实践,包括药物治疗学、药剂学、药物治疗管理、药物安全性评估与药学服务等课程,并有一定的临床药学服务实践时长的要求。同时,临床药学领域的研究,如体内药物分析、血药浓度与疗效及不良反应关系的评价、药物相互作用机制的研究、生活习惯对药物代谢的影响、治疗药物监测等,也都促进了临床药学领域的迅速发展。借鉴国外药学教育模式,我国药学教育模式在不断的改革与完善中,通过更新药学教育的理念,注重药学生职业道德的养成,促进分层学习模式开展,并不断探索新的临床药学教育模式和实践方法,以促进我国临床药学教育质量的提升。

第四节　临床中药学科展望

随着临床中药学科的快速发展,临床中药学科将面临更加广阔的发展前景,将在如下几个方面发挥更大的作用。

（一）加强多学科合作研究,提高临床中药学科的研究水平

科学研究是学科发展的必然途径和重要支撑。临床中药学科应积极与生物信息学、药物流行病学、

系统生物学、循证医学等学科融合,开展具有中医药特色的临床中药学研究,以推动临床中药的安全、有效、经济、适当的应用研究,增强学科自主创新能力。

（二）探索研究新方法、新手段,提升临床中药学科服务质量

拓展凸显自身特点的研究新方法、新手段是促进临床中药学科研究发展、完善学科研究的重要途径。临床中药学应在服务临床原则的指导下,借鉴现代临床药学研究方法的基本模式,探索形成体现中医药理论内涵与特色的临床中药学研究新方法。如可以借鉴药物流行病学、循证药学、药物警戒、药物经济学等学科研究方法,开展中药临床安全性、有效性和经济性研究。具体而言,可应用数据挖掘方法开展临床用药决策、处方挖掘、药性探索等研究;采用药物流行病学方法,开展中药临床特色的药物利用与安全性评价研究;采用循证药学方法,评价中药有效性。

（三）促进临床中药学科研究成果的转化与利用

促进科技成果转化是推动临床中药学科发展,增强临床中药学生命力、竞争力,落实"科技是第一生产力"的关键,也是科技成果与经济结合的最好形式。临床中药学的成果转化须以促进临床合理(安全、有效、经济、适当)用药为首要原则,突出实用性与学科特色,可从以下几个方面开展:其一,充分发挥临床中药学研究优势,在中医药理论指导下,应用数据挖掘等方法提炼经典名方和名医经验方并转化为临床制剂,为中药新药研发提供高质量素材。其二,发挥临床中药学研究特色,在广泛调研论证的基础上,制定临床用药安全指南和中药安全性监测规范,为中药临床合理应用提供指导。其三,在探索、明确某种中药对某类疑难病作用机制的基础上,指导临床用药,为用药剂量和疗程的确定提供参考。

（四）推动国际化进程,增强临床中药学科影响力

推动国际化进程是临床中药学科发展的重要方向,临床中药学需要适应国际化的趋势。更加注重国际交流与合作,参与制定国际标准,提高中医药的国际传播能力,推广临床中药学服务模式,可进一步提升临床中药学在国际上的认可度和影响力。

总之,临床中药学科应遵循中医药基本理论,立足临床,坚持学科特色,为人类健康事业做出更大贡献。

第五节　拓展：临床中药学科的国际化

一、中医药国际发展趋势简述

二、临床中药学科的国际合作与交流

思 考 题

1. 请谈谈临床中药学科的内涵。
2. 请谈谈你对临床中药学科未来的发展方向的认识。

（张冰,林志健,樊凯芳,黄燕琼,王雨）

第二章
临床中药学与临床中药师

学习目标

第一节　临床中药学的主体与工作内容

临床中药学工作的主体是临床中药师,临床中药学服务过程中以临床中药学理论为基础,以临床中药师为主导,开展全程化药学服务,实现合理用药。

一、临床中药学的主体

1. 临床中药师的重要性　临床中药师是开展临床中药学工作的主体。根据 2011 年《医疗机构药事管理规定》,临床药师是以系统药学专业知识为基础,并具有一定医学和相关专业基础知识与技能,直接参与临床用药,促进药物合理应用和保护病人用药安全的药学专业技术人员。临床中药师作为临床中药学工作的主体,直接面向临床,应用临床中药学专业理论及专业技能,为病人提供高质量药学服务,为中药发挥临床疗效提供了有力支持。随着临床中药学的发展,临床中药师的地位越来越受到重视,其所承担的任务多种多样。临床中药师将在以下方面发挥更大的作用。① 深入临床中药学服务与研究:临床中药师将深入临床,参与临床中药学研究,为中药的临床疗效和安全性提供科学依据;② 提高临床服务水平:临床中药师将不断提高临床服务水平,为病人提供更优质的药学服务;③ 推动中医药事业发展:临床中药师将积极推动中医药事业发展,为中医药的繁荣与发展做出贡献。

临床中药师是推动中医药事业发展的中坚力量。随着临床中药学工作的不断发展,临床中药师将在临床中药学领域取得更大的成绩,为中医药事业的发展做出更大的贡献。

2. 临床中药师的类别　临床中药师有不同的分类方法,依据工作岗位设置不同,分为通科药师和专科药师。

(1) 通科药师:指药师岗位在多个科室为病人提供基本的药学服务,主要具备药物治疗的基础知识和技能,包括中药学、中药治疗学、药理学、药代动力学、药物相互作用及中药药物警戒等方面的知识,以及药物治疗的常见疾病和常见药物的应用。

(2) 专科药师:指岗位主要在某一个专业,如心血管病专业、脾胃病专业、肾病专业等,能深入了解该领域的中药运用特点,以及具备病理生理学、药理学、药物治疗学和临床实践等方面的知识,以便为病人提供更加个性化、精准的药物治疗方案。

各级各类医疗机构中临床中药师岗位的设置由医院的性质、规模、任务而定,三级以上综合性医院临床中药师应分为专科类和通科类,二级以下医疗机构的临床中药师可以是通科类。无论是通科药师还是专科药师,均需全职在临床开展药学服务工作,脱离临床或兼职都无法顺利承担和履行其工作职责。

二、临床中药师的工作内容

我国在 20 世纪 70 年代末首次提出在医院开展临床药学工作,明确了"以病人为中心、以合理用药为核心"的药学发展方向。在临床中药学的实践中运用中医药理论和现代药学方法,对病人的用药进行指导、监测和评价,以提高中药的临床疗效和安全性。临床中药师工作范围涉及临床用药的全过程,工作内容主要涉及以下几个方面。

1. 药物信息的收集与咨询服务 临床中药师在临床中药学工作中负责药物信息的收集、整理和更新中药的相关信息,向医护人员和病人提供关于中药的药理学、药物相互作用、不良反应等方面的咨询服务。

2. 参与治疗方案的制定 临床中药师参与制定和优化药物治疗方案,处理药物治疗相关问题。在临床中药学工作中,病人的个体差异和病情复杂性需要个性化的治疗方案,临床中药师根据病人的病情、症状和体质等情况,协助医生制定合理的中药处方,优化药物治疗方案。同时,在用药过程中及时调整和优化,对病人用药过程中出现的问题进行处理和解决,确保病人获得最佳的疗效。

3. 与医护人员沟通协调 临床中药师与医护人员之间的沟通与协调也是十分重要的。临床中药师作为药学专业人员,需要与医生、护士等多学科团队紧密合作,共同制定治疗方案,解决用药过程中的问题,确保病人得到全方位的医疗服务,解决用药中的疑难问题。

4. 病人用药指导 临床中药师负责向病人进行用药指导,确保病人正确使用中药,包括中药的用法、用量、注意事项等,确保病人正确使用中药,避免不良反应和药物相互作用的发生。同时,在用药过程中,临床中药师与病人建立起信任和沟通的桥梁,为病人提供全方位的药学服务。

5. 用药疗效与安全性监测 临床中药师要进行用药疗效与安全性监测,及时发现和处理病人用药中出现的问题。监测病人用药后的疗效和安全性,及时发现和处理药品不良反应,对病人用药过程中的信息进行总结和分析,为药物治疗提供反馈和改进建议,保障病人用药安全。

6. 提供合理用药教育和培训 临床中药师通过开展教育和培训,可以促进医护人员对中药的认识和理解,提高中药的合理应用水平。一方面,面向病人及公众开展合理用药教育和培训活动;另一方面,面向医护人员宣传中药的合理使用、新药临床应用、联合用药及药物配伍等知识。

7. 中药处方点评与处方审核 根据《中华人民共和国药品管理法》《医疗机构药事管理规定》《处方管理办法》《医院处方点评管理规范(试行)》《中药处方格式及书写规范》《医疗机构处方审核规范》等有关要求,建立健全系统化、标准化和持续改进的中药饮片处方点评与处方审核制度。

(1)处方点评:是指定期和不定期对处方书写的规范性及药物临床使用的适宜性(用药适应证、药物选择、给药途径、用法用量、药物相互作用、配伍禁忌等)进行评价,发现存在或潜在的问题,制定并实施干预和改进措施,提供合理用药建议,促进中药合理应用,促进中药处方质量的提高。

(2)处方审核:是指药学专业技术人员运用专业知识与实践技能,根据相关法律法规、规章制度与技术规范等,对医师在诊疗活动中为病人开具的处方进行合法性、规范性和适宜性审核,并做出是否同意调配发药决定的药学技术服务。

8. 中药药物经济学研究 临床中药师应当进行中药药物经济学研究,对中药的经济性进行评估和研究,包括成本效益分析、药物经济性评价等,有助于医院和病人更好地选择合适的中药治疗方案,使有限的医疗资源得到最优的利用,为政府医保决策及病人临床应用提供参考依据。

9. 中药循证药学研究 临床中药师要开展中药循证药学研究,应用循证医学的方法评估中药的疗效和安全性,推广循证用药理念,使中药的临床应用更加科学和规范。

随着临床药学的发展及病人健康需求的增长,临床中药师的工作内容也有相应的变化,越来越贴近临床,满足病人的用药需求。

第二节　临床中药师的价值与培养

一、临床中药师的价值

临床中药师在医疗领域中具有重要的价值。临床中药师的工作对病人、医疗团队和整个医疗体系都有积极的影响,其价值表现在如下几个方面。

1. 提升中药治疗效益　临床中药师具备中医药学知识,能够参与诊断疾病、制定中药治疗方案,并监护治疗过程。临床中药师的专业知识有助于提高中药治疗的有效性和安全性,提升治疗效益。临床中药师能够根据病人的病情、体质和病史,开展用药咨询、用药监测、药品不良反应与药物警戒管理、治疗药物监测、效益风险与经济学评价等服务,为病人制定个性化的治疗方案,有助于更好地满足病人的用药需求,提高治疗的针对性和效果。临床中药师的专业知识和技能为中药治疗的专业性和质量保障提供了关键支持,在提升中药治疗专业性方面发挥着关键作用。临床药师提供药学服务,在专业知识、个性化治疗方案、用药监护和药品不良反应防范等方面能确保中药治疗的安全有效,提高病人的治疗满意度,提高药物治疗效益。

2. 保障药学服务的实施　临床中药师在医疗团队中发挥协同作用,与医生、护士等医疗专业人员密切合作,实施处方审核、处方点评、用药教育等,为病人提供全程化药学服务。临床中药师作为病人合理用药的监护者,与医师、护士合作,共同发现、干预、解决存在的用药问题,促进合理用药,提高药物治疗质量;与病人交流,尽力维护病人免受或减轻、减少与用药有关的损害,维护病人公平获取药品权益,促进药物合理应用。临床中药师的药学服务有助于维护医疗质量和安全,确保中药治疗的合理性和有效性,降低病人用药风险。

3. 提升病人用药的依从性　临床中药师向病人提供关于中药治疗的教育和支持,解答病人的疑虑,提高病人的药物依从性,提高病人对中药治疗专业性的理解和信任,帮助病人更好地管理自己的健康。

4. 促进中药学研究的实践性　临床中药师从临床用药问题出发,参与中药的基础与临床研究,推动中药的科学发展和创新。临床中药师在临床实践中面对各种病人病情和治疗挑战,通过解决临床实际问题,积累经验并将其转化为科研问题,从而推动中药领域的科研创新和发展,进而反哺临床,促进中药临床应用的科学性,提高合理用药水平。

二、临床中药师的知识构架与能力

临床中药师在中医药领域发挥着重要的作用,是中医药领域中不可或缺的专业人员,需要广泛的知识与多重能力来为病人提供全面的临床中药学服务。临床中药师需要具备的知识与能力主要包括如下5个方面。

1. 中医药综合知识　临床中药师需要具备深厚的中医药综合知识。临床中药师需要熟悉中医基础理论、中药基本理论、中医诊断学、临床中药学、方剂学、临床中药治疗学、中药药剂学、中药炮制学、中药化学、中药药理学、中药毒理学、中药药物警戒等专业知识,具备中医药综合素质。除了中医药学专业知识,临床中药师还需要掌握现代临床医学知识,必须了解疾病的病理生理过程,掌握疾病诊断和治疗的最新进展。扎实的中医药综合知识,将有助于临床中药师参与制订或调整中药治疗方案,帮助临床中药师理解疾病的本质、病人的机体状态与体质及中药的安全性与有效性。全面的临床医学知识将有助于临床中药师充分融合中医治疗与现代医学的临床优势,为病人提供综合性的临床中药学服务。

2. 临床中药学服务实践经验 临床中药师的实践能力至关重要。临床中药师需要具备丰富的临床实践经验,不仅需要协助医生订制治疗方案,还需要根据病人病情和体质开展用药咨询、用药教育、用药监护、药物重整、处方审核等全程药学服务,以保障病人合理用药,降低用药风险;且需要指导和协助护士完成临床用药和用药监护等。

3. 人文沟通与伦理知识 临床中药师需要具备良好的人文沟通技能。临床中药师与病人和医疗团队之间的有效沟通至关重要,可以建立信任关系,了解病人的需求和期望,提供温暖的医疗环境。此外,临床中药师必须遵守临床伦理规范和法律法规,尊重病人的权益,保护病人的隐私,维护弱势群体的权益及医疗纪律。

4. 药事管理知识 药事管理是确保中药治疗的质量和安全性的重要一环。临床中药师需要掌握药物存贮、药物配制、处方审核与点评、用药监护、用药咨询、病人用药教育等方面的管理规范。临床中药师通过规范的临床中药学服务,确保病人获得安全、有效的中药治疗,同时遵守相关法规和管理规范,保证临床中药学服务的质量。

5. 临床中药学服务能力 临床中药师应具备开展中药学服务的能力。① 临床实践能力:拥有丰富的临床经验,能够根据病人的具体情况提供个性化的治疗建议和用药指导。② 团队合作能力:临床中药师需具备团队合作精神,与医生、护士等医疗团队密切协作,共同制定治疗方案和监护病人的用药过程,以提供安全、有效的中药治疗服务,促进病人的健康。③ 职业道德素养:遵守医疗伦理和法律法规,保护病人的权益和隐私,确保医疗服务的诚信和专业性。④ 综合能力:临床中药师需要具备跨学科的知识和多样化的能力,以提供综合性的中药治疗服务。临床中药师不仅要深入了解中医药学和临床医学,还需要具备良好的沟通技巧、伦理素养及药事管理的专业知识,以确保病人获得高水平的医疗关怀,同时维护医疗质量和安全性。

三、临床中药师的服务范畴与职责

临床中药师主要服务范畴涉及为医师、护士、病人及其监护者、药品上市许可持有人、其他医疗人员等提供临床中药学服务,主要通过参与医师制定治疗方案、协助护士执行治疗方案、指导病人落实治疗方案,并在制药企业的中药研究中提供药师建议,保障临床合理用药、安全用药,实现全程化药学服务工作。

临床中药师的职责呈现综合性、复杂性:从中药饮片、中成药到中西西联合用药;从基础到实验室,再到临床,面向群体从医师、护士、病人、中药生产企业到药品监管部门;工作任务具有多角度、多层面的特点,包括指导用药人群、指导临床、协助管理部门和协助生产部门。根据岗位需求,临床中药师履行中药不良反应监测,开展治疗药物监测、提供个体化给药方案,监测中药制剂生物利用度、药物配伍与相互作用,开展中西药联合合理性评价、药物经济学研究、药物咨询服务,实施用药教育宣传、处方点评等岗位职责,促进中药临床合理使用。

1. 指导用药人群 临床中药师指导病人落实治疗方案,为病人提供药物咨询服务,指导病人中药煎煮方法、服药方法、服药时间、饮食禁忌等,避免产生不良事件和毒性反应等。如解答用药人群有关中药治疗、中药养生保健的咨询;提高用药人群对用药方案的接受度和用药依从性;开展中药知识宣传教育,指导中药煎服方法、药品贮存方法、饮食禁忌等,帮助用药人群正确使用中药;指导用药人群合理用药,安全用药,规避用药不良反应;及时对病人进行用药监测和随访,保证用药安全。

2. 指导临床医护工作者 临床中药师遵循有关中药临床应用指导原则、中医临床路径、中医临床诊疗指南和药品说明书等,指导临床合理使用中药,为临床医护人员提供药物咨询服务,参加临床查房和病例讨论,开展药历书写与管理工作,提出用药意见和个体化药物治疗建议,协助医生制定药物治疗方案,指导护士合理配药与用药,开展处方点评,促进医生、药师、护士等医务工作者之间的协作,确保病人用药安全、有效,为病人提供高质量药学服务。

临床中药师协助医师制定治疗方案,通过处方审核、处方点评、药学查房、药学门诊等临床中药学服务,建议医师合理使用药物,包括中药的配伍运用、给药途径、剂型、用药禁忌、用药时间及疗程、中西药的联合使用、饮食禁忌、中药注射剂的合理应用等。尤其需严把中药配伍关,关注中药之间、中西药之间药物相互作用,避免中药"十八反""十九畏"等配伍禁忌,以及指导特殊人群的中药合理使用。并进行中药疗效监测、药代动力学研究、制剂的生物利用度研究、不良反应监测等,对治疗方案提出合理的修改建议,优化用药方案。目前,各级医院中药不良反应监测工作开展较好,进行监测的同时,协助临床医师分析安全隐患,及时采取干预措施,显著减少了中药不良反应的发生。临床中药师开展基于循证的中药饮片和中成药的临床应用有效性、安全性与经济性评价,通过对中药、西药两者的治疗效果数据进行药物经济学综合分析,使中西药各自的优势得以科学地彰显,为临床医师合理选择药物提供参考,亦能保障中药及中成药安全、有效、简便和经济地使用。

临床中药师协助护士科学执行治疗方案。面对复杂病情,临床常采用多药联合应用,存在复杂的药物理化性质变化和药物相互作用等,增加了中药护理工作的难度。临床中药师应指导护士熟悉临床用药知识,指导护士合理配药与正确给药,做好临床用药观察。此外,面对复杂处方的配制,如加药次序、配制时间和操作规范等,临床中药师应协助、指导护士,选用合适的给药途径、给药顺序,运用正确的操作规范执行医嘱,避免因操作不当而降低药物疗效,甚或产生不良反应。

3. 协助管理部门　临床中药师通过分析临床用药情况、观察用药后反应,开展药品不良反应和毒副作用监测报告工作,及时上报药品监管部门及卫生行政部门,为药品质量控制及社会保健提供临床用药证据;依据药物经济学,分析反馈临床用药情况,为医药卫生行政部门制定政策提供参考依据。

4. 协助生产部门　临床中药师熟悉药品临床应用情况,通过开展药品有效性及安全性评价,及时向中药生产企业及药品持有人反馈药品相关信息,帮助中药生产企业控制药材饮片及中成药的质量,保障使用优质药品,亦为药品质量改进提供技术参考。

5. 中药研究创新与教育　临床中药师可以通过积极参与临床研究、制定研究方案、参与临床实践指南的制定等途径,进行中药研究创新,为中药的发展和应用做出贡献。临床中药师还应积极参与教育工作,共同培养满足时代与临床需求的临床中药学人才。

四、临床中药师的技能与素养要求

(一)临床中药师的技能要求

临床中药师应掌握临床中药学专业知识,具备一定中医学和相关专业基础知识与技能,直接参与临床药物治疗、药学指导及用药教育等相关的药学技术工作,需要临床中药师在知识结构、专业技能方面具备更高的综合素质。

1. 具备扎实的医药学理论知识及专业技能　临床中药师必须加强中医、西医专业理论知识的学习,包括中医基础理论、中医诊断学、临床中药学、方剂学、中药治疗学、药事管理学、医学伦理学、中药药理学、细胞生物学、免疫学等内容,掌握中医学、西医学在生理、病理、药理方面的知识,中西药联合应用的知识。同时应具备中医思维能力,培养辨证用药能力、中药调剂、中药饮片鉴定等专业技能。

2. 具备丰富的药学服务知识及专业技能　临床中药师应掌握药物治疗方案的设计、监测、评估,中药处方审核与点评,中药治疗监护,中药药学咨询,中药临床疗效评价和安全性评价,病人用药教育等相关知识和实践能力,具备一定的药物信息采集和分析判断能力,有助于更优质地开展临床药学服务。

3. 具备多学科交叉的知识及专业技能　临床中药师需要具有一定的人文、医疗心理学、管理学等多学科交叉知识,培养良好的沟通技巧,提高职业素养,能够在复杂的情形下阐明相关用药问题。为临床医护和病人提供用药建议。此外,应具备知识更新的能力,及时跟踪中医药前沿动态,了解新的技术方法,学习中药临床应用指导原则、中医临床路径、中医临床诊疗指南等,做好临床药学服务工作。

（二）临床中药师的素养要求

随着全球范围内的药学实践和教育不断发展、转型,药师尤其是医院药师和社区药师的作用在国外许多国家得到了强化和拓展,药师的作用已经由原来较为单一的提供药物向以病人为中心的药学服务过渡。国际药学联合会(International Pharmaceutical Federation, FIP)和世界卫生组织(World Health Organization, WHO)在 2009 年发表联合声明,提出了"八星药师"的概念及素养要求。① 健康服务的提供者(a care-giver)的素养:药师必须为病人提供最高质量的药学服务,还要对病人提供与药物治疗和药物使用有关的教育、信息和建议,并且与其他健康服务的提供者和睦相处。临床中药师应当具备中药、西药的理论与知识体系,对中医药文化有深入的了解和认同,能够提供基于中医药理论基础的全程化药学服务。② 沟通者(a communicator)的素养:药师必须知识渊博,当与健康专家和公众交流时要足够自信。具备将中医药疗效及安全性说清楚讲明白的能力素养,提高病人用药的依从性,保障中药的合理应用。③ 管理者(a manager)的素养:药师必须有效地管理资源和信息,确保药品和医疗服务的可获得性和有效性,并且能够服从他人的管理。④ 决策者(a decision maker)的素养:药师必须具有评价、分析的能力,能够对使用资源的最优方法做出决策。临床中药师应当具备扎实的中医药理论与知识、药学服务能力、医学人文与药事管理的相关知识体系,参与临床药物治疗决策,制订临床用药监护计划,开展治疗药物监测等,在临床实践中发挥药学决策者的作用。⑤ 引导者(a leader)的素养:药师在公共福利机构中应当具有一定的引导地位,并在其引导工作中要显示出一定的同情心,具备良好的心理素质,能够处理病人的情绪和疑虑,给予病人积极的心理支持。⑥ 教育者(a teacher)的素养:每个药师都必须参与到培养和教育未来执业药师的工作当中,指导药学生进行药学实践活动。临床中药师应当具备良好的沟通能力,能够及时更新中医药知识与现代临床药学服务技能,开展面向病人、医生、护士及社会公众的用药教育,提高全民的合理用药能力。⑦ 研究者(a researcher)的素养:每一位药师必须是研究者,在自己的岗位上发现问题、解决问题,形成研究课题。临床中药师应当从临床用药问题出发,通过研究将中医药讲清楚说明白,将研究结果反哺临床,提高临床中药学服务质量。⑧ 终身学习者(a life-long learner)的素养:每一位药师必须知道如何学习。从在校学习开始,持续学习应当贯穿药师的职业生涯。临床中药师应当具备持续学习和创新的意识,能够及时更新中医药知识,掌握最新的临床研究成果。

从近年临床药师职责拓展和临床实践可以看出,临床中药师的执业水平和自身素质在不断提升,药师已经成为医药领域重要的职业,其职责也早已不再是简单的药品销售,而越发凸显其作为专业人士的价值,对临床中药师的素养要求也越来越高。

五、临床中药师的工作评价

我国关于临床中药师的工作评价大多是参考 1993 年美国临床药学学会(American College of Clinical Pharmacy, ACCP)设计的临床药师日常工作评估的经典模板。该模板涵盖了临床药师的全部工作内容,并从以下 9 个方面规定了临床药师的服务质量评价标准。其中,提到的"核实治疗用药的必要性、协助选择最佳治疗药物、评估和监督药物治疗方案、监测药物治疗效果"涵盖了临床药师在药物治疗全过程中的工作,即选择合适的药物、制定合理的治疗方案及监测治疗效果。另外,还规定了临床药师"开展用药教育、评估药物临床应用情况、提供药学信息、加入药事委员会、参加药学组织"工作内容。这些内容涉及临床药师在药物评价、用药教育、药学信息收集和药学交流方面的工作。该模板不仅能够提升临床药学服务质量,还可以用来引导临床药学研究项目的发展方向,并且以简单、灵活且统一的评价工具提高临床药学服务评价的效率,可作为评价临床中药师工作的参考。

　　同时,有学者提出还可以通过总体评价、药学服务质量评价、工作职责评价、药事管理评价、创新性工作评价等方面对临床中药师的工作进行评价。如总体评价是对临床中药师个体的评估,包括德、能、勤、绩、廉五个方面;工作职责评价主要对临床中药师岗位职责进行评价,包括参加临床药物治疗,协助临床医师进行药物治疗方案设计、实施与监护,中药不良反应监测,用药教育和指导等;药学服务质量评价是对临床中药师服务后患者、医生、护士的反馈,药学治疗水平及安全性监控等方面的评价;药事管理评价是对临床中药师的药事管理法律法规等学习和掌握情况的评价;创新性工作评价是对临床中药师开展学术研究、专著与教材编写、人才培养等方面的评价。

第三节　临床中药学科与临床实践的关系

一、临床中药学科在临床实践中的作用与意义

　　临床中药学科在临床实践中发挥着重要的作用并有重要的意义。第一,临床中药学通过对中药应用的研究和探索,为临床实践提供了丰富的药物资源和治疗选择。中药作为我国传统医学的重要组成部分,具有独特的药理作用和临床应用价值,临床中药学科通过系统的研究和整理,将这些中药的药理学、药效学和临床应用规律进行总结和归纳,为临床医生提供了可靠的治疗依据和指导。第二,临床中药学科在临床实践中起到了保证临床用药的有效性和安全性评估的作用。中药的质量和安全性是临床应用的关键,临床中药学科通过对中药的质量标准和药物安全性的评估,保证了中药在临床实践中的有效性和安全性。第三,临床中药学科还通过对中药的临床研究和实践经验的总结,为临床实践提供了宝贵的经验和教训。临床中药学科通过对中药的疗效观察和安全性评估,可以及时发现中药的疗效和不良反应,为临床医生提供及时的反馈和调整建议,提高中药的临床应用水平。

二、临床中药学科与临床实践的互动关系

　　临床中药学科与临床实践之间存在着密切的互动关系。临床中药学科的研究成果和理论指导直接影响着临床实践的质量和效果。临床中药学科通过对临床中药治疗学、中药药理学、中药药物警戒和临床应用规律的研究,为临床医生提供了准确的治疗依据和指导,提高了临床实践的科学性和准确性。

　　同时,临床实践的经验和临床数据也为临床中药学科的研究提供了重要的实证依据和数据支持。临床实践中的观察和临床数据可以帮助临床中药学科更好地了解中药的疗效和不良反应,指导临床中药学科拓展研究方向、创新研究方法,促进临床中药学科的发展。

三、临床中药学科支撑临床中药师实践

　　临床中药学科对临床中药师实践的支撑作用突出,主要体现在对其专业知识构建及可持续发展教育等方面。目前,临床中药学科已建立了高等临床中药学专业人才的培养模式,有系列教材和创新课程,同时承担着国家的临床中药师继续教育项目,为临床中药师的终身学习及可持续发展提供了保障。

　　例如,临床中药学科的研究成果和理论,可以帮助临床中药师更好地理解中药的药理学和药效学,掌握中药的临床应用规律,为临床中药师提供了科学的理论基础和临床指导,使其能够更加准确地应用中药进行临床治疗,提高中药的临床疗效。再如,临床中药学科通过对中药临床应用的有效性和安全性评估,为临床中药师提供了可靠药学服务证据,可以帮助临床中药师选择合适的中药品种、剂型、给药方

式等治疗方案,帮助药师开展不良反应监测与药物警戒管理,用药监护及治疗药物监测等,保障临床用药的有效性,避免中药的不良反应和药物相互作用,提高中药临床合理应用的水平。

　　总之,临床中药学科的创新、发展源于临床实践,并反馈指导临床实践。通过对中药的临床研究和实践经验的总结,为临床中药师提供了宝贵的经验和教训。临床中药学科的研究帮助临床中药师更好地了解中药的疗效和副作用,指导临床中药师的用药策略和治疗方案,提高中药的临床疗效和安全性。

思 考 题

1. 临床中药师的主要职责有哪些?
2. 请结合临床实际,谈谈临床中药师提供药学服务的形式有哪些? 各有怎样的特点?
3. 请思考如何做好临床中药学科的传承创新?

（林志健,张冰,王倩,王雨）

第三章
临床中药学与合理用药

学习目标

第一节　合理用药的内涵

一、合理用药的概念

合理用药是指安全、有效、经济、适当地使用药物。1985 年 WHO 在合理用药专家会议上,提出"合理用药要求病人接受的药物适合他们的临床需要、药物的剂量符合他们个体需要、疗程足够、药价对病人及其社区最为低廉"。1987 年 WHO 提出合理用药的标准是：处方药应为适宜的药物;在适宜的时间,以公众能支付的价格保证药物供应;正确地调剂处方;以准确的剂量、正确的用法和疗程服用药物;确保药物质量安全有效。根据 WHO 及美国卫生管理科学中心制定的合理用药生物医学标准要求,合理用药包括正确无误地发售药物;用药指征明确;确保药品的疗效、安全、适当及经济;药物剂量、用法、疗程妥当;用药对象适宜,无禁忌证,不良反应小;药品的调配无误;病人依从性良好等方面内容。

为更好地促进药物合理使用,WHO 在 1989 年成立了合理用药国际网络机构(International Network for Rational Use of Drugs, INRUD),通过设计、评价和推广有效的策略以提高药物在处方、调剂及使用方面的合理性。随后在 WHO 制定的药物策略中要求确保药物的可及性及药品质量安全,处方合理有效,在 WHO 的不断努力下,世界各国逐渐认识到合理用药的重要性,同时合理用药的定义也逐步完善。

目前认为合理用药的核心问题就是以当代药物和疾病的系统知识与理论为基础,安全、有效、经济、适当地使用药物。国家卫生健康委员会提出合理用药核心信息包括：一是合理用药是指安全、有效、经济地使用药物。优先使用基本药物是合理用药的重要措施。二是用药要遵循能不用就不用,能少用就不多用;能口服不肌内注射,能肌内注射不输液的原则。三是购买药品注意区分处方药和非处方药,处方药必须凭执业医师处方购买。四是阅读药品说明书是正确用药的前提,特别要注意药物的禁忌、慎用、注意事项、不良反应和药物间的相互作用等事项。五是处方药要严格遵医嘱,切勿擅自使用。特别是抗菌药物和激素类药物,不能自行调整用量或停用。六是任何药物都有不良反应,非处方药长期、大量使用也会导致不良后果。七是孕期及哺乳期妇女用药要注意禁忌;儿童、老年人和有肝脏、肾脏等方面疾病的病人,用药应当谨慎,用药后要注意观察;从事驾驶、高空作业等特殊职业者要注意药物对工作的影响。八是药品存放要科学、妥善,防止因存放不当导致药物变质或失效。九是接种疫苗是预防一些传染病最有效、最经济的措施,国家免费提供一类疫苗。十是保健食品不能替代药品。

二、中药合理用药的含义

中药合理用药是指运用中医药学综合知识及管理学知识指导临床用药,是以中医药理论为指导,在充分辨析疾病和掌握中药性能特点的基础上,安全、有效、经济、适当地使用中药或中成药,达到以最小的投入,取得最大的医疗和社会效益之目的。

虽然中医临床治疗手段丰富多样,但以中药治疗应用最为广泛,理论内涵也最为丰富。其中包括中药七情配伍、中药治法治则、临床用药理论等,反映出中药安全有效用药的内核。临床中药治疗学对指导中药的安全、有效、经济、适当应用具有重要意义,在中医临床治疗体系中占有极其重要的地位,有助于探讨中药治疗特点,减少用药的安全隐患,提高药物治疗有效性,扩大中药治疗的优势领域。

第二节　中药合理用药的特点

一、中医整体观念指导下的合理用药

整体观念是中医学理论体系的指导思想,注重人体自身的完整性及人与自然、社会环境之间的统一性和联系性,贯穿于中医学的生理、病机、诊断、辨证、养生、防治等各个方面。在疾病防治方面,整体观念对于临床合理用药同样具有非常重要的指导作用。

整体观念主要包含以下三个部分。① 人体是一个有机的整体。体现在生理功能的五脏一体观、形神一体观、精气神一体观及病理变化的整体性,在分析疾病发生、发展、变化规律时,善于从整体出发,去分析局部病机变化的整体性根源。因此,在治疗疾病时不能孤立地、局部地看待病证,必须同时考量人的整体性。与此同时,需要注意的是,有时即使是同一类病证,也会因病人年龄、性别、体质、心理、生理、生活习惯等不同,表现出差异性的症状和病变特点。因此,临证应因人制宜,选取适宜的治法与方药。尤其对儿童、老年人和特殊生理期妇女,遣方用药尤当注意用药宜忌、药物炮制、用药剂量、药物剂型等。② 人与自然环境的统一性。人与自然界存在着密切的联系。人类生活在自然界中,自然界存在着人类赖以生存的必要条件。同时,自然界的变化,如季节气候、昼夜时序、地理环境不同等,直接或间接地影响人体。因此,临证立法用药,在考量病邪性质与强弱盛衰的同时,需兼顾四时气候变化、病人所处不同地域、饮食习惯等对病证的影响,则用药的针对性更强也更加合理。③ 人与社会环境的统一性。人不仅有生物、自然属性,还具有社会属性。人生活在特定的社会环境中,必然受到社会因素的影响。人与社会环境既相互统一,又相互联系,人际关系、社会经济水平等会对人的健康与疾病造成影响。

例如,同为罹患外感风寒病证,春夏季节,气候由温渐热,阳气升发,人体腠理疏松开泄,即使外感风寒,也不宜过用辛温发散药物,以免开泄太过,耗伤气阴;长夏时节,又兼暑湿交蒸或病人贪凉饮冷,选药配伍还应兼顾解暑化湿;秋日外寒夹燥,则应轻宣润燥;冬季外寒逼人,病势相对较重,可酌情选用麻黄、桂枝、羌活、细辛等中药。再如,南方多数地区气候温热潮湿,罹患病证常有夹湿、耗伤正气趋向。因此,临证不仅需要细心准确辨证,同时在用药上还要根据实际情况,合理配伍化湿及补养顾护正气之品。当然,在具体临证时,也不能简单机械地强调三因制宜,如即使病人身处南方长夏时节,若人为过度调低居处温度,也可能罹患风寒表实之证,这时医生就不能片面强调病人的时、地因素,按治疗需要辨证选药才是合理用药之道。

二、中医辨证论治观念指导下的合理用药

辨证论治是中医学认识疾病和治疗疾病的基本原则,是中医对疾病的一种特殊的研究和处理方法。辨证是以中医学理论对四诊(望、闻、问、切)所收集的资料进行综合分析,辨清疾病的病因、性质、部位,以及邪正之间的关系,概括判断为某种性质的证的思维和实践过程。临床常用的辨证方法主要有八纲辨证、气血津液辨证、脏腑辨证、六经辨证、卫气营血辨证、三焦辨证、经络辨证等,临证需综合应用。论治是根据辨证的结果确立相应的治疗原则、方法及处方用药,选择适当的治疗手段和措施来处理疾病的思维和实践过程。辨证准确是完成中医临床诊疗的基础,是合理、灵活运用中医治则的依据,只有辨证准确,才能确定适宜的治法,才能合理地选择药物配伍应用。无论运用八纲辨证、脏腑辨证、六经辨证、

卫气营血辨证,抑或其他方法辨证,均应通过明确人体阴阳气血的盛衰、病邪的强弱真假、病位的表里内外等,从而灵活准确地运用中医治则、治法,合理选药组方,达到祛邪而不伤正、补益而不滞邪的治疗目的,完成安全、有效的诊疗过程。

中医临证诊疗,以辨证论治为诊疗特点,临床实践在强调"辨证论治"的同时,注重辨证与辨病相结合。辨病侧重对贯穿疾病全过程的基本矛盾的认识,辨证侧重对疾病当前阶段主要矛盾的把握。运用辨病思维来确诊疾病,对某一病的病因、病变规律和转归预后有一个总体的认识,再运用辨证思维,根据该病当时的临床表现和检查结果来辨析其目前处于病变的哪一阶段或是哪一类型,从而确立其当时的"证",然后根据"证"来确定治则治法和处方遣药。对某些难以确诊的病症,可发挥辨证思维的优势,依据病人的临床表现,辨析出证,随证施治。根据具体情况,有时也使用"辨病施治"的方法,如以常山、青蒿治疟,黄连治痢等。

三、中西药合理联用

中西药联用是临床的普遍现象,在各个临床学科均有应用,成为我国用药的优势特点,拓宽了临床治疗空间。中西药联用是以中西医的基础理论为基础,将中医的辨证施治与西医的诊治思想结合起来,取中西药物的各自之长,优化治疗目的。分析中西药联用的临床效果、不良反应,中西药联用得当,可取长补短,增强疗效,减少药物的毒副作用。但中药成分复杂,中西药联用如配伍不当、剂量不适,可使药效降低或消失,增加毒副作用,引起药源性疾病甚至危及生命。因此,要合理地使用中西药,避免不良反应的发生,确保临床用药的安全。

(一)合理的中西药联用

1. 增强疗效　增强或延长原有疗效。化学药物大多成分单一,针对性强,力专效宏,药效迅速。中药成分复杂,能宏观调节,疗效稳定持久,两者合理使用,能标本兼顾,增强疗效。很多报道和临床病例显示,中西药合理联用大多比分别使用西药或中药疗效好。如金银花与青霉素联用能减少金黄色葡萄球菌对青霉素的耐药性,增强青霉素的作用。枳实与庆大霉素联用治胆道感染性疾病有增效作用。这是因为枳实能松弛胆道括约肌,使胆内压明显下降,提高胆道中庆大霉素的浓度,增强庆大霉素的抗菌作用。黄连、黄柏与四环素同用治疗痢疾及细菌性腹泻,有协同作用。

2. 降低毒性　一些中西药合理联用可以有效降低或减缓化药的不良反应。中药有四性五味等独特效用,采用中西药联用,就会使化药不良反应得到改善,并可以达到预期疗效。例如,一些中西药联用可有效减缓化疗药物带来的机体损伤症状,如缓解骨髓抑制、消化道出血、肝肾功能异常等,还可以提高机体免疫力、增强机体防御能力、防范感染等,起到扶正固本的作用。比如,逍遥散与抗结核西药联用,能减轻抗结核药对肝脏的损害。灵芝、人参、黄芪、女贞子等分别与环磷酰胺、氟尿嘧啶等抗癌药联用能缓解或消除后者所导致的白细胞减少等不良反应。

(二)应避免的中西药联用

中西药联用或配伍不当可能会产生不良后果,轻者不仅不会增强疗效,反而会降低疗效、增加毒副作用;重者可能导致药源性疾病的发生。这是中西药联用时必须引起高度重视的问题。产生这些问题的原因主要与中西药物的理化性质及药理效应等有关。

1. 降低疗效　不合理的中西药联用(包括药物选择、用药方法、用药时间、用药剂量、给药途径等)可引起下列现象发生:① 药物之间产生拮抗作用,抵消或降低同服药物的有效治疗作用。例如,常用的鹿茸、甘草等中药,都含有类糖皮质激素样成分,用药后会使人体内血糖上升。如果在服用降血糖西药的同时服用此类中药,就会抵消或降低西药的降糖作用。② 加速药物代谢,降低疗效。例如,中药均含有乙醇,乙醇会影响肝药酶的活性,因此西药(如呋喃唑酮、苯巴比妥等)若与中药药酒联用,可能会加快西药的体内代谢而使疗效下降。③ 酸碱中和影响治疗效果。含有碱性成分的西药(如氨茶碱、碳酸氢钠片、磺胺类等)与含有酸性成分的中成药合用,会因各自成分中的酸碱中和而使治疗效果明显下降。④ 形成难溶性物质,影响药物吸收。例如,中药丹参可与复方氢氧化铝中的氢氧化铝形成不溶性络合物,不易被肠道吸收而使疗效低。还有一些含有金属离子的中药(如磁石、石膏等)如与卡那霉素等抗生素联用,会形成不溶性盐类和络合物,影响其吸收并降低疗效。再如,含生物碱类中药(如黄连、黄柏、苦参等)与乳酶生、多酶片等同服可产生沉淀反应或引起蛋白质变性等,使药效降低或消失。当然,目前这些理化反应大多是实验室研究结果,尚有待深入研究,以为临床应用提供参考。

2. 产生毒副作用　常见于以下情况。① 产生有毒化合物,危及健康。例如,含朱砂的中成药与还原性西药(硫酸亚铁、碘化钾等)同服,会生成溴化汞、碘化汞等有毒汞盐而导致药源性肠炎。② 药物之间产生相加作用,使不良反应和毒副作用增强。例如,含氰苷成分的桃仁、苦杏仁、白果等组成的中成药与麻醉药、镇静药、止咳类西药如磷酸可待因、吗啡、哌替啶、阿片类制剂等联用,可加重呼吸抑制作用。含强心苷中药(如罗布麻、万年青、蟾酥等)与地高辛等强心苷西药联用,易导致强心苷中毒。③ 对于有严重毒副作用,毒性靶器官相似的中药及西药,应尽量避免联用,以免使毒副反应叠加。

综上所述,应关注中西药联用,注意在应用中扬长避短,促进祖国传统医药与西药联合治疗,以达到更好的治疗目标。

第三节　临床中药师与合理用药

临床中药师在开展中药治疗管理时需要进行系统性的工作,如参与给药方案的制定与药物重整、药学监护与监测、药品不良反应信号收集与报告分析、药物咨询与用药教育等工作,旨在确保病人获得适宜的个性化药物治疗方案,达到安全、有效、经济、适当地应用中药,促进临床合理用药的目的。

一、治疗方案制定

临床中药师在治疗方案的制定中扮演着重要的角色,确保病人获得适当的中药治疗方案,并根据疗效和病人的反应进行调整。临床中药师应充分了解和评估病人病情、证候特点、体质和病史等,并根据文献、病案回顾与对比,充分考虑药物剂型特点、给药方式、药效与毒理学、药代动力学、药物经济学等方面的因素,对中药品种、剂型选择、联合用药、给药剂量、用药时机进行指导,为临床医生制定药物治疗方案提供参考。

同时,临床中药师可通过药学监护、处方点评、药品不良反应监测等手段,对临床用药结果做出准确分析,以及时发现处方和医嘱中出现的各种不合理用药现象,对用药方案、种类、给药剂量、时间等提出调整意见。例如,亚砷酸氯化钠注射液在治疗急性早幼粒细胞白血病和原发性肝癌晚期时,药师应根据药物代谢分布特点,为临床医生制定治疗方案提供参考。针对白血病病人可采取 4 周 1 个疗程,间歇 1~2 周,或连续用药的治疗方案;针对肝癌晚期病人可采用 2 周为 1 个疗程,间歇 1~2 周进行下一疗程的治疗方案。同时,在用药过程中还应监测药品不良反应,若出现肝肾功能改变、心电图异常等,应及时调整用量或停药;必要时进行血药浓度监测,若发现因亚砷酸氯化钠注射液用药过量引起急性中毒,或血药浓度超限度,抑或血浆药物浓度半衰期、清除半衰期、系统清除率、分布容积异常等时,予以及时提示。临床中药师参与治疗方案制定和调整,有可能减少药品不良反应,促进合理用药。

二、治疗药物重整

药物重整是指药师通过与医师、病人等沟通交流,查看相关资料等方式,了解病人用药情况,比较目前正在使用的所有药物与用药医嘱是否合理,给出用药方案调整建议,并与医疗团队共同对不适宜用药进行调整的过程。在我国病人可以自主选择在不同的医院、同一医院的不同科室或同一科室的不同医生就诊,可能导致处方药物重复、药物相互作用、药物遗漏等,发生药疗偏差的概率较大。临床中药师应当全面获取病人的病情、临床诊断、证候类型和实验室检查等相关记录,获取准确和完整的用药清单,比较病人用药清单与疾病诊断相符性与合理性,从药师角度进行药物重整,记录重整方案并反馈给病人的医疗团队。当有新的药物处方或医嘱产生时,应当进行药物重整,特别是在病人入院、转科或出院时进行药物重整更有价值。

药物重整服务主要有以下内容。① 入院病人药物重整服务:通过与病人或其家属面谈、查阅病人既往病历及处方信息等方式,采集既往的用药史、药物及食物过敏史、药品不良反应史等相关信息。具体包括目前正在使用药物、既往使用过的与疾病密切相关药物或保健品的名称、剂型规格、用法用量、用药起止时间、停药原因、依从性等。药师根据诊断及采集的用药信息,对比病人正在使用的药物与医嘱的差异。例如,正在使用的药物与医嘱存在不适宜用药或出现不一致情况,药师应当提出用药方案调整建议,并与经治医师沟通,由医师确认后调整。药师根据上述信息建立药物重整记录,由病人或其家属确认、经治医师签字。② 转科、出院病人药物重整服务:药师根据转科或出院医嘱,对比正在使用的药物与医嘱的差异。例如,正在使用的药物与医嘱存在不适宜用药或出现不一致情况,药师应当提出用药方案调整建议,并与经治医师沟通,由医师确认后调整。药师建立药物重整记录表。

三、药学监护与治疗药物监测

药学监护与监测是临床合理用药的重要环节,也是临床中药师最重要的工作。药学监护是指药师在医疗团队中为病人提供的一种综合性的药物治疗服务,目的在于优化药物治疗效果,实现治疗病人疾病,消除或减轻症状,或延缓疾病进程,改善病人生活质量。药学监护有利于提高药物治疗的安全性、有效性与经济性,预防和减少药物相关问题。药学监护包括:① 发现潜在的或实际存在的用药问题;② 解决实际发生的用药问题;③ 防止潜在的用药问题。

治疗药物监测是采用现代的分析测定手段,对一些重点药物和重点病人进行用药情况监测,定量测定血液或其他体液中药物及其代谢物的浓度,并根据测定结果,结合临床表现,调整用药剂量或给药间隔,协助临床医师合理地设计个体化给药方案,做到合理用药。例如,雷公藤总苷片是肾内科、风湿免疫科的常用药物,部分医师对其毒副作用认识不够全面。使用雷公藤总苷片治疗时,临床中药师一定要提醒医师,做好特殊人群的药物警戒工作,以保证用药安全。部分中西药联用时,需开展药学监护与治疗药物监测工作,重点关注药物联用不当产生的不良反应,并加以防范。

四、药品不良反应信号收集与分析

临床用药在保证疗效的同时要防范使用不当产生的药品不良反应。临床中药师应密切关注、主动发现药物可能出现的各种不良反应情况,通过与医患交流,收集药品不良反应信号,分析药品不良反应的发生原因,采取有效的干预措施,减少用药风险。例如,在治疗风温肺热型肺炎时,有医生会同时开具克咳胶囊与氨茶碱,但克咳胶囊含麻黄,其有效成分麻黄碱与氨茶碱合用会使生物碱剂量超限,病人可能出现恶心、呕吐、头昏、头痛等不良反应,对老年病人或体质较弱病人的危害可能更大。因此,临床中药师应提示医师避免对老年病人或体质较弱病人联合使用此类药物。

五、药物咨询与用药教育

药物咨询与用药教育是药学服务工作中的一项重要内容,在保证病人安全、有效、合理使用药物中发挥重要作用。药物咨询与用药教育的具体内容范围很广,应针对病人的药物治疗方案和监测计划而定,通常包括药物的基本信息资料(药物的名称、治疗类别、临床效果、给药途径、剂型、剂量、给药方案及药物的使用方法)、药物治疗中的潜在风险、药物治疗结果的评价及相关问题的处理方法、药物治疗过程中的药物调配、药物贮存、饮食禁忌等。尤其对于出院病人进行用药教育,保证病人药物治疗的安全性。

六、用药经济性评估

临床中药师在制定治疗方案时应考虑药物的经济性,通过开展药物经济学研究,对纳入诊疗方案的药物成本和治疗效果进行评价,以系统、科学地比较分析药物的经济成本和健康产出,形成较优方案,选择合适的中药品种及制剂,使有限的药物资源实现最大程度的健康效果的改善,从而降低病人的治疗成本,实现最大的投入与产出比,提高医疗资源的合理利用度。

思 考 题

1. 合理用药的内涵及特点是什么?
2. 临床中药师在合理用药中的作用有哪些? 请列举临床案例。

(张冰,王倩,樊凯芳,林志健)

第四章
临床中药学服务

药学服务是由药师应用药学专业知识,向包括病人、家属及医护人员在内的公众提供直接负责任的,并与药物使用有关的服务,目的是达到改善病人生活质量的预期效果。药学服务是医疗机构诊疗活动的重要内容,是促进合理用药、提高医疗质量、保证病人用药安全的重要环节。药师是提供药学服务的重要医务人员,是参与临床药物治疗、实现合理用药目标不可替代的专业队伍。高质量的药学服务,是卫生健康系统提供全方位、全周期健康服务的组成部分,也是全面建立优质高效医疗卫生服务体系的必然要求。各级各类医疗机构均须高度重视药学服务,适应新形势新要求,加快药学服务模式转变,加强药师队伍建设,探索构建适应人民群众需求的药学服务体系,促进新时期药学服务高质量发展。

临床中药学服务是药学服务的重要组成部分,以中医药理论为指导,综合考虑用药的有效性、安全性、经济性与适当性,运用临床中药学的理论和知识技能,开展具有中药临床应用特点的药学服务。

第一节　临床药学服务的发展历程

药学服务的概念是 20 世纪末由美国学者最早提出来的,它是由临床药学发展而来的新理念。药师运用自己系统的药学专业知识和专业技术向社会公众(包括医务人员、病人及其家属)提供直接的、负责任的、与药物治疗有关的主动服务(包括药物选择、药物调配、药物使用、药物安全等方面的信息和指导),以期提高药物治疗的安全性、有效性、经济性与适当性,实现改善与提高人类生活质量的目标。药学服务是一种医疗服务,已成为医疗机构药学工作中的一个重要组成部分。

一、国内外药学服务的发展与现状

(一)国外药学服务的发展与现状

1. 药学服务的发源　美国是药学服务的发源地。在 20 世纪 60 年代之前,美国的药学处于传统药学阶段,这一阶段的工作重点以药品供应为主。当时因为制药技术尚未发展,药师通常自己开设药房,为病人调配药物和指导病人用药,药房同时具备了制药、售药及基础保健的功能。1942 年,美国卫生系统药师协会(American Society of Health-System Pharmacists, ASHP)建立,药学工作分为了社会药房和医院药房两大体系;社会药房的工作以调配处方为主,医院药房则以药剂合成的配制工作为主。到了 20 世纪 50 年代,医院药房的工作开始多元化,药师不仅按医师处方调配药物,还参与医院的药学管理工作。美国药学在传统药学这个阶段,功能仅为制备和销售药品,药师则充当药品供应及药品销售的角色,从事采购、制备和供应药品的工作。尽管当时也要求药师为使用处方药物的病人提供好的用药建议,但这方面的职责还是次要的。随着制药工业逐渐取代医院药品的制备,以及药物的选择权转给了医师,药师的作用逐渐减小。1965 年唐纳德 C. 布罗迪(Donald C. Brodie)提出"药学服务的最终目的必须是公众安全使用药物,临床药学的主要作用应该是保障合理用药"的观点。从此,药学工作就进入了以安全用药为中心的临床药学阶段。药房的功能向专业化、多样化发展,药师的职能也随之扩大。社区药师重新以用药咨询的方式为公众提供药物信息和治疗咨询;医院药师运用自己的专业知识,在临床药物治疗方面开展药物动力学研究、治疗药物监测和药物信息服务等药学服务工作。药师的工作重点从药物转向病人的合理用药,积极参与到临床用药实践中。医院药师在完成常规的药物配发工作之外,还参与医师的临床查房,直接对病人用药方案提出建议,对用药后可能出现的药品不良反应及药物相互作用向医师提供个体化的用药方案。

2. 药学服务的发展 药师作为药学服务的提供者,在直接参与临床治疗时就需要更为专业的药学实践能力,因此临床药学教育就显得尤为重要。在美国早期实施的是 4 年制或 5 年制的药学学士和 6 年制的药学博士(Pharm. D)两种药学教育制度,取得药学学士学位的药师从事一般药技师的工作,取得药学博士学位的药物治疗专家或临床药学专家则是为病人或专业卫生人员提供药物治疗方面相关服务。1992 年药学博士学位被批准作为美国唯一的药学专业学位,并废止了药学理学学士学位,随后药学博士学位成为药师从业的唯一准入学位。

随着临床药学广泛的开展,药师的工作内容逐渐增加,药学服务进入到以病人为中心、改善生命质量的全方位药学服务阶段,药学服务有了较快的发展。例如,为了缓解偏远地区药师资源短缺的问题,美国北达科他州在 2000 年开始探索开展远程药学服务,于 2001 年开始了远程药学服务的试点工作,到了 2017 年远程医疗就已经覆盖所有州。全美有 200 个远程医疗网络,其远程药学服务的工作内容主要包括远程监督、24 h 线上处方审核、24 h 线上药物重整、偏远地区用药咨询等。2003 年美国国会通过了《2003 年医疗保险处方药、改进和现代化法案》(*Medicare Presisciption Drug, Improvement, and Modernization Act of 2003*),法案赋予药师开展药物治疗管理(medication therapy magnagement, MTM)服务的职能,MTM 服务工作重点是识别、预防和解决药物治疗的相关问题,使每一位病人都能获得最佳治疗结果。美国临床药学学会 2014 年 3 月颁布的《临床药师的临床实践标准》(*Standards of Practice for Clinical Pharmacists*)是美国临床药学学科发展的一个重要里程碑,该标准使得药师能更充分地实现对病人药物治疗的优化。2014 年 10 月美国临床药学学会年会的主题是"建立以病人为中心的医疗之家服务模式(patient-centered medical home, PCMH),实现对病人的全面药学服务",药师作为 PCMH 团队中的药物专家,需要承担病人治疗过程中药物使用管理的责任,让病人得到最佳的治疗结果,提高生活质量,降低医疗保险费用。

许多国家的药师都积极参与多学科医疗保健团队,提供临床药学服务,包括药物调整和审查、药物治疗咨询、治疗药物监测、药品不良反应报告、出院咨询和解决其他与药物治疗相关的问题。发展中国家的药师近年来也与其他医疗保健提供者一起参加查房,记录和评估病人的临床治疗情况和药物相关的问题,并制定和实施药物治疗管理方案。

2020 年欧洲药品质量管理局(European Directorate for the Quality of Medicines & Healthcare, EDQM)欧洲委员会部长理事会批准通过了一项关于在卫生系统中实施药学服务的决议《CM/Res(2020)3 号决议——关于实施药学服务造福患者和保健服务的决议》[*Resolution CM/Res (2020) 3 on the Implementation of Pharmaceutical Care for the Benefit of Patients and Health Serious*],该决议强调了基于以病人为中心的药学服务,以达到改善病人生活质量的效果。该决议也为卫生当局和专业人员在日常实践中实施与该决议相关的工作提供了法律依据。同时,该决议也明确指出药学专业人员还必须开展药学服务活动,以保障药品供应,包括配药和质量保证。药师的专业能力使他们能够与其他医疗保健专业人员合作,为药物治疗的综合管理做出贡献。

3. 药学服务的智能时代 随着科技发展,人工智能(artificial intelligence, AI)在改善医疗保健和健康方面有着广阔的前景。2018 年发布的 ChatGPT 是一种基于人工智能的对话式大型语言模型。一项研究对 ChatGPT 在美国医疗执照考试(USMLE)中的表现进行了评估,ChatGPT 显示了可理解、推理并可形成有效的临床解决方案。但 ChatGPT 并不是为回答医药领域问题而设计的,现阶段它缺乏充分理解不同病症和治疗之间复杂关系所需的医学药学专业知识和背景,仅能展示其根据所提供的信息为进一步治疗提供有意义的建议的能力。所以目前除了个例外,人工智能在临床治疗中直接应用的情况相对较少。一些临床药师已在进行实践研究,将 ChatGPT 应用到药学服务中,为临床药师提供专业支持,如协助临床药师进行药物数据分析、药物疗效评估、新药开发等。

(二)国内药学服务的发展与现状

我国的药学服务起步较晚,发展过程可分为传统药学服务阶段、调配与医院制剂阶段、临床药学过渡阶段、药学服务阶段四个阶段。

1. 传统药学服务阶段 虽然在历代文献中未出现关于"药学服务"概念的记载,但我国传统中医药学一直"医药不分家",医师和药师通常为同一人,药学服务和诊疗活动也融为一体。这个阶段,治疗药物以中药汤剂为主,兼有膏、丹、丸、散剂型,医师在为病人开出处方的同时实施与药物相关的服务,包括饮片调剂、汤剂煎煮方法指导、合理用药指导、药剂制备(膏丹丸散)、药后反应观察等药学服务的内容。

2. 调配与医院制剂阶段 20 世纪 70 年代后我国药学服务开始进入调配与医院制剂阶段。这个阶段药学服务的工作重点是"保障药品供应"。因为药品匮乏,临床对药品的迫切需求使得医院制剂在这一阶段得到了较快发展。医院药师的工作除了药物调配之外,主要就是制剂生产。医院制剂的剂型有外用制剂、口服制剂甚至注射剂,医院制剂用量约占临床用药的一半,极大地满足了临床用药的需求。

3. 临床药学过渡阶段 20 世纪 80 年代后我国临床药学体系逐步建立起来,医院药师开始参与临床诊疗活动,陆续开展以药学情报资料服务、血药浓度监测、药品不良反应监测、协助医师遴选药物与制定治疗方案等为主的临床药学工作。但药师的主要工作仍是保障药品供应,临床药学工作的重点则是进行研究工作,而非在临床参与药物治疗工作。临床药学在各个医院的发展也不平衡,整体发展缓慢。

4. 药学服务阶段 20 世纪 90 年代初,国内药学界开始接受药学服务的理念。但医院以药养医的情况普遍存在,加之临床药学人才的短缺,使得临床药学工作得不到应有的重视。之后,随着我国人民生活水平的提高、医疗体制的改革,公众的健康意识逐步增强,不仅要求提供安全、有效的药品,而且还要求提供安全、有效、经济的药物治疗和优良的药学服务。这种需求推动药学服务的工作模式从"以药物保障供应为中心"转变为"以病人合理药物治疗为中心",药师积极参与到临床药物治疗中,促进合理用药,保护病人的用药权益。2001 年全程化药学服务的理念被提出,且获得广泛认同和接受,药学服务不是药物治疗过程中的一次性服务,而是存在于整个疾病治疗过程中持续性的工作。

我国药学服务现在正处于快速发展的阶段,相关的药学服务政策和法规正在逐步完善中。当前要面对的是:① 我国药学服务起步晚,至今尚未颁布针对药师的专门立法。药学服务质量评价体系也是空白。② 临床药学迅速发展,对临床药师的需求也在不断增加。原有的药师培养模式已不能适合现在的药学服务工作,高水平的临床药师严重短缺。③ 公众对药学服务的不了解,导致对基层医疗机构药师所提供的用药指导、药物咨询等药学服务缺少足够了解和信任。④ 缺乏配套的药学信息支持系统和其他配套技术手段。

2018 年 11 月由国家卫生健康委员会、国家中医药管理局联合发布的《关于加快药学服务高质量发展的意见》中提出,进一步转变药学服务模式,提供高质量药学服务,探索构建适应人民群众需求的药学服务体系,促进新时期药学服务的高质量发展。

随着医药卫生体制改革的深入,药学服务模式也在不断创新。例如,借助"互联网+医疗健康"平台,利用网络技术并充分发挥智慧药学思维,不少医院建立起了基于互联网的智慧药房,实现在线问诊、处方开具、远程审核处方、制定个体化用药方案及药品调剂和配送等多项远程药学服务,以满足人民群众的用药需求。特别是对于慢性病病人的复诊工作,门诊药房开展互联网医疗可以实现病人足不出户就能享受药学指导及全方位用药管理等药学服务。但医院的互联网智慧药房建设尚处于起步探索阶段,仍出现了不少亟待解决的新问题。

二、药学服务的法规要求

药学服务的发展离不开法规的保障。我国相关药事法规的发展从某一层面反映了药学服务在我国的发展进步。

20世纪80年代我国卫生行政部门颁布的一些法规都已将临床药学列入其中。虽然当时已有医院逐步开展临床药学工作,但尚未完全形成"药学服务"这一理念,法规条例中将一些药学服务实践归于医院药学开展的科学研究的范畴。1981年颁布的《医院药剂工作条例》的第三章提出医院药剂科(药房)的基本任务是"科学地管理全院药品;为医疗需要及时准确地调配处方和制备各种制剂;供应质量合格的药物;配合医疗需要积极开展科学研究工作"。1982年颁布的《全国医院工作条例》中第十八条提出"医院要积极创造条件开展临床药学研究,使药剂工作在医疗中发挥最大效应,并不断降低毒副反应,做到安全合理用药,以提高医疗效果"。本条文所述的"药剂工作"即含有"药学服务"的内容。1989年3月颁布实施的《医院药剂管理办法》中将临床药学服务的主要工作内容单独列于医院药剂的科学研究的范畴,其第七章第1、2条规定了医院药剂科(部或处)为确保临床用药的安全有效,应开展的科学研究工作内容包括:结合临床进行有关药物的性质、剂型、药检、药品质量、配伍禁忌等研究,以不断提高医院药学工作水平;积极开展临床药学研究,结合患者情况制定个体化给药方案,围绕合理用药开展药效学、药代学、生物利用度等研究,监测药物在体内的作用及药品不良反应。

2002年1月颁布的《医疗机构药事管理暂行规定》提出"以服务病人为中心,临床药学为基础,促进临床科学、合理用药的药学技术服务和相关的药品管理工作",体现了药学服务内涵;并在第三十五条提出"医疗机构开展临床药学和临床药理研究。围绕合理用药、新药开发进行药效学、药物动力学、生物利用度以及药物安全性等研究;结合临床需要开展化学药品和中成药新制剂、新剂型的研究""运用药物经济学的理论与方法,对医疗机构药物资源利用状况和药品应用情况进行综合评估和研究,合理配置和使用卫生资源"。

2011年1月颁布的《医疗机构药事管理规定》对医疗机构的药学服务提出了相关要求,并明确了药师参与药学服务的工作要求及职责。临床药师在临床诊疗活动中应面向病人,参与临床药物治疗方案设计,建立药历、开展治疗药物监测等药学服务。

2019年8月颁布的《中华人民共和国药品管理法》明晰了药师的工作职责和义务,第六十九条中规定医疗机构应当配备依法经过资格认定的药师或其他药学技术人员,负责本单位的药品管理、处方审核和调配、合理用药指导等工作。非药学技术人员不得直接从事药剂技术工作。一些法规对特殊药物的管理规定,也是药师实施药学服务时应遵循的法规要求,如《抗菌药物临床应用管理办法》中就明确了"临床药师负责对本机构抗菌药物临床应用提供技术支持,指导病人合理使用抗菌药物,参与抗菌药物临床应用管理工作"。

国家卫生健康委员会为贯彻落实《关于加强医疗机构药事管理 促进合理用药的意见》(国卫医发〔2020〕2号),进一步规范发展药学服务,提升药学服务水平,促进合理用药,组织制定了医疗机构药学门诊服务规范等5项规范,包括"医疗机构药学门诊服务规范""医疗机构药物重整服务规范""医疗机构用药教育服务规范""医疗机构药学监护服务规范""居家药学服务规范"。这5项规范中分别给出了不同药学服务的定义,明确规定了医疗机构在提供相应药学服务时应符合的基本要求,以及服务对象、工作内容、质量管理与评价改进等。

三、药学服务的必要性

随着社会发展,科技在不断进步,人类的疾病谱、体质谱、用药行为都发生了变化。通过实施药学服务策略,可以提高药物使用的规范性,确保病人合理用药,减少药源性疾病的发生,降低治疗药物费用,提高公众生活质量。公众对药学服务的迫切需求体现了药学服务实施的必要性。所以,实施药学服务是医疗卫生事业发展的必然结果。

(1)随着医药科技的快速发展,新药的不断涌现,用药的复杂性增加,使得药品误用、滥用等情况时有发生。因此,安全、有效、经济、适当地使用药品成为全社会广泛关注的一个热点问题。临床药师根据病人的实际情况为临床医师提供用药建议,保证临床用药的合理性。临床药师不仅可以提供合格的药品,还能为医师、护士、病人及家属提供与药品使用相关的全程化药学服务,从而提高药物疗效、用药依从性和减少药源性疾病的发生;发现与药物治疗相关的问题、降低住院概率、加强健康素养、维护公众健康。

(2)通过药学服务的实施,增加药物治疗的效果,缓解、改善病人的疾病症状。例如,癌症病人依靠药物可以一定程度上缓解癌痛,但不少病人因对药物的错误认知和不良反应出现消极心理,导致用药依从性降低。一项对100例癌症病人进行的研究结果显示,临床药学服务介入癌痛规范化治疗后,临床药师通过一系列药学服务的实施,如对用药过程跟踪监测、密切观察药品不良反应,不定时地对病人进行健康指导,通过讲课、微信推送等多种形式向病人科普癌痛及抗癌痛药物的相关知识,定期开展线上答疑和讨论等药学服务,提高病人对癌痛治疗的认知,有效改善病人的生活质量。

(3)实施药学服务可以提高病人用药的科学性和依从性,减少和避免药物间相互作用和过敏反应等药品不良反应。临床药师利用自身的专业知识审核处方的合理性,从药学的专业角度排除不合理用药问题,为病人提供药物使用知识,解答药物使用的疑惑,告知病人可能出现的药品不良反应,提醒病人观察自身反应及时就医,增强病人用药的依从性和科学性。研究发现,接受药学服务的病人用药的依从性和准确性明显优于未接受服务的病人。例如,在药学服务介入中医骨科慢性病治疗的一项研究显示,经临床药师对用药剂量及方法进行指导,接受药学服务的病人毒性反应、过敏反应、胃肠道反应等药品不良反应发生率均低于对照组,其用药依从性优于对照组,病人对药学服务的各项满意度均高于对照组,骨科慢性病病人的药品不良反应得到有效改善。

(4)实施药学服务可以避免过度医疗,提高用药经济性。一项回顾性研究分析发现,实施药学服务为慢性心力衰竭老年病人拟定个性化的用药方案,可以让药品费用、用药差错率、药品不良反应发生率、不合理处方率均明显降低,避免了过度治疗用药等医疗问题。

四、药学服务的相关标准与指南

不同医院、不同专业的临床药师的药学服务工作内容不尽相同。药学服务工作的规范化与标准化是亟待解决的问题。为了规范地发展药学服务,提升药学服务水平,针对药学服务而制定的标准或规范已陆续出台。

国家卫生健康委员会为贯彻落实《关于加强医疗机构药事管理 促进合理用药的意见》,组织编制、印发了《医疗机构药学门诊服务规范》《医疗机构药物重整服务规范》《医疗机构用药教育服务规范》《医疗机构药学监护服务规范》《居家药学服务规范》。要求各级医疗机构在药学服务过程中遵照执行,规范明晰了所对应的药学服务内容、基本要求、服务管理、质量管理与评价改进。

中国医院协会药事管理专业委员会编制了《医疗机构药事管理与药学服务》团体标准,于2022年1月开始实施。该团体标准为医疗机构的药事管理和药学服务标准化管理提供了指导,共有总则、临床药学服务、药学保障服务和药事管理4个系列,其中临床药学服务系列针对医疗机构的药学服务制定了基本要求,包含临床药学服务工作中的组织与制度建设、人员资质管理、服务范围、信息管理,开展各项服务项目内容及要求、服务过程、服务质量管理与评价改进等。开展的临床药学服务包括药学门诊、处方审核、药物重整、用药咨询、用药教育等项目。

由中国药师协会临床中药师分会、中华中医药学会医院药学分会、北京中医药大学东方医院、北京中医药大学东直门医院、广州中医药大学第一附属医院、河南中医药大学第一附属医院共同发起的《医疗机构中药临床药师工作标准》已于 2023 年 3 月正式发布。该标准适用于设置有临床中药师岗位的各级中医院、中西药结合医院等医疗机构,明确了临床药师服务工作由医疗机构药学部门负责实施和管理,并建立相应的工作制度。标准的内容包括了通则、药学查房、药学监护、药学门诊、药物重整、用药教育、用药咨询等,并对各项临床中药学服务的工作内容和质量的要求、临床中药学服务人员资格要求等做说明。

国内的一些医疗机构、药学专家基于药学服务实践,探索制定了临床药学实践指南。临床药学实践指南属于临床实践指南(clinical practice guideline, CPG)的分支,它关注药物在临床应用的具体环节,包括对某个(类)药物与其他(类)药物的有效性、安全性与经济性进行评价,对药物的剂型、用法用量、疗程、稳定性等药学基本特性及治疗药物监测(therapeutic drug monitoring, TDM)、基因多态性、药物相互作用等药学监护和药学服务内容进行全面、深入、具体地推荐。例如,某医院结合药学监护的重点内容,建立分级药学监护的标准,制定各级药学监护的项目,范围包括药学问诊、药物治疗方案的评价与干预、药品不良反应监测及出院用药交代和用药教育等。该标准针对所有专业临床药师所制定,涵盖了大多数专业常见病理生理特点和用药情况。又如,某医院制定糖尿病病人的药学服务分级标准,分级标准要求在糖尿病病人入院后,临床药师根据病人疾病情况及所用药物,确定并实施不同级别的药学服务,并根据病人治疗情况的变化进行动态调整。

第二节 临床中药学服务的内涵

一、临床中药学服务的含义

临床中药学服务是指临床中药师在中医药理论指导下,利用中医学、中药学及相关学科知识参与疾病预防、诊断、治疗或康复用药的全过程,为病人提供全程化的药学服务,包括治疗方案的制定、药学监护监测、用药宣教等一系列药学服务工作,以实现临床用药的有效性、安全性和经济性,提高合理用药水平。

临床中药学服务借鉴临床药学服务,以中医药理论为指导,从中药临床应用的相关问题出发,发展形成自身的基本内容。临床中药学服务是以中药合理用药为核心的全程化药学服务,目的是减少中药治疗不良反应,提高病人用药依从性,实现最佳的中医药治疗效果。

二、临床中药学服务的基本要求

(一)遵守职业道德

临床中药学服务的实施主体是临床中药师,因此药学服务是临床药师从业的首要要求。临床药师在获得从业资格的同时也应具备职业道德。参照《中国执业药师职业道德准则》所制定的职业道德适用于中国境内的执业药师,包括依法暂时代为履行执业药师职责的其他药学技术人员。临床中药师应当以维护病人和公众的生命安全与健康利益为最高行为准则,以自己的专业知识、技能和良知,尽心尽职尽责为病人及公众提供高质量的药品和药学服务。

(二)以病人为中心

临床中药学服务的工作对象是社会公众,包括了门诊病人、住院病人、病人家属、医务人员及社区居民等。临床中药师为医护人员提供专业的中药学及合理用药咨询,协助医师制定科学的用药方案;为病人提供全程化的临床中药学服务;向病人、病人家属、社会民众以口头教育、书面材料、实物演示等方式科普教育药物信息和预防保健知识。当前医药行业快速发展的大形势下,要求药师要树立起"以病人为中心"的工作理念。

(三)高质量的药学服务

临床药学服务是一项专业化程度极高的工作,这就对临床中药师在专业水平、知识结构、工作能力等方面有更高的要求。临床中药师运用自身的中药学专业知识直接参与到病人治疗的全过程,为病人提供专业的药学服务,指导临床用药,包括科学选择使用药品,降低临床用药毒副反应,提高药物治疗的安全性、有效性、经济性、适当性。临床中药师应主动开展临床中药学服务,通过药学咨询、药学科普等方式让公众对药学服务有所认知和接受;通过药学查房、药学监护、药物重整等更进一步的药学服务,使公众认可药学服务这个高度专业性的工作。

三、临床中药学服务的功能与意义

临床中药学服务的功能复杂,既具备药学服务的基本功能,又具备中医药特色。

(一)保证药品供应,满足临床需求

保证安全、有效、经济的药品供应,是临床中药师的基本工作。诸多省市的医疗机构已经开始执行国家组织药品集中采购方式购进中成药。临床中药师除了对药品进行日常监控管理,还要向管理者、临床医师和病人宣传国家组织药品集中采购的政策实施情况及本医疗机构药品目录,指导慢性病病人调整药品等方法,提高国家集中采购药品指标完成率,用得上、用得起高质量的药品,保障病人合理、安全用药。同时,临床中药师在中药饮片购进环节严格把控质量,确保验收入库的中药饮片符合用药标准,并做好入库后中药饮片的贮存工作,避免发生质变影响疗效。

(二)参与临床实践,实施个性化治疗

临床中药学服务可以根据病人的病情、体质、年龄和病史制定个性化的中药治疗方案。这有助于提高治疗的针对性,最大限度地满足病人的个体化需求。临床中药师首先对病人进行全面评估,包括了解病人的病史、症状、证候特征、体质等方面的信息,确定病人的疾病特点和治疗需求,综合考虑药物的性味、功能主治,以及药物之间的相互作用,参与病人中药处方、中成药或化学药物的治疗方案制定,确保选用的中药具有最佳的治疗效果。

(三)实施用药告知,确保中药疗效

用药告知是诊疗活动至关重要的一环,在临床中药学服务中发挥着重要作用。用药告知是临床中药学科创建的一种新方法,即从疾病的角度、药物的角度和生活的角度对病人进行全面的用药指导,并坚持与病人互动,以确保中药治疗效果并最大限度地减少用药安全事件的发生。这种方式不仅体现医药结合,亦是保障合理用药的有效途径。实施用药告知需充分体现以病人为中心,在医药融通视角下,结合疾病认知、药物特性、服药方法、安全性信息、生活调适与监测,对病人进行一体化的告知。例如,同一种中药材,不同使用方法可以产生不同的功效,不同的煎药方式也会影响疗效。临床中药师向病人及家属进行用药告知,包括告知病人正确的煎煮方法、服用频率、服药疗程等,以确保用药的个性化和安全性,保证中药疗效。

(四)规范处方,促进中药的合理使用

处方是医生开具的重要治疗文件。目前,西医师开具的处方或医嘱的中药药物使用逐渐增多,但其开具的处方或医嘱多缺少相应中医辨证和诊断。同时,中医师开具的处方也时有出现超剂量使用、联合用药不合理等情况。临床中药师对中药的作用机制、药物联合作用、配伍禁忌、不良反应等专业知识有

全面的认知,可以从中药学专业角度协助医生制定药物治疗方案。临床中药师遵循中药应用理论,严格审核处方,对书写不规范、配伍禁忌、处方剂量、中医辨证、适应证、联合用药等内容重点关注,规范医师临床用药行为,并为医师制定合理用药方案提出建议,避免药源性疾病的发生。

（五）监测药品不良反应,保证用药安全

中药饮片的配伍应用,除需注意一般的配伍禁忌之外,还需注意中药的成分构成。在配伍应用时要充分考虑中药处方中是否存在"十八反""十九畏"的配伍关系及毒性药材的用药剂量。同时,中西药联合使用,可能会导致药物的药性发生改变,甚至会发生药物毒副反应。临床中药师要及时监测药品不良反应的发生,还应告知病人在用药过程中可能出现的药品不良反应,提醒病人留意,一旦出现问题及时咨询或就医。例如,中药注射剂曾经因不规范使用而导致药品不良反应频发,其安全性问题一直被舆论关注。临床中药学服务推动中药合理应用,可有助于减少中药注射剂不良反应的发生。

（六）科学用药宣教,维护公众健康

部分中药具有药食同源的特性,在疾病治疗、预防保健及餐食茶饮中都可见到中药材的应用。由于公众对中药的药性认知有限,中药材滥用于疾病治疗、养生保健、药膳食疗的情况普遍存在,在医疗用途之外也很容易引发药源性疾病。临床中药师可通过安全使用中药知识的科普宣传,提高公众对中药用药的安全意识,维护公众健康。

四、临床中药服务的关注点

1. 以中医药理论为基础　临床中药学服务的核心是基于中医药理论,应用中医学、中药学、中药治疗学、方剂学、中药药剂学、中药炮制学、中药药物警戒等专业知识,开展用药相关的服务。临床中药学服务过程中应基于传统中医药理论,并结合现代药学服务理念,进行药学研究,并开展临床药学服务。同时,与化学药物不同,由于中药成分复杂,中药的药物相互作用机制、配伍禁忌、药代动力学、药物监测、药品不良反应等中医药理论体系更为复杂。

2. 以病人利益为中心　临床中药学服务的首要目标是病人的健康和利益。个性化治疗方案、用药监护及药物安全管理等方面都是为了最大限度地满足病人的需求和保障他们的健康。

3. 以合理用药为根本落脚点　临床中药学服务强调合理用药,包括药品的剂量、剂型、用法等方面,从而有助于提高治疗效果,降低药品不良反应的发生风险。中药在应用过程中经过辨证论治,个性化给药,常采用汤剂、煎膏剂等一些传统剂型治疗疾病,具有随证加减药物的优势。临床中药学服务过程中,可以根据病人病情变化参与医师的处方用药,并开展用药教育对煎服中药的方法进行药学指导,防止不规范的操作影响药物治疗效果或发生用药安全问题。

4. 多学科的协同　临床中药学服务需要与其他医疗专业人员,包括中医师、西医师、护士、营养师等多个学科协同工作。这种协同合作有助于提供全面的医疗服务,综合考虑病人的整体健康状况。从事临床中药学服务的药师应具备扎实的中药专业知识,如中药鉴定学、中药炮制学、中药调剂学等学科知识,以及药效机制、配伍禁忌、联合用药等的专业知识和医学、药学等专业技能。

5. 中西医兼顾融通　临床中药学服务综合运用中西医学知识,可以在中西医治疗之间建立桥梁,使两者能够相互补充,提高治疗的效果。这种综合性的治疗方法有助于更全面地考虑病人的病情和特点。

6. 文化传承与推广　临床中药学服务有助于推广中医药文化,促进中医药的国际传播。通过将传统中医药理论与现代医学结合,有望在全球范围内提高中医药的认可度和应用范围。

总之,临床中药学服务的关注点包括以中医药理论基础、以病人利益为中心、以合理用药为根本落脚点、多学科的协同和中西医兼顾融通。这些关注点旨在提高药学服务质量,为病人提供更好的医疗服务,促进中医药的发展和传承。

第三节　临床中药学服务的内容

一、临床中药学服务的岗位类型

1. 门诊药房　负责审核处方、中药饮片保存和调剂、中成药调配。

药学服务可根据不同的标准进行分类。国家卫生健康委员会根据服务的形式及场所将药学服务分为医疗机构药学服务、社区药房药学服务与线上药学服务。本节根据药学服务的岗位分类进行探讨,阐述相关药学服务的分类与内容。

2. 药学门诊　门诊药学服务是一种健康服务,已被证明有助于降低与药物相关的发病率和死亡率。很多医院已经开设有药学门诊,给病人或病人家属提供专业的药学服务,临床中药师指导病人科学、合理、经济地使用中药。药学门诊通过收集最新的药品信息和药物情报,及时更新药物知识储备,提高临床用药咨询的准确性。

3. 住院病区　临床中药师参与临床查房,运用自身专业的药物知识,根据临床医师诊断的病人实时病情、用药期间病人各监测指标而制定出合理的给药方案,为病人提供更精准的全程化药学服务。

4. 科研实验室　开展各类药物的疗效和经济性评价研究,药品不良反应监测研究、药代动力学研究等,为疾病的治疗提供科学的实验数据支持。

5. 制剂生产　临方制剂加工和医疗机构特色中药制剂的生产也是临床中药学服务在保证医院药品供应方面的一项工作。临床中药师根据病人的委托,将医师开具的中药处方按中药传统剂型加工成"一人一方"的临方制剂,如散剂、丸剂、煎膏剂等。根据临床需求,临床中药师常参与研发和生产本医疗机构的特色中药制剂品种。

6. 社区卫生服务中心(社区医院)　社区卫生服务中心的药学服务是医院药学服务的一个延伸,是全程化药学服务的一部分。临床中药师向病人提供合理使用中药的知识,指导病人用药,科普健康知识。

二、临床中药学服务的工作内容

临床中药学服务是以中医药理论为指导,其内涵和模式必须体现临床中药学特点。临床中药学服务因中药本身的特殊性质而具备特有的工作内容。临床中药师不但要熟悉全程化药学服务的相关工作内容,还应具备中药学、中药治疗学、中药炮制学、中药调剂学等学科知识,以及中药药物警戒、药效机制、中西药联用等专业知识,以科学指导病人合理用药。

(1) 保障中药饮片供应:中药的质量关系到临床疗效,其来源、产地、加工炮制、存贮方式等都是影响中药质量的因素,临床中药师应运用中药学专业知识对购进的中药饮片进行"真、伪、优、劣"的鉴别,并妥善贮存和养护库房中的中药饮片。

(2) 处方调配、审核与点评:临床中药师依据《处方管理办法》严格审核处方,对配伍、剂量、煎煮、中药及制剂联合用药、中西药联合用药、给药方式等进行审核,避免出现配伍禁忌、超剂量用药、用药方式错误等情况,并告知病人用药方法、用药剂量、用药间隔等注意事项。特殊人群如幼儿、孕产妇、老年人、慢性病病人等在用药时更容易出现药品不良反应,临床中药师在进行用药指导时应特别关注。中药饮片处方中的用法多以汤剂为主,虽然现在大部分医院或药店可以提供中药代煎服务,但不少病人仍选择自行煎煮,临床中药师调配病人自煎中药处方时,还应告知病人中药汤剂的煎煮方法、煎煮时间、服药时间、服药间隔等。处方审核是医疗领域中一个至关重要的环节,旨在确保病人的药物治疗方案合理、安全和有效。这个过程涉及专业人员对医生开具的处方进行评估和审查,以检查是否存在潜在的药物治疗问题或药物相互作用,以及是否符合相关的法规和准则。临床中药师通过处方审核,参与病人的药物治疗,建议医师规范或完善处方。中药处方点评是临床中药药学服务的工作重点,临床中药师应熟悉掌握中药及其制剂的适应证和用药原则,根据病人的个体情况进行用药指导,加强药学监控,提高中药临床用药安全。

(3)用药告知、用药咨询和用药教育:在治疗用药全过程中,临床中药师开展用药告知,其内容包括告知疾病特点,指导病人了解病情、调整心态、积极配合;告知特殊人群使用注意,告知服用方法及药物安全信息、告知用药后的护理与监测项目等,获得病人及家属的反馈,促进医患互动。用药咨询和用药教育通过指导病人及其家属、医护人员科学用药,避免因不合理用药导致的药源性疾病的发生,减少医患纠纷。

(4)实施药品不良反应监测:中药不良反应监测是临床中药学服务的一项核心工作。中药不良反应发生的因素复杂,涉及药物因素、机体因素及用药因素。用药过程中,需要药师密切监测病人用药后的反应,加强药品不良反应信号的收集,分析其发生原因,及时评价风险与效益,提出药物警戒措施,以减少药品不良反应的发生风险。

(5)开展治疗药物监测:治疗药物监测是临床中药师利用现代仪器设备进行血药浓度监测,掌握病人用药情况及药效的手段临床中药师根据监测结果协调临床医师及时调整给药方案。

(6)药学服务研究:临床中药师不仅要积极参与临床治疗,还要开展临床中药学服务研究,为个体化用药指导和精准药学服务提供科学依据。

(7)制剂研发和生产:临床中药师不仅要根据病人的个人需求生产"一人一方"的临方制剂,还要根据临床需求,将一些经典方、名医验方、临床协定处方开发研制成为医疗机构中药制剂品种,在获得批准文号或备案号后进行生产,供应临床使用。

第四节　临床中药学服务的实施

一、临床中药学服务的对象

临床中药学服务的对象是社会公众,具体来说包括病人、病人家属、护士、医生和普通公众。

1. 病人　是临床中药学服务的最直接对象,其中重点服务的对象主要有:① 特殊人群,如儿童、老年人、妊娠及哺乳期妇女、存在脏器功能损害及合并症的病人、接受特殊剂型药物或特殊治疗方法的病人;② 各种危急重症病人,用药周期长或接受多系统、多专科同时治疗的慢性病病人,同时使用多种药物(特别是中西药联合使用)的病人;③ 疑似发生药品不良反应,特别是中药不良反应的病人;④ 血药浓度监测值异常的病人;⑤ 用药效果不佳,需要进行药物重整的病人。

服务内容包括通过问诊了解病人体质变化、既往病史、用药史、过敏史、基本病情及药物治疗的获益和风险,进行用药合理性评估,向病人宣教与用药相关的注意事项、可能出现的药品不良反应、药品不良反应预防或应急措施,提供用药咨询等。

2. 病人家属　向病人家属实施用药指导后,家属可协助儿童、老年人、残障人员、理解能力受限者、精神疾病病人等特殊人群用药。

3. 医生　向医生提供相关的药物信息,宣教合理用药知识,协助医生解决与中药相关的问题,为医生制定给药方案,提供关于药物遴选、制剂剂型、用药剂量、潜在药品不良反应等专业化、合理化建议。

4. 护士　向护士提供给药方案建议,特别是中药注射液配制方法,静脉输液的输注顺序、输注速度等信息。

5. **普通公众**　向普通公众宣教合理使用中药知识和健康知识。

二、临床中药学服务的实施步骤

临床中药学服务内容随服务对象和服务场所不同而有所区别和侧重。

（1）病人病情评估：通过查阅病历、询问沟通等方式，采集病人的基本信息和药物使用情况、既往病史、过敏史、基本病情、中医辨证和诊断、检查报告等。明确病人治疗需求，回答病人及家属提出的用药相关问题。

（2）梳理药学信息：掌握药物信息，确定治疗药物的适应证、禁忌证、剂型规格、用法用量、用药疗程、不良反应等。全面梳理病人的用药信息，包括中药、西药、保健品及含药的医疗器械等，系统评估病人潜在的药物治疗相关问题。

（3）制订药学服务方案及计划：根据病人病情、用药变化等，建立治疗目标，向医师提供药学信息和药物治疗方案建议；制定药学服务的计划，推进药学服务的实施。

（4）随访及药学监护：病人进行药物治疗后，应当及时开展随访，评价病人应用药物后的疗效与安全性。同时，还需要制订药学监护计划，关注药物的安全性和有效性，对可能发生的药品不良反应进行预防和监测。

（5）开展药物治疗管理：实施药物治疗方案，开展药物治疗管理，通过对病人的用药教育、用药咨询等一系列专业化药学服务，指导病人科学用药，提高病人用药依从性，预防病人用药错误，帮助病人实现自我用药管理，提高药物治疗效果。

（6）治疗效果评估：观察药物治疗效果，分析病人及医护人员的反馈信息，对治疗药物监测结果进行解读，如疗效不佳或无效，协助医师分析原因并讨论重新调整药物治疗方案。药学服务实施的全过程应详细记录，并妥善保存。

（7）药学服务结果评估：临床中药学服务实施的结果可以用治愈疾病、消除或减轻症状、依从性评分、中医药健康素养评分、疾病及药物治疗知晓度来表示。

三、临床中药学服务的质量评价

临床中药学服务质量的评价体系旨在衡量临床中药师提供药学服务的效果、安全性和病人满意度，以确保病人获得最佳的药物治疗。系统的临床中药学服务质量评价体系的建立，对于明确临床中药师工作职责，提高临床中药学服务质量，促进临床中药学服务规范化发展，推广临床中药学工作模式具有重要意义。

我国目前尚未建立统一的临床中药学服务评价系统，国内的专家学者们正在进行标准化的临床中药学服务质量评价模式探索性研究。

有学者提出可从绩效指标制定、合理用药评价、病人满意度调查、药物服务成效的综合考察等角度开展临床中药学服务质量的评价。具体实施的方式有：① 制定临床中药学服务质量关键绩效指标，主要包括病人药物治疗结果、中药治疗与疾病情况及证候的对应性、药物安全、病人教育、药物依从性、药物相互作用管理等。② 开展临床中药学服务效果评价，涉及用药的有效性与安全性。有效性评估包括评估药学服务对病人疾病治疗结果的影响、跟踪疾病状况的改善、证候与症状的减轻、病人主观感受的改善及减少住院或再入院等。安全性评估包括药品不良事件监测与报告、审查用药差错、中西药配伍禁忌、药物相互作用等，以及评估临床中药师是否对病人的药物治疗进行有效的监测和调整。③ 开展病人满意度调查，包括对病人进行调查或随访，了解病人或其家属对药学服务质量、中西药物应用相关知识传达和满意度等情况。如进行药物依从性评价，评估临床中药师是否向病人提供了足够的用药教育，包括是否向病人提供准确、完整的用药信息,以及是否能够与病人建立良好的沟通关系,解答病人的关于药物作用、中药配伍、药物用法用量、药品不良反应等方面的疑问,提高病人依从性、减少药物的滥用误用。④ 进行跨学科协作能力评估,评估临床中药师是否与医生、护士等其他临床团队成员进行良好的跨学科协作,确保药物治疗与综合治疗的协调性。⑤ 开展继续教育和培训评价,评估临床中药师是否持续进行学术更新,保持药学知识的最新状态,以提供最新的药学服务,并基于评估结果,进行药师继续教育和培训,改进和完善药学服务的各个方面。⑥ 提升药学服务的质量,建立审查和返回机制,实施定期审查和评估药学服务,从病人、医疗保健提供者和工作人员中收集有关药学护理的体验反馈意见,以确保持续质量改进。

临床中药学服务质量的评价体系的建立与完善可以提高医疗机构和临床中药师工作水准。评价中还应考察各级各类医疗机构对临床中药学服务的支持与重视程度,以及相应的配套制度能否满足临床中药学服务的需要,以保障本单位临床中药学服务的顺利实施开展,确保病人获得安全、有效的药物治疗。随着研究的深入,临床中药学服务质量评价体系还需与时俱进,以适应不断变化的医疗环境和病人需求。

思　考　题

1. 简述我国中药药学服务的必要性与可行性。
2. 简述临床中药学服务的含义、工作内容及评价。

（林志健,黄燕琼,张冰,王雨）

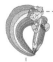 **请思考临床中药学服务的创新发展,以及如何与国际接轨?**

第二篇

中医药基本理论

第五章
中医药病理生理观

学习目标

第一节　中医学基本理论

中医药历史悠久,源远流长,是我国优秀传统文化的重要组成部分,凝结着中华民族防病治病的丰富经验,是在长期的医疗实践中逐渐发展而成,有着独特的理论体系和应用形式。

中医药学的起源是多种因素相互渗透、相互作用的结果,经历了极其漫长的过程。从远古到春秋时期,人类在长期的生产斗争、生活实践和医疗实践中,逐步积累了原始的医药知识,为中医药学理论体系的形成奠定了实践基础。随着社会的发展和科学技术的进步,特别是医疗实践的积累,自汉代以后中医学呈现出全面发展,进一步充实和完善了中医药学理论体系。近代以来,随着现代科学技术的进步和西方医学的传入,中医药学经历了理论和实践的革新。在现代中医药学的发展中,经验知识逐渐与科学研究相结合,形成了中西医结合的研究方向。现代中医药学注重临床实践的科学化、标准化和个体化治疗,借鉴现代医学研究方法和技术,推动中医药学的发展。

中医药学理论体系的发展是一个渐进的过程,包括从原始经验积累到经典阶段的理论升华,再到目前的现代化发展。中医药学理论体系的形成和发展为中医药的临床实践提供了指导,也为中医药在全球范围内的传播和应用奠定了基础。

一、中医学理论的主要特点

中医学理论体系是在古代唯物论和辩证法思想的指导下,从天人相应的整体角度分析观察生命现象,并通过四诊手段收集临床资料,探究病因病机以确定治则治法。中医学理论的主要特点体现在整体观念和辨证辨病论治两方面。

(一)整体观念

中医学的整体观念,是指人体自身完整性及人与自然和社会环境统一性的思想。整体观念贯穿于中医学的生理、病理、诊法、辨证、养生及治疗等各个方面,在临床实践上具有重要的指导作用。

1. 人体是一个有机的整体　中医学非常重视人体本身的统一性、完整性,认为人体是一个有机的整体,是由五脏六腑、奇恒之腑、经络百骸、五体九窍等组成的有机整体,即构成人体的各个组成部分之间在结构上不可分割,在功能上相互协调、互为补充,在病理上则相互影响,在诊断和治疗疾病时也互相联系。

中医学从整体观念出发,注意局部与整体病变的相互影响。整体的病变也常反映于局部,局部的病变可影响到全身。如心理变化、精神刺激可致气机失调,甚至躯体病变;脏腑病变可引起阴阳气血失常和精神活动改变。并且,在疾病的发生、发展和变化的认知过程中重视分析脏与脏、腑与腑、脏与腑、脏腑与形体官窍之间的相互传变和相互影响。

整体审察是中医诊断的基本原则之一,诊察疾病的基本原理是"司外揣内""见微知著""视其外应,以知其内脏,则知所病",通过观察分析五官、形体、色脉等外在的病理表现,了解和判断内在脏腑的病理变化，从而做出正确的诊断。如望舌、望面、察神、切脉等观察体表变化以测知内脏及全身功能活动的识病方法，就是整体观念在诊断上的体现。中医学临床治疗是在整体观念指导下确定治则治法，如耳病治肾、目病治肝等，都是从整体着手，采用相应的整体调理方法。

2. 人与自然的整体性　人与自然环境的整体性，即"天人一体观"。中医学认为人与自然息息相关，将人和自然的依存与适应关系称为"天人相应"。人类生活在自然界中，自然界具备人类赖以生存的必要条件。同时，自然界的变化，如季节气候、昼夜晨昏、地理环境等的不同，直接或间接地影响人体，而机体则相应地产生反应。

（1）季节气候对人体的影响非常明显。万物顺应春温、夏热、秋凉、冬寒的季节变化规律而有春生、夏长、秋收、冬藏的生长变化过程，人体的生理活动也会随之进行适应性的调节。当气候的剧烈变化超过了人体的适应和调节能力，就会发生疾病。常见的季节多发病为春季多风病、夏季多暑病、秋季多燥病、冬季多寒病等。还有些年老体弱或慢性病病人，因适应能力差，往往在气候剧变或季节交替之际而导致旧病复发或病情加重。二十四节气亦会对人体病理生理产生影响，如冬至、立秋等，对慢性病的发生及进程都会产生影响。

（2）昼夜晨昏的阴阳消长变化对人体也能产生一定的影响。白天人体的阳气多趋于表，脏腑的功能活动比较活跃，人体处于兴奋状态；夜晚阳气多趋于里，人就需要休息和睡眠。在病理上，一般疾病都有昼轻夜重的特点，可在一天之中出现"旦慧、昼安、夕加、夜甚"的病情变化规律。

（3）不同地理环境对人体也能产生不同的影响。如东南地势平坦，气候温暖潮湿，人体腠理较疏松，体格多瘦弱；西北海拔较高，气候寒冷干燥，人体腠理较致密，体格多壮实。一旦易地而居，许多人会有"水土不服"。此外，因地域水土等因素也会导致地方常见病，如瘿瘤、疟疾等，都具有地域性的特点。

3. 人与社会的整体性　中医学认为，人与社会环境具有统一性的特点。良好的社会环境，会使人精神振奋，勇于进取，有利于身心健康。然而，社会的变迁与动荡，以及个人所在社会地位的转换、经济条件的变化、人际关系的干扰、日益激烈的社会竞争、过度紧张的生活节奏等，都会使人长期处于压力、焦虑、忧郁、烦恼、气愤、恐惧等状态，危害身心健康，导致中风、胸痹、消渴、积聚等发病率增高。近年社会环境因素所带来的心理问题，以及其产生的心身疾病越来越引起医学界的关注和重视。人不仅是生物人、自然人，更是社会人，医学研究必须重视社会环境对人的影响。

（二）辨证与辨病论治

辨证论治是中医学认识疾病和治疗疾病的基本原则。辨证即诊断疾病的过程；论治则是治疗疾病的过程。

1. 辨证与辨病论治的概念　辨证论治，是指通过四诊收集病人的症状、体征等临床资料，运用中医学理论进行分析综合，概括、判断为某种性质的证，然后再根据辨证的结果，确定相应的治则和治法。辨证是论治的依据和前提，论治是检验辨证正确与否的手段和方法。辨证论治不仅是中医学理论体系和临床诊治疾病实践相结合的过程，也贯穿于养生、预防、康复实践的过程中。

辨证论治的关键在于"证"要辨别准确，才能正确治疗。辨证的"证"与"症""病"的概念不同。"证"是对疾病过程中一定阶段病理生理变化反应状态的概括，包括病因、病位、病性、邪正盛衰和病变趋势及转归等病机本质。"症"即症状，是机体因发生疾病而表现出来的异常状态，包括病人自身的各种异常感觉，以及医者所感知的病人的各种异常表现。"病"是疾病的简称，是指有特定的致病因素、发病规律和病理演变的一个完整的异常生命过程，常常有相对固定的临床表现。病、证、症三者既有联系又有区别，病的重点是全过程，证的重点是疾病过程中的某一阶段，而症则是构成病和证的基本要素。

中医学历来强调对疾病的认识，从《山海经》《五十二病方》《治百病方》到张仲景的《伤寒杂病论》都不乏论述。可见辨病论治是中医学诊疗疾病的一种基本方法，即根据不同疾病的各自特征，做出相应的疾病诊断,并针对不同疾病,进行相应的或特异的治疗。临床上一种具体的病往往具有特定的病因、病机和症状,因而显示其特异性,同样反映在病因作用和正虚邪凑的条件下,体内出现一定发展规律的邪正交争、阴阳失调的全部演变过程。

因此,辨病论治与辨证论治,两者既有区别又有密切联系,都可以把握疾病的基本矛盾变化,有利于从疾病的全局考虑以指导选方用药。

2. 辨证与辨病论治的临床运用　辨证论治在临床中的运用是辨证地看待病与证的关系,既存在一种病可出现多种证候的"同病异证",也存在不同的病出现相同性质的证候的"异病同证",因而在诊治疾病时就有"同病异治"和"异病同治"两种方法。同病异治,是指同一疾病,由于发病的时间、地域不同,或处于疾病的不同阶段,抑或病人的体质差异,可出现不同的证候,因而治法就不一样。异病同治,是指不同的疾病,在其发展变化过程中出现了相同的证候,就可采用相同的治法。此外,对于疾病比较单纯的情况,中医学则以专药、专方治疗专病,如用常山、青蒿治疗疟疾,用大黄牡丹汤治疗肠痈等。临床上也有辨证与辨病相结合的趋势,即在辨证的同时,再结合疾病自身的病机特点进行诊治,可以获得很好的疗效。

各种疾病发展过程的不同阶段可以形成不同的证,或由于病人的年龄、体质、饮食习惯等个体差异,以及地理、气候、环境等因素的影响,而使某种疾病即便在同一阶段,也可表现为不同类型,形成不同的证。因此"病"和"证"既有区别,又密切相关,辨病与辨证结合运用,既识病,又辨证,则既可把握疾病的发展规律,注意不同疾病的不同特点,又能考虑到病人的个体差异,并注意到不同疾病在某些阶段所表现的共同证候。因此,辨病论治和辨证论治既不可相互割裂,也不可相互代替,两者相结合是中医临床最常用的诊治疾病的方法。总之,中医治病更注重的是证的异同,其次才是病的异同。所谓"证同治亦同,证异治亦异",就是辨证论治的精神实质,是"同病异治、异病同治"的理论基础。

二、阴阳学说

阴阳学说是研究阴阳的基本内涵及阴阳之间的运动变化规律,并用以解释宇宙万物发生、发展和变化的哲学理论。阴阳学说从哲学的高度构建了中医学理论体系,被广泛用于说明人体的功能活动、组织结构及其相互关系、病理变化,指导疾病的诊断和防治。

（一）阴阳的概念

阴阳是对自然界相互关联的某些事物或现象对立双方属性的概括。阴和阳,既可代表自然界中两个相互关联而又相互对立的事物或现象的属性,又可以代表同一事物内部相互对立的两个方面。阴阳最初的含义是指日光的向背,向日为阳,背日为阴,后来引申为气候的寒暖,方位的内外、上下、左右,运动状态的动静等。阴阳是不断运动变化和相互作用的,是推动宇宙万物产生和变化的根本动力。

（二）阴阳的特性

1. 阴阳的相关性　也称为关联性,是指必须在同一范畴、同一层面的事物或现象,才可以用阴阳加以解释和分析。例如,方位中的上与下、内与外,温度中的冷与热均属于同一层面的事物,可以用阴阳定性;但是不能把上与热、下与冷进行阴阳定性,因为它们不属于同一范畴的事物。

2. 阴阳的普遍性　也称为广泛性,是指凡属相互关联,又相互对立的事物或现象,或同一事物的内部所存在的两个方面,都可以用阴阳来概括各自的属性。阴阳的对立统一是天地万物运动变化的总规律,《素问·阴阳应象大论》中提到"阴阳者,天地之道也,万物之纲纪,变化之父母,生杀之本始"。

3. 阴阳的相对性　是指各种事物或现象及事物内部对立双方的阴阳属性不是绝对的、一成不变的,而是相对的。阴阳的相对性主要表现在两个方面:其一,相互转化性。在一定条件下,阴阳之间可以发生相互转化,即阴可以转化为阳,阳可以转化为阴。例如,疾病的寒热性质发生改变时,证候的阴阳属性也随之发生变化。其二,无限可分性。属阴或属阳的事物,还可再分阴和阳两个方面。如用阴阳划分昼夜,白昼为阳,黑夜为阴;白昼的上午为阳中之阳,下午为阳中之阴;前半夜为阴中之阴,后半夜为阴中之阳。

(三)阴阳学说的基本内容

1. 阴阳的对立制约　是指相互关联的阴阳双方存在着相互排斥、相互斗争和相互制约的关系。阴阳双方的对立、制约是绝对的,如天与地、上与下、内与外、寒与热、出与入、明与暗、动与静等。阴阳双方的相互制约和相互排斥的作用,可以使阴阳的任何一方不至于发展得太过,以维持阴阳之间的协调平衡。阴阳在对立斗争中,取得了统一,维持阴与阳之间的动态平衡,即所谓的"阴平阳秘"。人的机体之所以能进行正常的生命活动,就是阴阳相互制约、相互消长取得统一的结果。

2. 阴阳的互根互用　是指相互对立的阴阳双方具有相互依存、相互滋生、相互蕴藏的关系。阴和阳是对立统一的,两者既相互对立,又相互依存,任何一方不能脱离另一方而单独存在。如上下分阴阳,上为阳,下为阴,没有上不能谈及下;没有下也就不能谈及上。因此,阴根于阳,阳根于阴,每一方都以其相对的另一方的存在为自己存在的前提和条件。

阴阳双方相互滋生、相互促进。阳依赖于阴而存在,阴也依赖于阳而存在。无阴则阳无以生,无阳则阴无以化。如果由于某些原因使阴阳互根的关系遭到破坏,就会产生"阴损及阳""阳损及阴"的阴阳互损的病变,或"阴阳离决,精气乃绝"而死亡。

3. 阴阳的消长平衡　是指阴阳双方在一定限度内,处于彼长此消、彼消此长,或此消彼消、此长彼长的量变过程,从而保持动态平衡的关系。阴阳的消长平衡,符合事物的运动是绝对的,静止是相对的;消长是绝对的,平衡是相对的基本规律。阴阳的消长是绝对的,但是相对动态平衡也是非常重要和必要的,只有消长和平衡的运动,才能推动事物的正常发展,以能维持人体正常的生命活动。如果只有"阴消阳长"而无"阳消阴长",或只有"阳消阴长"而无"阴消阳长",即是破坏了阴阳的相对平衡,导致阴阳的消长失调,对人体来说,也即是病理状态。

4. 阴阳的相互转化　是指阴阳双方在一定条件下,可以各自向其相反的方向转化,即由阴转阳,由阳转阴的质变过程。阴阳双方本身就存在着相互依存、相互蕴藏的内在联系,阴中有阳,阳中有阴,在一定条件下,可以实现阴阳之间的相互转化。因此,阴阳互根是阴阳转化的内在根据。任何事物都处在不断运动变化之中,其发展的一般规律是由小到大,由盛而衰,由量变到质变。阴阳的消长是事物的量变过程,阴阳转化是事物的质变过程。在特殊情况下,也可由于突变而阴阳转化。阴阳的相互转化,必须具备一定的条件。《素问·阴阳应象大论》云"重阴必阳,重阳必阴""寒极生热,热极生寒"。这里的"重""极"都是阴阳相互转化的内在基础和必要条件。

(四)阴阳学说在中医学中的应用

阴阳学说贯穿在中医学理论体系的各个方面,用来说明人体的组织结构、生理功能、疾病的发生发展规律,并指导着临床诊断和治疗。

1. 说明人体的组织结构　人体是一个有机整体,组成人体的各个组织部位,又都可以根据阴阳对立互根的理论,划分人体组织结构的阴阳属性。以部位而言,上部为阳,下部为阴;体表属阳,体内属阴。以躯干肢体而言,背属阳,腹属阴;四肢外侧为阳,四肢内侧为阴。以脏腑而言,五脏藏精气而不泄,故为阴;六腑传化物而不藏,故为阳。五脏之中,又各有阴阳所属,心、肺居于上部故为阳,肝、脾、肾居于下部故为阴。如具体到每一脏腑,则又有阴阳之分,即心有心阴、心阳;肾有肾阴、肾阳等。

2. 解释人体的生理活动　人体的正常生命活动,是阴阳两个方面保持着对立统一的协调关系的结果。如以功能与物质相对而言,则功能属于阳,物质属于阴,人体的生理活动是以物质为基础的,生理活动的结果促进着物质的新陈代谢。人体功能与物质的关系,也就是阴阳相互依存,相互消长的关系。如果阴阳不能相互为用而分离,人的生命也就终止了。

3. 阐释人体的病理变化　疾病的发生是阴阳失去相对平衡,出现偏盛或偏衰的结果。疾病的发生发展关系到正、邪两个方面。人体的正气与致病因素相互作用、互相斗争的情况都可以用阴阳来概括说明。病邪有阴邪、阳邪之分,正气包括阴精与阳气两个部分。阳邪致病,可使阳偏盛而阴伤,因而出现热证;阴邪致病,致使阴偏盛而阳伤,因而出现寒证。阳虚不能制阴,则出现阳虚阴盛的虚寒证;阴液亏虚不能制阳,则出现阴虚阳亢的虚热证。尽管疾病的病理变化复杂多变,但均可以用"阴阳失调"来概括说明。

此外,机体的阴阳任何一方虚损到一定程度,常可导致对方的不足,即所谓"阳损及阴""阴损及阳",以致最后出现"阴阳两虚"。人体阴阳失调出现的病理表现,也可以在一定的条件下各自向其相反的方向转化,即阳证可以转化为阴证,阴证可以转化为阳证。

4. 指导疾病的诊断　疾病的发生发展变化的内在原因在于阴阳失调,所以任何疾病,尽管它的临床表现错综复杂,千变万化,但都可用阴或阳来加以概括说明。故曰:"善诊者,察色按脉,先别阴阳。"在辨证方面,虽有阴、阳、表、里、寒、热、虚、实八纲,但八纲中又以阴阳作为总纲。在临床辨证中,只有分清阴阳,才能抓住疾病的本质,做到执简驭繁。

5. 指导疾病的防治　疾病发生发展的根本原因是阴阳失调。因此,调整阴阳,补其不足,泻其有余,恢复阴阳的相对平衡,就是治疗的基本原则。阴阳偏盛的治疗原则是"损其有余""实则泻之"。阳胜则热属实热证,宜用寒凉药以制其阳,治热以寒,即"热者寒之"。阴胜则寒属寒实证,宜用温热药以制其阴,治寒以热,即"寒者热之"。若其相对一方出现偏衰时,则当兼顾其不足,配合以扶阳或益阴之法。阴阳偏衰的治疗原则是"补其不足""虚则补之"。阴虚不能制阳而致阳亢者,属虚热证,一般不能用寒凉药直折其热,须用"壮水之主,以制阳光",即用滋阴壮水之法,以抑制阳亢火盛,称为"阳病治阴"。若阳虚不能制阴而造成阴盛者,属虚寒证,不宜用辛温发散药以散阴寒,须用"益火之源,以消阴翳",即扶阳益火之法,以消退阴盛,称为"阴病治阳"。对阴阳偏衰的治疗,根据阴阳互根的原理,提出"阴中求阳""阳中求阴"的治疗大法,即在使用补阳药时,须兼用补阴药;在使用补阴药时,须加用补阳药,以发挥其互根互用的生化作用。

6. 归纳药物的性能　中药的性能,主要依据其气(性)、味和升降浮沉来决定,而药物的气、味和升降浮沉,又皆可用阴阳来归纳说明,作为指导临床用药的依据。

(1) 四气,即寒、热、温、凉。其中,寒凉属阴(凉次于寒),温热属阳(温次于热)。具有减轻或消除热证作用的中药,一般属于寒性或凉性,如黄芩、栀子等。具有减轻或消除寒证作用的中药,一般属于温性或热性,如附子、干姜之类。

(2) 五味,即辛、甘、酸、苦、咸。还有些药物具有淡味或涩味,所以实际上不止五种,但是习惯上仍然称为五味。其中,辛、甘、淡属阳,酸、苦、咸、涩属阴。

(3) 升降浮沉,升是上升,降是下降,浮为浮散,沉为重镇。大抵具有升阳发表、祛风、散寒、涌吐、开窍等功效的药物,多上行向外,其性升浮,升浮者为阳;具有泻下、清热、利尿、重镇安神、潜阳息风、消导积滞、降逆、收敛等功效的药物,多下行向内,其性皆沉降,沉降者为阴。

总之,治疗疾病,就是根据病证的阴阳偏盛偏衰情况,确定治疗原则,再结合药物性能的阴阳属性,选择相应的药物,以纠正由疾病引起的阴阳失调状态,从而达到治愈疾病之目的。

三、五行学说

五行学说属于我国古代哲学的范畴,是以木、火、土、金、水五类物质的特性及其"相生""相克"规律来认识世界、解释世界和探求宇宙规律的一种世界观和方法论。五行学说应用于中医药学领域,主要是阐述人体脏腑生理、病理及其与外在环境的相互关系,指导疾病的诊断和治疗。

（一）五行的基本概念

五行,即木、火、土、金、水五类基本物质及其运动变化。"五"指构成宇宙万物的木、火、土、金、水五类基本物质要素;"行"指运动变化。五行说明了这五类基本物质的特性和相互关系。

1. 五行相生、相克与制化

（1）五行相生:是指木、火、土、金、水之间递相滋生、助长和促进的正常关系。五行相生的次序是木生火,火生土,土生金,金生水,水生木。

（2）五行相克:是指木、土、水、火、金之间的递相制约、抑制、克制的正常关系。五行相克的次序是木克土,土克水,水克火,火克金,金克木。

（3）五行制化:是指五行相互滋生、相互制约,生中有克,克中有生,维持平衡协调。五行的相生与相克是不可分割的两个方面,没有相生,就没有事物的发生与成长,没有相克,就不能维持事物在协调关系下的变化与发展。同时,生中有克,克中有生,相互生化,相互制约,才能推动着事物正常的变化与发展。相生、相克是一切事物维持相对平衡不可缺少的条件;只有在相互作用、相互协调的基础上,才能促进事物的生化不息。五行生克制化,维持着事物发展变化的平衡协调,维持人体生理平衡。

2. 五行相乘、相侮与五行母子相及

（1）五行相乘:是指所不胜一行对其所胜一行的过度克制,为异常的相克关系。乘为乘袭,即恃强凌弱。相乘与相克不同,是超过正常的过度克制,即相克太过;相乘与相克次序一致,木乘土,土乘水,水乘火,火乘金,金乘木,属于异常相克。相乘的形成有两种情况:一是太过所致,即所不胜一行过于强盛,过度克制其所胜,如木乘土;二是不及所致,即所胜过于虚弱,形成所不胜相对强盛,导致过度克制其所胜,如土虚木乘。

（2）五行相侮:是指所胜一行对其所不胜一行的反向克制,亦称"反侮"或"反克",为异常的相克关系。侮为欺侮。相侮与相乘同样属于异常的相克关系,但相侮与相克次序相反,即木侮金,金侮火,火侮水,水侮土,土侮木。相侮的形成有两种情况:一是太过所致,即所胜一行过于强盛,反向克制其所不胜,如木侮金;二是不及所致,即所不胜过于虚弱,形成所胜相对强盛,导致反向克制其所不胜,如金虚木侮。

（3）五行母子相及:是五行相生关系的异常,包括母病及子和子病及母两种情况。① 母病及子:是指五行中的母行失常,影响到其子行,导致母子两行皆异常的变化,属于相生关系的异常。母病及子的一般规律:一是母行虚弱,累及其子行也不足,导致母子两行皆虚,即所谓"母能令子虚"。如"水不涵木"病机,即先有肾水不足,不能涵养肝木,以致肝阴不足,肝肾阴虚,阴不制阳,肝阳偏亢。二是母行过亢,引起其子行亦盛,导致母子两行皆亢。如肝火亢盛,引致心火亦亢,出现心肝火旺的病变,即属此类。② 子病及母:是指五行中的子行异常,影响到其母行,导致子母两行皆异常的变化,属于相生关系的异常。子病及母的一般规律:一是子行亢盛,引起母行也亢盛,结果是子母两行皆亢,即所谓"子能令母实",亦称为"子病犯母"。如心火过亢,引起肝火亦旺,导致心肝火旺的病理变化。二是子行亢盛,劫夺母行,导致母行虚衰,称为"子盗母气"。如肝火太盛,下劫肾阴的病理变化。另外,子行虚弱,上累母行,引起母行亦不足。如心血亏虚,引起肝血亦不足,终致心肝两虚的病理变化。

（二）五行学说在中医学中的应用

五行学说在中医药学中主要用于阐释人体的生理功能、生理特性、病理变化,以及人体与自然环境的联系,并指导疾病的诊断、防治及预后判断等方面。

1. 解释脏腑的生理及相互关系　五行学说将人体的内脏分别归属于五行,以五行的特性来说明五脏的生理活动特点。如肝喜条达,有疏泄的功能,木有生发的特性,故以肝属"木";心阳有温煦的作用,火有阳热的特性,故以心属"火";脾为生化之源,土有生化万物的特性,故以脾属"土";肺气主肃降,金有清肃、收敛的特性,故以肺属"金";肾有主水、藏精的功能,水有润下的特性,故以肾属"水"。

五行学说还用以说明人体脏腑之间生理功能的内在联系。如肾藏精以养肝,肝藏血以济心,心之热以温脾,脾化生水谷精微以充肺,肺清肃下行以助肾水。这就是五脏相互滋生的关系。肺气清肃下降,可以抑制肝阳的上亢;肝木条达,可以疏泄脾土的壅郁;脾土运化,可以制止肾水的泛滥;肾水滋润,可以防止心火的亢烈;心火的阳热,可以制约肺金清肃的太过,这就是五脏相互制约的关系。

五行学说应用于生理,就在于说明人体脏腑组织之间,以及人体与外在环境之间相互联系的统一性。

2. 阐释人体的病理变化　五行学说也用以说明在病理情况下,脏腑间的互相影响。如肝病可以传脾,是木乘土;脾病也可以影响肝,是土侮木;肝脾同病,互相影响,即木郁土虚或土壅木郁;肝病还可以影响心,为母病及子;影响肺,为木侮金;影响肾,为子病及母。肝病是这样,其他脏器的病变也是如此,都可以用五行生克乘侮的关系,说明它们在病理上的相互影响。

3. 指导疾病的诊断　人体内脏功能活动及其相互关系的异常变化,都可以从人的面色、声音、口味、脉象等方面反映出来,也就是说"有诸内者必形诸外",可以综合望、闻、问、切四诊所得的信息,根据五行的所属及其生克乘侮的变化规律,来推断病情。如面见青色,喜食酸味,脉见弦象,可以诊断为肝病等。五脏中任何一脏有病,都可以传及其他四脏,用五行学说来分析,存在着相乘、相侮、母病及子和子病及母的传变关系。

4. 指导疾病的防治　在治疗时,除了对病变的本脏进行处理外,还应考虑到其他有关的脏腑,并调整其关系,控制其传变,以达到治疗的目的。后世医家运用五行生克乘侮的规律,又制定了很多更为具体的治疗方法,如培土生金、滋水涵木、扶土抑木、壮水制火等。

5. 指导脏腑用药　五脏、六腑、五体、五官和药物的五色、五味等均归属于五行,凡是药物的色、味与五脏的五行属性相同者,其间往往有着某种亲和关系,药物进入人体后可直接作用于相应的脏腑,以调整其功能失调状态。例如:色青、味酸的药物属木,入走作用于肝,如酸枣仁、山茱萸味酸以滋养肝血;色赤、味苦的药物属火,入走作用于心,如朱砂色赤入心以重镇安神;色黄、味甘的药物属土,入走作用于脾胃,如黄芪、炙甘草味甘,入脾以补气;色白、味辛的药物属金,入走作用于肺,如石膏色白入肺以清肺泻热;色黑、味咸的药物,入走作用于肾,如玄参味咸入肾以滋养肾阴等。此外,临床脏腑用药时,不可拘泥于色和味两个方面,还应结合药物的四气和升降浮沉等理论综合考虑。

第二节　中 医 生 理 观

中医学认为,脏腑是人体生理活动的中心,通过经络的联系与形体诸窍形成的一个有机的整体,精、气、血、津、液是脏腑、经络等组织器官进行生理活动的物质基础,加之中医学对人体组织结构的认识,构成了中医学的整体观。

一、脏腑

中医学将人体内脏腑的生理功能活动和病理变化反映于外的征象称为藏象。藏象学说是研究人体脏腑组织器官的形态结构、生理活动规律及其相互关系的学说。脏腑是藏象学说的主要内容。脏腑是内脏的总称,依据其生理功能和形态结构特点分为脏、腑和奇恒之腑。藏象学说以五脏为中心,配合六腑,以精气血津液为物质基础,通过经络系统沟通联络形体官窍,形成了人体的五大功能系统。这五个功能系统之间,在形态结构上密不可分,在生理功能活动上互相协调,在物质代谢上互相联系,在病理变化上互相影响。

1. **五脏**　心、肺、脾、肝、肾合称为五脏。五脏具有化生和贮藏精气的共同生理功能。五大系统在功能上相互配合,以心为主宰,构成了五脏之间各种生理活动相互依存、相互制约和相互协调,又与自然界的变化密切相关的整体。五脏各有其专司,且与六腑及形体官窍有着内在的联系,形成了以五脏为中心的五大功能系统。

2. **六腑**　胆、胃、小肠、大肠、膀胱、三焦合称六腑。六腑具有收纳腐熟消化食物,传化糟粕的共同生理功能。具有"泻而不藏""实而不能满"的生理特点。饮食入口,经食管入胃,在胃腐熟后,下传于小肠,经小肠的分清泌浊,其清者(精微和津液)由脾吸收,转输于肺,而布散全身,以供脏腑经络生命活动所需;其浊者(糟粕)下传于大肠,经大肠的传导,形成粪便排出体外;而废液则经肾之气化而形成尿液,渗入膀胱,排出体外。六腑在"传化物"过程中,以通降下行为顺,故"六腑以通为用,以降为顺"。

3. **奇恒之腑**　脑、髓、骨、脉、胆、女子胞,合称奇恒之腑。奇恒之腑的特点是形态似腑,多为中空的管腔状器官;而功能似脏,主藏精气。其中,胆比较特殊,既为奇恒之腑,又为六腑之一。脑、髓、骨、脉、女子胞,都无表里配合关系,无五行配属,而与奇经八脉关系密切。

二、经络

经络是中医学理论体系的重要组成部分,与脏腑、形体官窍、精气血津液等共同组成了完整的人体。经络学说,是研究人体经络系统的组成、循行分布规律、生理功能、病理变化及其与脏腑、形体官窍、精气血津液之间相互关系的学说,是中医学理论体系的重要组成部分。

经络是经脉和络脉的总称,是人体运行气血、联络脏腑、沟通内外、贯穿上下的路径。经,路径之义,为直行主干;络,网络之义,为经脉所分出的小支。

经脉大多循行于人体深部,有一定的巡行路径;络脉,循行于人体较浅的部位,有的还显现于体表,纵横交错,网络全身。经络贯通,通过有规律的循行和复杂的交会,组成经络系统,把人体五脏六腑、形体官窍等紧密地联结成统一的有机的整体,从而保证人体生命活动的正常进行。

经络系统是由经脉和络脉组成的。经脉包括十二经脉、奇经八脉,以及附属于十二经脉的十二经别,是经络系统中的主干,是全身气血运行的主要通道。十二经脉是手三阴经、手三阳经、足三阴经、足三阳经,四组共十二条经脉的总称,也称十二正经,是气血运行的主要通道,同体内脏腑有直接络属关系。奇经八脉包括督脉、任脉、冲脉、带脉、阴跷脉、阳跷脉、阴维脉、阳维脉,有统率、联络和调节全身气血盛衰的作用。十二经别是从十二经脉别出的最大分支经脉,具有加强十二经脉中相表里的两经在体内联系的作用。络脉是经脉的分支,有别络、浮络、孙络之分。

三、精气血津液神

精、气、血、津液是构成人体和维持人体生命活动的基本物质,是脏腑、经络等组织器官进行生理活动的物质基础。神是人体生命活动总体表现的统称。神的产生以精、气、血、津液等作为物质基础,且能反作用于这些物质。

1. **精**　精是禀受于父母的生命物质与脾胃运化的水谷精微相互融合而形成的精华物质,是构成人体和维持人体生命活动的基本物质之一。人体之精有广义与狭义之分。广义之精泛指体内各种精微物质;狭义之精专指生殖之精。人之精来源于先天而充养于后天,就精的生成来源而言,有先天与后天之分别。先天之精禀受于父母,是构成胚胎的原始物质。父母生殖之精结合,形成胚胎之时,便转化为胚胎自身之精,此即禀受于父母以构成脏腑组织的原始生命物质。后天之精来源于水谷,人出生之后,赖母乳以长气血又赖水谷精微以充养。脾胃对饮食物的消化吸收,将饮食物化生为水谷精微,以营养各个脏腑组织,来维持正常的生命活动,其充盈者藏于肾中,以保持肾中之精的充足。人体之精虽有先天和后天之分,但两者相互依存,相互促进。先天之精要不断得到后天之精的充养才能维持正常的生理作用,而后天之精的生成要靠先天之精的活力资助。精是构成人体和维持人体生命活动的精微物质,其功能包括繁衍生殖、生长发育、生髓化血、濡养脏腑等作用。

2. 气 气是体内活力很强,具有推动长养作用、运动不息的精微物质,是构成人体和维持人体生命活动的最基本物质。气既是人体赖以生存的具体物质,又是人体脏腑组织功能活动的总称,是物质与功能的统一。因而中医学中以气的运动变化来阐释人体的生命活动。人体的气,是由禀受于父母的先天之精气、后天饮食物中的水谷之精气和存在于自然界的清气,通过肺、脾胃和肾等脏器生理功能的综合作用,将三者结合起来而生成。气的生成,一是靠肾中精气、水谷精气和自然界清气供应充足;二是靠肺、脾、肾功能的正常运行。人体的气处于不断的运动变化之中,它流行于全身各脏腑、经络等组织器官,无处不到,时刻推动和激发人体的各种生理活动。气的运动称为气机,升、降、出、入是气运动的基本形式。人体的脏腑、经络等组织器官,都是气的升降出入场所。气的升降出入运动,是人体生命活动的根本;气的升降出入运动一旦止息,也就意味着生命活动的终止而死亡。气的升降出入运动,不仅仅是推动和激发了人体的各种生理活动,而且只有在脏腑、经络等组织器官的生理活动中,才能得到具体的体现。

3. 血 血即血液,是循行于脉中的红色的液态样物质,富有营养,具有濡润之性,是构成人体和维持人体生命活动的基本物质之一。血液是以水谷精微及肾精为其化生之源,在脾、胃、肝、肾、心、肺等脏腑的共同作用下生成的。血必须在脉中运行,才能发挥它的生理效应。脉是血液循行的管道,又称"血府"。如果因某些原因而逸出脉外,称为出血,即"离经之血"。由于离经之血离开了脉道,失去了其发挥作用的条件,所以,就丧失了血的生理功能。

4. 津液 津液是人体一切正常水液的总称,包括各脏腑组织器官的内在体液及其正常的分泌物,是构成人体和维持人体生命活动的基本物质。津液可分为津和液。一般而言,性质较清稀,流动性较大,布散于体表皮肤、肌肉和孔窍,并能渗注于血脉,起滋润作用的,称为津;性质较稠厚,流动性较小,灌注于骨节、脏腑、脑、髓等组织,起濡养作用的,称为液。津和液之间可以相互转化,故津和液常同时并称,一般情况下不予以区别。津液的功能,主要包括滋润濡养、化生血液、调节阴阳和排泄代谢产物等。津液代谢的生理过程,是多个脏腑的综合调节,其中以肺、脾、肾三脏为主,若三脏功能失调,则可影响津液的生成、输布和排泄等过程,破坏津液代谢的平衡,从而导致津液生成不足,水液停滞,或津液大量流失等病理改变。

5. 神 神是人体生命活动的主宰及其外在总体表现的统称。神的内涵是广泛的,既是一切生理活动、心理活动的主宰,又包括了生命活动外在的体现,其中又将精神、意识、思维活动归纳为狭义之神的范畴。中医学的神,其产生有着物质依赖性,虽由精生气养而成,但其概念内涵与精、气等物质有明显不同。

四、禀赋与体质

1. 禀赋 禀赋指先天因素,即是指人出生前从父母所获得的一切。禀赋是在父母生殖之精的基础上及胎孕期间内外环境的影响下,子代所形成的在形态结构、生理功能、心理状态和代谢方面综合的相对稳定的个体的固有特性。禀赋取决于父母的先天之精,并受母体孕期生活起居、情志、疾病的影响。禀赋是与生俱来的,一般不会轻易变化,但受人的生活起居、情志变化、饮食劳逸及外伤、疾病、药邪、医过等因素的影响,在这些因素中,饮食的影响最为常见。禀赋强盛,则机体功能旺盛,不易发病,即使发病,不易传变,或发病易愈;若禀赋虚弱,则机体功能低下,易于发病,容易传变,或发病难愈。

2. 体质 体质是人体在先天遗传和后天调养基础上所表现出来的功能与形态结构上的相对稳定

的固有特性。体质通过人体形态、功能和心理活动的差异性表现出来，是不同个体所具有的特殊性。中医体质学说以中医理论为指导，以生命个体的人为研究出发点，研究不同体质构成特点、演变规律、影响因素、类型、差异规律及其对疾病的发生、发展、演变过程的影响，从而应用于指导疾病的预防、诊治、康复与养生。

第三节　中医病理观

中医学认为人体各脏腑组织之间，以及人体与外界环境之间，既是对立的又是统一的，它们在不断地产生矛盾而又解决矛盾之中维持着相对的动态平衡，从而保持着人体正常的生理活动。当致病因素作用于人体时，当这种动态平衡遭到破坏，而又不能立即自行调节得以恢复时，人体就会发生疾病。对于疾病发生与发展变化的认识，构成了中医的病理观。

一、病因

病因是指导致人体发生疾病的原因。在中医学中，病因是指破坏人体阴阳相对平衡而引起疾病的原因，包括六淫、疠气、七情过极、饮食、劳逸、外伤及痰饮、瘀血等。

中医学探求病因的方法有两种，一是问诊求因，即详细询问发病的经过及其有关情况，以推断其病因；二是辨证求因，即以疾病的临床表现为依据，进行综合分析，从而推求病因的方法，又称为"审症求因"。中医学认识病因不仅注重研究病因的性质和致病特点，还通过各种临床表现，寻求其致病原因，从而进行正确的诊断和治疗。

（一）外感病因

外感病因，是指由外而入，或从肌表，抑或从口鼻侵入机体，引起外感疾病的致病因素。

1. 六淫　即风、寒、暑、湿、燥、火六种外感病邪的统称。六淫致病的共同特点有：① 外感性，六淫之邪多从肌表、口鼻侵犯人体而发病，如风湿伤于皮腠，温邪自口鼻而入，故六淫致病又称为外感病；② 季节性，六淫致病与时令气候变化密切相关，有明显的季节性；③ 地域性，六淫致病常与生活、工作的区域和环境密切相关；④ 相兼性，六淫邪气既可单独侵袭人体发病，又可两种以上相兼同时侵犯人体而致病；⑤ 转化性，六淫致病在一定的条件下，其证候的病理性质可以发生转化。必须明确，这里所讲的转化并非说六淫中的一种邪气变成了另一种邪气，而是指六淫之邪所致证候的病理性质发生转化。

（1）风邪：风具有轻扬开泄，善动不居的特性，故自然界中凡具有此特性的外邪，称为风邪。风邪致病具有一定的特点：① 风性轻扬开泄，易袭阳位，具有轻扬、升散、向上、向外的特性，故风邪致病常易侵袭人体的上部、肌表、腰背等阳位。② 风性善行数变，易行而无定处，故其致病有病位游移，行无定处的特点，以及变化无常和发病急骤的特点。③ 风邪致病具有动摇不定的特点。④ 风为百病之长，是外感病因的先导，寒、湿、燥、热等邪，往往依附于风而侵袭人体；临床上风邪为患较多，又易与六淫诸邪相合而为病，故称风为百病之长、六淫之首。

（2）寒邪：自然界中具有寒冷、凝结特性的外邪称为寒邪。寒邪为病称为外寒病。其一，寒为阴邪，易伤阳气，阴寒偏盛，则阳气不仅不足以驱除寒邪，反为阴寒所侮。寒邪最易损伤人体阳气，使阳气受损，失于温煦，全身或局部可出现寒象。其二，寒性凝滞可使人体经脉气血失于阳气温煦，易使气血凝结阻滞，涩滞不通，不通则痛，故疼痛是寒邪致病的重要特征。因寒而痛，其痛得温则减，遇寒增剧。其三，寒邪具有收引拘急之特性。寒性收引是故寒邪侵袭人体，可表现为气机收敛，腠理闭塞，经络筋脉收缩而挛急的致病特点。

（3）暑邪：暑为夏令的火热之邪，凡夏至以后，立秋以前，自然界中的火热外邪，称为暑邪。暑邪为病称为暑病。其一,暑为阳邪,其性炎热,具有酷热之性,火热属阳,故暑邪属阳邪。暑邪伤人多表现出一系列阳热症状。其二,暑性升散,易于上犯头目,内扰心神;暑邪为害,易于伤津耗气。其三,暑邪多夹湿邪侵犯人体。

（4）湿邪:自然界中具有水湿之重浊、黏滞、趋下特性的外邪称为湿邪。湿邪为病称为外湿病。其一,湿为阴邪,易阻气机,损伤阳气。湿邪侵袭人体,留滞于脏腑经络,最易阻滞气机,从而使气机升降失常。由于湿为阴邪,阴胜则阳病,故湿邪为害,易伤阳气。脾主运化水湿,且为阴土,喜燥而恶湿,对湿邪又有特殊的易感性,所以脾具有运湿而恶湿的特性。其二,湿为重浊之邪。所谓"重",即沉重、重着之意。故湿邪致病,其临床症状有沉重的特点;所谓"浊",即秽浊垢腻之意。故湿邪为患,易于出现排泄物和分泌物秽浊不清的现象。其三,湿性黏滞,具有黏腻停滞的特性,即湿病症状多黏滞而不爽,起病缓慢隐袭,胶着难解,病程较长,往往反复发作或缠绵难愈。其四,湿邪有趋下之势,具有易于伤及人体下部的特点。

（5）燥邪:凡自然界具有干燥、收敛清肃特性的外邪称为燥邪。其一,燥邪,易伤津液,侵犯人体,出现各种干燥、涩滞不利的症状。其二,燥邪多从口鼻而入,易伤肺脏。

（6）火邪:自然界中具有火之炎热特性的外邪称为热邪。其一,火(热)为阳邪,易伤津耗气。热邪伤人,临床上表现一派热的症状;热邪在内一方面迫津外泄,另一方面消灼煎熬阴津,从而耗伤人体的阴液;人体之热靠气化而生,热太盛,势必耗气过多,加之热邪迫津外泄,往往气随津泄,使气更加耗伤,临床上还可见气虚的症状。其二,火(热)性炎上,具有燔灼向上的特性,故火热之邪侵犯人体其症状多表现在人体上部。其三,火(热)邪易生风、动血,热盛时使肝阳亢奋,进而肝风内动。由于此肝风为内热甚引起,故又称"热极生风"。血得寒则凝,得温则行,火热之邪侵犯血脉,轻则可扩张血脉,加速血行,甚则可灼伤脉络,迫血妄行,引起各种出血的病证。其四,火(热)邪易扰心神,故火热之邪入于营血,尤易影响心神,轻者心神不宁而心烦失眠;重者可扰乱心神,出现狂躁不安,神昏谵语等症。其五,火(热)邪易致疮痈,常侵犯人体血分,可聚于局部、腐蚀血肉或发为疮疡痈肿。

2. 疠气　是一类具有强烈传染性的外邪。疠气可以通过空气传染,从口鼻而入致病,也可随饮食入里或蚊叮虫咬而发病。疠气致病的种类很多,如大头瘟、疫痢、白喉、烂喉丹痧、天花、霍乱、鼠疫等,实际上包括了许多传染病或烈性传染病。疠气具有传染性强,易于流行;发病急骤,病情危笃;特异性强,症状相似等致病特点。气候反常、环境污染和饮食不洁、预防隔离工作不到位及一些社会因素等是疠气形成和疫病流行的原因。

（二）内伤病因

内伤病因是与外感病因相对而言,因其致病由内而生,因此称为内伤。内伤病因是指人的情志或行为超过了人体能够承受的正常范围,成为直接伤及内脏的致病因素,主要包括七情内伤、饮食失宜、劳逸失度等。

1. 七情内伤　七情是指喜、怒、忧、思、悲、恐、惊七种正常的情志活动,是人体的生理和心理活动对外界环境刺激的不同反应。七情内伤是指喜、怒、忧、思、悲、恐、惊七种情志变化过于强烈、持久或突然,直接伤及相应脏腑而为病。情志活动属于中医学"神"的范畴。只有强烈持久的情志刺激,超越了人体的生理和心理适应能力,损伤机体脏腑精气,导致功能失调,或人体正气虚弱,脏腑精气虚衰,对情志刺激的适应调节能力低下,因而导致疾病发生或诱发时,七情则称为"七情内伤"。七情内伤,常直接伤及脏腑,导致气机逆乱、气血失调而发生各种病变。

2. 饮食失宜　饮食是人类生存的必不可少的物质之一,无论是饮食本身的质量优劣,还是饮食失宜都会影响人类的健康。脾为后天之本,将饮食化生的水谷精微化为气血,才能维持人类正常的生理功能,保障人体的健康。同时,营养合理的饮食,会为气血的化生、供给人体需求给予保证;相反,如果营养匮乏或不合理的膳食结构,饮食失宜,会对脾胃造成损伤,影响脾胃的运化、腐熟等功能,从而引起一系列病证。另外,脾胃损伤后,还可能聚湿、生痰、化热,引发其他疾病。饮食失宜包括饥饱无度、饮食不洁、饮食偏嗜等。饮食失宜能导致疾病的发生,为内伤病的主要致病因素之一。

3. **劳逸失度** 包括过度劳累和过度安逸两个方面。正常的劳动和体育锻炼,有助于气血流通,增强体质。必要的休息,可以消除疲劳,恢复体力和脑力,不会使人发病。只有比较长时间的过度劳累,或体力劳动,或脑力劳动,或房劳过度,过度安逸,完全不劳动不运动,才能成为致病因素而使人发病。

(三) 病理产物性病因

病理产物性病因是指在疾病发生、发展、演变这一复杂而有规律的病理过程中,产生的某些有害物质,如痰饮、瘀血等。这些病理产物潴留在体内,往往会成为新的致病因素,从而引起新的疾病。

1. **痰饮** 是机体水液代谢障碍所形成的质地黏稠的病理产物,属继发性致病因素。痰饮可分为有形和无形之痰饮。有形的痰饮,是指视之可见、触之可及、闻之有声的实质性的痰浊和水饮;无形的痰饮,是指由痰饮引起的特殊症状和体征,只见其症,不见其形,看不到实质性的痰饮,因无形可征,故称无形之痰饮。痰饮致病易阻滞气机,甚则阻碍气血运行;易蒙蔽清阳,扰乱神明;致病广泛,变幻多端;病势缠绵,病程较长。

2. **瘀血** 是指血行滞缓或凝结体内的病理产物,属继发性致病因素。瘀血的形成,主要由于气虚、气滞、血寒、血热等内伤因素,导致气血功能失调而形成瘀血;再者,由于各种外伤或内出血等外伤因素,直接形成瘀血。瘀血形成之后,不仅失去正常血液的濡养作用,而且反过来影响全身或局部血液的运行,产生疼痛、出血、经脉瘀塞不通,脏腑发生癥积,以及"瘀血不去,新血不生"等不良后果。瘀血致病影响范围广,症状繁杂多变。经脉遍布全身,血液循环不休,故脏腑组织、四肢百骸均可因瘀血滞留为患。

二、发病

疾病和健康是相对而言的。人体脏腑、经络的生理活动正常,气血阴阳协调平衡,即所谓"阴平阳秘"。当人体在某种致病因素作用下,人体脏腑、经络等生理活动异常,气血阴阳平衡协调关系受到破坏,导致"阴阳失调",出现了各种临床症状,便发生了疾病。

中医学认为,疾病的发生和变化,虽然错综复杂,但总其大要,不外乎关系到人体本身的正气和邪气两个方面。正气在发病中发挥主导作用,邪气是发病的重要条件。正气和邪气是决定疾病能否发生的基本因素,邪正斗争决定疾病发生发展的过程。正气和邪气及邪正斗争受机体内外各种环境因素的影响。邪气的种类、性质和致病途径及其作用不同,个体的体质和正气强弱不一,所以其发病类型也有区别。发病类型大致有卒发、伏发、徐发、继发、复发等。

三、病机

病机,即疾病发生、发展、变化的机制。中医学认为,疾病的发生、发展和变化,与机体的体质强弱和致病邪气的性质有密切关系。体质不同,病邪各异,可以产生全身或局部的多种多样的病理变化。尽管疾病的种类很多,临床症状千变万化,而且各科疾病、各种症状都有各自的发生机制。但从整体来说,总离不开邪正盛衰、阴阳失调、气血失调、津液失常等病机变化的一般规律。

(一) 邪正盛衰

邪正盛衰又称邪正消长,在疾病过程中,邪正斗争所致的彼此盛衰消长的病理变化。在疾病的发展变化过程中,正气和邪气的力量总是不断地发生着消长盛衰的变化。

1. **邪正盛衰与虚实变化** 体实是邪气亢盛而正气未衰,正邪相搏,形成的各种亢盛性的病理变化;

体虚是正气虚衰,抗病力弱,邪正相搏,形成各种衰退性的病理变化。

2. 邪正盛衰与虚实转化　虚实转化是实邪久留而损伤正气或正气不足而实邪积聚,导致虚与实之间的相互转换变化,包括由实转虚和因虚致实。由实转虚是以邪气盛为主的实性病变,向以正气虚损为主的虚性病变的转化。因虚致实是以正气虚为主的虚性病变,向以邪气亢盛为主的实性病变的转化。正气不足在先,邪实产生在后,此时的实是由于正虚所致,故谓之因虚致实。因虚致实也属于正气不足,邪气亢盛的一种虚实错杂的病理变化。

3. 邪正盛衰与虚实错杂　在疾病过程中,邪正的消长不仅可以产生单纯的虚或实的病理变化,而且由于失治或误治,以至于病邪久留,损伤正气;或者正气本虚,祛邪无力,而导致水湿、痰饮、瘀血等病理产物在体内停留,特别是在某些长期的、复杂的疾病过程中,往往又多见虚实错杂的病理反应。

虚实错杂是正虚与邪实交错并存的病理变化,包括虚中夹实和实中夹虚两类。虚中夹实是正虚为主,兼有实邪结滞的虚实夹杂的病理变化。实中夹虚是邪实为主,兼有正气虚衰的虚实夹杂的病理变化。对于虚实错杂的病机,分析时应根据邪正之缓急,虚实之多少,来确定虚实之主次。由于病位不同,还可以出现下虚上实、上虚下实、表实里虚、表虚里实的情况,临床当仔细辨析。

4. 邪正盛衰与虚实真假　虚实真假是邪气盛极之实而夹假虚之象或正气虚极之虚而夹假实之征的病理变化,包括真虚假实和真实假虚。真虚假实是正气虚极而反见假实之象的病理变化,又称为“至虚有盛候”。真实假虚是邪气盛实而外见假虚之象的病理变化,又称为“大实有羸状”。

病机的虚或实,在临床上都有一定的征象可遵循,但必须指出临床上的征象仅仅是疾病的现象。在一般情况下,即是现象与本质一致的情况下,可以反映病机的虚或实,在特殊的情况下,即疾病的现象与本质不完全一致的情况下,在临床上往往会出现与疾病本质不符合的许多假象,这些假象是不能反映病机的虚或实的。因此,分析病机的虚或实,必须透过现象看本质,才能不被假象所迷惑,真正把握住疾病的虚实变化。

（二）阴阳失调

中医学用阴阳两个方面来代表人体内部的一切矛盾,阴阳两方面既对立又统一,维持着人体的动态平衡,人体才能进行生命活动。这种生理的动态平衡遭到破坏,病理性的矛盾成为主导,即阴阳的偏盛或偏衰代替了正常的阴阳消长,于是就发生了疾病。阴阳失调是阴阳盛衰所导致的各种病理变化,是体内各种矛盾失调的总称,包括阴阳偏盛、阴阳偏衰、阴阳互损、阴阳格拒、阴阳转化、阴阳亡失等,是一切疾病的根本原因。

1. 阴阳盛衰　是阴和阳的偏盛或偏衰,而表现为或寒或热,或实或虚的病理变化,其表现形式有阳盛、阴盛、阳虚、阴虚四种。阳盛是阳热偏盛的实热性病理变化,即阳邪偏盛导致热而且实的病理变化。阳热偏盛导致各种伤津、伤阴的病理变化。阴盛是阴寒偏盛的实寒性病理变化,即阴邪偏盛导致寒而且实的病理变化。阴寒偏盛导致阳气衰微的病理变化。阳虚是阳气偏衰的虚寒性病理变化,即阳气虚弱,温煦功能减退,必然导致寒而虚的病理变化。阴虚是机体阴液亏损的虚热性病理变化,即机体阴液亏损,阴不制阳,阳相对偏亢,必然导致热且虚的病理变化。

2. 阴阳互损　是阴或阳任何一方虚损到一定程度,累及另一方使之亦虚损,所导致的阴阳两虚的病理变化。其中,在阴虚的基础上,继而导致阳虚,称为阴损及阳;在阳虚的基础上,继而导致阴虚,称为阳损及阴。无论阴虚或阳虚,多在损及肾脏阴阳及肾本身阴阳失调的情况下,才易于发生阳损及阴或阴损及阳的阴阳互损的病理变化。

3. 阴阳格拒　是阴或阳的一方偏盛至极而壅遏于内,将相对的一方阻遏于外,所形成的寒热真假的病理变化。包括阴盛格阳和阳盛格阴形成阴阳格拒的机制,主要是由于某些原因引起阴或阳的一方偏盛至极或一方极度虚弱,因而使盛者壅遏于内,将另一方排斥于外,迫使阴阳之间不相维系所致。阴阳格拒表现为真寒假热或真热假寒等复杂的病理现象。

阴盛格阳是阴寒盛极于内,逼阳浮越于外所形成的真寒假热、内寒外热的病理变化,又称为阴极似阳;阴盛格阳,又有格阳和戴阳之分。格阳是内真寒而外假热,阴盛格阳于体表,身反不恶寒。戴阳是下真寒而上假热,阴盛格阳于头面,面赤如妆。格阳和戴阳均属真寒假热证,其病机同为阴盛格阳。阳盛格阴是阳热盛极于内,阳气闭郁,逼阴浮越于外所形成的真热假寒的病理变化,又称为阳极似阴;其病机的本质属热,而临床症状有某些假寒之象,故又称真热假寒。

4. 阴阳转化　是疾病过程中,阴阳失调还可表现为阴阳的相互转化。阴阳转化包括由阳转阴和由阴转阳。由阳转阴,是指疾病的本质为阳气偏盛,但当阳盛发展到一定程度时,就会向阴的方向转化。由阴转阳,是指疾病的本质为阴气偏盛,但当阴盛发展到一定程度,就会向阳衰的方向转化。

5. 阴阳亡失　是机体的阴液或阳气大量脱失,而致生命垂危的病理变化,包括亡阴和亡阳。亡阴是机体的阴液大量亡失,导致阴液功能突然衰竭,生命垂危的一种病理变化。亡阳是阳气大量亡失,导致阳气功能突然衰竭,生命垂危的一种病理变化。亡阴和亡阳,在病机和临床表现等方面虽然有所不同,但由于机体的阴和阳是互根互用的关系,亡阴,则阳无所依附而浮越;亡阳,则阴无以化生而耗竭。故亡阴和亡阳几乎同时发生,最终导致阴阳离决,生命活动终止而死亡。

（三）气血津液失常

人体的气、血、津液是构成人体和维持人体生命活动的基本物质,是脏腑经络等组织器官生理功能的物质基础,如果气、血、津液失常,必然会影响机体的各种生理功能,而导致疾病的发生、发展和变化。气、血、津液又是脏腑功能活动的产物。因此,脏腑发生病变,不但可以引起本脏腑的气、血、津液失调,而且会影响全身的气、血、津液的失衡,从而引起气、血、津液的病理变化。

气血津液失常概括了气、血、津液的物质不足,各自的功能减退、代谢失调及气血津液之间互根互用的功能失常等病理变化。气血津液失常病机,同邪正盛衰、阴阳失调的病机一样,不仅是脏腑、经络等各种病变机制的基础,而且是分析各种临床疾病病机的基础。

1. 气的失常　是气的生成、运行和生理功能异常的病理变化的统称,包括气虚和气机失调。气机失调是气的升降出入失常而引起的气陷、气脱、气滞、气逆和气闭等病理变化。

气虚是真气虚弱而致全身或脏腑功能衰退的病理变化;气陷是气之升举无力,应升反降的病理变化;气脱是气虚至极无以固摄,真气外泄的病理变化;气滞是气机运行阻滞所导致的病理变化;气逆是气机升之太过或降之不及而逆乱于上的病理变化;气闭是真气外出受阻,而致脏腑功能异常的病理变化。

2. 血的失常　是血液生成、运行及生理功能异常的病理变化,包括血虚、血瘀、血热、血寒、出血等。

血虚是血液亏虚,功能减退,脏腑经络失养所导致的病理变化;血瘀是血液运行迟缓、凝聚而停滞的病理变化;血热是热入血分,血液妄行所导致的病理变化;血寒是寒入血分,血液凝涩所导致的病理变化;出血是血液妄行于脉外而出血的病理变化。

3. 津液的失常　津液的代谢,包括津液的生成、输布和排泄,离不开气的升降出入运动和气化功能,以及肺、脾、肾、膀胱、三焦等脏腑的功能活动的有机配合。气的升降出入运动失去平衡,气化功能失常,或是肺、脾、肾等脏腑的功能失常,都能导致津液的输布失常、津液的生成和排泄之间失去平衡,从而出现津液的生成不足、耗散和排泄过多,以致体内津液不足;或是输布失常、排泄障碍,以致津液在体内的输布障碍,形成水液潴留等病理变化。

津液不足是津液在数量上的亏少,进而导致内则脏腑,外则孔窍、皮毛,失其滋养濡润作用,因之产生一系列干燥失润的病理变化。伤津是津液耗伤所致病理变化的总称;脱液是人体阴液极度亏损而致形体羸瘦,脏腑生理功能衰微,甚则生命垂危的病理变化。

津液的输布和排泄,是津液代谢中的两个重要环节。津液的输布和排泄功能障碍,虽然各有不同,但其结果都能导致津液在体内不正常地停滞,成为内生水湿、痰饮等病理产物的根本原因。津液的输布障碍是津液得不到正常的输布,导致津液在体内环流迟缓,或在体内某一局部发生滞留,因而津液不化,水湿内生,酿痰成饮的病理变化;津液的排泄障碍是津液转化为汗液和尿液的功能减退,导致水液潴留,上下溢于肌肤而为水肿的一种病理变化。

（四）内生五邪

内生五邪,是指在疾病的发展过程中,由于脏腑阴阳失调,气、血、津液代谢异常而产生的类似于风、寒、湿、燥、火(热)外邪致病特征的病理状态。由于病起于内,所以分别称为"内风""内寒""内湿""内燥""内火(或内热)"。

1. 内风　是指脏腑气血失调,体内阳气亢逆而致风动之征的病理变化,包括热极生风、肝阳化风、血虚生风、阴虚风动、痰瘀生风等。因其病变似外感六淫中风邪的急骤、动摇和多变之行,故名为内风,又由于"内风"与肝的关系较为密切,故又称肝风内动,简称肝风。

热极生风是邪热炽盛,伤及营血,燔灼肝经,筋脉失养而动风的病理变化;肝阳化风是肝肾阴亏,阴不制阳,肝阳亢逆无制而动风的病理变化;阴虚风动是阴液枯竭,筋脉失养而动风的病理变化;血虚生风是血液虚少,筋脉失养而动风的病理变化;血燥生风是血虚津亏,失润化燥,肌肤失于濡养而动风的病理变化;痰瘀生风是脾失健运,聚湿生痰,痰湿阻络,气血涩滞,筋脉失养而动风的病理变化。

2. 内寒　寒从中生即"内寒",是指脏腑阳气虚衰,温煦气化功能减退而致虚寒内生或寒邪偏盛的病理变化。内寒多责之于心、肺、脾、肾,且与脾、肾关系密切。脾为后天之本,为气血生化之源,脾阳能达于肌肉、四肢。肾阳为人身阳气之根,能温煦全身脏腑组织。故脾肾阳气虚衰,则温煦失职,最易表现虚寒之象,而尤以肾阳虚衰为著。

3. 内湿　湿浊内生,即"内湿",是指脏腑功能异常,水液代谢失调而致水湿痰浊停聚的病理变化。由于肺、脾、肾等脏腑调节水液代谢功能失调,导致津液输布、排泄障碍而水湿痰浊停聚的病理变化。内湿为水液代谢失调的病理产物,虽与肺、脾、肾等功能失调均有密切关系,但与脾的关系最为密切,故又称为脾虚生湿。肾为先天之本,肾阳为一身阳气之根,脾阳根于肾阳,肾主水液,肾阳不足,气化失司,则水停湿聚,使脾阳益虚,脾肾阳虚,则水湿内聚。因此,内湿不仅是脾阳虚津液不化而形成的病理产物,且与肾有密切关系。湿性重着黏滞,多易阻遏气机,故其临床表现常可随湿邪阻滞部位的不同而各异。

4. 内燥　津伤化燥,即"内燥",是指体内津液耗伤而干燥少津的病理变化。内燥多因久病伤阴耗液或大汗、大吐、大下,或亡血失精导致阴亏液少,以及某些热性病过程中的热邪伤阴或湿邪化燥等所致。由于津液亏少,不能内濡脏腑,外润肌肤,于是燥热就会由内而生,所以临床多见干燥不润等病变。

一般而言,内燥病变,以肺、胃、肾及大肠为多见。肺为燥金之脏,主气,司全身精血津液的输布。肺气虚弱,则水精不能四布而化燥,其病属虚。大肠为燥金之腑,主津,故肠胃燥热,灼伤津液,亦常致燥,多属于实。肾总司一身的气化活动,若肾的气化失常,津液不布,也可以导致内燥。故内燥起于肺、胃、肾。其中,胃为重,尤以肾为最。

5. 内火　火热内生,即"内火",是指脏腑阴阳气血功能失调,而致火热内扰的病理变化。由于阳盛有余,或阴虚阳亢,或由于气血的郁滞,或由于病邪的郁结,而产生的火热内扰,功能亢奋的病理变化。

邪郁化火是指风、寒、燥、湿等六淫病邪和痰浊、瘀血和食积、虫积等体内的病理性代谢产物,在病理过程中,皆能郁滞从阳而化热化火。人身之阳气,在正常情况下有养神柔筋、温煦脏腑组织的作用,为生理之火,中医称之为"少火"。但是,在病理情况下,若阳气过亢,功能亢奋,必然使物质的消耗增加,以致伤阴耗液,此种病理性的阳气过亢则称为"壮火",中医学又称为"气有余便是火"。

思 考 题

1. 请结合自身体会,阐释阴阳学说与五行学说在中药学中的应用。
2. 简述气的概念及在人体生理中的作用。
3. 请根据临床案例,阐释中医病理观的基本内容。

(任艳玲,王加锋,张冰,林志健)

第六章
中医药临床诊断观

中医的诊断观包括诊察和辨证两方面。诊察主要是通过四诊望、闻、问、切的方法观察和收集病人的病史、症状、体征等临床资料;辨证是将四诊所得到的病情资料,从整体出发,运用中医理论对疾病的原因、病变的部位、疾病的性质及邪正消长盛衰等情况做出判断,并将其概括为某种"证"的诊断思维过程,从而为防治疾病提供可靠的依据。了解常用中医诊法与辨证方法,是认识和评价中药治疗过程的基础。

第一节 诊 法

诊法,是诊察疾病的方法。它包括望、闻、问、切四项内容,又称为"四诊"。"望"即医生运用视觉观察病人全身和局部的神色形态的变化;对病人的神、色、形、态、舌象及分泌物、排泄物色质的异常变化进行观察,以测知内脏病变,了解疾病情况。"闻"即医生凭听觉和嗅觉听取病人的声音和嗅气味的变化;通过听闻病人咳嗽、语声等辨别病情,或通过闻嗅病人口气、分泌物或排泄物的气味辨别疾病。"问"即医生仔细询问病人或家属,了解疾病发生与发展的经过、现在症状及其与疾病有关的情况;临床可按"十问歌诀"根据病人情况有目的地全面问询病人病情相关信息。"切"即按病人脉搏和触按病人的脘腹、手足及其他部位,是医者运用指端的触觉,在病人的一定部位进行触、摸、按、压,以了解病情的方法。

人体是一个有机的整体,局部的病变可以影响全身,内脏的病变,可以从五官四肢体表各个方面反映出来。所以通过望、闻、问、切等手段,诊察疾病显现在各个方面的症状和体征,就可以了解疾病的原因、性质及其内部联系,从而为辨证论治提供依据。望、闻、问、切是调查了解疾病的四种方法,各有其独特作用。

在临床运用时,须将四者有机地结合起来,也就是"四诊合参",才能全面而系统地了解病情,做出正确的判断。

第二节 辨证与辨病概述

中医学理论体系的基本特点是整体观和辨证论治。整体观是指事物是一个整体,事物内部的各个部分是互相联系不可分割的,事物和事物之间也有密切的联系。基于此,中医学认为人体是一个有机整体,人与自然界及社会环境之间也是不可分割的整体。辨证及辨病是认识疾病和治疗疾病的依据和前提,论治是治疗疾病的措施,所以,无论辨病、辨证都需体现中医的整体观。

一、辨证与辨病概念

1. **辨证** 是分析、辨认疾病的证候,以中医基本理论为依据,对通过四诊所取得的症状、体征等临床资料进行综合分析,辨明其内在联系和各种病变间的相互关系,从而做出诊断的过程。辨证是决定治疗的前提和依据。

2. 辨病 是中医诊疗疾病的基本方法之一,即根据不同疾病的各自特征,分析其病因、病机、症状,从疾病的全局采用某些针对性治法和方药。

辨证和辨病的方法有多种,有其各自的特点,往往是两者结合起来整体判断。临床对不同疾病、证候学的诊断各有侧重,但又是互相联系和互相补充的。常用的辨证方法中,八纲辨证是各种辨证的总纲;脏腑辨证主要应用于杂病,又是其他各种辨证的基础;六经、卫气营血和三焦辨证,主要是应用于外感热性病;气血津液辨证,是与脏腑辨证密切相关,互相补充的一种辨证方法。

二、八纲辨证

八纲即指阴、阳、表、里、寒、热、虚、实八类证候。用于说明病变的部位、性质及病变过程中正邪双方力量对比。进行八纲辨证,不仅要掌握八类证候的各自特点,而且还要特别注意它们之间的相互联系,只有这样,才能正确而全面地认识疾病,诊断疾病。

1. 阴阳辨证 是辨别疾病性质的总的纲领,是八纲辨证的总纲,用以统括其余的 6 个方面。阴阳本身的病变,即阴阳的相对平衡遭到破坏所引起的病变,除前面介绍的寒证、热证之外,还有阴虚、阳虚、亡阴、亡阳等证候。阴虚与阳虚,是机体阴阳亏损而导致的阴不制阳、阳不制阴的证候。亡阴与亡阳,属于疾病过程中的危重证候。它们的临床表现,除了原发疾病的各种危重症状外,均有不同程度的汗出。但亡阴之汗,汗出热而黏,亡阳则大汗淋漓,汗清稀而凉。由于阴阳是互根的,阴竭则阳气无所依附而散越;阳亡则阴无以化生而耗竭,所以亡阴与亡阳,难以截然割裂,只是有先后主次的不同而已。

2. 表里辨证 是辨别病变部位和病势趋向的两个纲领。表证,是病位浅在肌肤的一类证候。一般是指六淫之邪从皮毛、口鼻侵入人体而引起的外感病初起阶段。具有起病急、病程短的特点。里证,是病位深在于内(脏腑、气血、骨髓等)的一类证候。里证包括的范围极广,可由表证进一步发展,表邪入里而成,或外邪直接侵犯脏腑,抑或由情志内伤、饮食劳倦等因素,直接影响脏腑功能而出现。一般来说,新病、病程短者,多属表证,久病、病程长者,多属里证;发热恶寒者,为表证;发热不恶寒,或但寒不热者,均属里证。

3. 寒热辨证 是辨证疾病性质的两个纲领。寒证是感受寒邪,或阳虚阴盛导致机体的功能活动衰减所表现的证候。热证是感受热邪,或阳盛阴虚,导致机体的功能活动亢进的证候。辨别寒证与热证,不能孤立地根据某一症状做出判断,应对疾病的全部表现综合观察,一般恶寒喜热为有寒,恶热喜冷为有热;口渴喜饮为有热,口淡不渴为有寒;面赤为热,面白为寒;手足烦热多为热,手足厥冷多为寒;小便短赤,大便燥结为有热,小便清长、大便溏薄为有寒;脉数滑为热,脉沉迟为寒;舌红苔黄为热,舌淡苔白为寒等。寒证属阴盛,多与阳虚并见;热证属阳盛,常有阴液亏耗的表现。寒证与热证虽有阴阳盛衰的本质区别,但又是互相联系的,可表现为寒热错杂(表寒里热、表热里寒)的证候;又可以相互转化,在病情危重的阶段,还会出现真热假寒或真寒假热的证候。

寒证、热证与表里相互联系,可形成多种证候,除上述表寒里热、表热里寒两证之外,临床上常见的尚有表寒、表热、里寒、里热等证候。

4. 虚实辨证 是分析辨别邪正盛衰的两个纲领。虚指正气不足,实指邪气过盛。虚证有阴、阳、气、血虚损的区分,但凡属虚证,皆为人体正气不足所表现的证候。实证是由邪气过盛所反映出来的一类证候。实证虽属邪气过盛所致,但正气犹能抵抗,未至亏损的程度,故实证往往表示邪正斗争处于激烈的阶段。虚证与实证,虽有正气不足和邪气过盛的本质区别,但邪正虚实之间,又是相互联系、相互影响的。可见虚实夹杂、由实转虚、因虚致实,还可见真假疑似,真实假虚、真虚假实。辨别虚实真假的要点,在于透过现象,从中找出病变的真情。虚与实常通过表里寒热几个方面反映出来,形成多种证候。临床常见的有表虚、表实、里虚(包括虚寒、虚热)、里实(包括实寒、实热)等。

三、脏腑辨证

脏腑辨证是中医辨证方法中的一个重要组成部分。它是以脏腑学说为基础,来分析各种病证。脏腑辨证是复杂的,是各种辨证方法的核心,对指导临床治疗有重要意义。

（一）脏病辨证

1. 心病辨证　心病有虚实之分。虚证包括：① 心气虚与心阳虚,多由年老脏衰,或久病,或汗、下太过,以及各种损伤气血的原因而形成。常见心悸,气短,自汗,活动或劳累后加重。② 心血虚与心阴虚,由于血的生化不足,或续发于失血之后,抑或过度劳神,营血亏虚,阴精暗耗所引起。常见心悸,心烦,易惊,失眠,健忘。

实证包括：① 心火亢盛,多见于情志之火内发、六淫内郁化火、过食辛辣等而成,见心中烦热,急躁失眠,口舌糜烂疼痛,口渴,舌红,脉数。② 心血瘀阻,在心气虚衰或心阳虚、推动血液不力的前提下,再加上情绪激动、劳累受寒、痰浊凝聚等,致使血脉阻滞而成,常见心悸,心前区刺痛或闷痛。③ 痰火扰心,多由精神刺激、抑郁、恼怒、过度思虑,致使气结湿生,化为痰浊,阻遏心窍,常见神志错乱,意识不清。

2. 肺病辨证　肺病有虚实之分。虚证包括：① 肺气虚,即肺的功能减弱,由慢性咳嗽,久咳伤气,或他脏病变影响。常见咳喘无力,气短懒言,舌质淡嫩。② 肺阴虚,多因久病邪热久恋于肺,损伤肺阴所致。常见干咳无痰,身体消瘦,舌红少津。

实证包括：① 风寒束肺,常见咳嗽或气喘,咯痰稀薄,口不渴,舌苔薄白,脉浮或弦紧。② 风热犯肺,常见咳嗽,咯黄稠痰,甚则咳吐脓血臭痰,舌尖红,脉浮数。③ 燥热伤肺,常见干咳无痰,或痰少而黏,鼻燥咽干,舌尖红,苔薄。④ 痰浊阻肺,常见咳嗽,痰量多,色白而黏,容易咯出,舌苔白腻,脉象多滑。

3. 脾病辨证　脾病有虚实之分。虚证包括：① 脾气虚,可见食纳减少,食后作胀,内脏下垂,慢性腹泻。② 脾不统血,可见面色苍白或萎黄,气短,肌衄,便血,以及妇女月经过多,或崩漏。③ 脾阳虚,可见腹中冷痛,腹满时减、得温则舒,口泛清水,四肢不温。

实证包括：① 寒湿困脾,脘腹胀满,头身困重,纳减,口不渴,便溏。② 脾胃湿热,脘腹胀满,厌恶油腻,恶心呕吐,发热,口苦,舌苔黄腻,脉濡数。

4. 肝病辨证　① 肝气郁结,常见胁肋胀痛,胸闷不舒,善太息,神情默默,不欲饮食。② 肝阳上亢多属本虚标实之证,常见头痛、头胀、眩晕,两目干涩,舌红少津,脉多弦而有力。③ 肝火上炎,常见头痛眩晕,突发耳聋,面红目赤,口苦,尿黄,舌红苔黄,脉弦数。④ 肝胆湿热,常见胁肋满闷疼痛,黄疸,小便黄而浑浊,舌苔黄腻,脉弦数。⑤ 肝风内动,因于肝阳化风,头部抽引作痛,头晕,肢麻,舌体抖动,舌红,脉弦。⑥ 寒滞肝脉,常见少腹胀痛,牵引睾丸,或睾丸胀大下坠,或阴囊冷缩,舌润苔白,脉多沉弦。⑦ 肝阴血不足,血虚生风,常见头目眩晕,视物模糊,手臂发麻,脉弦细。

5. 肾病辨证　肾内藏元阴、元阳,只宜固密,不宜耗泄,其病证多为虚证。肾阳虚有四种证候类型：① 肾阳虚衰,常见形寒肢冷,腰膝酸软,或阳痿不举,舌淡苔白,脉沉迟或两尺无力。② 肾气不固,常见滑精早泄,尿后余沥,小便频数而清,甚则不禁,听力减退,舌淡苔白,脉细弱。③ 肾不纳气,常见气虚喘促,呼多吸少,动则喘甚,汗出,四肢不温,面部虚浮,脉虚浮,舌质淡。④ 肾虚水泛,常见周身浮肿,下肢尤甚,按之凹陷没指,腰酸痛,尿少,或兼呼吸气促,喘咳痰鸣,舌质淡,舌体胖,苔白,脉沉细。肾阴虚,常见头晕目眩,耳鸣耳聋,牙齿松动,失眠遗精,口咽发干,五心烦热,盗汗,腰膝酸痛,舌红,脉细数。

（二）腑病辨证

1. **胆病辨证**　肝胆相表里,在发病上肝胆多同病,而以肝病为主,在治疗上也多从肝论治。其临床症状主要有黄疸、胁痛、往来寒热、口苦、呕吐苦水等。

2. **胃病辨证**　脾与胃相表里,一司运化,一司受纳,两者互为影响,所以脾胃往往同病。实证常见三种证型：① 胃寒证,常见胃脘疼痛,轻则绵绵不已,重则拘急剧痛,阵阵发作,遇寒则重,得热则缓,呕吐清水,舌苔白滑,脉沉迟或沉弦。② 胃热(火)证,常见胃脘灼热而疼痛,烦渴多饮,消谷善饥,牙龈肿痛,口臭,泛酸嘈杂,舌红苔黄,脉滑数。③ 食滞胃脘,多由饮食不节,暴饮暴食所致,常见脘腹胀满,呕吐酸腐,嗳气反酸,或矢气酸臭,不思饮食,大便泄泻或秘结,舌苔厚腻,脉滑。

虚证多为胃阴虚,知饥不食,并有心烦、低热、大便不调、干呕作呃,舌红少苔或无苔,脉细数。

3. **小肠病辨证**　心与小肠相表里,心火亢盛,可以移热于小肠,引起小肠实热,症见心胸烦热,小便短赤,甚则尿道灼热疼痛,或尿血,口舌糜烂疼痛。小肠虚寒证,常概括在脾虚证候内。小肠气痛,可概括于寒滞肝脉证之中。

4. **大肠病辨证**　大肠湿热,见腹痛下痢,里急后重,或便脓血,肛门灼热,小便短赤,舌苔黄腻,脉多弦滑而数。

大肠液亏,内有燥热,大便秘结干燥,难以排出,往往数日一次,兼见头晕、口臭等症,脉涩或细,舌红少津或可见黄燥苔。

肺与大肠相表里,大肠燥结可影响肺气的肃降,而发生喘咳;肺气上逆,咳嗽或气喘,亦可影响气津的下达,而发生大便干燥。

5. **膀胱病辨证**　膀胱湿热,由湿热下注于膀胱而成,见小便不畅,尿频尿急,尿痛或小便淋漓,尿色浑浊,或有脓血,或有砂石,舌苔黄腻,脉数。

肾与膀胱相表里,如肾不化气,可直接影响到膀胱气化,而发生小便的异常。一般来说,虚证多属于肾,实证多属于膀胱。

四、经络辨证

经络辨证是以经络及其所联系脏腑的生理病理为基础,辨析经络及其相关脏腑在病理情况下的临床表现,从而辨清病证的所在部位、病因病机及其性质特征等,为治疗提供依据。经络辨证是以经络学说为理论依据,对病人的若干症状体征进行分析综合以判断病属何经、何脏、何腑,从而进一步确定发病原因、病变性质、病理机转的一种辨证方法,是中医诊断学的重要组成部分。

五、气血津液辨证

临床上气血同病最为常见。气滞血瘀证表现为胸胁胀满、走窜疼痛,性情急躁,并兼见痞块刺痛拒按,舌紫暗或有瘀斑等。气血两虚证表现为少气懒言,乏力自汗,面色苍白或萎黄,心悸失眠,舌淡而嫩,脉细弱等。另外,气虚失血证,是指出血的同时见有气短,倦怠乏力,面色苍白,脉软弱细微、舌淡等气虚的症状。气随血脱证是指大量出血的同时见面色㿠白,四肢厥冷,大汗淋漓,甚至晕厥的情况。

津液的病变很多,一般可概括为津液不足与水液停滞两个方面。津液不足,多从燥化,故又属燥证的一种。表现为咽干、唇焦舌燥,口渴少津或无津,皮肤干燥或枯瘪,小便短少,大便秘结,脉细数。水液停滞之病,多由肺、脾、肾三脏功能失常所致。常形成痰、饮、水肿等。常见的痰证还可以分为痰盛而动风的风痰,痰热互结之热痰证,寒痰互相凝结或痰盛而有寒象的寒痰证,痰盛而又兼湿象的湿痰证,痰证而兼有燥象的燥痰证等。常见的饮证泛指各种水饮所引起的病证。根据水饮停积的部位不同,可分为痰饮、悬饮、溢饮、支饮等。浮肿多见于面部,痰沫多而色白,苔多白腻,脉常弦紧。

六、六经辨证

后汉张仲景根据《素问·热论》中六经的内容，总结了汉代以前中医实践经验写成《伤寒论》一书，把外感热病的各种临床表现概括为太阳病、阳明病、少阳病、太阴病、少阴病、厥阴病六类病证，用以说明病变部位、性质、正邪的盛衰、病势的趋向，以及六类病证之间的转变关系。六经病证从病变部位分别为太阳病主表，阳明病主里，少阳病主半表半里，而三阴病统属于里。从病变的性质与邪正的关系分，三阳病多热，三阴病多寒；三阳病多实，三阴病多虚。六经病证既可以单独出现，也可以两经或三经的病证合并出现，并可以由这一经传变为另一经病。

七、外感内伤辨证

金元医家李东垣著的《内外伤辨惑论》针对瘟疫及各种内伤杂病流行状况，结合临床诊治经验，并基于《黄帝内经》整体观思想，对外感和内伤杂病予以详细辨治，创立外感内伤辨证，对后世具有重大影响。以下通过辨阴阳寒热虚实，定外感内伤。

1. 辨阴阳　李东垣基于《黄帝内经》天人相应整体观思想，重视从阴证阳证辨别外感与内伤，提出"伤外为有余，伤内为不足"。外感病的发病是基于邪气外侵，邪气盛为实；内伤病的发病是基于饮食失节、劳役损伤等病因，再加脾胃之气不足，阴火内生，反之，脾胃之气也相应损耗，人体随之出现各种疾病症状。因此，从阴证阳证辨外感与内伤时需详细辨别。

2. 辨寒热　李东垣在《内外伤辨惑论·卷上·辨寒热》中提出"外伤寒邪之证，与饮食失节、劳役形质之病及内伤饮食，俱有寒热"，认为无论外感还是内伤都有寒热症状，需仔细进行分辨。外感者，发热与恶寒并见。外感病之发热是由寒邪闭郁阳气引起，发热没有间断，多不能自行汗出，于寒冷处发热症状仍不消退，病人自觉热在肌表。外感病的恶寒是因寒邪郁遏，在表之阳气不得伸。内伤不足之恶寒得温则止，也有发热症状，内伤病的发热是由内而发，热极时可自行出汗，到寒冷之处发热症状也可减轻或消失。内伤病的畏寒是因内伤不足，在表之阳气不得充。由此可见，从寒热详辨外感与内伤对于临床鉴别外感与内伤具有重要指导意义。

3. 辨虚实　李东垣提出"外伤风寒，六淫客邪，皆有余之病，当泻不当补；饮食失节，中气不足之病，当补不当泻"，其中提到的补与泻并不是狭义上的补与泻，泻是针对邪气而言；补是针对正气而言。外感病的发病是基于邪气外侵，治疗外感病，主要针对邪气，即有余之证，治疗上当泻邪，不应用补法；内伤病的发病是基于正气不足，治疗内伤病，主要针对正气，如饮食失节，中气不足的病证，应该用补法，不应用泻法。说明了在临床诊治疾病时一定要详辨外感与内伤，且给予正确施治。

八、卫气营血与三焦辨证

卫、气、营、血既是温热病四类证候的概括，在一定程度上又代表着温热病发展过程中的浅深不同的四个阶段。气病之轻浅者称作"卫分"，故卫分又主表，主肺与皮毛。气病之深重者称作"气分"，气分是指温热之邪，已深入于里，入于脏腑，但尚未入于血。血病之轻浅者称作"营分"，营分是指邪热入于心营（即指心和包络而言），由于心主周身之血，故营热又以血热为主征。血病之深重者称作"血分"，血分是指血热已深入到肝血，重在耗血和动血。动血的主要表现为血热妄行的出血（包括发斑）；耗血则引起精血津液被耗而产生血不养筋之动风，津水乏竭之亡阴失水等。

三焦辨证是根据外感温热病发生发展的一般规律，创立的一种辨证方法。在温病中另有湿热为病，以温病所在的脏腑部位分上、中、下三焦，以三焦通括所有温病的证治。其中，上焦是湿热伤人的初期阶段。其病位主要在肺和皮毛，也往往有脾胃和肌肉之湿的兼症。病入中焦，是湿热病的中期阶段。它的症状主要在脾和胃,以湿伤脾胃的运化功能为主,包括水谷不化和水湿不化两个方面,也兼有上焦湿热的一部分症状。湿热病入下焦,可以有三个方面的转归:一是湿热化燥,可按照温热病进行处理;二是随着病人的阴寒体质而转化成为寒湿,可按内科杂病处理,或于伤寒三阴病中求之;三是仍以湿热的特点深入下焦,构成湿热伤人的最后阶段(末期),重伤膀胱与大肠,出现大、小便的重度异常。

九、辨证与辨病

辨证,就是将四诊(望、闻、问、切)所收集的资料、症状和体征,通过分析、综合,辨清疾病的原因、性质、部位,以及邪正之间的关系,概括、判断为某种性质的证。因此辨证是施治的依据,辨证施治既不同于对症治疗,也不同于西医的辨病治疗,它把人体的内在联系、疾病的发展变化规律联系起来,是中医学对疾病的一种特殊的研究和处理方法,也是中医学的基本特点之一。

辨病,是把病因相同、病理生理(病机)相同、临床表现相同的病例归在一起,找出这类病发生、发展、演变的共同规律,并借助于现代科学的检查手段,使每个病都能被明确诊断。"辨病"是中西医的通用原则。

"辨证"和"辨病"是医生的两个必备手段,两者是相辅相成的,应把两者有机结合起来。因此,只有在宏观上以中医的辨证为指导,在微观上以西医的辨病为手段,才能对疾病有详细而深入的了解,才能找到治疗疾病的最好方法,才能达到治疗的最好效果。因此,"辨证"和"辨病"是临床医生的两大法宝,要把两者有机结合起来,将中西医的"优势基因"组合在一起,为临床医生提供新的思路和方法。

思 考 题

1. 请阐述中医药临床诊断观的思维特点。
2. 结合你的体悟,举例阐释临床辨病辨证的应用。

(任艳玲,张冰,樊凯芳)

第七章
中医药临床药性观

学习目标

第一节　中药基本性能

中医学认为疾病的发生发展过程均为致病因素(邪气)作用于人体,引起机体正邪斗争,从而导致阴阳气血偏盛偏衰或脏腑经络功能活动失常的结果。药物治病的基本作用是扶正祛邪,消除病因,恢复脏腑的正常生理功能;纠正阴阳气血偏盛偏衰的病理现象,使之最大程度上恢复到阴阳动态平衡状态,达到治愈疾病,恢复健康的目的。药物针对病情发挥作用的原因是各种药物本身具有的特性和作用,即药物的偏性,亦为纠正疾病所表现出来的阴阳偏盛偏衰。药物与疗效有关的性质和性能统称为药性,是药物性质与功能的高度概括。包括药物发挥疗效的物质基础和治疗过程中所体现出来的作用。研究药性形成的机制及其运用规律的理论称为药性理论,其基本内容包括四气、五味、归经、升降浮沉、有毒无毒等。

药性理论是历代医家在长期医疗实践中,以阴阳、五行、脏腑、经络学说为依据,根据药物的各种性质及所表现出来的治疗作用梳理、归纳的用药规律,是中医学理论体系的重要组成部分,是学习、研究、运用中药必须掌握的基本理论知识。

一、四气

四气是指药物所具有的寒、热、温、凉四种药性,又称四性。四气反映了药物对人体阴阳盛衰、寒热变化的作用倾向,为药性理论的重要组成部分,是说明药物作用的主要理论依据之一。

(一) 四气与四性

"四气"理论产生之初,本意为四时之气,如"四气"在《辞源》中记载为:"四时阴阳变化,温热寒凉之气。"它的产生与所处的地理环境、季节气候、文化背景等有关。"四气"作为药性,最早见于《神农本草经》,其曰"药……又有寒热温凉四气"。北宋寇宗奭在《本草衍义》中主张将"四气"改为"四性",其曰"凡称气者,即是香臭之气。其寒、热、温、凉则是药之性……其序列中气字,恐后世误书,当改为性字,则于义方允",明确对"四气"与"四性"加以区别,认为"四气"是指香臭腥臊,"四性"是指药物寒热温凉属性。寇氏的主张对于明确"性"与"气"的关系,避免"气"的含义分歧有重要意义,但由于其观点并非完全正确,同时未言及"气"与"性"的物质基础与性能表现的本末关系,在当时并未得到诸医家的认同,没有达到纠正的目的。明代李时珍认为:"寇氏言寒、热、温、凉是性,香、臭、腥、臊是气,其说与《礼记》文合。但自《素问》以来,只言气味,卒难改易,姑从旧尔。"可见,"气即性"的药性理论说法虽然欠妥,但由于此理论沿革已久,不容易改变,只能沿其旧说,主张仍以"四气"相称为宜。自此"四气"与"四性"混称并用,沿袭至今。

现多数学者赞成"四气"与"四性"混用,并认为其具有合理性。虽然"四气"与"四性"混用,但它们是有区别的。"四气"是一个总括性的概念,其内容涵盖了"四性","四气"既包含"四性"药物的寒、热、温、凉之意,也可代指中药中的精微物质及香臭之气。故"四气"与"四性"的混称并用在一定程度上是有依据的,但是否将中药文献中记载的"四气"统为"四性",尚待进一步共识。

（二）四性与平性

在四性之外还有一类平性药，是指寒热偏性不明显、药性平和、作用缓和的一类药物，如党参、山药、甘草等。然而平性是否应独立于四性而存在尚存争议。

有学者认为，平性不应独立于四性而存在。平性药是指药物寒、热偏性不明显，但实际上这些药物也有偏寒、偏热之不同，即真正的平性药是不存在的，平性仅是相对而言，应用在临床中其药性仍没能超出四性的范围。有研究初步探索了平性药桃仁的药性特点，结果显示在改善瘀热互结证大鼠的血液流变学方面，桃仁呈现出类似于寒性药的作用机制和特点；在改善寒凝血瘀证大鼠的血液流变学方面，桃仁呈现出类似热性药的作用机制和特点。这在一定程度上体现出平性药桃仁"体平用偏、双向适用"的药性特征。

然而亦有学者认为，平性应独立于四性而存在。关于平性的记载最早见于《神农本草经》，虽然在序列中只提到寒热温凉四气，但在其所载365种药物之中，药性为平性者有129种，约占收载药味的1/3。李时珍在《本草纲目》中首次明确指出"五性"分类法："五性焉，寒热温凉平。"文献及临床实践均表明平性是客观存在的，至今之所以仍称四性，而不称五性，系沿用旧说之故。

（三）四性的关系

四气中寒凉与温热，属于两类不同的性质。将四气以阴阳划分，寒凉属阴，温热属阳，寒凉与温热是相对立的两种药性，而寒与凉、温与热之间则仅是程度上的不同，即"凉次于寒""温次于热"。在一些本草文献中，对药物四性还用"大寒""大热""微凉""微温"等进行描述，这是对中药四气程度进一步的区分，然从四性本质而言，只有寒热两性之分。

现代研究发现，中药寒、热、温、凉四种属性并不是各自独立的，而是一种相互转化的关系，炮制后药物可能会出现药性的变化。黄连苦寒之性较甚，过服久服易伤脾胃，易引起便秘、腹胀等胃肠动力障碍，研究发现干姜汁制黄连可明显促进胃肠动力，降低黄连苦寒之性。干姜汁制黄连中表小檗碱和盐酸巴马汀含量低于生姜汁制黄连和生黄连，提示干姜汁制降低黄连苦寒之性可能是通过降低表小檗碱和盐酸巴马汀含量实现的。

（四）四气的应用研究

药性的寒热温凉，是由药物作用于人体所产生的不同反应和所获得的不同疗效总结出来的，它与所治疗疾病的寒热偏颇、阴阳盛衰是相对而言的。如石膏、知母、栀子等药物可治高热烦渴、面红目赤、咽喉肿痛、脉洪数等症状，这属于阳热证，说明它们的药性是寒凉的；而附子、肉桂、干姜等药物可治四肢厥冷、面色苍白、脘腹冷痛、脉微欲绝等症状，这属于阴寒证，说明它们的药性是温热的。寒与凉、热与温之间具有程度上的差异，治疗作用亦有强弱的不同，因而临床用药时要十分注意。如当用热药而用温药、当用寒药而用凉药，则病重药轻，达不到治愈疾病的目的；反之，当用温药而用热药则反伤其阴，当用凉药反用寒药则易伤其阳。至于表寒里热、上热下寒、寒热中阻而致的寒热错杂的复杂病证，则当寒、热药并用，使寒热并除。若为寒热错杂、阴阳格拒的复杂病证，又当采用寒热并用佐治之法治之。

中药四气的现代科学内涵为温热药主要是兴奋机体的功能活动，寒凉药主要是抑制机体的功能活动，即中药是通过其寒凉性和温热性调节机体脏腑功能失调，使之恢复正常的阴阳平衡，从而达到治愈疾病的目的。

中药的化学成分是其发挥药效的物质基础，明确中药四性的物质基础对药物疗效发挥及临床应用具有重要意义。研究发现，温热药附子、乌头、细辛、川椒、吴茱萸、高良姜、丁香等均含有消旋去甲乌药碱，其结构与环儿茶酚胺类结构相似，是β受体兴奋剂，可能是热性药产生作用的共同物质基础。寒凉药汉防己、锡生藤、蝙蝠葛、黄连等均具有双苄异喹啉类化合物(如粉防己碱、厚果唐松草碱等)，其具有抗癌、抗菌、降低血压、松弛肌肉等多种生物活性，这些作用基本属寒性作用，故此类化合物可能是寒性药的物质基础之一。然而这些结论仅限于一些代表性药物,有一定的局限性。值得注意的是,不同药性可能含有相同的成分,或含有相同成分也可能属于不同的药性。可见,同一药性可能是多种成分所产生的多种效应的综合归纳,未来还应进行深入探索。现代药理学研究表明,寒凉药具有降低中枢神经系统兴奋性及减弱呼吸、循环、代谢和肌肉活动功能等作用;温热药具有提高中枢神经系统兴奋性及促进呼吸、循环、代谢、内分泌功能等作用。

在国家重点基础研究发展计划(973计划)的支持下,药性的研究已取得了一批研究成果。如"药性组合""药性热力学""性味拆分""性-敦-物质三元论""药性构成三要素""药性热力学观"等系列研究思路被相继提出。其中,"药性构成三要素"是遵循中药临床特点和药性发生学原理提出的,其通过有机整合化学成分、机体状态、生物学效应及数学分析等综合手段,阐释了寒热药性的综合表征,分析了寒热药性,阐释了其寒热药性的实质。创新性地提出药性是"药物成分作用于特定状态的机体,所发生的复杂的、多层次的生物学正-负效应的综合表达"。并以附子、仙茅、吴茱萸、黄连、肉桂等药物为示例进行了深入的研究。

中药四气理论对临床用药具有重要指导意义,未来应在中医药理论指导下进一步加强对中药四气的研究。以成分为基础,临床应用为目的,与多学科结合,应用多种技术手段,挖掘药性、成分、药理、药效、临床等各层次的相互联系,总结内在规律,从本质上揭示中药四气的科学内涵。建立标准表征体系,完善中药药性理论,推进中药现代化进程。

二、五味

药性理论的"五味"最早见于《黄帝内经》和《神农本草经》。《黄帝内经》运用阴阳五行、脏腑经络、天人合一等理论,对药性五味学说进行了探讨,为五味学说的产生奠定了理论基础。《神农本草经》指出"药有酸、咸、甘、苦、辛五味",并用五味配合四气,标明药物的药性特征,开创了先标明药性,后论述效用的本草编写先例,为五味学说的形成奠定了基础。经后世历代医家的补充,逐步完善了五味理论。

五味不仅是指药物有酸、苦、甘、辛、咸五种不同的味道,更重要的是对药物作用的高度概括,因而具有不同的治疗作用。有些还具有淡味或涩味,也是相同道理。

《素问·脏气法时论》指出:"辛散、酸收、甘缓、苦坚、咸软。"这是对五味作用的最早概括。结合历代医家的论述和用药经验,五味所代表药物的作用及主治病证分述如下。

1. 辛　"能散、能行",即具有发散、行气、行血的作用。一般来讲,解表药、行气药、活血药多具有辛味,因此辛味药多用治表证及气血阻滞之证。如紫苏叶发散风寒、木香行气除胀、川芎活血化瘀等。现代研究发现辛味中药主要含挥发油类、苷类、生物碱类等化学成分,其中具有刺激性、辛辣味的挥发油和苷类可能是辛味药的物质基础。

2. 甘　"能补、能和、能缓",即具有补益、和中、调和药性、缓急止痛的作用。一般来讲,滋养补虚、调和药性及止痛的药物多具有甘味,甘味药多用治正气虚弱、身体诸痛及调和药性、中毒解救等几个方面。如人参大补元气、熟地黄滋补精血、饴糖缓急止痛、甘草调和药性并解药食中毒等。甘味药中多含糖类、苷类、氨基酸及蛋白质和维生素等成分。

3. 酸　"能收、能涩",即具有收敛、固涩的作用。一般固表止汗、敛肺止咳、涩肠止泻、固精缩尿、固崩止带的药物多具有酸味;酸味药多用治体虚多汗、肺虚久咳、久泻肠滑、遗精滑精、遗尿尿频、崩带不止等证。如五味子固表止汗、乌梅敛肺止咳、五倍子涩肠止泻、山茱萸涩精止遗、赤石脂固崩止带等。酸味药物成分多以酚酸、鞣质等为主。

4. 苦　"能泄、能燥、能坚",即具有清泄火热、泄降气逆、通泄大便、燥湿、坚阴(泻火存阴)等作用。一般来讲,清热泻火、下气平喘、降逆止呕、通利大便、清热燥湿、苦温燥湿、泻火存阴的药物多具有苦味;

苦味药多用治热证、火证、喘咳、呕恶、便秘、湿证、阴虚火旺等证。如黄芩、栀子清热泻火，苦杏仁、葶苈子降气平喘，半夏、陈皮降逆止呕，大黄、枳实泻热通便，龙胆草、黄连清热燥湿，苍术、厚朴苦温燥湿，知母、黄柏泻火存阴等。苦味药中生物碱、苷类含量较高。

5. 咸　"能下、能软"，即具有泻下通便、软坚散结的作用。一般来讲，泻下或润下通便及软化坚硬、消散结块的药物多具有咸味；咸味药多用治大便燥结、痰核、瘿瘤、癥瘕痞块等证。如芒硝泻热通便，海藻、牡蛎消散瘿瘤，鳖甲软坚消癥等。咸味药中多含有无机盐、蛋白质等成分。

6. 淡　"能渗、能利"，即具有渗湿利小便的作用，故有些利水渗湿的药物具有淡味。淡味药多用治水肿、脚气、小便不利之证，如薏苡仁、通草、灯心草、茯苓、猪苓、泽泻等。由于《神农本草经》未提淡味，后世医家主张"淡附于甘"。

7. 涩　"能收、能敛"，即与酸味作用相似，能收敛固涩。多用治虚汗、泄泻、尿频、遗精、滑精、出血等证。如龙骨、牡蛎涩精，赤石脂、禹余粮涩肠止泻，莲子固精止带，海螵蛸收敛止血等。涩味药多含鞣质等成分。

三、归经

归经是指药物对机体某部分特殊的选择性作用，即某药对某些脏腑经络有特殊的亲和作用，因而对这些部位的病变起着主要或特殊的治疗作用，药物的归经不同，其治疗作用也不同。归经反映的是药物作用的定位概念，说明了药效所在的部位，是阐明药效机制，指导临床用药的药性理论之一。归经理论早在《黄帝内经》就有记载，《素问·至真要大论》言"五味入胃，各归所喜。故酸先入肝，苦先入心"，这为归经理论的形成奠定了基础。唐宋时期已经具有了药物归经的倾向，《中藏经》《备急千金要方》等对脏腑定位的辨证用药方法均有记载。

中药归经理论是在中医基本理论指导下以脏腑经络学说为基础，以药物所治疗的具体病证为依据，经过长期临床实践总结出来的用药理论。它与脏腑经络生理特点、临床经验积累、中医辨证理论体系不断发展与完善及药物自身的特性密不可分。由于经络能沟通人体内外表里，所以体表病变可以通过经络影响到内在脏腑；反之，内在脏腑病变也可以反映到体表。由于病变所在脏腑及经络循行部位不同，临床上所表现的症状亦各不相同。如心经病变多见心悸失眠；肺经病变常见胸闷喘咳；肝经病变每见胁痛抽搐等症。药物对相应的脏腑或经络病变有治疗作用，就将这些脏腑或经络跟这些药物联系在一起。如临床用朱砂、远志能治愈心悸失眠，说明它们归心经；用桔梗、紫苏子能治愈喘咳胸闷，说明它们归肺经；而选用白芍、钩藤能治胁痛抽搐，则说明它们归肝经。至于一药能归数经，是指其治疗范围。如麻黄归肺与膀胱经，既能发汗宣肺平喘，治疗外感风寒及咳喘之证，又能宣肺利尿，治疗风水水肿之证。

中药归经的现代研究方法主要分为两种：一种是对中药在体内的分布进行研究，即采用现代药物代谢动力学技术，对中药传输特点、作用趋势、组织靶向及其动力学规律进行观察；另一种是通过药理作用来研究，即从中药的药理药效方面入手，研究中药对机体的作用机制。实际上还包括一些基于现代先进技术对归经进行的探讨，如数据挖掘、网络药理学等方面的研究。

四、升降浮沉

升降浮沉是表示药物对人体作用的不同趋向性，亦称为"药势"。升即上升提举，趋向于上；降即下达降逆，趋向于下；浮即向外发散，趋向于外；沉即向内收敛，趋向于内。升降浮沉即指药物对机体有向上、向下、向外、向内四种不同作用趋向，与疾病所表现的趋向性是相对而言的。利用中药升降浮沉的趋向性，能够抑制病势的发展变化或因势利导祛邪外出，从而改善或消除疾病的病理趋向，达到治疗疾病的目的。中药升降浮沉理论是指导中药临床应用的重要理论依据和原则。

中药升降浮沉理论起源于《黄帝内经》中气机升降出入学说。《素问》曰"清阳出上窍,浊阴出下窍;清阳发腠理,浊阴走五脏;清阳实四肢,浊阴归六腑""味厚者为阴,薄为阴之阳。气厚者为阳,薄为阳之阴。味厚则泄,薄则通。气薄则发泄,厚则发热""辛甘发散为阳,酸苦涌泄为阴"。不仅表明升降出入影响人体正常的生理活动和病理状态,而且与药味的气味特点密切相关。影响药物升降浮沉的因素主要涉及四气五味、药物质地、炮制及配伍等。

五、有毒无毒

中药的有毒与无毒是中药药性理论体系的重要组成部分,也是指导临床安全用药的重要理论依据。有毒无毒与四气、五味、升降浮沉、归经等共同构成中药的性能理论,同为指导临床用药的基本原则。为了确保用药安全,必须认识中药的毒性,了解毒性反应产生的原因,掌握中药中毒的预防措施和解救方法。

（一）有毒无毒的含义

中药有毒与无毒理论对临床具有指导意义,要正确理解有毒、无毒的含义。"毒"或"有毒"的含义有广义和狭义之分。所谓广义的"毒"主要有四种含义。一是指一切药物的总称,即指凡药均可谓之为"毒药",药即"毒","毒"即药,如《类经》云"凡可避邪安正者,皆可称之为毒药"。二是指药物的偏性,即指药物对人体的某种偏性。中医学认为,药物之所以能治疗疾病,就在于它具有某种或某些特定的、有别于其他物质的偏性。临床用药每取其偏性,以祛除病邪,调节脏腑功能,纠正阴阳盛衰,调整气血紊乱,最终达到愈病蠲疾、强身健体之目的。古人常将药物的这种偏性称为"毒",如《类经》中指出"药以治病,因毒为能。所谓毒者,以气味之有偏也。盖气味之正者,谷食之属是也,所以养人之正气;气味之偏者,药饵之属是也,所以去人之邪气"。三是指药物的峻烈性。四是指药物对人体的伤害。

狭义的"毒",即指药物可以对人体造成伤害的性质。有毒的药物大多性质强烈,作用峻猛,极易损害人体,常用治疗量范围较小,安全性低。用之不当或药量稍微超过常用治疗量,即可对人体造成伤害,正如隋代《诸病源候论·卷二十六》云:"凡药物云有毒及大毒者,皆能变乱,于人为害,亦能杀人。"

所谓"无毒",即指某药在不超过常规用量时,不会对人体造成伤害。凡无毒的药物,性质比较平和,常用治疗量范围大,安全系数较高,临床应用时,只要合理用药一般不会对人体造成伤害。然而,这部分药物也不是绝对"无毒",若大量应用亦可对人体造成伤害,如大黄苦寒,功能泻热通腑,常量应用可治火热上攻或热结便秘,而大量或超大量应用则伤阳败胃;人参味甘而微温,功能补气生津,益智安神,常规用量可治气虚欲脱及气津两伤等证,而大量或超大量应用则可引发人参滥用综合征,轻则火热上炎,口鼻出血,重则兴奋狂躁等。还有一部分药物偏性甚弱,作用平和,即使大量应用,也不会对人体造成伤害,如粳米、浮小麦、山药、薏苡仁等药食两用之品。

（二）毒性与副作用

中药的毒性是指药物对机体所产生的严重不良影响及损害,是用以反映药物安全性的一种性能。毒性反应会造成脏腑组织损伤,引起功能障碍,使机体发生病理变化,甚至死亡。一般来说,含有毒性成分的中药,对机体组织器官损害剧烈,可产生严重或不可逆转的后果,或其中毒剂量与治疗剂量比较接近,或某些治疗剂量已达到中毒剂量的范围,这类中药治疗应用时安全系数小。然而,某些含有毒性成分的中药,由于其毒性成分的含量、活性、相互作用及中药应用时的配伍、炮制等原因,使某些含有毒性成分的中药在整体上并不显示毒性。此外,中药的毒性与剂量密切相关,若剂量过大,即使被认为无毒的药物,如人参、南五加皮、艾叶等,也会产生毒性,甚至出现致人死亡的严重后果;若剂量小,即使像乌头、附子等被视为大毒的药物,也并不一定会对人的机体产生损害。

中药副作用有别于毒性作用,是指在常用剂量时出现与治疗需要无关的不良反应。中药副作用具有广泛性、危害轻和相对性。其广泛性是指中药本身无毒,但在治疗剂量下出现与治疗目的无关的作用,或在疾病治愈后产生某些不良反应,甚至出现某些新的"病症",即药源性疾病。危害轻是指副作用对人体危害轻微,停药后可自行消失。由于中药常见一药多效,如中药常山既可截疟,又可催吐,若在治疗疟疾时病人发生呕吐,那么催吐就是其副作用,表明中药副作用具有一定的相对性。事实上这类"无毒"药物的副作用,历代医家早有论述,如四气的副作用有性凉伤阳、性热耗伤气血;五味的副作用有"辛散耗气""苦寒败胃""苦燥伤津"等。中药副作用的产生与药物自身特性、炮制、配伍、制剂等多种因素有关,但通过医药人员努力可以尽量减少副作用。

（三）毒性的分级

中药毒性是一个复杂的范畴,中药毒性应在中医药理论体系框架下看待、思考、研究。在充分挖掘整理古今文献的基础上,以中医药理论为指导,建立中药毒性界定与评价标准体系,保证临床用药的安全性和有效性。

历代本草多对中药的毒性进行了系统分级。如《神农本草经》将药物按照功效及有无毒性分为上、中、下三品。《新修本草》将药物毒性分为有大毒、有毒、有小毒三级,《证类本草》及《本草纲目》分为大毒、有毒、小毒、微毒四级,《中药大辞典》分为剧毒、大毒、有毒、小毒、微毒五级。目前,《中华人民共和国药典》（以下简称《中国药典》)(2020年版)对药物毒性分类使用的是大毒、有毒、小毒的三级分级法。一般认为,"大毒"药,使用剂量很小即可引起中毒,中毒症状发生快而且严重,易造成死亡;"有毒"药,使用剂量较大才引起中毒,中毒症状虽发生较慢,但比较严重,可能造成死亡;"小毒"药,在治疗剂量下不容易发生中毒,只有超大剂量才会发生中毒,中毒症状轻微,不易造成死亡。目前中药毒性分级的认识仍在进展中,如半数致死量(median lethal dose,LD_{50})分级法、多指标分级法等。LD_{50}分级法是主要依据已知的定量毒理学研究数据进行评定,中药毒性越大LD_{50}值越小,毒性与LD_{50}呈负相关。一般认为,大毒中药$LD_{50}<5$ g/kg;有毒中药LD_{50}介于$5\sim15$ g/kg;小毒中药LD_{50}介于$16\sim50$ g/kg;无毒中药$LD_{50}>50$ g/kg。多指标分级法是依照药物LD_{50}的大小、药物治疗窗的宽窄、药物中毒潜伏期的长短等多项指标,对中药毒性进行分级。

（四）中药中毒原因

1. 辨证不准　中药的运用是在中医理论指导下通过辨证施治来进行的。如麻黄具有发汗解表的作用,表虚自汗、阴虚盗汗者禁用;人参大补元气,安神益智,对于气虚脉微等气虚证者效果显著,而对实证、热证及正气不虚者则禁用。因此,在临床应用中要辨证给药,不可盲目滥用,否则无毒之药也会因辨证失当,药不对症而产生"毒性"。

2. 炮制不当　中药炮制不仅能减小毒性,还可以增强药效,改变药性,若炮制不当则会引发中毒反应,如附子、何首乌、半夏等。有学者统计发现,附子因炮制不当引起的不良反应约占附子总不良反应事件中的20%,这主要是因为附子中所含有的双酯型生物碱在炮制过程中会变成单酯型生物碱,从而降低其毒性,炮制不当则易引起毒性反应。

3. 配伍不当　中药的七情配伍,是降低药物毒性,增强临床疗效的重要手段,中药的"十八反""十九畏"是配伍禁忌,配伍不当是导致中药中毒的一个重要原因。

4. 剂量过大　《中国药典》对中药的剂量有明确规定,盲目加大剂量必然会引发中药中毒。现代毒理学研究发现,苦杏仁过量服用可引起组织窒息,产生细胞中毒性缺氧症,其机制与苦杏仁中氢氰酸有关。

5. 煎煮不当　煎煮是中药汤剂制备的必要环节,煎煮方法得当,药物能够充分发挥药效,煎煮方法不当,药效无法充分发挥,甚至会产生毒性。现代研究发现,乌头类饮片中含有毒成分双酯型生物碱,经煎煮加热处理后得到的乌头原碱,其毒性明显下降,口尝无麻舌感。

6. 剂型不当　中药剂型众多,其中主要有丸、散、膏、汤、片、胶囊、口服液、颗粒等,不同的中药剂型在使用过程中会产生不同的效果,因此要选择适当的中药剂型,避免毒性反应发生。

7. 给药途径不当　给药途径不同,药物被人体吸收的程度和速度也不同,因此要选择合适的给药途径来确保药效,避免毒性。

8. 品种混乱及伪赝品　中药来源复杂,有不少品种存在同名异物、同物异名现象,这些品种多数种属不同、来源不同,不仅所含的化学成分及药效有差异,而且毒性的大小也不同。例如,中药木通有木通科的木通、毛茛科的川木通及马兜铃科的关木通三种来源,研究证明关木通所含马兜铃酸具有肾毒性。再如,防己药材有防己科粉防己与马兜铃科木防己之分,两者含有的生物碱成分有较大差异,前者无毒,后者有毒。有些伪赝品,如以华山参、商陆伪充人参,以独角莲伪充天麻等,临床常导致中毒。

此外,机体因素、不合理的中西药联用、药物滥用等也是导致中药中毒的原因。

（五）防范中药中毒的措施

掌握药物毒性强弱对确保临床安全用药具有重要意义。在应用毒药时要针对体质的强弱、疾病部位的深浅,恰当选择药物并确定剂量,中病即止,不可过服,以防止过量和蓄积中毒。同时要注意配伍禁忌,凡两药合用能产生剧烈毒副作用的禁止同用。严格控制毒药的炮制工艺,以降低毒性,对某些毒药要采用适当的制剂形式给药。此外,还要注意个体差异,适当增减用量,说服病人不可自行服药。医药部门要抓好药品鉴别,防止伪品混用,注意保管好剧毒中药,从不同的环节努力,确保用药安全,以避免中药中毒的发生。

第二节　中药的应用理论

一、配伍

按照病情需要,根据中药的药性功用特点,有选择地将两种或两种以上的中药配合在一起应用,称为中药的配伍。

受医药学知识等限制,医药萌芽时期治疗疾病多采用单味药物的形式。随着药物品种日趋增多,对药性特点的理解不断明确,对疾病的认识逐渐深化,且疾病多表现为数病相兼,或表里同病,或虚实互见,或寒热错杂等的复杂病情,用药也就由简到繁出现了多种药物的配合应用,并逐步积累了配伍用药的规律。中药的配伍应用既照顾到复杂病情,又增强了疗效,减少了毒副作用,对指导临床用药意义重大。

（一）七情配伍

《神农本草经》言:"有单行者,有相须者,有相使者,有相畏者,有相恶者,有相反者,有相杀者,凡此七情,合和视之。"前人已将单味药的应用同药与药之间的配伍关系,总结为单行、相须、相使、相畏、相杀、相恶、相反七个方面,并称为中药的"七情"。

1. 单行　是单用一味中药来治疗某种病情单一的疾病,对某些病情比较单纯的病证,往往选择一种针对性较强的药物即可达到治疗目的的用药方法。如独参汤用于治疗元气虚脱的危重病症。

现代也有学者认为,单行还包括各药单独取效,互不影响临床效应的两味药物之间的配伍关系。两味药可能为同一病人的病情所需,但是它们之间却不具有增减疗效或毒性的特殊关系,两药合用也不会产生新的治疗效应或毒副作用。如枳实导滞丸治疗湿热食积证,其中泽泻利水渗湿,神曲消食化滞,两药同为病情所需,但彼此又不会削弱各自疗效,属于单行的配伍关系。

2. 相须　是两种性能功效类似的中药配合应用,可以增强原有药物的功效。如麻黄配桂枝,能增强发汗解表,祛风散寒的作用;附子、干姜配合应用,以增强温阳守中,回阳救逆的功效;陈皮配半夏以加强燥湿化痰,理气和中的功效;全蝎、蜈蚣同用能明显增强平肝息风,止痉定搐的作用。相须构成了复方用药的配伍核心,是中药配伍应用的主要形式之一。

相须药物配伍后增强药效,历代医家均无争议。但相须两药是否必须同类,观点不同,《本草经集注》谓"不必同类",《本草纲目》提出"同类不可离也"。然后诸家认识趋同,即相须配伍的药物必须是同类,所谓同类,包括性能、功效、应用相同或相似。近代认为相须的概念就是指两种性能、功效、应用相类似的药物配合应用,可以增强原有药物功效的配伍方法。

现代研究认为,相须配伍增效的方式有以下四个方面:① 两药性能功效互补,全面兼顾病情,如附子配干姜,干姜长于温中散寒,主要作用于脾胃,效力强劲而持久,附子则长于回阳救逆,可作用于全身,尤其是心肾,效力显著而迅速,两药合用可增强回阳之力,显效迅速,效力持久,相互为用,相得益彰;② 两药性能功效各有侧重,在增强疗效的同时,尚可减轻副作用,如当归配川芎,活血、养血、行气三者并举,且润燥相济,当归之润可制川芎辛燥,川芎辛燥又防当归之腻,使祛瘀而不耗伤气血,养血而不壅气滞;③ 两药性能功效存在互助作用,互相有利于对方性能和功效的发挥,如陈皮配半夏,半夏得陈皮之助,则气顺而痰自消,陈皮得半夏之力,则痰除而气自下,两者相助,共奏燥湿化痰、健脾和胃、理气止呕之功;④ 两药共有的性能和功效特点相同,呈现叠加效应,如黄芩、栀子均为苦寒之品,两药合用,清热力增强,这种配伍是相须配伍中较为常见的方式。

药物相须配伍后,其有效成分和药理作用会发生不同程度的改变。附子配伍干姜后附子总生物碱的含量与生附子、白附片、黑顺片单煎液相比,均有一定幅度的上升,如阿魏酸是当归和川芎的共有成分,当归和川芎相须配伍后,有效成分阿魏酸在当归和川芎单煎液中的含量之和小于其在合煎液的含量,川芎嗪在川芎单煎液中的量亦小于其在合煎液中的量,说明两药在合煎之后有利于阿魏酸和川芎嗪的溶出。

3. 相使　是性能功效方面有某些共性,或性能功效虽不相同,但是治疗目的一致的中药配合应用,其中以一种中药为主,另一种中药为辅,两药合用,辅药可以提高主药功效的配伍用药方法。如黄连配伍木香,治疗湿热泻痢,黄连清热燥湿止痢,木香行气燥湿止痛,相使为用。现代研究表明葛根可助丹参活血化瘀,促进血液运行,优于单独应用葛根。此外,黄芪配茯苓治脾虚水肿,黄芪为健脾益气,利尿消肿的主药,茯苓淡渗利湿,可增强黄芪益气利尿的作用;枸杞子配菊花治目暗昏花,枸杞子为补肾益精,养肝明目的主药,菊花清肝泻火,兼能益阴明目,可以增强枸杞子补虚明目的作用。

4. 相畏　是一种中药的毒性或副作用能被另一种中药降低或消除的配伍方法。宋以前相畏主要指毒性受制,金元以后多从效能受制论述相畏,近代学者讨论相畏多从制约毒性、烈性或副作用而论,其毒性受制约为"相畏"。如半夏畏生姜,即生姜可以抑制半夏的毒副作用,生半夏"戟人咽喉"令人咽痛音哑,用生姜炮制后成姜半夏,其毒副作用降低。此外,甘遂畏大枣,大枣可抑制甘遂峻下逐水,戕伤正气的毒副作用;熟地黄畏砂仁,砂仁可以减轻熟地黄滋腻碍胃,影响消化的副作用;常山畏陈皮,陈皮可以缓和常山截疟而引起恶心呕吐的胃肠反应。

5. 相杀　是一种中药能够降低或消除另一种中药的毒性或副作用。如传统认为金钱草杀雷公藤毒;麝香杀苦杏仁毒;绿豆杀巴豆毒;生白蜜杀乌头毒;防风杀砒霜毒等。相畏和相杀没有质的区别,是从自身的毒副作用受到对方抑制和自身能消除对方毒副作用的不同角度提出的配伍方法,是同一配伍关系的两种不同提法。相畏、相杀即是"有毒宜制",主要用于剧毒药的配伍应用,在剧毒药的炮制和中毒解救上有一定意义。

现代研究显示,雷公藤配伍金钱草的相杀减毒作用可能与雷公藤甲素、雷公藤红素的综合作用有关,其减毒机制涉及肝、肾的抗氧化损伤及抗炎症反应,其中尤以肾谷胱甘肽过氧化物酶和肾谷胱甘肽对减毒作用机制的贡献最大。白芍能够降低川乌、细辛、雷公藤的毒性,通过让白芍分别与川乌、细辛、雷公藤配伍,研究缓性减毒机制,认为白芍配伍缓性减毒与其"柔、敛、补"药性相关,同时白芍具有保肝护肝、镇静、抗惊厥、解痉等药理作用,亦可能是其配伍减毒的作用机制。

6. **相恶**　即两药合用,一种中药能使另一种中药原有功效降低,甚至丧失。如人参恶莱菔子,莱菔子能削弱人参的补气作用;生姜恶黄芩,黄芩能削弱生姜的温胃止呕作用;沙参恶防己,防己利水伤阴可削弱沙参滋阴生津的作用;白薇恶干姜,干姜温热燥散可削弱白薇凉血解毒的作用。

《神农本草经》云:"勿用相恶相反者。"《本草纲目》云:"相恶者,夺我之能也。"有学者认为相恶配伍是指一种药物的功效受到另一种药物的牵制使其降低,甚至消失,或认为就是指一种药物能破坏另一种药物的功效。亦有学者提出相恶并不属于一种绝对的配伍禁忌,两药是否相恶还与所治证候有关,需具体情况具体分析。如一种配伍对于某种病证可能是相恶的,属于配伍禁忌,但是对于另一种病证就未必如此。同时,相恶只是两药的某方面或某几方面的功效减弱或丧失,并非两药的各种功效全部相恶。此外,相恶与一定的剂型有关,当剂型改变时,相恶的配伍关系也可能随之发生改变。

临床常见产生相恶的几种情况:① 药性相反,作用部位有相同之处的药物配伍,如温脾胃之寒的附子与清泻脾胃之积热的大黄;② 作用趋势相反的药物配伍,如可载药上行的桔梗与性沉降泻下冷积的巴豆;③ 功能相反,如扶正药与祛邪药配伍,祛邪的大黄、芒硝在祛邪的同时,可能损伤正气,因而与补虚药人参、黄芪相恶。

7. **相反**　是两种中药同用能产生或增强毒性或副作用的配伍方法。如甘草反甘遂;贝母反乌头等,详见用药禁忌"十八反""十九畏"中若干药物。

《本草经集注》谓:"相反者,则彼我交仇,必不宜合。"后世医家多宗于此,认为反药同用可能产生或增强毒性。反药组合致毒增毒的实质是"相反"药物在体外制备和(或)体内合用过程中产生的化学物质组成、含量、存在状态等变化,以及对功效物质的作用方式和代谢途径产生特定改变等,最终表现为致毒增毒的配伍禁忌特征。其可能机制为:① 药物相互作用促进毒性物质溶出释放;② 药物相互作用产生新的毒性成分;③ 药物在体内经代谢产生毒性代谢物;④ 药物相互作用影响或改变药物体内代谢过程;⑤ 药物与机体相互作用影响代谢酶的活性与调控。

研究表明,乌头与半夏、瓜蒌、贝母、白蔹、白及配伍后,与单独乌头水煎剂相比,均能使水煎剂中次乌头碱、新乌头碱的含量增高。甘草与甘遂在煎煮过程中甘草酸能与甘遂甾萜形成分子复合物,增加了甘遂的毒性成分甾萜类物质的溶出率,使煎液的毒性成分增加,峻烈之性增强。丹参和藜芦配伍后的毒性成分藜芦啶含量增加,使神经毒素增加而致增毒。

上述七情除单行外,相须、相使可以起到协同作用,提高药效,是临床常用的配伍方法;相畏、相杀可以减轻或消除毒副作用,保证安全用药,是使用毒副作用较强药物的配伍方法,也可用于有毒中药的炮制及中毒解救;相恶则是因为药物的拮抗作用,抵消或减弱其中一种药物的功效;相反则是药物相互作用,能产生毒性反应或强烈的副作用,故相恶、相反则是配伍用药的禁忌。

（二）君臣佐使配伍

君臣佐使配伍是借用古代社会中的国家组织形式来类比方剂中药物的主次、从属及其相互关系,以说明方剂中的药物是有系统、有规律的组合,而不是杂乱无章地堆砌。

1. **君药**　即在处方中对主症或主病起主要治疗作用的药物。它体现了处方的主攻方向,其药力居方中之首,是处方中不可缺少的药物。一般效力较强,药量较大。有的处方单有一味君药,而无臣、佐,如独参汤;有的处方则同时有两味君药;而当处方较大时,君药可不限于一两味,可由某一组相同或相似功效药物组成的功能团构成。关于君药的界定存在"主病之谓君"和"力大者为君"的不同认识,有学者认为两者之间的关系并非对立,也不是分离的,而是相互补充的,提出"主病之谓君"是前提,如果离开了这个前提,仅根据方中药量大小判定君药难免会得出错误的结论。亦有学者认为君药仅是对症状或病的针对性治疗,因此,君药药性可以与疾病整体的寒热虚实相同,也可以不同。

2. 臣药　兼治谓臣,"佐君之谓臣",说明臣药是辅助君药者,如果说君药是针对主要矛盾或矛盾的主要方面,那么臣药就是辅佐君药以解决主要矛盾或矛盾的主要方面。与君药相似,臣药亦主要取其功效,故其药性可与病性相同,也可能与病性相悖。臣药有两种意义,一是辅助君药加强治疗主病或主症的药物;二是针对主要兼病或主要兼症起治疗作用的药物。如麻黄汤以辛温发汗之麻黄为主药,为了加强发汗解表之力,又配以桂枝解肌发表,桂枝为辅助药物。臣药的药力小于君药。

3. 佐药　一是为佐助药,用于治疗次要兼症的药物,如麻黄汤以苦杏仁为佐,宣畅肺气,既助麻黄、桂枝解除表邪,又治咳嗽气喘的兼症;二是为佐制药,用以消除或减缓君药、臣药的毒性或烈性的药物,如十枣汤中甘遂、大戟、芫花皆有毒,且性峻烈,配大枣为佐,缓和毒性,减少药物不良反应;三是为反佐药,是根据病情需要,使用与君药药性相反而又能在治疗中起相成作用的药物,即对主药起抑制作用,能减轻或消除主药的副作用。其中,佐制药不仅考虑单味有毒中药的制约配伍,还包括多味甚至全方整体偏性的制约。佐制药中也蕴含着丰富的相反或相对性质药物配伍以减毒制偏的思想,如乌梅丸中干姜、附子(大毒)、川椒(小毒)和黄连、黄柏的寒热佐制配伍,小青龙汤中细辛(小毒)、桂枝、麻黄和白芍、五味子的散敛佐制配伍等,在增效的同时,又可减轻有毒中药的峻烈之性,降低其副作用,因此认为佐制是中药减毒配伍的重要部分。

4. 使药　一是引经药,即引方中诸药直达病所的药物,如肺部疾病常以桔梗为引,下部疾病常以牛膝为引等,如逍遥散中以柴胡为使药以引药入肝;炙甘草汤中以酒为使药,起到温通经脉,以行药势的作用;黄连解毒汤中以栀子为使药以导热下行。二是调和药,即发挥调和诸药作用的药物,如生化汤中炙甘草能和中缓急,调和诸药,用以为使。此外,大枣、蜂蜜、生姜等也常作为使药。

(三) 中成药配伍

中药在临床用药时,为了提高疗效常将药物配伍同用,对于单味药是如此,对中成药来说也是如此,常采用将两种或多种中成药配伍同用,以适应复杂病情,提高临床疗效。中成药配伍,是指根据临床治疗需要,将两个或两个以上中成药同用的用药方法。中成药配伍包括功似配伍和功异配伍,可以同为内服或同为外用,也可以内服与外用并施。

1. 功似配伍　即指将两个或两个以上功效相似的中成药同用,以增强药效的用药方法。如治中风后遗症,证属气虚血滞、脉络痹阻者,在选用能益气活血的补阳还五颗粒的同时,常配伍能活血通脉的愈风宁心片或银杏叶片等,以增强活血通脉之功;高血压证属肝阳上亢者,在选用能平肝息风、清热安神的天麻钩藤颗粒的同时,常配服能平肝潜阳、醒脑安神的脑立清丸或能平肝清肝息风的羚羊角胶囊等,以增强平肝潜阳之功。

2. 功异配伍　即指将两个或两个以上功效相异的中成药同用,以适应复杂病情的用药方法。如中气下陷兼肾阳虚所致的溏泄、脱肛、阳痿、肢冷,可将补中益气丸与金匮肾气丸同用,以收补气升阳与温助肾阳之效;气血双亏兼湿热下注所致的面色萎黄、乏力多汗、带下黄臭,可将八珍益母颗粒与白带丸同用,以收补气养血、清热燥湿止带之效。

二、禁忌

"禁",《说文解字》云"吉凶之忌也",表示预防祸事的忌讳;"忌",《说文解字》云"憎恶也",表示规避不利的思想与行为。传统医药典籍之"禁"多有禁忌、禁止之意,如《本草纲目》言"肝病禁辛"等。而"忌"多为"畏忌",如《药性论》言半夏"忌羊血、海藻、饴糖"。"禁""忌"有时合并出现,如《药鉴》言苍术"有邪者宜用,无邪者禁忌"。目前临床常常禁忌不分,学术界亦存在不同的认识,有统称为"禁忌"

者,也有分别提及"禁""忌"。在提及"禁"时,多指该药在相应用药条件下会发生的严重不良反应或中毒,用药风险高,且相对获益低,完全不应使用;而"忌"多指该药在特定用药条件下可引起明显毒副作用,用药风险高,且相对获益不高。"禁"以禁忌之意,首次出现在《五十二病方》中,如"脉者……服药时禁,毋食彘肉,鲜鱼";"忌"以忌讳使用之意,首次出现在《肘后备急方》中,如"治温疟不下食。知母、鳖甲(炙)、常山各二两……忌蒜、热面、猪、鱼"。

中药的用药禁忌主要包括配伍禁忌、饮食禁忌、妊娠禁忌和证候禁忌四个方面。临床使用中药时,为了确保临床疗效、安全用药,避免毒副作用的发生,必须注意中药的用药禁忌。

（一）配伍禁忌

配伍禁忌,就是指某些中药合用会产生或增强剧烈的毒副作用或降低、破坏药效,因而应该避免配合应用。中药配伍禁忌是中医理论的一个重要组成部分,是涉及临床用药安全、涉及国家药物政策的一个重要内容。中药配伍禁忌理论涵盖了中药配伍禁忌的发展源流、禁忌的具体药物关系、禁忌的危害形式、禁忌的规避原则方法,也反映了近代以来对具体相反药物配伍机制的揭示。目前医药界共同认可的中药配伍禁忌有"十八反"和"十九畏"。

1. 十八反　中药"十八反"理论可溯源至《神农本草经》,"十八反歌诀"最早见于金·张子和《儒门事亲》,其曰:"本草明言十八反,半蒌贝蔹及攻乌,藻戟遂芫俱战草,诸参辛芍叛藜芦。"目前对其内容认识尚有不同,但多数研究认为,乌头(包括川乌、草乌、附子)反浙贝母、川贝母、平贝母、伊贝母、湖北贝母、瓜蒌、瓜蒌皮、天花粉、半夏、白及、白蔹;甘草反甘遂、京大戟、红大戟、海藻、芫花;藜芦反人参、西洋参、党参、丹参、玄参、南沙参、北沙参、苦参、细辛、白芍、赤芍。自"十八反"配伍理论问世以来,随着本草知识的不断扩大,"相反"药味的数目有增有减。《珍珠囊补遗药性赋》《本草纲目》《本草备要》《本草从新》等均有调整。

2. 十九畏　"相畏"早在《神农本草经》就有记载,最初是毒性受制之义,即"相畏"是指一种药物的毒性或副作用能被另一种药物降低或消除。自宋代后,相畏与相恶混淆的情况开始出现。李东垣言"彼所畏者,我必恶之;我所恶者,彼亦畏我",将"相畏"与"相恶"并提,认为两者是互相依存的配伍关系。明清时期,则出现了"相畏""相恶""相反"混用的情况,如《本草蒙筌》《雷公炮制药性解》均言"巴豆畏牵牛",而《本草纲目》《得配本草》均是"巴豆恶牵牛"。"十九畏歌诀"首见于明·刘纯《医经小学》,其曰:"硫黄原是火中精,朴硝一见便相争,水银莫与砒霜见,狼毒最怕密陀僧,巴豆性烈最为上,偏与牵牛不顺情,丁香莫与郁金见,牙硝难合京三棱,川乌、草乌不顺犀,人参最怕五灵脂,官桂善能调冷气,若逢石脂便相欺,大凡修合看顺逆,炮爁炙煿莫相依。""十九畏"是指:硫黄畏朴硝(芒硝),水银畏砒霜,狼毒畏密陀僧,巴豆畏牵牛,丁香畏郁金,川乌、草乌畏犀角,牙硝(芒硝)畏三棱,官桂(肉桂)畏赤石脂,人参畏五灵脂。后《古今医统大全》《药鉴》《本草问答》《珍珠囊补遗药性赋》等医药学著作均有"十九畏"歌诀中药配伍禁忌的记载,内容基本一致。至明、清以后则普遍认为"十九畏"是中药配伍禁忌内容之一,从内容上看不同版本的《中国药典》均将"十九畏"列入配伍禁忌之中。

反药能否同用,历代医家众说纷纭。一些医家认为反药同用会增强毒性、损害机体,因而强调反药不可同用,如《神农本草经》提出"勿用相恶、相反者";《本草经集注》谓"相反则彼我交仇,必不宜合"。《医说》则描述了相反药同用而致的中毒症状及解救方法。现代临床、实验研究也有不少文献报道反药同用(如贝母与乌头同用、巴豆与牵牛同用)引起中毒的例证。因此,《中国药典》(1963年版)的"凡例"中明确规定:"注明畏、恶、反,系指一般情况下不宜同用。"

此外,古代也有不少反药同用的文献记载,认为反药同用可起到相反相成的疗效,如《医学正传》载四物汤加人参、五灵脂,以治血块。又如《金匮要略》载甘遂半夏汤中甘遂、甘草同用治留饮;赤丸以乌头、半夏合用治寒气厥逆。《千金翼方》中大排风散用乌头配半夏、瓜蒌。《儒门事亲》通气丸中海藻、甘草同用;《景岳全书》通气散则以藜芦配玄参治时毒肿盛、咽喉不利。现代也有文献报道用甘遂、甘草配伍治肝硬化及肾炎水肿;人参、五灵脂同用活血化瘀治冠心病;芫花、大戟、甘遂与甘草合用治结核性胸膜炎。

现代研究也表明,"十八反""十九畏"是相对有条件的配伍禁忌,即在一定的病证条件下和一定的方剂环境中发生一定的治疗效应。将"十八反"同用于主要病机复杂的某些痼疾、急症、险症,主治病证多为中风瘫痪、厥逆、癥瘕积聚、风寒湿痹、瘰疬瘿瘤、咳喘、水肿、头风头痛等。海藻玉壶汤针对甲状腺肿大有良好的治疗作用,实验表明海藻玉壶汤(含海藻、甘草)治疗甲状腺肿大的效果要优于海藻玉壶汤减甘草组、海藻玉壶汤减海藻组、海藻玉壶汤减海藻和甘草组。此外,还发现海藻玉壶汤对甲状腺肿大模型大鼠的甲状腺功能、甲状腺系数及甲状腺相关基因的表达均有明显的纠正作用。

文献资料、临床观察及实验研究目前均无对"十八反""十九畏"统一的结论,科学探索、研究还要做长期、深入、细致的工作,去伪存真,才能得出准确的结论。但在尚未搞清反药是否能同用的情况下,临床用药应采取慎重的态度,对反药若无充分把握,最好不使用,以免发生意外。

(二) 饮食禁忌

服药时的饮食禁忌是指服药期间对某些食物的禁忌,又简称食忌、忌口。为避免影响疗效、诱发原有病证或导致新病、产生不良反应等,服药时注意饮食禁忌,常见忌食生冷、油腻、腥膻、有刺激性的食物。如《本草备要》载:"桔梗忌猪肉。"《本草经集注》曰:"服药不可多食生胡荽及蒜、生菜。服药不可多食诸滑物果实。服药不可多食肥猪、犬肉、肥羹及鱼臊脍。"

病情的不同,饮食禁忌也有区别。如热性病,应忌食辛辣、油腻、煎炸性食物;寒性病,应忌食生冷食物、清凉饮料等;胸痹病人应忌食肥肉、脂肪、动物内脏及烟、酒等;肝阳上亢头晕目眩、烦躁易怒等应忌食胡椒、辣椒、大蒜、白酒等辛热助阳之品;黄疸胁痛应忌食动物脂肪及辛辣烟酒刺激物品;脾胃虚弱者应忌食油炸黏腻、寒冷固硬、不易消化的食物;肾病水肿应忌食盐、碱过多的和酸辣太过的刺激食品;疮疡、皮肤病人,应忌食鱼、虾、蟹等腥膻发物及辛辣刺激性食品。

古代文献记载,人参忌萝卜,甘草、黄连、桔梗、乌梅忌猪肉,薄荷忌鳖肉,鸡肉忌黄鳝,鳖甲忌苋菜,天冬忌鲤鱼,荆芥忌鱼、蟹、河豚、驴肉,白术忌大蒜、桃、李,常山忌葱,地黄、何首乌忌葱、蒜、萝卜,丹参、茯苓、茯神忌醋,土茯苓、使君子忌茶,薄荷忌蟹肉及蜜反生葱、柿反蟹等,也应作为服药禁忌的参考。常见的补药人参性微温,大补元气,而萝卜性寒,具有消食、化痰、理气之功,有促消化的作用,同时服用萝卜就会化解人参的药力,故人参忌萝卜。很多中草药都含有某些蛋白质、生物碱、重金属盐等,而茶叶含有鞣质,与中草药同服时,可与鞣质结合产生沉淀,这就会影响某些药物有效成分的吸收,同时对蛋白质等营养物质的吸收也有影响。因此在服用中草药时,一般不宜与浓茶同服,尤其是在服滋补药时,更不宜同服浓茶。如皂矾为低价铁盐(硫酸亚铁),遇茶中的鞣质,易生成不溶于水的鞣酸铁,而使药效降低,应忌茶。

(三) 妊娠禁忌

早在《神农本草经》即有牛膝、水银等堕胎药的记载,提出注意孕期药物使用。妊娠用药禁忌是指妇女妊娠期间治疗用药的禁忌,凡对孕妇和胎儿不安全及不利于优生优育的药物均属于妊娠禁忌药。如《本草害利》言瞿麦"利水破血,出刺坠胎"。妊娠禁忌的原因主要有:① 对母体不利;② 对胎儿不利(出生缺陷);③ 对产程不利;④ 对小儿不利。

根据药物对于胎元损害程度的不同,一般可分为慎用与禁用两大类。慎用的药物包括通经祛瘀、行气破滞及辛热滑利之品,如桃仁、红花、大黄、肉桂、干姜、瞿麦等;而禁用的药物是指毒性较强或药性猛烈的药物,如牵牛子、大戟、商陆、麝香、三棱、莪术、水蛭、斑蝥、雄黄等。

凡禁用的药物绝对不能使用;慎用的药物可以根据病情的需要,斟酌使用,但要注意辨证准确,严格掌握剂量和疗程,并通过恰当的炮制和配伍,尽量减轻药物危害,做到用药安全、有效,除非必用时,一般应尽量避免使用。近年来中医药学者研究发现,妊娠禁忌中药作用广泛,主要表现为抗早孕、引产。如红花水煎剂可以兴奋孕鼠在体或离体子宫平滑肌细胞,增加收缩频率,明显降低孕鼠子宫内膜血管内皮生长因子的表达水平,以影响胚胎血管的形成,从而起到抗早孕的作用。

（四）证候禁忌

证候禁忌是指由于药物的药性不同,其作用各有专长和一定的适应范围,因此对于某类或某种病证,应当避免使用某类或某种药物,称证候禁忌。如《本经疏证》云人参"用人参之道,非特表邪不分者不可用,凡表证已罢,内外皆热,虚实难明者,尤不可用"。《玉楸药解》言香薷"庸工用之治暑病"。

由于药物皆有偏性,或寒或热,或补或泻,或升或降,或润或燥等,因而任何一种中药,对于特定的证候,都是有宜也有忌。临床用之得当,可以其偏性纠正疾病所表现出来的病理偏向;若使用不当,则其偏性可能会反助病势,加重病情或导致新的病理偏向。如《医宗必读》载："用热远热,用寒远寒者,如寒病宜投热药,热病宜投寒药,仅使中病而已,勿过用焉,过用则反为药伤矣。"因此,凡药不对证,药物功效不为病情所需,而有可能导致病情加重、恶化或产生新的疾病,原则上都属于临床用药禁忌的范围。另有《医学衷中参西录》言当归"惟虚劳多汗、大便滑泻者,皆禁用"。《医学入门》言半夏"凡诸血证及自汗,渴者禁用"。

三、用法用量

（一）煎煮法

汤剂是中药最为常用的剂型之一。中药汤剂的煎煮方式与临床疗效的发挥密切相关。李时珍提出"凡服汤药,虽品物精专,修治如法,而煎煮卤莽造次,水火不良,火候失度,则药亦无功"。因此,煎服方法是否得当至关重要。科学、合理的煎煮方法能最大限度地保证疗效,改善病情。汤剂的制作对煎具、用水、火候、煮法都有一定的要求。

1. 煎药用具　中药煎煮容器与药液质量密切相关,一般认为煎药宜用砂锅、陶瓷罐,忌用铁器、铜器等,以免发生化学变化,影响疗效。铜、铁的化学性质活跃,极易与中药所含鞣质、苷类等成分起化学反应,轻者使药物中的某些有效成分发生沉淀,药液中有效含量降低;重则生成对人体有害的物质,产生毒性。

2. 煎药用水　水是煎药的常用溶媒。《本草纲目》记载古代煎药常用的有泉水、潦水、井华水、甘澜水、清浆水、麻沸汤、雪水、冰水、海水、急流水、逆流水、生熟水等。现在多用自来水、井水、蒸馏水等。水质不同,性能各异,各自适宜煎煮不同类别的药物。

3. 煎药火候　有文、武火之分。文火,是指使温度上升及水液蒸发缓慢的火候;而武火,又称急火,是指使温度上升及水液蒸发迅速的火候。《伤寒论》中煮药多用微火,但现今煎煮火候的一般原则是"先武后文"。

4. 煎煮方法　先将药材浸泡30~60 min,用水量以高出药面为度。一般中药煎煮两次,第二煎加水量为第一煎的1/3~1/2。两次煎液去渣滤净混合后分两次服用。煎煮的火候和时间,要根据药物性能而定。一般来讲,解表药、清热药宜武火煎煮,时间宜短,煮沸后煎3~5 min即可;补虚药需用文火慢煎,时间宜长,煮沸后再续煎30~60 min。某些药物因其质地不同,煎法比较特殊,处方上需加以注明,归纳起来包括先煎、后下、包煎、另煎、烊化、泡服、冲服、煎汤代水等不同煎煮法。

（1）先煎:主要指一些有效成分难溶于水的金石、矿物、介壳类药物,应打碎先煎,煮沸20~40 min,再加入其他药物同煎,以使有效成分充分析出,如磁石、生石膏、龙骨、鳖甲等。此外,附子、乌头等毒副作用较强的药物,宜先煎45 min以上,再加入其他药物同煎,以降低毒性。石决明的主要成分碳酸钙难溶于水,加之其结构致密,质地坚硬,水分子很难进入,只能溶解颗粒表面的可溶性成分,而随着煎煮时间的增长,其水分子进入量也增加,煎出量也增大。有研究发现,石决明入汤剂的煎煮时间主要由粉碎度决定,60目以上粉末没有先煎必要,40目以下粉末仍应先煎为宜。也有学者认为贝壳类中药的煎出量是有一定限度的,经适当时间煎煮,溶解即可达到饱和,再延长煎煮时间是没必要的。

(2)后下:主要指一些气味芳香的药物,久煎其有效成分易于挥发而降低药效,须在其他药物煎沸5~10 min后放入,如薄荷、青蒿、砂仁、草豆蔻等。有学者认为,中药煎煮时应考虑该药物在处方中所要发挥的作用,即处方中芳香类药物药用成分是挥发性成分还是非挥发性成分,进而选择药物煎煮的方法和煎煮时间,应从凡芳香类药物煎煮就必须"后下"的误区中走出来。此外,有些药物虽不属芳香药,但久煎也能破坏其有效成分,如钩藤、大黄、番泻叶等亦属后下之列。

(3)包煎:主要指那些黏性强、粉末状及带有绒毛的药物,宜先用纱布袋装好,再与其他药物同煎,以防止药液混浊或刺激咽喉引起咳嗽及沉于锅底,加热时引起焦化或糊化,如滑石、旋覆花、车前子、蒲黄等。有学者针对车前子包煎提出了不同的看法,车前子所含黏液性物质直接影响有效成分的煎出;车前子不用纱布包煎时,水温升高后车前子逐渐膨胀,大量黏液质和化学成分溶解水中,使药液黏稠不易滤出;如用纱布包煎,温度升高车前子膨胀,包布逐渐紧实,车前子黏液质及化学成分不易煎出,药液清沥。即车前子不包煎更有利于有效成分煎出,适当过滤,能更好地发挥复方药剂合煎的综合疗效。

(4)另煎:又称另炖,主要是指某些贵重药材,为了更好地煎出有效成分还应单独另煎。煎液可以另服,也可与其他煎液混合服用,如人参、西洋参、羚羊角、鹿茸等。如生晒参中含有的是普通人参皂苷,而将它们降解、少糖基产物称为稀有人参皂苷,稀有人参皂苷较普通人参皂苷的糖基少,脂溶性相对增强,相对易于渗透组织器官或细胞,容易到达"靶点"发挥作用;普通人参皂苷向稀有人参皂苷的转化,改变了普通人参皂苷的活性,故另煎可以保护转化过程不受其他物质的影响。

(5)烊化:主要是指某些胶类药物及黏性大而易溶的药物,为避免入煎黏锅或黏附其他药物影响煎煮,可单用水或黄酒将此类药物加热溶化即烊化后,用煎好的药液冲服,也可将此类药物放入其他药物煎好的药液中加热烊化后服用,如阿胶、鹿角胶、鳖甲胶等。

(6)泡服:又称焗服,主要是指某些有效成分易溶于水或久煎容易破坏药效的药物,可以用少量开水或复方中其他药物滚烫的煎出液趁热浸泡,加盖闷润,减少挥发,半小时后去渣即可服用,如藏红花、番泻叶、胖大海等。

(7)冲服:主要指某些贵重药,用量较轻,为防止散失,常需要研成细末制成散剂用温开水或复方其他药物煎液冲服,如麝香、牛黄、羚羊角、西洋参等;某些药物,根据病情需要,为提高药效,也常研成散剂冲服,如用于止血的三七、白及、血余炭、棕榈炭及用于息风止痉的蜈蚣、全蝎、僵蚕、地龙和用于制酸止痛的海螵蛸、瓦楞子、海蛤壳、延胡索等;某些药物在高温条件下容易破坏药效或有效成分难溶于水,也只能做散剂冲服,如雷丸、鹤草芽、朱砂等。此外,还有一些液体药物如竹沥汁、姜汁、藕汁、鲜地黄汁等也需冲服。

(8)煎汤代水:主要指某些药物为了防止与其他药物同煎使煎液混浊,难于服用,宜先煎后取其上清液代水再煎煮其他药物,如灶心土等。此外,某些药物质轻用量多、体积大、吸水量大,如玉米须、丝瓜络、金钱草等,也须煎汤代水用。

(二)服药法

1. 服药时间　汤剂一般每日一剂,煎两次分服,两次间隔时间为4~6 h。临床用药时可根据病情增减,如急性病、热性病可一日两剂。常见的服药时间有空腹服、饭前服、饭后服、睡前服、定时服、不定时服。至于饭前还是饭后服则主要取决于病变部位和性质。传统认为,病在胸腹以上者如眩晕、头痛、目疾、咽痛等宜饭后服;如病在胸腹以下,如胃、肝、肾等脏腑疾病,则宜饭前服。某些对胃肠有刺激性的药物宜饭后服;补益药多滋腻碍胃,宜空腹服;治疟药宜在疟疾发作前的 2 h 服用;安神药宜睡前服;慢性病定时服;急性病、呕吐、惊厥及石淋、咽喉病须煎汤代茶饮者,均可不定时服。

2. 服药方法

(1)汤剂:一般宜温服。但解表药要偏热服,服后还须覆盖好衣被,或进热粥,以助汗出;寒证用热药宜热服,热证用寒药宜冷服,以防格拒于外。如出现真热假寒当寒药温服,真寒假热者则当热药冷服,此即《黄帝内经》所谓"治热以寒,温以行之;治寒以热,凉以行之"的服药方法。

(2)丸剂:与其他传统剂型相比,造型美观、制法简单、载药量大、携带和服用方便、适应范围广,是中药较理想的剂型。小蜜丸或微丸可直接用温开水送服;大蜜丸者,可以分成小粒吞服;若水丸质硬者,可用开水溶化后服。某些滴丸可舌下含服。

(3)散剂、粉剂:可用蜂蜜加以调和送服,或装入胶囊中吞服,避免直接吞服,刺激咽喉。现代超微粉碎技术能提高中药有效成分的溶出率,在很大程度上解决了中药难溶性成分的问题,同时也减少了贵重药材和稀少中药材品种资源的浪费。近年新型制药工艺——中药粒子设计技术,不仅从物理结构层面改善中药粉体的性能,还可以改善中药不良气味、刺激性大、混合性差等问题。

(4)膏剂:是将中药饮片反复煎煮,去渣留汁后蒸发、浓缩,然后再添加阿胶、蜂蜜等,加工制作成半流体状物或者固体状物。宜用开水冲服,避免直接倒入口中吞咽,以免黏喉引起呕吐。

(5)冲剂、糖浆剂:冲剂大多由汤剂改型制成,宜用开水冲服。糖浆剂系指含有药物、药材提取物或芳香物质的口服浓蔗糖水溶液,根据所含成分和用途的不同,可分为单糖浆、药用糖浆、芳香糖浆。糖浆剂中的糖和芳香物质可以掩盖某些药物的苦、咸等不良气味,使药物容易内服,尤受儿童欢迎。

此外,危重症病人宜少量频服;呕吐病人可以浓煎药汁,少量频服;对于神志不清或因其他原因不能口服时,可采用鼻饲给药法。

(三)剂量

中药剂量是指临床应用时的分量,也称为用量。它主要指明了每味药的成人一日量。其次指方剂中每味药之间的比较分量,也即相对剂量。

中药的计量单位有重量(如斤、两、钱、分、厘等)、数量(如片、条、枚、支、个、把、角、只、片、撮、团等)、度量(如尺、寸等)、容量(如斗、升、合、勺、斛等)。此外,还有"刀圭""方寸匕""撮"等较粗略的计量方法。自明清以来,我国普遍采用 16 进位制的"市制"计量方法,即 1 市斤=16 两=160 钱。自 1979 年起我国对中药生产计量统一采用公制,即 1 kg=1 000 g=1 000 000 mg。

尽管中药大多数安全剂量幅度较大,用量不像化学药品那样严格,但用量得当与否,也是直接影响药效的发挥、临床效果好坏的重要因素之一。药量过小,起不到治疗作用而贻误病情;药量过大,戕伤正气,也可引起不良后果,或造成不必要的浪费。同时中药多是复方应用,其中主要药物的剂量变化,可以影响到整个处方的功效和主治病证的改变。因此,对于中药剂量的使用应采取科学、谨慎的态度。临床确定中药的剂量应考虑如下几方面的因素。

1. 药物性质与剂量的关系　剧毒药或作用峻烈的药物,应严格控制剂量,开始时用量宜轻,逐渐加量,一旦病情好转后,应当立即减量或停服,中病即止,防止过量或蓄积中毒。此外,花叶皮枝等量轻质松及性味浓厚、作用较强的药物用量宜小;矿物介壳质重沉坠及性味淡薄、作用温和的药物用量宜大;鲜品药材含水分较多用量宜大;干品药材用量当小;过于苦寒的药物也不要久服过量,免伤脾胃;羚羊角、麝香、牛黄、珍珠等贵重药材,在保证药效的前提下应尽量减少用量。

2. 剂型、配伍与剂量的关系　同一方剂中纵然配伍药物相同,但剂型不同,方中的药量会因之而发生适当的增减变化,通过改变其某一方面药效的强弱,调整药物的配伍关系,从而进一步影响方剂的功用和主治。例如,枳术丸与枳术汤两方均为枳实、白术两味药物,但剂量各不相同。《伤寒杂病论》中的枳术汤枳实二两、白术一两,《脾胃论》中的枳术丸白术用量倍于枳实;枳术丸重在发挥健脾消食之效,而枳术汤重在行气消痞。但在一般情况下,同样的药物入汤剂比入丸、散剂用量大;单味药使用比复方中应用剂量大;在复方配伍使用时,主要药物比辅助药物用量大。

3. 年龄、体质、病情与剂量的关系　由于年龄、体质的不同,对药物耐受程度不同,药物用量也就有了差别。一般老年人、小儿、产后妇女及体质虚弱的病人,都要适当减少用量,成人及平素体质壮实的病人用量宜重。儿童应根据年龄、体重等减量服用。病情轻重、病势缓急、病程长短与药物剂量也有密切关系。一般病情轻、病势缓、病程长者用量宜小;病情重、病势急、病程短者用量宜大。

4. 季节变化与剂量的关系　《黄帝内经》云:"春生夏长,秋收冬藏。"人与天气相应,四季气候的变化,对人体生理、病理产生不同的影响,发病特点也不同。"因时制宜"在于顺应人体年、月、日阴阳消长规律,从而提高临床疗效。因时制宜,有"冬不用白虎,夏不用青龙"之说。夏季发汗解表药及辛温大热药不宜多用;冬季发汗解表药及辛热大热药可以多用;夏季苦寒降火药用量宜重;冬季苦寒降火药则用量宜轻。

除了剧毒药、峻烈药及某些贵重药外,一般中药常用内服剂量为 5~10 g;部分常用量较大为 15~30 g;新鲜药物常用量为 30~60 g。

四、使用注意

1. 注意道地药材的选用　《本草衍义》云"凡用药必择土地所宜者,则药力具,用之有据",强调了气候水土自然与药材的生产、气味的形成、疗效的高低都有密切的关系。从《神农本草经》《名医别录》起,众多的本草文献都记载了中药材的品种产地资料,如甘肃的当归,宁夏的枸杞,青海的大黄,内蒙古的黄芪,东北的人参、细辛、五味子,山西的党参,河南的地黄、牛膝、山药、菊花,云南的三七、茯苓,四川的川芎、贝母、乌头,山东的阿胶,浙江的贝母,江苏的薄荷,广东的陈皮、砂仁等。目前药材 DNA 指纹图谱技术、代谢组学技术及中药成分的含量测定等方法已广泛应用于道地药材特征性化学成分的挖掘,生物效应检测技术从药材的药效和毒性方面充实了道地药材品质特征的评价方法,仿生学"辨状论质"基于性状特征差异对道地产区和非道地产区及不同道地产区间的中药材进行快速鉴别。

2. 注意用药部位　用药部位不同可以导致药物在体内吸收、分布、代谢及排泄过程的差异,从而影响药效和临床应用。例如,当归,根上端称当归头,功擅活血止血;主根中段的粗壮部分称当归身,功擅补血;支根下端细小的分枝称当归尾,功擅活血祛瘀;头、身、尾全体称全当归,既能补血又能活血,因此在用药时应根据证候,选择不同的药用部位。又如,冬瓜皮和冬瓜子为同一植物的不同用药部位,性皆甘寒,但两者功效及临床应用不同,冬瓜皮以利水消肿清热见长,常用于治疗水肿胀满、小便不利等症,且能清热解暑,可用于暑热口渴、小便短赤等症;冬瓜仁上能清肺热,下能导大肠之积滞,且能化痰排脓,具有清热化痰、消痈排脓的作用,常用于湿热内蕴、日久成脓的肺痈、肠痈及痰热咳嗽、淋浊、带下等病症。再如,紫苏的用药部位可分为紫苏子、紫苏叶、紫苏梗,紫苏子辛温润降,入肺经而能降气化痰、止咳平喘,用于痰壅气逆、咳嗽气喘、肠燥便秘;紫苏叶辛温发散,入脾、肺胃经,能解表散寒、行气和胃,用于风寒感冒、咳嗽呕恶、妊娠呕吐、鱼蟹中毒等;紫苏梗辛温,入肺、脾经,能理气宽中、止痛、安胎,用于胸膈痞闷、胃脘疼痛、嗳气呕吐、胎动不安,临床应根据不同辨证,结合紫苏不同药用部位的不同性能特点,合理选用。

3. 注意中药的炮制　中药材多为生药,多须经一定的炮制处理,才能符合临床用药的需要。按照不同的药性和治疗要求有多种炮制方法,而有毒之品必须经过炮制后才能确保用药安全。有些药材的炮制还要加用适宜的辅料,并且注意操作技术和掌握火候,故《本草蒙筌》谓:"凡药制造,贵在适中,不及则功效难求,太过则气味反失。"可见炮制是否得当对保障药效、用药安全、便于制剂和调剂都有十分重要的意义。炮制可增强药物功能,提高临床疗效,如延胡索醋制后增强活血止痛功效,麻黄、紫菀、款冬花蜜制增强润肺止咳作用,红花酒制后活血作用增强,淫羊藿用羊脂炒后能增强补肾助阳作用。对一些毒副作用较强的药物经过加工炮制后,可以明显降低药物毒性及其副作用,如巴豆压油取霜,醋煮甘遂、大戟,酒炒常山,甘草银花水煮川乌、草乌,姜矾水制南星、半夏,胆巴水制附子等。炮制还可改变药物性能,扩大临床应用范围,如生地黄功专清热凉血、滋阴生津,而酒制成熟地黄后则成滋阴补血、填精益髓之品;生何首乌补益力弱且不收敛,能截疟解毒、润肠通便,经黑豆汁拌蒸成制何首乌后功专滋补肝肾、补益精血、涩精止崩;天南星经姜矾制后称制南星,功能燥湿化痰、祛风解痉,药性辛温燥烈,而经牛胆汁制后称胆南星,药性凉润,清化热痰、息风定惊;柴胡生用疏散退热,鳖血炒柴胡则可凉血除蒸。药物经炮制之后,可以改变药物性能,扩大应用范围,使之更适应病情的需要。有些药物经炮制后,可以在特定脏腑经络中发挥治疗作用,如《本草蒙荃》谓"入盐走肾脏""用醋注肝经"等,如知母、黄柏、杜仲经盐炒后,可增强入肾经的作用;如柴胡、香附、青皮经醋炒后,增强入肝经的作用。一些动物药及一些具有特殊臭味的药物,经过麸炒、酒制、醋制后,能起到矫味和矫臭的作用,如酒制乌梢蛇、醋炒五灵脂、麸炒白僵蚕、滑石烫刺猬皮、麸炒斑蝥等。

4. 注意药量大小、给药方法、服药时间　临床首先要掌握每味药的用量及中毒量。如《中国药典》(2020 年版)规定制川乌用量为 1.5~3.0 g,人参用量为 3~9 g,雄黄用量为 0.05~0.1 g 等,超过该剂量范围可能会引起毒副反应。还有长期服用中毒的报道,如苍耳子服用 1 个月以上,可造成蓄积中毒;斑蝥大面积长期外用可发生中毒,导致皮肤红斑、水疱、糜烂。

5. 注意配伍　药物应用应遵循相须、相使、相恶、相反、相畏、相杀等配伍规律和中医辨证规律,不可一味使用大寒或大热的药物,如使用大剂量的生石膏退热,要佐以生姜之温脾胃药;使用大热之附子散寒,要佐以黄芩等清热药。

6. 注意三因制宜　临床用药时要全面权衡和考虑气候、地域、环境及病人体质、性别、年龄等多方面因素。如夏季,人体腠理开放而易于出汗,即使感受风寒邪气而致病,辛温发散药物也不宜过用,以免汗多而伤津耗气;江南地区,温暖潮湿,外感邪气以风热居多,多用辛凉药物;北方地区,天寒地冻,外感则以风寒居多,多用辛温之品;小儿为纯阳之体,忌投峻攻,少用补益,药量宜轻;老年人功能衰退,气血亏虚,多用补益;阳盛和阴虚体质,慎用温热;阳虚或阴盛体质,慎用寒凉等。

思 考 题

1. 请结合文献研究,归纳提炼目前中药药性理论研究的前沿及特点。
2. 你认为中药药性理论研究如何应用于指导临床?
3. 请阐述中医药自信的理论源泉。

(林志健,张冰,云雪林)

第八章
中医药临床治疗观

学习目标

第一节　中药治疗的基本原则

中医在治疗疾病时,必须寻找出疾病的根本原因,抓住疾病的本质,并针对疾病的本质进行治疗的指导思想,即是"治病求本",这是中医治疗疾病的指导思想,位于治则治法理论体系的最高层次。

治则是治疗疾病的基本原则,是针对疾病所表现出的共性病机而确立的,如标本先后、扶正祛邪、调整阴阳、正治反治、三因制宜、同病异治与异病同治等,均属于基本治则。

一、标本先后

标与本的概念是相对的,常用来说明疾病过程中的各种矛盾关系。标本具有多种含义,若就疾病的本质与现象而言,本质为本,现象为标;若就发病的先后而言,先发之病为本,后发之病为标;若以病因与症状而言,病因为本,症状为标等。标本先后强调从复杂多变的病证中,分清标本缓急,然后确定治疗中的先后主次。这一治则体现了中医药学处理疾病过程中各种复杂矛盾的独到之处,也是治病求本原则的具体体现。

1. 急则治标　是指标病或标症甚急,可能危及病人生命或影响对本病治疗时所采用的一种治疗原则。由于此时的标病或标症已成为疾病过程中某一阶段矛盾的主要方面,也往往是疾病的关键所在,因此先治其标也是治本的必要前提。例如,大出血的病人,若短时间内出血量很多,甚至危及生命时,应采取紧急措施予以止血,待血止住病情缓解后,再根据其具体病因病机予以治本。

2. 缓则治本　是指标病或标症缓而不急时所采取的一种治疗原则,这是在治病求本原则指导下常用的治则。由于此时的本病是矛盾的主要方面,所以应当直接治其本,病本去而标自消。例如,风寒头痛,风寒阻滞经络的病因病机为本,头痛的症状为标,采用疏风散寒法,针对本质进行治疗,风寒之邪祛除,则头痛自解。

3. 标本兼治　是指标病与本病错杂并重时采用的一种治疗原则。此时单治本或单治标,都不能适应治疗病证的要求,故必须标本兼顾同治,才能取得较好的治疗效果。例如,阳热内盛,阴液亏损,出现腹满痛而便结,若单用清热泻下治标,则进一步伤正;若仅用滋阴生津治本,则邪热又不得祛除,只有采用滋阴与泻下并举的标本兼治法,才能使正复邪退而病愈。

二、扶正祛邪

扶正与祛邪,是针对虚证和实证所制定的两个基本治疗原则。疾病过程是正气与邪气相互斗争的过程,正盛邪衰则病退,邪盛正衰则病进。由于邪正斗争的消长盛衰变化,而形成了虚证或实证,故治疗疾病的根本目的就是扶助正气,祛除邪气,即所谓"虚则补之""实则泻之"。

扶正与祛邪虽是两种不同的治则,但两者之间又是相辅相成的。扶正的目的在于增强正气,正气充盛,机体抗御病邪和祛除病邪的能力就会提高,这样更有利于祛邪;而祛邪的目的在于祛除邪气,减少邪气对正气的损害,这样更有利于正气的恢复。因此,扶正也可以祛邪,祛邪亦有利于扶正,只要运用得当,两者就会相得益彰,促使疾病早日好转和痊愈。

临床中应用扶正与祛邪治则,首先要分清证候虚实。若虚证用攻,会使正气愈加衰弱;实证用补,可使邪气愈加亢盛。其次在用药上要注意轻重缓急。一般而言,扶正之法,药量宜先轻后重,贵在长期坚持,并注意保护脾胃的消化功能;祛邪之法,用药应注意中病即止,过用则易损伤人体正气。

三、调整阴阳

调整阴阳是通过调整阴阳的盛衰,以恢复阴阳平衡的治疗原则。人体的病理变化虽然复杂,但其根本原因是阴阳失调。调整阴阳,补偏救弊,促使阴平阳秘,就是针对阴阳失调这一基本病理变化而制定的治疗原则。

1. 损其有余 是针对阴阳偏盛病理变化所制定的治疗原则。阴阳偏盛是指阴邪或阳邪亢盛,所谓"邪气盛则实",故临床上表现为实证,当采用"实则泻之"的原则以损其有余。其中阳邪偏盛导致实热证,应以寒清热,用"热者寒之"的方法祛除阳邪;阴邪偏盛导致实寒证,应以温祛寒,用"寒者热之"的方法祛除阴邪。

2. 补其不足 是针对阴阳偏衰病理变化所制定的治疗原则。由于阴阳偏衰是指人体正气之阴阳虚衰,即所谓"精气夺则虚",故临床上表现为虚证,当采用"虚则补之"的治则。在治疗阴阳偏衰的病证时,还要注意"阴中求阳""阳中求阴"的阴阳相济之法。"阴中求阳"是指在补阳时适当配用补阴药,以此来促进阳气的化生。

四、正治反治

1. 正治 是治疗用药的性质、作用趋向逆病证表象而治的一种治则,适用于本质与现象一致的病证。常用的正治法有以下四种:① 寒者热之,即寒性病证出现寒象,用温热性质的方药进行治疗,如表寒证用辛温解表法,里寒证用辛热散寒法等。② 热者寒之,即热性病证出现热象,用寒凉性质的方药进行治疗,如表热证用辛凉解表法,里热证用苦寒清热法等。③ 虚则补之,即虚性病证出现虚象,用补益扶正的方药进行治疗,如阳气虚弱证用温阳益气法,阴血不足证用滋阴养血法等。④ 实则泻之,即实性病证出现实象,用攻逐祛邪的方药进行治疗,如痰热壅滞证用清热化痰法,瘀血内阻证用活血化瘀法等。

2. 反治 是指所用药物的性质、作用趋向顺从病证的某些表象而治的一种治则。适用于本质与现象不完全一致的病证。常用的反治法主要有以下四种:① 热因热用,即用温热性质的方药治疗具有假热现象病证的治法。适用于阴寒内盛,格阳于外的真寒假热证。② 寒因寒用,即用寒凉性质的方药治疗具有假寒现象病证的治法。适用于阳热极盛,格阴于外的真热假寒证。③ 塞因塞用,即用补益的方药治疗具有闭塞不通症状之虚性证候的治法。适用于真虚假实证。④ 通因通用,即用通利祛邪的方药治疗具有通泄症状之实性证候的治法。适用于真实假虚证。

总之,正治与反治,虽然在所用药物性质与病证表象关系上存在着差异,但对疾病的本质而言,两者都是逆其病证性质而治的法则,均属于治病求本。

五、三因制宜

疾病的发生和发展变化是由多方面因素所决定的,人的年龄、性别、体质,时令气候变化,以及地理环境差异等对病变都有一定的影响。

1. 因人制宜 即根据病人的年龄、性别、体质等不同特点,制定适宜的治法、选用适宜的方药。人的年龄不同,生理状况和气血盈亏有别,病理变化各异,故治疗用药也应有所区别。特别是小儿、老年人和妊娠期妇女,尤当注意用药的宜忌。

2. 因时制宜　即根据不同季节、节气的气候特点,制定适宜的治法、选用适宜的方药。四时气候的变化,对人体生理活动、病理变化都会产生一定的影响,所以治疗疾病时必须考虑时令气候的特点。如春夏季节,人体腠理疏松开泄,即使外感风寒致病,也不宜过用辛温发散之品,以免开泄太过,耗伤气阴。

3. 因地制宜　即根据不同地区的地理环境特点,制定适宜的治法、选用适宜的方药。不同的地区,由于地势高下气候寒热及居民饮食习惯不同等因素,导致人的体质和发病后的病理变化不尽相同,因此治疗用药也应有所区别。

六、同病异治与异病同治

在诊治疾病中,要掌握同病异治和异病同治的原则。

1. 同病异治　指同一种病,由于发病的时间、地域不同,或所处疾病的阶段或类型不同,或病人的体质有异,故反映出的证不同,因而治疗也有不同。如麻疹在不同的疾病阶段表现为不同的证,故初期当解表透疹;中期清肺热;后期滋养肺阴胃阴等。

2. 异病同治　指几种不同的疾病,在其发展变化过程中出现了大致相同的病机,表现为大致相同的证,因而采用相同的治法和方药来治疗。如胃下垂、肾下垂、子宫脱垂、脱肛等不同的病变,其病机的关键是"中气下陷",表现为大致相同的证,故皆可用补益中气的方法来治疗。

因此,中医学对疾病治疗的着眼点是证,即所谓"证同治亦同,证异治亦异"。

第二节　常用中药治法

一、中药治疗八法

中医药治法历史悠久,内容丰富。历代医药学家通过长期医疗实践制定的众多治法中,最具代表性的当属清代程钟龄提出的"八法",他在《医学心悟》卷首中云:"论病之原,以内伤、外感四字括之。论病之情,则以寒、热、虚、实、表、里、阴、阳八字统之。而论治病之方,则又以汗、和、下、消、吐、清、温、补八法尽之。盖一法之中,八法备焉。八法之中,百法备焉。病变虽多,而法归于一。"此后,医家均将这八法作为中医药常用治疗方法的准则。

1. 汗法　亦称解表法,是通过发汗解表,宣肺散邪的方法,使在表之邪随汗而解的一种治法。主要适用于各种外感表证。

2. 吐法　是通过涌吐,使停留在咽喉、胸膈、胃脘的痰涎、宿食及毒物等从口排出的一种治法。适用于痰涎壅盛的癫狂、喉痹,宿食停积胃脘,毒物停于胃中,以及霍乱吐泻不得等病证。

3. 下法　是通过荡涤肠胃,排出粪便,使停留在肠胃的有形积滞从大便而出的一种治法。适用于燥屎内结,冷积不化,瘀血内停,宿食不消,结痰停饮,以及虫积等症。

4. 和法　是通过和解与调和的方法,使半表半里之邪,或脏腑、阴阳、表里失和之证得以解除的一种治法。和法的特点是作用缓和,照顾周全,内涵丰富,适应证也较广泛,主要适用于邪犯少阳病及肝脾、胆胃、肠胃等的不和证。

5. 温法　是通过温里祛寒,使在里之寒邪得以消散的一种治疗方法。适用于脏腑沉寒痼冷,寒饮内停,寒湿不化,以及阳气衰微等。

6. 清法　是通过清泻里热,使在里之火热毒邪得以消退的一种治疗方法。主要采用清热泻火、清热凉血、清热燥湿、清热解毒、清虚热药等寒凉性质方药治疗,适用于里热证、温热病邪所致的各种病症等。

7. **消法** 是通过消食导滞、行气活血、化痰利水、驱虫等方法,使气、血、痰、食、水、虫等所结成的有形之邪渐消缓散的一种治疗方法。适用于饮食停滞,气滞血瘀,癥瘕积聚,水湿内停,痰饮不化,疳积虫积等。

8. **补法** 是通过补养,恢复人体正气的一种治法,适用于各种虚证。虚证是指人体气、血、阴、阳不足而产生的病证。

中医药治疗八法内涵丰富,既各寓深意,又彼此相互联系。具体运用八法时,应注意三点:一是针对具体病情,常常多种治法同用,诸如汗补并用,清下配伍,消补兼施等;二是法中有法,即每种治法中含有多种小治法,如和法中包括和解少阳、调和肝脾、调和肠胃等小治法;三是各法的运用要适度,注意汗而勿伤、下而勿损、温而勿燥、清而勿凝等。

二、中西药结合疗法

中成药与西药联合应用既可以协同增效,也可能产生拮抗,降低疗效,甚至可能产生不良反应。因此,在临床实践中,对于中成药与西药联合应用宜有所选择,即选择具有协同增效或配伍减毒的中成药与西药同用。如板蓝根颗粒剂与磺胺增效剂合用,抗菌消炎作用增强。异烟肼、利福平与灵芝颗粒剂合用,抗结核杆菌作用增强,且结核杆菌不易产生耐药性。解毒消炎丸配合异烟肼,治疗淋巴结核效果显著增强。香连化滞丸与呋喃唑酮合用,可增强疗效。四君子丸、补中益气丸可增强环磷酰胺抗肿瘤作用等。有的西药与中成药配伍可减少毒性及不良反应,如小柴胡汤可减轻丝裂霉素的骨髓抑制作用,十全大补丸、附子理中丸可预防、治疗锑剂引起的胃肠道反应和白细胞减少症。

第三节 中药处方

一、中药处方的概述

中药处方是医师辨证论治的书面记录和凭证,反映了医师的辨证立法和用药方略,是中药治疗中"理、法、方、药"密切融合的技术文书。中药处方既可作为中药调剂工作的依据,也可作为法律、计价、统计的依据。中药处方反映着医师辨证论治水平的高低和医疗技艺的优劣,关系着中药治疗的效果和病人的安危,是中药临床治疗体系的重要组成部分。

二、中药处方的类型

(一) 古代医籍中的处方(方剂)分类

我国古代医籍中的处方分类,主要有按病证分类、脏腑分类、病因分类、组成分类和治法(功能)分类等。春秋战国时期的《五十二病方》是现存最早的方书,也是第一部以病证为依据分类处方的著作。该书记载了52类疾病和相关处方283首,涉及内、外、妇、儿、五官等科。此后,汉代张仲景的《伤寒杂病论》、唐代王焘的《外台秘要》、宋代的《太平圣惠方》、明代的《普济方》和清代的《张氏医通》都是按病证分类处方的代表作。脏腑分类亦属病证分类的范畴,只是首列脏腑,再分列病证。如唐代孙思邈的《备急千金要方》即是以脏腑分类处方。病因分类是以病因为纲,分列诸证的分类方法,也属病证分类的范畴。如宋代陈言的《三因极一病证方论》等。以组成分类处方的代表是金代成无己提出的"七方",其在《伤寒明理药方论·序》中云:"制方之用,大、小、缓、急、奇、偶、复,七方是也。""七方"的实质,是以病邪的轻重、病位的上下、病势的缓急、病体的强弱作为制方的依据。所谓大方,是指药味多或用量大,以治邪气方盛的重剂;小方是指药味少或用量小,以治病浅邪微的轻剂;缓方是指药性缓和,以治病势缓慢需长期服用的方剂;急方是指药性峻猛,以治病势急重急于取效的方剂;奇方是指由单数药味组成的方剂;偶方是指由双数药味组成的方剂;复方则是两方或数方组合而成的方剂。

治法分类亦称功能分类,始于北齐徐之才的"十剂"。如徐之才在《药对》中云:"药有宣、通、补、泄、轻、重、涩、滑、燥、湿十种。"成无己在《伤寒明理药方论·序》中首次明确提出"十剂"之名,云:"制方之体,宣、通、补、泄、轻、重、涩、滑、燥、湿十剂是也。"《景岳全书·新方八略引》提出处方分为"八阵",即补、和、攻、散、寒、热、固、因,并在书中予以解释。清代汪昂著《医方集解》开创了新的功能分类法,将处方分为补养、发表、涌吐、攻里、表里、和解、理气、理血、祛风、祛寒、清暑、利湿、润燥、泻火、除痰、消导、收涩、杀虫、明目、痈疡、经产及救急良方共22剂。这种分类方法,概念比较明确,切合临床的实际需要。

（二）中药处方的现代分类

现代方剂学教材遵循以法统方的原则,将所辑之方分为解表、泻下、和解、清热、温里、补益、固涩、安神、开窍、理气、理血、治风、治燥、祛湿、祛痰、消食、驱虫和涌吐方,是古代以功能治法分类的继承和延续。

此外,根据内容的特点和区别,中药处方又可分为古方、经方、时方、法定处方、协定处方、验方(偏方)、秘方、医师临证处方等类型。它们的含义分别是:① 古方,泛指古代医籍中所记载的方剂;② 经方,指《黄帝内经》《伤寒论》《金匮要略》等经典著作中记载的方剂;③ 时方,泛指从清代至今出现的方剂;④ 法定处方,指《中国药典》或部颁药品标准所收载的处方,它具有法律的约束性;⑤ 协定处方,指医疗机构医师会同药师,根据临床需要,相互协商制定的处方;⑥ 验方(偏方),指在民间流行,有一定疗效的简单处方;⑦ 秘方,有一定的独特疗效,但秘而不传的处方;⑧ 医师临证处方,指医师根据辨证论治,所拟的处方。

三、中药处方的特点

由于中医药学独特的理论体系和诊疗思路,以及中药自身的特殊性,中药处方有区别于其他类别药物处方的特点。

（一）中药处方的组成特点

君、臣、佐、使是中药处方的基本组方原则。对中药处方进行分析,就可看出该方是以什么方剂为主加减变化而成,以及该方的主要功效和适应证。有的中药处方带有脉案,则更能清楚地从脉案的主证、诊断、立法中看出方剂的组成、加减变化、功效等,这为准确配方,防止误配或错配药物奠定了基础。

（二）中药处方药物名称的特点

中药处方中出现的药物名主要有以下三种类型。

1. 正名　以《中国药典》或部颁药品标准或地方炮制规范标准为依据,以本草文献做参考。中药正名是中药的规范化名称,一般都有一定的来历和解释,且为一药一名,如黄连、紫草、金银花、芒硝、蝉蜕等。

2. 别名　指除正名以外的中药名称,一般也有一定来历和解释,如首乌藤、玉蝴蝶等。有的则是在中药正名前冠以术语来说明医师对药物的炮制、品种、产地、采收季节等方面的要求,可以有一个至多个,如酒大黄、云茯苓、陈棕榈、明天麻等。

3. 并开药名　即一名多药,是指将2~3种饮片合并写在一起而构成并开药品。如二母(知母、贝母)、二乌(川乌、草乌)、荆防(荆芥、防风)、焦三仙(焦山楂、焦神曲、焦麦芽)等。此外,由于品种繁多、地区差异及历代文献记载不同等原因,中药名称繁杂众多,中药处方中饮片名称往往仅一字之差,却有根本区别,这主要包括以下四种情况:① 完全不同的两种饮片(如黄连和胡黄连);② 同一品种的不同炮制规格(如干姜和炮姜);③ 同一植物的不同入药部位(如桑叶和桑枝);④ 并开的两种饮片(如苍术和白术)。

（三）中药处方中的常用术语

由于医疗需要,医师为了表达用药意图和要求,常采用不同的术语对中药的炮制、产地品种、质量等方面作不同的要求,中药处方中的术语可分为以下七类。

1. 炮制类　中药采用不同的炮制方法,可获得不同的药效,医师根据医疗需要,为了更好地发挥药效而提出炒、炙、煅、煨等不同的炮制要求。如炙大黄(酒蒸)、炙何首乌(黑豆黄酒炙)、炙麻黄(蜜炙)等。

2. 质地类　药材质地与药物的质量有密切的关系,为保证药品质量,医师处方对药材质地也有要求。如落水沉香(沉香以体重质坚、油性大、香气浓、沉水者佳)、明天麻(天麻以质坚实,略呈透明状为优)、肥玉竹、细木通、子黄芩等。

3. 产地类　中药讲究道地药材,医师常在处方药名前标明产地,如怀山药、田三七、东阿胶等。

4. 产时、新陈类　药材的质量与采收季节有密切的关系。有的以新鲜者为佳,有的以陈久者为佳。中药处方对此有不同要求,如绵茵陈(质嫩)、陈香橼、陈佛手、霜桑叶等。

5. 质量类　中药饮片质量的优劣,直接影响治疗效果,历代医家非常重视药材的质量优劣。医师处方对药品质量提出要求,如九孔石决明。

6. 修治类　修治的目的是除去杂质和非药用部分,以洁净药材,保证符合医疗需要,如金樱子(去核)、山茱萸(去核)、巴戟天(去心)、乌梢蛇(去头、鳞片)、乌梅肉(去核)、斑蝥(去头、足、翅)等。

7. 颜色、气味类　药材的颜色和气味与药物的质量也密切相关,如苦桔梗、绿升麻、香白芷、苦杏仁等。

（四）中药处方脚注

中药的处方脚注是指医师开汤剂处方时在某味药的上角或下角处所加的简明要求,又称为"旁注"。其作用是简明地指示调剂人员对该味药的饮片所要采取的处理方法。脚注的内容一般包括炮制法、煎法、服法等。常见的脚注术语如先煎、后下、包煎、另煎、炮、炙、炒、煨、打碎、炒制等。如处方中,大枣劈开、麻黄制绒、大黄后下等。处方脚注与处方常用术语意思相似,所不同的是前者一般是医师在药名后注简明术语,提示调剂人员需采用特殊的方法处理;后者则是医师在药名前附加术语,表示其用药的要求。

第四节　中药的治疗实施

中药组方既有严格的原则性,又有极大的灵活性。在选用成方时,亦须根据病人的具体情况,予以灵活化裁,加减运用,做到"师其法而不泥其方"。但药物加减、用量多寡、剂型更换都会使其功用发生不同变化,这一点必须十分重视。

一、药味加减变化

药味增减变化有两种情况。一种是佐使药的加减,即在主症不变的情况下,对某些药进行增减,以适应一些次要兼症的需要。另一种是臣药的加减。这种加减改变方剂的配伍关系,会使方剂的功效发生根本变化,如三拗汤,即麻黄汤去桂枝。

二、药量增减变化

方剂的药物组成虽然相同,但药物的用量不同,配伍关系即有君臣佐使变化,从而其功用、主治则各有所异。如小承气汤与厚朴三物汤虽均由大黄、厚朴、枳实三药组成,但小承气汤以大黄四两为君,枳实三枚为臣,厚朴二两为佐,其功用则为攻下热结。而厚朴三物汤则以厚朴八两为君,枳实五枚为臣,大黄四两为佐使,其功用为行气消满。

三、汤药与中成药治疗

汤药(含配方颗粒)与中成药治疗是中医临床常用的治疗手段。汤药具有吸收快,作用强的优点,又可根据临床具体病症灵活处方,临床上应用最广。中成药因其服用及携带方便,用途广泛,颇受医生和病人的青睐。在临床上,常存在汤药与中成药联合治疗的情形。

中成药与汤剂的联合用药形式主要有以下三种。一是中成药与汤药同服,即根据病情需要辨证论治,遣药组方,并选用所需的成药,用煎好的汤药送服。一般这类成药多含有贵重药材,或多含挥发性成分,不能与汤剂同煎,或药味太多,汤剂处方无法概括,如安宫牛黄丸、局方至宝丹、紫雪散、行军散、苏合香丸、十香丸、活络丸、再造丸等。如治疗肝阳暴涨、阳升风动、气血上逆、痰火上蒙所致中风昏迷,治宜凉肝息风、辛凉开窍之法,常以羚羊角汤加减以清肝息风,育阴潜阳,同进灌服安宫牛黄丸或局方至宝丹,以清热解毒,凉开宣窍。二是中成药与汤剂交替使用,一般以汤剂为主要治疗手段以解决主要矛盾,交替使用一些中成药作为辅助治疗手段,或照顾兼症,或扶正固本。如治疗癥瘕积聚,常投以大黄、土鳖虫、水蛭、虻虫、桃仁等破血消癥之剂为主,同时交替服用人参养荣丸或十全大补丸为辅以补益气血,扶正固本。三是中成药混入汤剂中包煎同用,含有提高药效、照顾兼证、扶正祛邪等多种目的。如治疗暑热烦渴,常于益气生津,清热解暑之剂中加入六一散或益元散、碧玉散包煎,以增强清热泻火、解暑除烦之功。又如治疗小儿遗尿常用固涩收敛缩尿之剂,气虚者加补中益气丸适量包煎,肾虚者加金匮肾气丸适量包煎,以增强固本缩尿之功。

汤药与中成药是中药的不同运用形式,各有优势,两者应互为补充。

此外,在临床诊治疾病过程中,如果遇到病情复杂,一个中成药不能满足所有证候时,可以联合应用多种中成药。多种中成药的联合应用,应遵循药效互补原则及增效减毒原则;功能相同或基本相同的中成药原则上不宜叠加使用;药性峻烈的或含毒性成分的药物应避免重复使用;合并用药时,注意中成药的各药味、各成分间的配伍禁忌;一些病证可采用中成药内服与外用药联合使用。

思 考 题

1. 中药治疗的基本原则有哪些?
2. 什么是中药处方? 根据内容的特点和区别,中药处方又分为哪些?
3. 根据临床实际,谈谈你对中西药联用的理解。

（王加锋,任艳玲,樊凯芳,张冰）

第三篇

临床中药学服务实践

第九章
中药处方审核与处方点评

学习目标

　　2018 年国家卫生健康委员会、国家中医药管理局联合发布《关于加快药学服务高质量发展的意见》（国卫医发〔2018〕45 号），明确提出进一步实行药学服务，促进临床合理用药，要求加强处方审核和处方点评，鼓励各级卫生健康行政部门依托药事质控中心等组织，开展本区域内、跨医疗机构的处方点评，将点评结果纳入对医疗机构的绩效考核指标中，并与医师处方权授予、职称评定、医师定期考核和药师审核处方质量评价挂钩。《关于开展全面提升医疗质量行动（2023－2025 年）的通知》（国卫医政发〔2023〕12 号）中进一步要求推行临床药师制，发挥药师在处方审核、处方点评、药学监护等合理用药管理方面的作用。

第一节　中药处方审核

　　为规范医疗机构处方审核工作，促进临床合理用药，保障病人用药安全，2018 年国家卫生健康委员会等三个部门根据《中华人民共和国药品管理法》《医疗机构药事管理规定》《处方管理办法》《医院处方点评管理规范（试行）》等有关法律法规、规章制度，联合制定了《医疗机构处方审核规范》（国卫办医发〔2018〕14 号）。《医疗机构处方审核规范》对处方审核的基本要求、审核依据和流程、审核内容、审核质量管理、培训等做出规定。通过规范处方审核行为，一方面提高处方审核的质量和效率，促进临床合理用药；另一方面体现药师专业技术价值，转变药学服务模式，为病人提供更加优质、人性化的药学技术服务。

一、处方审核的概述

　　处方审核是医院药师的基本职责，是保障病人用药安全的重要途径。

　　处方审核是指药学专业技术人员运用专业知识与实践技能，根据相关法律法规、规章制度与技术规范等，对医师在诊疗活动中为病人开具的处方，进行合法性、规范性和适宜性审核，并做出是否同意调配发药决定的药学技术服务。

　　审核的处方包括纸质处方、电子处方和医疗机构病区用药医嘱单。

二、处方审核的法规要求

　　根据《医疗机构处方审核规范》，处方审核应符合如下规定。

　　（1）所有处方均应当经审核通过后方可进入划价收费和调配环节，未经审核通过的处方不得收费和调配。

　　（2）处方审核常用临床用药，应依据国家药品管理相关法律法规和规范性文件，如临床诊疗规范、指南、临床路径、药品说明书、国家处方集等。

　　（3）药师是处方审核工作的第一责任人。药师应当对处方各项内容进行逐一审核。医疗机构可以通过相关信息系统辅助药师开展处方审核。对信息系统筛选出的不合理处方及信息系统不能审核的部分,应当由药师进行人工审核。

(4)经药师审核后,认为存在用药不适宜时,应当告知处方医师,建议其修改或重新开具处方;药师发现不合理用药,处方医师不同意修改时,药师应当做好记录并纳入处方点评;药师发现严重不合理用药或用药错误时,应当拒绝调配,及时告知处方医师并记录,按照有关规定报告。

(5)从事处方审核的药学专业技术人员(以下简称药师)应当满足以下条件:① 取得药师及以上药学专业技术职务任职资格;② 具有 3 年及以上门急诊或病区处方调剂工作经验,接受过处方审核相应岗位的专业知识培训并考核合格。

三、处方审核的技术规范与流程

(一)处方审核的技术规范

依据《医疗机构处方审核规范》,要对处方的合法性、规范性和适宜性进行审核。

1. 合法性审核

(1)处方开具人是否根据《中华人民共和国执业医师法》取得医师资格,并执业注册。

(2)处方开具时,处方医师是否根据《处方管理办法》(中华人民共和国卫生部令第 53 号)在执业地点取得处方权。

(3)麻醉药品、第一类精神药品、医疗用毒性药品、放射性药品、抗菌药物等药品处方,是否由具有相应处方权的医师开具。

2. 规范性审核

(1)处方是否符合规定的标准和格式,处方医师签名或加盖的专用签章有无备案,电子处方是否有处方医师的电子签名。

(2)处方前记、正文和后记是否符合《处方管理办法》等有关规定,文字是否正确、清晰、完整。

(3)条目是否规范。

1)年龄应当为实足年龄,新生儿、婴幼儿应当写日、月龄,必要时要注明体重。

2)中药饮片、中药注射剂要单独开具处方。

3)开具西药、中成药处方,每一种药品应当另起一行,每张处方不得超过 5 种药品。

4)药品名称应当使用经药品监督管理部门批准并公布的药品通用名称、新活性化合物的专利药品名称和复方制剂药品名称,或使用出原卫生部公布的药品习惯名称;医院机构制剂应当使用药品监督管理部门正式批准的名称。

5)药品剂量、规格、用法、用量准确清楚,符合《处方管理办法》规定,不得使用"遵医嘱""自用"等含糊不清字句。

6)普通药品处方量及处方效期符合《处方管理办法》的规定,抗菌药物、麻醉药品、精神药品、医疗用毒性药品、放射药品、易制毒化学品等的使用符合相关管理规定。

7)中药饮片、中成药的处方书写应当符合《中药处方格式及书写规范》。

3. 适宜性审核

(1)西药及中成药处方,应当审核以下项目。

1)处方用药与诊断是否相符。

2)规定必须做皮试的药品,是否注明过敏试验及结果的判定。

3)处方剂量、用法是否正确,单次处方总量是否符合规定。

4)选用剂型与给药途径是否适宜。

5)是否有重复给药和相互作用情况,包括中药汤药与中成药、中药汤药与西药、中成药与西药、中成药与中成药、西药与西药之间是否存在重复给药和有临床意义的相互作用。

6）是否存在配伍禁忌。

7）是否有用药禁忌：儿童、老年人、孕妇及哺乳期妇女、脏器功能不全病人是否有禁忌使用的药物，患者用药是否有食物、药物过敏史及禁忌证等。

8）溶媒的选择、用法用量是否适宜，静脉输注的药品给药速度是否适宜。

9）是否存在其他用药不适宜情况。

（2）中药饮片处方，应当审核以下项目。

1）中药饮片处方用药与中医诊断（病名和证型）是否相符。

2）饮片的名称、炮制品选用是否正确，煎法、用法、脚注等是否完整、准确。

3）毒麻贵细饮片是否按规定开方。

4）特殊人群如儿童、老年人、孕妇及哺乳期妇女、脏器功能不全病人是否有禁忌使用的药物。

5）是否存在其他用药不适宜情况。

（二）处方审核的流程

《处方管理办法》第三十五条要求"药师应当对处方用药适宜性进行审核"。药学专业技术人员运用专业知识和实践技能，根据相关法律法规、规章制度和技术规范等，对医师在诊疗活动中为病人开具的处方，进行合法性、规范性和适宜性审核，主要遵循以下技术流程。

（1）药师接收待审核处方，对处方进行合法性、规范性、适宜性审核。

（2）若经审核判定为合理处方，药师在纸质处方上手写签名（或加盖专用印章）、在电子处方上进行电子签名，处方经药师签名后进入收费和调配环节。

（3）若经审核判定为不合理处方，由药师负责联系处方医师，请其确认或重新开具处方，并再次进入处方审核流程。

随着药学信息化建设需求的增长和处方前置审核系统的发展，阶段性进行处方审核的系统部署、策略梳理及实践经验总结十分必要。《医疗机构处方审核规范》规定"药师是处方审核工作的第一责任人""医疗机构应当积极推进处方审核信息化"，通过医疗机构审核确认的信息系统内置处方审核规则来实现处方审核。基于计算机辅助的处方前置审核系统发展迅速，成为处方审核的重要工具。处方前置审核系统，即在药物合理使用的基础上，以知识库和数据库为技术内核，通过数据转译与医院信息系统互联互通，比照上市药品说明书中已注明的用法用量，结合循证医学证据，形成适应医院特色的"基础数据库+精细化数据库"的多维度数据审核模式。处方前置审核系统是医院药学转型发展过程中规范临床合理用药、促进药学服务转型的重要着力点。结合人工处方审核流程，计算机辅助的处方前置审核系统一般采用如下流程（图9-1）。

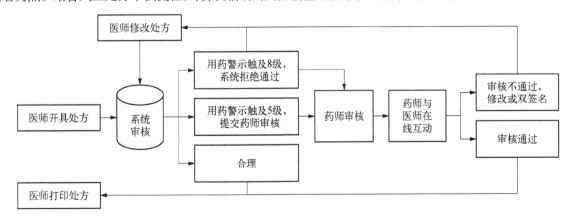

图9-1 计算机辅助的处方前置审核系统工作流程

步骤一：系统审核阶段。医师开具处方时,处方审核系统判断所开具药品的适应证、用法用量等是否与系统设置的用药规则一致。若一致,系统判断处方合理,自动通过审核,进入收费环节。若不一致,系统判断处方为"慎用""不推荐使用"或"禁用",立即弹出相关用药警示信息。对于处方审核系统判断为"禁用"级别的处方,系统设置自动拦截,医师必须修改处方;对于系统判断为"慎用""不推荐使用"级别的不合理处方,进入"步骤二"。

步骤二：人工审核阶段。药师对系统审核判断为"慎用""不推荐使用"级别的处方进行人工审核。药师审核后判断为合理的处方可进入收费环节。药师审核后判断为不合理的处方予以退回,可采用退回请医师复核并签名确认或拒绝并要求医师必须修改处方两种方式。

医师对退回的处方可采取下列处理措施: ① 医师对病人病情评估后坚持使用原治疗方案,再次复核并签名确认后处方可继续收费。医师再次复核签名确认使用原治疗方案的处方,在系统中予以记录。 ② 医师更改原治疗方案,修改后的处方将作为新处方重新进入步骤一进行审核。药师退回的处方,若医师不采取上述处理措施,处方将无法收费。

处方审核工作并非医院诊疗信息孤岛,而是沟通药事管理、临床诊疗和药学服务的桥梁。处方前置审核系统使得药师由药品保障主导的劳动密集型向提供临床药学服务的智慧密集型转变。传统人工处方审核需要药师对处方全部项目进行审核。其中,重复项审核严重降低了处方审核的效率,审核准确性也受制于药师个体的专业知识水平、审核标准掌握与临床用药决策等,造成审核结果主客观偏倚。相较于传统审方模式,前置审核采用"系统审核+人工复核"方法,不仅可实现处方快速、高效的系统审核,而且问题处方的人工复核时间也会缩短。随着药师审方准确度与专业性的提高,可以促进形成医师和药师的专业沟通闭环,缩短就诊时间,提高就诊效率。

第二节　中药处方点评

一、中药处方点评的概述

处方点评是根据相关法规、技术规范,对处方书写的规范性及药物临床使用的适宜性(用药适应证、药物选择、给药途径、用法用量、药物相互作用、配伍禁忌等)进行评价,发现存在或潜在的问题,制定并实施干预和改进措施,促进临床药物合理应用的过程。中药处方点评是对中成药或中药饮片处方进行点评、干预及提升合理用药水平的系统过程。

处方点评作为临床药学服务的一个重要组成部分,有利于建立良好的医师与药师关系,促进医师与药师之间的有效沟通,有效提升医院医疗质量、加强临床药品应用价值、进一步提高药物治疗效果的作用。中药处方点评属于回顾性的处方合理性评价,实现了对处方质量和用药合理性的监督检查,减少了由于处方开具不规范、处方用药不适宜而引起的药害事件和医疗事故,保障了人民的用药有效与安全。

二、中药处方点评的法规要求

中药处方点评要求处方点评人员对中药处方合理性进行回顾性分析(事后评价),即根据国家卫生健康委员会颁发的《医院处方点评管理规范(试行)》要求,包括但不限于以下法律法规条例。

(1)《中国药典》(2020 年版)。

(2)《中华人民共和国药品管理法》。

(3)《处方管理办法》(中华人民共和国卫生部令第 53 号)。

(4) 药品说明书(中成药)。

（5）《中成药临床应用指导原则》（国中医药医政发〔2010〕30号）。

（6）《中药处方格式及书写规范》（国中医药医政发〔2010〕57号）。

（7）卫生行政主管部门颁布的诊疗指南。

（8）国家药品监督管理局药品评价中心药品不良反应信息通报、药物警戒快讯。

除上述权威参考资料外，还需结合国家及地方各级卫生行政管理部门等发布的相应通知及规章要求，综合点评中药处方。

三、中药处方点评的技术规范与流程

（一）组织管理

处方点评工作在医疗机构药物与治疗学委员会（组）和医疗质量管理委员会领导下，由医院医疗管理部门和药学部门共同组织实施，根据医疗机构自身实际情况，建立由医疗机构药学、临床医学、临床微生物学、医疗管理等多学科专家组成的处方点评专家组，为处方点评工作提供专业技术咨询。

药学部门成立处方点评工作小组，负责处方点评的具体工作。

（二）处方抽取

处方点评工作小组根据本院诊疗工作实际，制定本院处方点评抽取方案，包括处方具体抽样方法和抽样率，按照确定的处方抽取方案随机抽取处方。

门急诊处方的抽样率不应少于总处方量的1%，二级以下医疗机构每月点评处方总抽样量绝对数≥100张；二级以上（含二级）医疗机构每月点评处方总抽样量绝对数≥300张，其中门诊处方≥200张、急诊处方≥100份。病房（区）医嘱单的抽样率（按出院病历数计）不应少于1%，且每月点评出院病历绝对数不应少于30份。

抽样方法采用横断面抽样：针对不同目标分层抽样；抽样间隔：总样本数÷需抽取的样本数，举例9 876÷100＝98.76（取整99），即样本量为9 876张处方，在其中抽取100张处方，其间隔为99张抽取一张。首张样本处方以抽号确定；实际工作中可确定：第几周、第几天、某时段处方。抽样需有代表性及可比性，样本要有同源及一致性。

（三）点评内容

处方点评小组将门诊、急诊处方按照《医院处方点评工作表》（表9-1、表9-2）进行点评，病房（区）用药医嘱以病人住院病历为依据实施综合点评。点评表格由医院根据本院实际情况自行制定。

三级以上医疗机构（含三级）应当逐步建立健全专项处方点评制度。专项处方点评是医院根据药事管理和药物临床应用管理的现状和存在的问题，确定点评的范围和内容，对特定的药物或治疗特定疾病的药物（如国家基本药物、血液制品、中药注射剂、肠外营养制剂、抗菌药物、辅助治疗药物、激素等临床使用及超说明书用药、肿瘤病人和围手术期用药等）使用情况进行的处方点评。

（四）点评原则

处方点评工作坚持评价标准的科学性，遵循有关药物临床应用指导原则、临床路径、临床诊疗指南和药品说明书等评价依据，按照相应的处方点评指南进行点评工作，填写完整、准确的书面记录，有点评结果分析和评估报告。

处方点评结果以《医院处方点评管理规范（试行）》中所列情况为判定依据，分为合理处方和不合理处方。不合理处方包括不规范处方、用药不适宜处方及超常处方。

（五）点评要点

1. 中药处方应符合辨证论治的原则　中成药是以中医药理论为基础发展而来，辨证论治是临床使用中成药的根本依据。因此，辨证是合理使用中成药的前提。中成药与西药最大的不同在于，西药主要对病，何病对何药，非常明确；而中成药的使用要求对证为主，对病为辅，比如同一种病的证型不同，用药不同，或不同病的证候相同，用药相同，也就是中医的同病异治与异病同治。

表 9-1 处方及用药基本信息统计表

医疗机构名称:			统计日期:				统计人:			
处方日期: 年 月 日 至 年 月 日										
序号	部门	点评处方总数	药品品种数	总处方金额	抗菌药处方数	血液制品处方数	中药注射剂处方数	激素处方数	注射剂处方数	药品通用名数	处方/医嘱单总数
---	---	---	---	---	---	---	---	---	---	---	---
1	门诊药房										
2	急诊药房										
3	病区药房										
总计											
平均											
%											
填表说明											
1.		需要您填写			不需要您填写		可自动生成数据				
2. 请将本页名称改为"医疗机构名称-年月-处方及用药基本信息统计表"。例如:"××医院-202210-处方及用药基本信息统计表"											
3. 有=1 无=0;结果保留小数点后一位											

表 9-2 不合理处方统计表

医疗机构名称:				统计日期:			
处方日期: 年 月 日至 年 月 日				统计人:			
序号		问题代码	存在问题	门诊处方数	急诊处方数	医嘱单数	病例数
1	不规范处方	1-1	处方的前记、正文、后记内容缺项,书写不规范或字迹难以辨认的				
2		1-2	医师签名、签章不规范或与签名、签章的留样不一致的				
3		1-3	药师未对处方进行适宜性审核的(处方后记的审核、调配、核对、发药栏目无审核调配药师及核对发药药师签名,或单人值班调剂未执行双签名规定)				
4		1-4	新生儿、婴幼儿处方未写明日、月龄的				
5		1-5	西药、中成药与中药饮片未分别开具处方的				
6		1-6	未使用药品规范名称开具处方的				
7		1-7	药品的剂量、规格、数量、单位等书写不规范或不清楚的				
8		1-8	用法、用量使用"遵医嘱""自用"等含糊不清字句的				
9		1-9	处方修改未签名并注明修改日期,或药品超剂量使用未注明原因和再次签名的				

续　表

序号	问题代码		存在问题	门诊处方数	急诊处方数	医嘱单数	病例数
10	不规范处方	1-10	开具处方未写临床诊断或临床诊断书写不全的				
11		1-11	单张门急诊处方超过 5 种药品的				
12		1-12	无特殊情况下,门诊处方超过 7 日用量,急诊处方超过 3 日用量,慢性病、老年病或特殊情况下需要适当延长处方用量未注明理由的				
			小计 1				
13	用药不适宜处方	2-1	适应证不适宜的				
14		2-2	遴选的药品不适宜的				
15		2-3	药品剂型或给药途径不适宜的				
16		2-4	无正当理由不首选国家基本药物的				
17		2-5	用法、用量不适宜的				
18		2-6	联合用药不适宜的				
19		2-7	重复给药的				
20		2-8	有配伍禁忌或不良相互作用的				
21		2-9	其他用药不适宜情况的				
			小计 2				
22	超常处方	3-1	无适应证用药的				
23		3-2	无正当理由开具高价药的				
24		3-3	无正当理由超说明书用药的				
25		3-4	无正当理由为同一病人同时开具两种以上药理作用相同药物的				
			小计 3				
			处方总数				
			点评处方总数				
			不合理处方数				
			不合理处方比例(%)				
			填表说明				
1.			需要您填写数据		可自动生成数据		
2. 请将本页名称改为"医疗机构名称-年月-不合理处方统计表"。例如,"××医院-202210-不合理处方统计表"							
3. 如果某一项的数据缺失,请您填入 0							

2. 如何判断中药处方适应证是否适宜

(1) 处方诊断证型与说明书证型相同,但处方无病名,判定为合理处方。

(2) 处方病名与说明书不同,需看是否符合异病同治,符合者为合理处方,不符合者则判定为适应证不适宜。

(3) 对于说明书中已明确证型和适用病名的药物,若处方诊断超出说明书范围即判定为适应证不适宜。

3. 判断中药间重复用药的标准　以下情况均判定为不适宜处方中的重复用药。

(1) 含毒性中药成分制剂的重复使用。

(2) 含作用峻烈中药制剂的重复使用。

(3) 主要成分含重金属制剂的重复使用。

(4) 组分重复或已包含另一种制剂的重复使用。

(5) 功效相近的中成药重复使用。

(6) 含相同或同类西药成分的中成药联合使用。

4. 中药妊娠禁忌原则　中成药使用时要遵守中药妊娠禁忌原则,有损害母体及胎儿以致引起堕胎作用的中药属于妊娠禁忌,包含禁用与慎用两类。

(1) 禁用药是妊娠期坚决不能用,处方点评时判定为超常处方。

(2) 慎用药是妊娠期必须谨慎使用,即必要时根据具体病情酌情使用,处方点评时有原因说明者判定为合理处方,无原因说明者判定为不适宜处方。

(六) 专项点评

专项点评是医院根据药事管理和药物临床应用管理的现状和存在的问题,确定点评的范围和内容,对特定药物、特定疾病药物、使用异常药物的使用情况进行处方点评。中成药的专项点评可以从以下几方面进行。

1. 中药中容易发生问题的高风险药物　包括:① 使用频率高、用量大的药物;② 严重药品不良反应发生率高的药物。

2. 关注容易发生问题的特殊人群　包括: ① 老年病人的用量;② 儿童用药禁忌与用量;③ 孕妇及哺乳期妇女的禁忌;④ 肝肾功能不全的病人用药;⑤ 抗凝治疗病人用药;⑥ 高过敏病人用药。

(七) 结果干预

1. 点评结果反馈　处方点评小组通过对不合理用药进行分析,填写处方点评相关表格后,通报临床科室和当事人,向其反馈意见,并提出合理用药建议。同时,通过公示、处罚等手段对点评结果进行干预。

2. 行政干预　《处方管理办法》第六章第45条规定,医疗机构应当对出现超常处方3次以上,且无正当理由的医师提出警告,限制其处方权;限制处方权后,仍连续2次以上出现超常处方且无正当理由的,取消其处方权。

(八) 持续改进

医院药事管理与药物治疗学委员会(组)和医疗质量管理委员会,根据药学部门会同医疗管理部门提交的质量改进建议,研究制定有针对性的临床用药质量管理和药事管理改进措施,包括调整药品目录、限制处方人权限、严格药品使用适应证、处罚相关责任人等,并责成相关部门和科室落实质量改进措施,对改进效果进行监督检查。流程见图9-2。

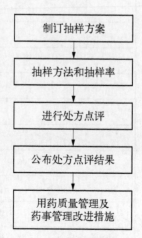

图9-2　医院处方点评流程

第三节　能力提升：实践案例

中药不合理处方点评及审核案例

思 考 题

1. 请根据相关法律法规阐述处方审核的关键技术要求或核心技术要求。
2. 你认为在处方审核过程中可能会遇到哪些问题？应该如何解决？
3. 中药处方审核的点评内容及要点有哪些？

（林晓兰,李敏,萨日娜）

第十章
中药用药咨询与用药教育

学习目标

第一节　中药用药咨询

用药咨询服务是临床药学服务的重要组成部分,是药师应用药学、中药学及医学等专业知识针对公众(包括医护人员、病人及其家属)提出的问题,通过用药告知,提供直接的、便捷的、负责任的、与药物使用有关的服务,以提高药物治疗的安全性、有效性、经济性和适当性,从而有助于实现改善人类生命质量的理想目标。

一、中药用药咨询的概述

(一)中药用药咨询的基本概念

中药用药咨询是指临床中药师利用中医药学、药学相关专业知识和工具,向病人、病人家属、医务人员及公众提供中药药物信息,宣传合理使用中药,以及交流中药相关问题的过程。此外,中西药联用问题通常也会归属于中药用药咨询的工作范畴。

(二)中药用药咨询的基本内容

1. 咨询对象　中药药学服务的对象主要包括病人、病人家属、医护人员和普通公众。在日常药学服务过程中,咨询临床中药师相关药学问题的主要群体也是病人及其家属、医师、护士及普通公众。

(1)病人:面向病人的用药咨询是中药用药咨询工作中最常见的一种。病人咨询的问题主要包括中药汤剂的相关问题,如中药汤剂的煎煮方法,以及饮片、药液的贮藏方法等;中成药的相关问题,如中成药的用法用量及注意事项,中成药之间、中成药与西药之间的相互作用等;中药安全性的相关问题,如中药配伍禁忌,中药常见的不良反应及应对方法等。其中特殊人群尤要注意,包括过敏体质者、有基础性疾病的病人、婴幼儿、老年人、妊娠及哺乳期妇女等。

(2)病人家属:面向病人家属或监护人的用药咨询多见于行为能力受限或理解能力有限的身障病人、老年病人及患儿等,其家属在接受用药指导后,可协助老年人、儿童等特殊人群用药。

(3)医护人员:面向医护人员的用药咨询常见于两种场合,一种是在门诊取药窗口或咨询室中,临床中药师可为医护人员提供所供应药品的品种、规格等信息及与中药治疗相关的安全性知识;另一种是在住院中心药房或病房里,临床中药师可告知医护人员需特殊配制药品的正确操作方式,为医师提供中药饮片的最佳炮制品、中成药的适合剂型等信息支持,为护士提供中药注射剂溶媒选择及药物贮藏等信息。

(4)普通公众:面向公众的中药咨询主要在科普活动或网络咨询实践中开展,内容往往涉及合理用药和养生保健相关的科普知识。药师通过对咨询问题的专业回复,可引导公众正确阅读药品说明书,提高公众在日常生活中的用药依从性,教导公众如何正确贮藏药品。药师向公众介绍健康知识,弘扬传统医药文化知识,帮助公众了解中药、相信中药、热爱中药,促进公众合理使用中药,以提高生命质量。

2. 咨询依据　中药师在用药咨询工作中,为了更加全面、准确地回答某些专业问题,经常会借助一些记录在印刷品、光盘或网络等载体上的各种中医药信息。临床中药师开展用药咨询所需的信息涉及中医药的研究、生产、流通和使用领域的各个方面。文献信息来源可分为传统文献和现代文献两大类,常见的传统文献包括各种医经、本草、方书等古代典籍,如《黄帝内经》《伤寒杂病论》《神农本草经》《本草经集注》《经史证类备急本草》《本草纲目》《太平惠民和剂局方》《太平圣惠方》等;现代文献包括各种现代中医药工具书籍、期刊文献、数据库资料等,如历版《中国药典》、各地中药饮片炮制规范、各地中药材标准,万方医学网、中国知网、维普期刊资源整合服务平台等医药期刊网络资源,以及相关的合理用药信息支持系统等软件系统资源。

3. 中药用药咨询的主要信息

(1)药品名称及供应:治疗某病中成药的具体名称、商品名或通用名及中药饮片正名与别名的咨询,以及相应品种在本医疗机构是否供应、其医保性质等。

(2)中药饮片的选择:主要包括中药炮制品的选择、多基原饮片的具体品种选择、功效或名称近似饮片及新型饮片的选择等。

(3)中药的用法用量:包含中成药和中药饮片的用法用量咨询,其中最具有中医药特色咨询的内容是毒性药品的常用量、特殊煎服饮片的具体操作方法(如先煎、后下、包煎、烊化、冲服、兑服、另煎、煎汤代水等)、汤剂的服用量、汤剂的服用温度、特殊剂型及具有不同给药途径的药品(如部分既可内服又可外用药品)的具体使用方式、膏药是否需要加热再行贴敷等。

(4)中药饮片的煎煮:中药饮片的正确煎煮方法是病人咨询较多的问题之一,具体包括煎药器皿的选择、煎煮时长、需要特殊煎煮的饮片加入群药的时机及操作方式、煎取的药液量等。总体来说,就是如何根据处方内容制定一个最适宜的煎药方案。

(5)中药的相互作用:有关中药相互作用的主要咨询内容包括中药汤剂组方中各饮片的配伍、中成药与中成药、中药汤剂与中成药、中药汤剂与西药、中成药与西药的联用是否合理,以及多种药品联用期间应该注意哪些问题。

(6)中药的贮藏:中成药的贮藏方法在新药研发时已经做过相关试验的,在产品说明书或外包装盒上均有记录,这些内容是临床中药师回答相关咨询问题的主要依据。关于饮片贮藏的咨询,最常见于那些自己煎煮中药的病人。药师回复时,可依据《中国药典》(一部)(2020年版)记载药物贮藏的内容及凡例规定的内容。如遮光系指用不透光的容器包装,如棕色容器或黑色包装材料包裹的无色透明、半透明容器;密闭系指将容器密闭,以防止尘土及异物进入;避光系指避免日光直射;密封系指将容器密封,以防止风化、吸潮、挥发或异物进入;熔封或严封系指将容器熔封或用适宜的材料严封,以防止空气与水分的侵入并防止污染;阴凉处系指不超过20℃处;凉暗处系指避光并不超过20℃处;冷处系指2~10℃处;常温系指10~30℃。矿物药应置干燥洁净处。

此外,贵细中药如人参、鹿茸、冬虫夏草、灵芝等药材一般采用单独贮藏方式,其中有些可通过"对抗同贮"进行有效保存,如花椒与鹿茸同贮可以防止鹿茸生虫变色,西红花与冬虫夏草同贮可以预防霉变虫蛀的发生。鲜药该如何贮藏也是常被咨询的问题,如新鲜的铁皮石斛饮片需冷藏保存,鲜地黄则多需冷冻保存,鲜姜可以通过砂埋保鲜。代煎中药汤剂是否变质,中药配方颗粒的有效期等。这些均是有关中药贮藏咨询内容的重点。

(7)中药不良反应/事件:中药并不是绝对安全的,病人在使用过程中常常会出现一些与治疗目的无关的、有害的反应,这应引起病人及医护人员的关注。药师要认真调查每一起药物安全事件,然后仔细分析其原因,填写相应的报表,评估事件与怀疑药品之间的因果关系。有些情况下,还要指导病人正确处理药品不良反应导致的影响。在上报药物安全事件时,药师应该区分好药品不良反应、药品不良事件。一般来说,药品不良反应是指因果关系已确定的反应;药品不良事件是指虽然与用药时间相关联,但因果关系尚未确定的反应,尚需要进一步评估。

（8）药品的配制注意事项：在病房中工作的临床中药师需要回答临床医生或护士咨询中药注射剂溶媒的选择、配制时间、避光与否等问题。

（9）饮食宜忌：凡服用中药汤剂都应该忌暴饮暴食、偏嗜五味、油腻煎炸、腥膻恶臭、吸烟酗酒等。此外，根据病人所患疾病的不同，还有热证忌辛辣刺激、寒证忌生冷瓜果、虚证忌难消化及生冷食物、实证忌温补食物等区别；根据所服药物组成的不同，传统服药禁忌还有很多具体的服食忌口，如常山忌葱，地黄、何首乌忌葱、蒜、萝卜，茯苓忌醋，生姜恶黄连，人参恶莱菔子，蜜反生葱等。

（10）剂型的选择：选择何种剂型更加适合病人当下的病情，如鼻饲病人是使用丸散剂还是汤剂等问题的咨询。

（11）特殊人群用药的注意事项：儿童、妊娠及哺乳期妇女、老年人、慢性病病人等人群的用药注意事项，以及具体品种是否可以使用。

（三）中药用药咨询的常见形式。

中药用药咨询的常见形式见表 10-1。

表 10-1　中药用药咨询的常见形式

咨询形式	咨询特点	注意事项
现场咨询	① 与咨询者可以进行面对面的交流。② 问题种类多而杂，咨询时间需要合理把控。③ 可以通过肢体语言、模型设备辅助讲解。④ 需要时可以及时为咨询者提供纸质材料，帮助咨询者掌握咨询内容	① 服务用语、肢体语言、着装都需要得体，保持专业性，对后续的咨询工作有益。② 保持耐心，现场咨询面对的问题经常不局限于药学问题，这就要求咨询药师一专多能，对就诊环境、流程等方面的熟悉程度有要求。③ 要能在谈话中占据主动，适当引导咨询者准确提出重点问题，需要控制好咨询时间，不能因为一位咨询者咨询时间过长而对后续其他咨询者造成过大影响。④ 根据咨询者需求的不同提供有针对性的服务，合理运用模型、标本等实物。⑤ 为咨询者提供的纸质材料内容要简洁明了，体现专业化、个体化
电话咨询	① 无法进行面对面的交流。② 沟通中回复时间紧张，在不中断电话的前提下需要快速提供正确答案。③ 无法通过咨询者的表情、动作判断相关情况	① 吐字清晰、语气平和、态度诚恳。语言要规范、专业。② 在短时间内无法提供回复时不勉强解答，记录咨询内容及咨询人的联系方式后，待找到答案后再行回复
网络咨询	① 通常以留言形式进行，有更多的时间检索资料，组织语言文字。② 需要精准理解咨询者的文字内容，高效准确地予以回复	回复咨询内容的文字需要简洁易懂，文字沟通时没有语气的配合，注意避免歧义

二、中药用药咨询的技术规范与流程

（一）中药用药咨询的技术规范

目前有关中药用药咨询的行业标准不多，本教材参照中国医院协会药事专业委员会《医疗机构药学服务规范》对中药用药咨询的技术规范与流程设计如下。

1. **接待咨询者**　医疗机构应设立中药用药咨询场所，并公示中药用药咨询联系方式，鼓励有条件的医疗机构配备具有独立空间的用药咨询室，其工作时间应与门诊时间一致。根据实际情况，咨询场所应配备用药咨询必备的材料，如常用医药工具书、数据库、软件、模型教具及中药宣传教材等。从事中药用药咨询工作的药师应具有中级及以上专业技术职称资格，有一定的临床中药学相关工作经验，具备一定的中医临床知识，要有良好的职业操守。提供咨询的过程要遵守国家相关法律法规及各项规章制度，要保护病人隐私。能熟练使用工作软件对咨询内容进行记录，可以利用书籍、电子图书馆及互联网等资源对较为复杂的问题进行检索查询。

2. **询问咨询者需求**　在进行用药咨询时，药师需要引导病人，可提出开放性问题，但要避免暗示性提问,表现出亲和力、共情力。很多咨询者通常是遇到了困难或问题需要用药指导的人,他们通常情绪低落或急躁,此时,药师更加需要保持耐心及专业的态度。可以通过分辨咨询者的语音语调、观察咨询者的肢体动作等非语言信息,尽量收集资料,更加准确地了解咨询者的真实需求。

3. 采集用药史及相关病史　仔细询问,准确、全面地收集病人的病史及用药史的相关信息,包括西药、中成药、中药汤剂、中药配方颗粒的使用情况,是否患有慢性病及是否为特殊人群等各种信息,尽可能多地收集信息,能为之后分析问题、组织回答内容提供更好的帮助。

4. 分析评估　从药学角度出发对咨询问题进行专业分析及评估,同时切记不能脱离临床。判断咨询问题是否合理,拒绝回复以病人自我伤害或危害他人为目的的用药咨询。组织解答内容,选择适合的解答方式进行回复。

5. 回答咨询者问题　药师提供用药咨询服务时,应根据咨询问题及服务对象的不同,进行有针对性的解答,必要时可以通过演示模型、提供纸质用药指导单等设备、手段提高解答质量。原则上,药师应在当日完成用药咨询服务,对于复杂问题、特殊问题,可在征得咨询者同意的情况下,经检索、查询后择日回复。当药师得出的用药建议与医师治疗方案不一致时,及时告知病人要与医师沟通,以明确治疗方案。对超出职责或能力范围的问题,应及时告知咨询去向。

6. 完成咨询记录　咨询药师在提供用药咨询服务的整个过程中,均需要持续完善相关记录,记录方式包括电子记录或书面记录,记录内容应包括咨询的日期,咨询者姓名、性别、年龄,通过何种方式进行的咨询,病人的疾病及用药情况,需要咨询的问题,解答内容,解答依据,备注内容等,并应及时定期统计。中药用药咨询记录表见表 10 - 2、表 10 - 3。药房常开设用药咨询窗口,由临床药师对病人提出用药方面的问题进行及时解答并填写门诊用药咨询单(表 10 - 4)。

表 10 - 2　中药用药咨询个案记录表

姓　名		性　别	男□　女□	出生日期		年　月　日
咨询对象	患者□　医务人员□		特殊人群	妊娠期□　哺乳期□　肝肾功能不全□　其他___　否□		
咨询日期	年　月　日		咨询方式	面对面□　电话□　互联网□		
咨询内容						
回答内容						
回答依据	药品说明书□					
	医药工具书□　名称:					
	数据库□　名称: 检索关键词:					
	其他□					
备　注	是否需要回访:是□　联系方式　否□ 其他:					
咨询时长			咨询药师签名			

表 10 - 3　中药用药咨询定期统计表

序号	日期	姓名	性别	年龄	咨询方式	疾病及用药情况	咨询内容	解答内容	解答依据	备注
1										
2										

续　表

序号	日期	姓名	性别	年龄	咨询方式	疾病及用药情况	咨询内容	解答内容	解答依据	备注
3										
4										
5										
6										

表 10-4　门诊用药咨询单

××医院药师咨询单
姓名：　　　　性别：　　　　年龄：　　　　□初诊　□复诊
咨询内容：
药师建议：
咨询药师签名： 　　　　　　　　　　　　　　　　　　　　　　　年　　月　　日
注明：药师仅提供药物使用相关信息和调整建议,疾病的诊断和处方的开具请咨询相关专业临床医师。

说明：此咨询单适合开设药物咨询门诊的医院临床药师使用,作为咨询凭据交给病人。

(二) 中药用药咨询的流程

医疗机构应建立规范的用药咨询服务流程,包括接待咨询者、询问咨询者需求、采集用药史及相关病史、分析评估、及时回答咨询者问题。原则上,药师应在当日完成用药咨询服务;对于复杂问题、特殊问题,可在征得咨询者同意的情况下,择日回复。用药咨询药师在提供用药咨询服务时,应及时对相关信息进行记录(图 10-1)。

三、中药用药咨询的挑战与应对

(一) 中药用药咨询的挑战

在进行用药咨询的实际工作中,临床中药师会面对各种问题。有些咨询者会带有"敌对"情绪开始进行咨询。例如,有些咨询者会误认为药品有质量问题、应付的药品数量不足等,此时,临床中药师应先对咨询者进行安抚,要准确把握问题症结,既不能急于证明药品没问题,也不能丧失主动,语气要和缓而坚定,不要有过多肢体动作,用通俗易懂的语言为咨询者提供用药咨询服务。有些咨询者会带有"焦虑"情绪开始进行咨询。例如,有些咨询者本身即焦虑状态,或因为面对的问题棘手而表现得紧张和不知所措。面对此类咨询者,临床中药师应富有同理心,但在

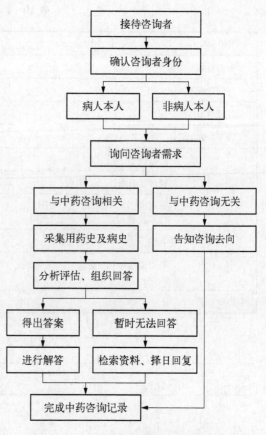

图 10-1　中药用药咨询的流程图

安抚病人的同时要保持咨询的主动性,不能被咨询者引导,要冷静坚定。吐字清晰、语速和缓,最好为病人提供纸质资料,方便病人在精神状态调整过后还能对咨询内容进行了解。有些病人认知能力或知识水平不足,交流困难,需要临床中药师耐心、温和,用简易、通俗的语言讲解专业知识,实现咨询目标。还有的病人自恃对中医药的认识诘问临床中药师等,这就需要临床中药师平素练就沟通基本功,结合自身专业技能,并能换位思考,以保证有效实施用药咨询。

开展用药咨询时需要结合专业知识,安抚咨询者焦虑情绪和平复激动心情,以更好地完成中药咨询工作,具备良好的沟通技巧和丰富的专业知识是顺利完成中药咨询工作的重要条件。

（二）应对方法

1. 中药用药咨询中讲解方式方法总的原则

（1）充分考虑咨询者的具体情况。

（2）正确适度引导咨询者,掌握咨询主动性。

（3）咨询者情绪激动时科学淡化矛盾。

（4）合理运用模型、标本等工具,通过操作演示使咨询者充分理解相关指导,提高用药准确性。

2. 举例　当咨询者视力、听力不佳时,可以通过"调大字号""以纸代口"等方式让咨询者更加便利地获得咨询内容。

临床中药师在咨询过程中有时会面对情绪激动的咨询者,此时要优先安抚咨询者,在稳定咨询者情绪后再完成咨询,要尽量避免自身情绪被咨询者的情绪影响。面对可能是发生了药品不良反应的咨询者时,言语要严谨、判断要有根据,避免随意的解释加重咨询者对药品不良反应的担忧,要科学地提出合理恰当的处理方式。

在提供中药用药咨询时,部分中成药的使用方法可以通过实物进行沟通演示。例如,用喷雾剂药品实物直接为咨询者演示使用方法,强调操作要领,使咨询者可更容易理解使用要点,掌握正确的药品使用方法。向咨询者说明黑膏药需要进行加温软化后才能贴得牢靠,未加温的膏药其黏性不能达到使用要求并不是药品质量问题,而是需要进一步操作,才能达到使用条件。演示黑膏药的实物使用,可直观帮助咨询者掌握使用方法,解答咨询者咨询的相关问题。亦可展示相关中药饮片,辅助回答咨询者的相关问题。不同品种及相同品种的不同规格、批次的饮片可以存留小样陈列,让咨询者更直观地了解其异同。

第二节　中药用药教育

用药教育包括药师对病人提供合理用药指导、普及合理用药知识等药学服务的过程,按照不同场景,可分为集中用药教育,以及病人出院时具有针对性的"一对一"用药告知,其核心作用均是对药物合理使用的指导和合理用药理念与方法的宣教。用药教育也常称为药师的药学宣教。其涉及病人治疗,包括从入院到出院的全过程用药教育宣教。旨在提高病人用药知识水平,提高用药依从性,降低用药错误发生率,保障医疗质量和医疗安全。

一、中药用药教育的概述

（一）中药用药教育的基本概念

中药用药教育是指临床中药师应用自身所掌握的中医药学知识和药物信息,通过不同形式为医师、护士、病人及其家属提供药物治疗及合理使用中药等相关知识的宣传和教育,针对临床用药问题,介绍相应药物和疾病知识,提供个性化用药知识的专业服务。

对病人而言,通过用药教育可建立起一个相互信任的医患关系,以确保药学服务的实施,提高病人的依从性、保证治疗效果、降低药品不良反应发生概率等。用药教育也可使其家属更加了解病人用药方面的问题,在服药期间可以对病人起到监督的作用。用药教育可保证病人安全、有效地使用中药,更可以提高公众的科学素养。对医生、护士而言能更快更好地了解掌握最准确、最前沿的中药学知识,对医院而言可以提高病人就医的满意度与认知度,就国家而言可以为国家节约医疗资源。

（二）中药用药教育的基本内容

1. 中药用药教育的对象　主要包括医师、护士、病人及其家属。病人及其家属是中药用药教育的主要对象。病人包括门诊病人、住院病人。针对病人及其家属的中药用药教育要求全面,教育内容涉及面广,教育内容多与病人的具体生理、病理状态相结合。其中针对门诊病人的中药用药教育,在实践中也常称为门诊发药交代,而发药交代要求精简,内容相对较少。对医师、护士及病人适时的宣教可以提高他们的药学认知,保障临床安全、有效地实施药物治疗。

2. 中药用药教育的信息　中药用药教育的信息一般包含:① 中药饮片、中成药的常用名称、商品名、别名,以及中药饮片、中成药的分类、用途及预期疗效;② 中成药的剂型、给药途径、剂量、用药时间和疗程,主要的用药注意事项,中药的特殊剂型、特殊装置、特殊配制方法的给药说明;③ 用药期间应当监测的症状体征、检验指标及监测频率,解释药物可能对相关临床检验结果的干扰及对排泄物颜色可能造成的改变;④ 可能出现的常见和严重药品不良反应,可采取的预防措施及发生药品不良反应后应当采取的应急措施,发生用药错误(如漏服药物)时可能产生的结果及应对措施,潜在的药物-药物、药物-食物/保健品、药物-疾病及药物-环境相互作用或禁忌;⑤ 中药饮片、代煎汤药、中成药的适宜贮存条件,过期或废弃装置的处理;⑥ 病人对药物和疾病的认知,提高病人的依从性;⑦ 饮食、运动等健康生活方式指导;⑧ 病人如何做好用药记录和自我监测,以及如何及时联系到医师、中药师。

（三）中药用药教育的形式

对于门诊病人常采取口头叙述的形式,住院病人及其家属一般采用口头叙述、电话回访、互联网交流、配合中药用药教育材料说明等形式。

（四）中药用药教育的实践

根据教育对象及临床药师的不同岗位,可分为对医生、护士、病人及其家属实施的中药用药知识宣教。

1. 对医生的中药用药教育　在用药教育过程中,对中医师或中西医结合医师的中药用药教育尤为重要,也更应该先行,这样不仅有助于提高医生群体的合理用药水平,而且有助于医生群体为患者提供更为合理的药物治疗方案。

在医生群体中开展中药用药教育活动时,我们首先要充分了解该群体的主要知识结构、专业方向及专业水平,其次我们要明确每次用药教育的目的,应该尽量从医师知识结构中薄弱的地方深入开展宣教活动。宣教活动宜选择适宜的场所、适宜的时间,防止干扰医师的正常工作。

对于医生中药用药教育的主要内容包括其科室不常用的药品,如中医风湿科擅长使用免疫抑制剂、解热镇痛类药物、祛风湿类药物,但对一些内科用药如抗高血压药、降糖药、止咳化痰平喘药及饮片的炮制工艺缺乏经验。

由于医生临床诊断工作繁忙,往往难以及时更新药品及其相关药物资讯,如中成药说明书的修订情况。近些年随着新药的研发,用药品种的增加、处方配伍的复杂化及药物间相互作用、药品不良反应等方面信息的更新,适时的中药用药教育就可以更好地协助医生为病人提供精准的医疗服务。

对于医生的中药用药教育,主要的形式包括集中宣教讲座、视频宣教、科普宣教、电话或互联网等。

2. 对护士的中药用药教育　护士作为医生医嘱的执行者,不能被动地遵循医嘱,也需要具备一定的中药学知识,这样才能使护理工作得到提升。针对护士的中药用药教育内容主要包括药物的配伍,如"十八反""十九畏";药物之间的相互关系,如"半夏畏生姜""生姜杀半夏";药物的给药方式,如虎力散胶囊既可内服又可外用;药物的贮存条件,如自煎草药饮片贮存的条件为阴凉、干燥、通风处,代煎中药需 2~8℃ 保存,如产生胀袋、变质、变味就不能再服用;用药后的监护,要注意病人的肝肾功能是否正常;用药后不良反应的发现与处理方法,如贴膏药后可发生起水疱等过敏反应。只有具备过硬的中药学知识才能更好地为病人提供护理工作。

对于护士的中药用药教育,主要的形式包括集中宣教讲座、视频宣教、科普宣教、电话或互联网等。

3. 对病人的中药用药教育　对病人的中药用药教育内容主要包括特殊药物的煎煮方法,如生牡蛎、生石膏等贝壳类、矿物类饮片需要先煎 20~40 min,附子则需要更长时间的煎煮,煎煮到饮片放在舌尖尝无麻舌感,再与其他药共同煎煮,薄荷、广藿香等含有挥发油比较多的饮片则需要出锅前 5~10 min后下;不同类型方剂的煎煮方法,如解表类方剂需煎煮时间短,补益类方剂宜煎煮时间长;药物的贮存方法及条件,如自煎饮片、代煎药液的贮存方法;药物的用法,如栓剂为直肠给药,用药途径区别于其他药;服药期间注意事项包括饮食宜忌、药物联用宜忌及特殊人群用药等。

对病人的中药用药教育的主要形式包括口头、书面材料、实物演示、视频音频、宣教讲座、电话或互联网教育等。对门诊发药窗口的病人,宜以语言教育、用药注意事项标签等方式实施用药教育。当发药窗口无法满足病人用药教育需求时,应引导病人至相对独立、适于交流的环境中,以语言、书面、实物演示、视频演示、互联网在线教育等方式做详细的用药教育。对住院病人,应于病人床旁以语言、书面、实物演示、视频演示等方式进行用药教育。社区公众可采取集中宣教讲座、科普视频宣教、电话或互联网用药教育等方式进行用药教育,对重点人群及特殊人群可开展专题专项用药教育。

因此,药师提供专业的中药用药教育可为病人提供合理、安全用药的保障。只有让病人体会到药物为其带来的治疗效果,才能使病人的依从性大大提高,从而达到治愈疾病的目的。

二、中药用药教育的技术规范与流程

(一)中药用药教育的技术规范

参考国家卫生健康委员会印发的《医疗机构用药教育规范》,本教材对中药用药教育的技术规范和流程设计如下。

(1)组织管理:应当由医疗机构药学部门负责实施并管理。医疗机构应当建立适合本机构的中药用药教育服务工作制度等。

(2)人员要求:医疗机构从事中药用药宣教及中药用药教育服务的中药师应当具有中级及以上专业技术职务任职资格。

(3)设备要求:环境应当安全、舒适,便于交流;有条件的医疗机构可提供专门场地,以保护病人隐私。医疗机构应当提供能够检索专业数据库、中英文期刊的电子设备和各种形式的中药用药教育材料。

(二)中药用药教育的流程

临床中药师开展中药用药教育时主要遵循如下流程:① 向病人自我介绍,说明此次教育的目的和预期时间。② 收集病人疾病史、用药史、文化程度等信息,根据初步沟通确定用药教育的方式(口头或书面),充分考虑病人的特殊情况,如视力、听力、语言不通等。③ 评估病人对自身健康问题和用药情况的了解及期望、能正确使用药物的能力及对治疗的态度。④ 通过开放式询问的方式,了解病人对用药目的、药物服用方法、服用剂量、服药疗程、用药注意事项、常见不良反应等信息的掌握程度;结合病人的现有用药知识基础,制定个体化用药教育方案。⑤ 采取一种或多种适合个体病人的教育方式进行用药教育,使病人充分了解药物(中药、西药或生物制品等)治疗的重要性和药品的正确使用方式。⑥ 用药教育结束前需验证病人对药物使用的知识和掌握程度,请病人复述用药教育重点内容,根据病人的接受效果调整用药教育方式,并再次进行用药教育直至病人完全掌握。⑦ 如实记录用药教育记录。

(1) 对医生的中药用药教育流程见图10-2。

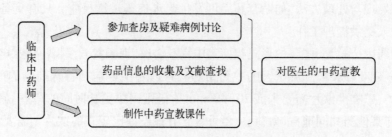

图10-2　对医生的中药用药教育流程示意图

(2) 对护士的中药用药教育流程见图10-3。

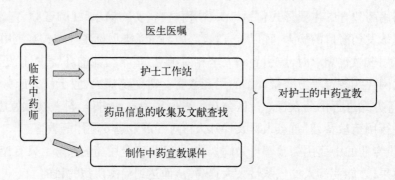

图10-3　对护士的中药用药教育流程示意图

(3) 对病人(门诊、住院)的中药用药教育流程见图10-4。

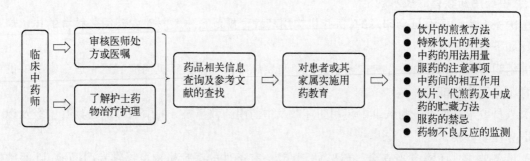

图10-4　对病人的中药用药教育流程示意图

三、中药用药教育的技巧

(一) 对病人的中药用药教育的技巧

1. 针对病人的中药用药教育　对于门诊药房药师而言,用药教育最常见于日常工作中的发药交代。临床中药师应当以语言、视频音频、用药注意事项标签等适宜方式提供用药交代;当发药窗口的临床中药师无法简短完成用药交代时,应当引导病人至相对独立、适于交流的环境中开展针对性的用药教育。

　　对于门诊药房,临床中药师应考虑门诊药房的特点,用药交代时间短,患者集中,人多嘈杂,用药交代易受干扰,可采用口头交代结合纸质用药指导单的双重交代形式。口头交代应切中要点,简洁明了,保证用药交代的服务质量和效率。

　　对于住院药房药师或临床中药师而言,用药教育最常见于住院病人的出院用药教育。药师应当在病人床旁以口头、书面材料、实物演示、视频演示等方式进行中药用药教育。对于住院病人还可针对同一疾病患者群,开展集中的专题用药教育。表 10－5 为某医院住院病人出院用药教育表,可为病人提供更加专业的纸质用药教育材料。不同科室可根据实际情况进行相应调整。

表 10－5　住院病人出院用药教育表
中西医结合心内科出院用药教育

姓名:＿＿＿＿＿　　性别:□男　□女　　年龄:＿＿＿＿＿　　民族:＿＿＿＿＿　　病历号:＿＿＿＿＿

住院时间:＿＿＿＿＿＿＿　　服药依从性:□好　□一般　□很差

过敏史:

出院诊断:(此处填写出院时明确的诊断,应该与病历书写保持一致)

_____

_____

出院带药:

药品名称	用法用量	用药时间	用药目的	注意事项
通用名 A(商品名)				
通用名 B(商品名)				

服药时间:药师可根据情况按服药时间顺序写出服药时间轴,便于病人掌握

出院用药教育注意事项:

➢ 药物疗效监测:
_____

➢ 安全性监测:
_____

➢ 药物相互作用:
_____

➢ 食物宜忌事项:
_____

➢ 其他注意事项:
_____

　　临床中药师要尤其关注特殊人群(如老年人,儿童,妊娠期与哺乳期妇女,肝肾功能不全者,多重用药者,以及认知功能障碍、听力或视力受损的病人等),针对这些病人的中药用药教育,应当根据其证候类别。病理、生理特点及药动学、药效学等情况,因人而异,制定个性化的中药用药教育方案,确保病人用药安全、有效。

　　2. 针对病人的中药用药教育技巧

　　(1)教育的内容:根据听众共同关心的问题,针对不同层次人群的需求做好药品相关信息的查询、文献的检索。

　　(2)教育的场所:需选择面积较大,环境相对安静的场地。

　　(3)教育工作人员:宣教者、前期宣传者、组织者、后勤筹备组、软硬件专业工作人员等。

（4）教育的方式：包括口头、书面材料、实物演示、视频音频、宣教讲座、电话或互联网教育等，所用语言应尽量不使用专业术语，用浅显易懂的语言讲述准备好的宣教材料，做到"大道至简"。

（二）对医务工作者的中药用药教育的技巧

1. 针对医务工作者的中药用药教育　临床中药师应根据不同科别的用药特点，了解医务工作者（医生、护士等）的临床用药困惑，以及其对药学前沿知识、药学新进展的需要，做好针对性的准备工作，并定期进行药物宣传及药学服务。

2. 针对医务工作者的中药用药教育技巧

（1）教育的内容：针对平时参与查房与疑难病例讨论时发现医务工作者存在的用药短板进行文献查找，在文献查找方面要注意文献的来源，需要有一定的深度，还要具有科学性，如现代文献可参考现行版药典、各种专业期刊、传统著作等。然后对文献进行筛选、归纳、总结，并制作宣教课件。

（2）教育的场所：选择在医生相对空闲时间，尽量选择在本科室的学习教室进行，如无空闲时间，可采用线上方式。

（3）教育工作人员：本专业临床中药师。

（4）教育的方式：采用口头、书面材料、视频音频、宣教讲座、电话或互联网教育等方式。沟通时应用专业术语进行描述，遇到药学专业性强的问题，如饮片鉴定等，可适当采取易懂语言进行描述，在宣教过程中要保持谦卑的态度，抱有医学与药学相互融合、互补的态度去对待宣教。

第三节　中药用药咨询与用药教育中的沟通交流

沟通是人们通过语言和非语言方式传递并理解信息、知识的过程，交流是通过沟通交谈，进行信息流动传播的过程。在用药咨询与用药教育过程中沟通交流水平不仅影响到医患关系，而且对医疗质量和医院声誉有影响，作为临床中药师，如何优质、有效地沟通在实际工作中显得尤为重要。本节主要分享临床中药师与病人、医生、护士沟通交流时的主要内容及技巧。

一、临床中药师与病人的沟通交流

临床中药师面向病人提供药学服务时，除了熟练掌握专业技术与技能外，还应掌握与病人的沟通交流技能。医生制定了药物治疗方案，临床中药师通过血药浓度监测、药物相互作用分析等协助医生对药物治疗方案进行优化，治疗中本应得到很好的疗效，却往往因病人依从性差，导致治疗失败或效益不佳，究其原因是医务人员未重视与病人沟通交流，未得到病人的肯定与配合。所以在日常工作中临床中药师应掌握一定的沟通技巧，从而及时发现并处理与药物相关的问题。

（一）关注沟通交流方式

1. 语言运用

（1）使用恰当的称呼语：称呼得体给病人以良好的第一印象，为后边的交流打下互相尊重的基础，临床中药师要根据病人身份、职业、年龄等具体情况使用恰当的称呼语，难以确定时需征求病人的意见，不可呼名唤姓，多用尊称，如"张先生""刘女士"等，然后主动做自我介绍，我是××专业的临床中药师，有什么用药问题您随时联系我。

（2）讲究提问得当：多采用互动式或开放式的提问技巧，避免传统式的"药师说、病人听"的交流方式，目前常用 5 个"W"、1 个"H"（who，what，where，when，why，how）的开放式提问，让病人积极参与整个交流过程，通过问答模式了解病人对药物治疗、服药方法的知晓度，进而发现病人用药过程中可能存在的问题，并采用相应的方法加以处理。如"医生告诉您该药是治疗什么疾病的吗？""您能跟我讲讲医生是怎么交代的服药方法？""医生告诉您服用后可以有哪些改善吗？"，特别当病人出现病情改变时，临床中药师借鉴 7 个具有针对性和开放式的问题，可以帮助判断新出现的症状是否与药物治疗有关。7 个问题包括"开始时间：症状是什么时候开始的？""持续时间：出现这个症状多久了？""背景：这个症状在什么情况下发生的？""性质：感觉如何？""数量：你注意到有多少次？""治疗：怎样做会好一些？""相关症状：还有什么其他症状？"。

（3）善于使用肯定与鼓励的语言：受传统文化的影响，中国人很看重别人对自己的评价，得到临床中药师的肯定，可以消除患病后的自卑心理，对于焦虑的病人更应善于运用肯定和鼓励的语言，例如，"我们这边医生经常治您这种病，具有丰富的诊疗经验""您的用药依从性真好，规范地按医嘱用药，对病情有很好的帮助""你很年轻，新陈代谢旺盛，抵抗疾病能力也较好，祝您早日康复"。

（4）避免使用伤害性语言：语言不当引起不良的心理刺激，刺激过强或持续时间长，可加重病情，在与病人沟通时尽量避免使用伤害的语言，如遇见说方言、听力差、视力差的特殊病人，临床中药师应该通过找人翻译、换个安静的环境，适当大声讲话及放大字体等方式解决问题，而不是使用伤害性语言攻击病人的弱点，造成心理伤害可能影响病人的用药态度。可以多采用反馈性语言"可能我讲得不够清晰明了，我再给您解释一次……"，让病人真实感受到药师关注他们的困惑，更有利于药患的进一步沟通与交流。

（5）双向沟通交流：临床中药师与病人交流时，不只是讲者，还是一名听众。对于首次交谈的病人应有 2/3 的时间让给病人，全神贯注地倾听对方的观点，从中收集病人反馈的信息，以便使自己的回答更有针对性，同时能调节自己的交谈方式和言辞导向，充分结合病人的接受力和理解力，用通俗的语言表达，尽量避免使用专业术语，拉近与病人的距离，促使病人敞开心扉，从而收到双向交流的效果。

2. 非语言表达

（1）注重仪表：仪表是人的容貌、体形、姿势、神态、发型、服饰等方面的综合，反映了一个人的气质和精神面貌，药师应做到仪表自然得体，服饰整洁，举止稳重，有利于减轻病人的心理压力，取得病人的配合、支持与信任，从而建立良好的药患关系。如果药师浓妆艳抹，不修边幅，衣冠不整，将严重影响药师的职业形象。

（2）面部表情：比着装更重要，面部表情是人类喜、怒、哀、乐的晴雨表。作为药师，服务对象是被病痛折磨的病人，要目光里充满同情、关心、友善，因病人的情绪不同而表现不同。例如，在倾听病人陈述病情及用药时目光要注视病人表情，给予积极的表情反应，切不可随便中断病人谈话、眼神游动似听非听，更不要流露出歧视或不满的神态，这些细小的方面也能使病人产生强烈的不良心理反应。

（3）体姿得当：身体姿势传递着个体情绪状态的信息，微微欠身表示谦恭有礼，低头表示沉默，扭头表示不理睬。药师在与病人沟通交流时一般是面对面地沟通，体姿一直被病人"阅读"和"理解"，药师在工作岗位时要选择得体、文雅的坐姿，不跷二郎腿，站立时双手不插口袋里。表现出与己无关、漠不关心的态度，容易让病人产生距离感。

（二）关注特殊人群的沟通交流

病人自身健康出现问题，加之对疾病的认知不够，对预后及是否会影响学习、工作、家庭过度担忧，对信息的接受倾向于片面化，片面解读医生传递的信息，很容易产生消极、负面的情绪。在长期的心理压力下，病人很容易对医务人员心生抱怨。对于首诊的病人，不清楚中药的（特殊）煎煮及用法用量时，作为中药师，要以最简短、明确的通俗语言讲给病人，同时一定要及时捕捉病人细微的情绪变化，并对其进行及时的疏导，交代好服药时的注意事项，避免发生严重后果。针对不同的病人，总结如下心理特点及沟通技巧。

(1)老年病人:孤独及失落感,认知及记忆力减退,易受广告及讲座的影响。临床中药师沟通时应加强对老年人安全用药的指导,可制作较大标签提示病人服药剂量及频次,同时应针对该类人群制定个性化用药方案,减少用药品种。

(2)儿童病人:恐惧、不安、情感控制力低。临床中药师在沟通时可对病人家属进行用药交代、注意事项及用药教育。

(3)妊娠及哺乳期病人:认为所有的用药都是不安全的。产后因为家庭原因,情感变得脆弱,焦虑或抑郁。临床中药师应进行恰当的心理疏导,在了解具体情况的条件下,讲清药物的风险与效益,对病人存疑的药品用通俗的语言解释药物作用原理,对妊娠期的药品也有危险分级,进而增强病人用药的依从性。

(4)重症病人:对环境产生恐惧心理及目睹其他病人抢救过程带来心理负担。临床中药师在沟通过程中首先应消除病人的困惑,建立良好的信任关系,耐心解释用药的目的和意义,排除焦虑的心情,对于语言沟通有困难的病人,可以采用书写、肢体语言等方式进行沟通。

(5)肿瘤病人:心理特征多表现为沮丧、绝望、否定与不安。临床中药师在沟通过程中先倾听病人的不解与诉求,充分尊重病人,投入更多的热情与时间去了解病人的用药,特别是在化疗期间临床中药师更应关注病人病情及情绪的变化,发现问题及时与医生、病人进行沟通。

二、临床中药师与医生的沟通交流

1. 常见沟通内容　临床中药师在临床工作中常与医生沟通的有临床用药(脚注、剂量、用法用量)、前置处方审核过程、处方专项点评、提供药物咨询服务、药品不良反应上报、疑难病例讨论。例如,先煎后下饮片未标明脚注或错误标写、外用处方用法用量开成内服、剂量不对或有配伍禁忌、开中成药时未标注证型、对相似品种(如川贝母、浙贝母)缺乏认知。

2. 场所及时机的选择　场所应避开病人及家属,一般选择在查房前后沟通,特殊情况应给予必要暗示。

3. 沟通交流实施　找到临床中药师融入临床的切入点,如通过收集不良反应、选择合适的抗菌药物、药物间的相互作用等加强与医师的沟通交流,临床中药师应利用在药物方面的专业优势,协助医生选好并用好药,尽量避免由药物相互作用导致的不良反应,提出具体观点时应有理有据,做到有指南、共识、文献等支持。临床中药师可以制作处方问题药-医沟通便条等方法来简化临床中药师与医生的沟通(表10-6),合理的药学干预,是临床医生和临床中药师沟通的重要渠道,对于保障医疗质量安全也有重要的意义。

表 10-6　药-医沟通便条

_____医师,您好:

此处方_____药品有以下问题:

□超量

□存在配伍禁忌

□重复给药

□给药途径不适宜,建议更改为

□其他用药不适宜情况

药师:

电话:

三、临床中药师与护士的沟通交流

（一）常见沟通内容

临床中药师在临床工作中常与护士沟通的有住院医嘱的沟通、药品的使用方法、保存方法、中药注射剂滴注速度与时间、药品可能出现的不良反应及应对措施。例如，代煎药应在 2~8℃冷藏保存；穴位贴敷时细粉的辅料选择；处方中含有麻黄可能会出现的不良反应，如烦躁不安、神经过敏、耳鸣、失眠、恶心、颜面潮红、血压升高等，并告知相应的解救方法。

（二）沟通交流实施

护理工作与药物治疗有着密不可分的关系。医生的诊疗措施都由护士执行，护士是病人给药的直接操作者，其效果也直接由护士观察到。要达到理想的药物治疗效果更依赖于护士科学、严格地执行给药方案。临床中药师可以通过口头或药-护沟通便条来提供药品的用法用量、给药频次及贮藏条件等（表10-7），临床中药师应将药学服务的观念渗透于护理程序中，有助于护士用正确的思维方式认识药品，逐步强化用药知识，进而提高治疗效果。

表 10-7 药-护沟通便条

中药标签
姓名：
科室：
煎法：
包装量：
剂数：
煎煮时间：
用法：
用量：
给药频次：
贮藏条件：

四、临床中药师与公众用药宣传的沟通交流

对公众用药宣传是临床中药师的责任和义务之一，通常宣传的内容有正确贮存药品、提高药物的认识、读懂说明书、如何识别假劣药等，向公众介绍健康知识，促使公众自觉形成对药品的正确认知，消除或减轻不利于健康的因素，进而提高病人的依从性。中药师在开展知识讲座时，应充分利用自身的人文知识，使用通俗易懂的语言，语速适宜，简明扼要，重点突出，观点应有理论支持，获取病人的信任，进而达到宣传药物知识，指导合理用药的目的。

五、药学沟通的注意事项

临床中药师与医生、护士及病人实现有效沟通，是为病人提供优质药学服务的最大保证，是医院临床中药师向临床转变的必经之路，是与病人建立和谐药患关系的需要。中药师应充分发挥主动性，在沟通交流中学习和总结，不断地提高自身素质和专业能力。开展药学查房，增进与医生和护士的联系，发挥自身中药学专业的知识技能专长，还可以定期参与会诊、学术会议、病例讨论等，找到合适的切入点，建立与医护更密切的联系；同时，利用各种途径加强与病人的交流，针对病人开展药物知识讲座，建立宣

传栏,提供新药介绍、用药常识、药品价格等信息,设立用药咨询室,对出院病人进行用药跟踪指导等。当在临床中遇到问题时应坚持"热问题,冷处理"的原则,让病人感觉到你的尊重与关心,做病人的听众,减少不必要的争论。

第四节   能力提升:实践案例

一、门诊病人用药咨询案例

视频:吲达帕胺与珍菊降压片合用的用药咨询

二、出院用药教育案例

三、查房用药教育案例

思 考 题

1. 如何找到更加适合自己的工作方式,从而完成中药用药咨询工作?
2. 针对不同的病人,常用的沟通技巧有哪些?
3. 在对医务工作者和病人进行中药用药教育时需分别注意什么?

(赫军,李敏,林志健,张冰)

第十一章
中药药学门诊与药学会诊

学习目标

随着医药卫生体制改革的不断深化及人民群众合理用药需求的逐步增加,我国医疗机构药学服务发展迅速,服务内容更加丰富,医疗机构药学门诊与药学会诊应运而生。近年来,国家出台了一系列关于加强药学服务的政策。《医疗机构药事管理规定》(卫医政发〔2011〕11号)明确要求:药学部门应开展以病人为中心,以合理用药为核心的临床药学工作,组织药师参与临床药物治疗,提供药学专业技术服务。《关于加强药事管理转变药学服务模式的通知》(国卫办医发〔2017〕26号)明确提出:各地要推进药学服务从"以药品为中心"转变为"以病人为中心",从"以保障药品供应为中心"转变为"在保障药品供应的基础上,以重点加强药学专业技术服务、参与临床用药为中心"。《关于印发加强医疗机构药事管理促进合理用药的意见的通知》(国卫医发〔2020〕2号)进一步强调:加强医疗机构药学服务,探索实行临床药师院际会诊制度,鼓励医疗机构开设药学门诊,为病人提供用药咨询和指导。这些政策的出台促进了药学工作更加贴近临床,促使药学人员努力提供更加专业的药学技术服务。

开展中药药学门诊和药学会诊,优化病人用药方案,提高药物治疗水平,减少滥用、误用中药,实现医师、药师、病人的联动,对提高病人安全使用中药的意识、规避中药药害事件发生风险、促进临床合理使用中药具有积极作用。

第一节　中药药学门诊

药学门诊一般纳入医疗机构门诊统一管理,由药学部门负责实施。药学门诊作为药学服务的主要内容之一,是医疗机构诊疗活动的重要组成部分,对于提高医疗质量、保证病人用药安全、促进合理用药具有重要意义。

一、中药药学门诊的概述

（一）中药药学门诊的基本概念

药学门诊服务是指医疗机构药师在门诊为病人提供的用药评估、用药咨询、用药教育、用药方案调整建议等一系列专业化药学服务。中药药学门诊服务是指医疗机构中药师在门诊为病人提供的与使用中药相关的用药评估、用药咨询、用药教育、用药方案调整建议等一系列专业化药学服务。

中药药学门诊的服务内容包括建立病人信息档案、评估病人用药情况、提供用药咨询、开展用药教育、提出用药方案调整建议、中药不良反应发生的处理、医疗文书管理、制订随访计划、预约复诊等。

（二）中药药学门诊的基本内容

1. **建立病人信息档案**　通过询问、查阅病人病历等方式,了解病人用药相关信息,包括病人基本信息(年龄、性别、体重、职业、住址、文化程度、医保等)、健康信息(个人史、家族史、既往史、现病史、生育史、生活习惯等)、用药信息(用药史、药品不良反应史、免疫接种史等)、需求信息(药物治疗、健康状况、药学服务等)等。

2. 评估病人用药情况　根据中药特点、病情特点、病人情况及病人用药后的反应,对药物治疗从适应证、有效性、安全性、经济性、依从性等方面进行综合分析。重点关注病人的治疗需求,解决个体化用药及其他合理用药相关问题。

3. 提供用药咨询　解答病人存在的用药疑问,如中药饮片煎煮、贮存,中药饮片鉴别及质量优劣的判断,药物联用(包括中药和中药联用、中药和西药联用)等。

4. 开展用药教育　采取口头交代、书面材料、实物演示等方式为病人提供教育指导,包括中药的功效主治、中药饮片的煎煮方法、中药服用方法、中药用药禁忌、中药的贮存方法、服药疗程、注意事项、药品不良反应、联合用药及生活方式指导等。通过询问或请其复述等方式,确认病人或其照护人已理解相关内容,并接受所提建议。亦可通过辨析病人病情和体质,给病人提供有益于疾病恢复或强身健体的药膳或食疗建议。

5. 提出用药方案调整建议　经评估后发现病人存在用药不适宜问题的,药师应当提出用药方案调整建议。临床中药师提出的建议作为临床用药的有益参考,最终用药方案由医师确定。

6. 中药不良反应发生的处理　仔细询问病人的用药史,重点关注用药先后顺序;详细了解病人发生药品不良反应的症状、发生时间、持续时间、缓解或加重原因等,分析发生的药品不良反应是否与所用中药相关。若不相关,跟病人做好解释,并就病人出现的不适给予处理,症状严重的建议到相关科室就诊;若能明确发生药品不良反应的药物,应给出相应的救治措施,并填写药品不良反应上报表,做好随访计划。跟进药物治疗情况,预约复诊。

7. 医疗文书管理　临床中药师提供药学门诊服务应当书写医疗文书,主要包括药历、处方点评表、处方审核表、用药教育记录、药学会诊意见等。这些医疗文书应纳入门诊药历管理。

(三) 中药药学门诊的形式

目前国内医疗机构依据专科发展的特点及需求,开设了独立的中药药学门诊或医学-药学联合门诊。门诊类型包括全科中药药学门诊和专病专科中药药学门诊,开设的专病专科中药药学门诊如心房颤动药门诊、风湿病药学门诊、慢性阻塞性肺疾病与哮喘药学门诊、新冠感染药学门诊、更年期联合药学门诊、呼吸科药学门诊、抗凝治疗药学管理门诊、特殊人群(孕产妇、儿童、老年人、肝肾功能不全者、多重用药者等)用药管理门诊、慢性病病人用药管理药学门诊、基于药物治疗管理的精准用药门诊。临床中药师将以药历形式存档。近年来,在国家"互联网+医疗健康"政策支持下,一些医院开设了互联网药学门诊。

二、中药药学门诊的技术规范与流程

(一) 首次就诊的病人

(1) 病人建档与问诊:建立病人信息档案,基本信息包括一般情况、现病史、既往史、用药史、过敏与药品不良反应史、生活习惯与饮食、生育、手术计划等。

(2) 药学评估:评估各疾病用药方案、疗效及是否存在药品不良反应,评估病人用药方法、服药时间、用药量是否正确,评估病人是否存在药物治疗相关问题,评估病人对疾病和用药的认知度,评估病人的依从性。

(3) 用药干预:针对药物治疗相关问题,进行适当干预,如处方精简、药物重整,必要时与病人的主治医师沟通。制作个人药物记录表,方便病人居家用药管理、就医时向其他医务人员提供用药信息。

(4) 用药教育:针对病人诉求及病人用药中存在的问题或需关注的问题,对病人进行个体化的用药教育,以及生活方式调整建议和饮食教育,发放相关的宣教材料。

(5) 核实病人对临床中药师建议的理解和接受程度,以及满意度调查。

(6) 整理资料并做好记录,定期查看病人检验检查结果和新开处方,电话随访并预约下次就诊时间。

（二）非首次就诊的病人

调出病人信息档案,根据病人疾病和药物使用变化情况,重新评估药物相关问题,从上述流程中药学评估项开始(图 11 - 1、表 11 - 1)。

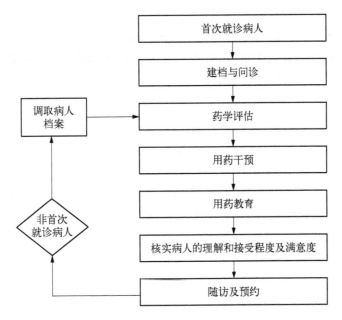

图 11 - 1　药学门诊的接诊流程图

表 11 - 1　药学门诊记录表主要内容示例

就诊日期：　　　　　　　　　　病人编号：　　　　　　　　　　　第　次就诊

项 目 内 容	
病人基本信息	姓名：　　　　　性别：　　　　年龄： 身高：　　cm　体重：　　kg　联系电话： □门诊病人　□住院病人　□电话咨询　就诊科室：
既往史	
家族史	
吸烟、饮酒史	
临床诊断	
药物食物过敏史及处置	
用药记录	
咨询内容	
药师建议	
备注(随访等)	

药师签名：

三、中药药学门诊的工作要求

（一）组织管理

中药药学门诊应纳入医疗机构门诊统一管理,由药学部门负责实施。医疗机构应当建立完善中药药学门诊服务相关管理制度、人员培训制度等,并提供相应软硬件支持。

（二）人员要求

医疗机构药学部门应当对从事药学门诊服务的药师进行条件审核,由本机构医疗管理部门进行备案管理。

出诊药师应符合国家卫生健康委员会办公厅颁布的《医疗机构药学门诊服务规范》相关要求。从事药学门诊服务的药师应当符合以下条件之一:即具有主管药师及以上专业技术职务任职资格、从事临床药学工作3年及以上;具有副主任药师及以上专业技术职务任职资格、从事临床药学工作2年及以上。

开展中药药学门诊的中药师应当严格遵守职业道德,以病人为中心,本着尊重、认真、负责、专业的原则,对病人以礼相待、态度和蔼、有问必答、文明用语,满足病人的合理用药需求,积极维护病人的隐私权,对咨询内容有保密的义务。必须遵守劳动纪律,准时开诊,不得迟到、早退、脱岗。若因特殊情况不能到岗,应提前做好调班工作。应仔细倾听病人问题,明确答案者立即给予答复,不明确者应记录问题与联系方式,查阅资料后尽快回复。解答问题应认真准确,依据药品说明书、《中国药典》及其他权威性的医药专著、指南、专家共识等,指导病人用药应以通俗易懂的方式进行。应及时做好咨询记录并整理存档,定期汇总咨询内容,将典型案例总结学习。对病人进行用药相关的人文关怀,提高病人对药物治疗的满意度。应当注意沟通技巧,注意特殊病人的沟通方式,如听力障碍病人、视力障碍病人、语言障碍病人等,对未成年人或无自主行为能力人员要与其监护人进行沟通。应积极融入临床团队中,了解医疗机构目前临床治疗现状,通过国内外指南、共识、文献等掌握最新疾病治疗手段,并在实践中完善中药药学门诊工作;出诊临床中药师应该积极参与学术交流学习,积极开展相关研究,不断提升服务能力。

同时,医疗机构可根据临床指标、人文指标、经济指标等,定期总结中药药学门诊工作,针对发现的问题提出解决措施,持续改进中药药学门诊服务质量。应当将中药药学门诊纳入本机构医疗质量管理与控制体系,严格落实相关管理规范与规章制度,适时对中药药学门诊进行检查、考核,保障医疗质量和医疗安全。

（三）软硬件设备

中药药学门诊应当纳入医疗机构信息系统管理,临床中药师可以查询病人诊断、检验检查、用药等诊疗记录,并记录中药药学门诊相关信息。中药药学门诊应当符合诊室的硬件设施要求。

第二节　中药药学会诊

2011年卫生部颁布的《医疗机构药事管理规定》《三级医院等级评审标准实施细则》,以及2012年《抗菌药物临床应用管理办法》等文件中都对药师参与会诊提出了明确要求。会诊(consultation)是指几个不同专科,有一定资历的医务人员共同诊断疑难病症的医疗行为。临床中药师主导或参加的临床会诊主要是指医药专业共同研究和解决临床中与使用中药(特别是毒性中药饮片、多炮制规格中药饮片、含毒性饮片中成药、含西药成分中成药、中药注射剂等)或中西药联用相关的问题,使病人用药更加趋于安全、经济、有效。

目前药学会诊多集中在抗感染药学会诊方面。各大医院临床中药学专家及专科临床中药师数量有限,中药药学会诊开展尚不广泛。但随着临床中药师工作开展的深入、专业技能的提升、用药经验的积累,专科临床中药师成长为临床中药学专家后,可以尝试接受其他中医科室或西医科室的药学会诊。各临床科室可以直接或通过医务部门间接向临床中药师提出会诊需求,临床中药师在接到会诊申请单后,按照会诊的程序,在规定的时间内完成药学会诊,并且注意会诊后的随访。

一、中药药学会诊的概述

（一）中药药学会诊的基本概念

中药药学会诊是指临床科室或医院医务部门邀请临床中药师对患者的药物治疗方案进行优化和药学监护等服务，尤其是对中药治疗方案或中西药联合方案的优化，以及中药安全问题的监测等。

（二）中药药学会诊的基本内容

现阶段中药药学会诊的内容主要包括中药不良反应的会诊、中药个体化用药服务的会诊、中药与西药联合使用的会诊、中药剂量与特殊用法的会诊、特殊人群用药的会诊等方面。

1. 中药不良反应的会诊　由于中药成分复杂、作用靶点多、应用灵活、给药途径多样、剂量范围大等原因，导致中药不良反应更难预测，判断更加困难。据《国家药品不良反应监测年度报告》（2022 年）显示，中药不良反应报告占 12.8%。参与中药不良反应会诊药师要了解中药不良反应的关联性评价、病理与程度分类，准确运用中药常见不良反应临床表现，协助医护人员进行不良反应上报，同时能为医护人员提供常见不良反应的处理方法。

（1）中药不良反应的分类：中药不良反应有多种分类方法。如根据药品不良反应报告，可分为严重的不良反应、新的不良反应、一般的不良反应和群体不良事件；根据药品不良反应发生概率，可分为常见不良反应、罕见不良反应和极罕见不良反应。下面主要介绍根据药品不良反应发生原因和临床表现进行的分类，中药不良反应可分为 A 型、B 型、C 型和 D 型。

A 型中药不良反应是可预知的不良反应，是因药物本身固有成分或代谢产物的药理或毒理效应所致。A 型不良反应的发生与药物常规的药理作用或使用剂量有关，因此多能预知而采取应对措施。虽然 A 型不良反应临床发生率高，但死亡率较低。临床又可分为作用增强型、副作用型、毒性反应型、继发型、首剂综合征和停药综合征。

1）作用增强型：是因药物本身固有作用的增强和放大而导致。如大黄治疗便秘时引起的刺激性腹痛腹泻反应。

2）副作用型：是指在治疗剂量时，随药物的治疗作用而发生的一些与治疗目的无关的作用。如用麻黄平喘时引起心悸、血压升高等反应。

3）毒性反应型：是指使用中药时引起人体功能或器官组织的损害。因接近或超过极量用药而发生的即刻毒性反应称为急性中毒反应；因长时间用药蓄积后逐渐发生的毒性反应称为慢性中毒反应。毒性反应的发生与中药本身的毒性、用量、用药时间、体质等因素有关。如应用附子治疗阳虚证可出现心脏毒性。

4）继发型：是指由于药物作用诱发的一些新病证。如长期应用大黄导致继发性便秘或结肠黑变病。

5）首剂综合征：是指首次应用某些药物时所发生的不可耐受的强烈反应。如首次使用鹿茸时出现鼻衄、目赤、头晕等反应。

6）停药综合征：是指突然停用某种药物后出现的症状反跳现象。如长期服用罂粟壳，突然停药会出现戒断症状。

B 型中药不良反应是指与药物药理作用无关的特殊反应，反应的发生难以预测，与剂量无关，与药物特性和人体特异质有关，特别是与人体神经系统、内分泌系统、免疫系统异常有关。常规的毒理学筛选往往不能发现，虽然发生率低，但危险性大、死亡率高。临床主要包括不耐受性不良反应、特异质性不良反应和变态反应性不良反应。

1）不耐受性不良反应：是因病人个体差异而表现出来的对药物毒理作用耐受低下，低于常量时就可发生的不良反应。

2)特异质性不良反应：是指由于机体遗传或缺乏某种代谢酶造成的个体对某些药物的异常敏感性,而引起的不良反应。

3)变态反应性不良反应：是病人被药物致敏,再次用药时诱发的一种免疫反应。如动物来源的中药,以及某些中药注射剂可引起此类反应。

C型中药不良反应一般在长期用药后出现,用药与反应的发生没有明确的时间关系,潜伏期较长,因果关系较难判断,反应不可重现(如致畸、致癌、致突变等),机制不清,难以预测,影响因素多。

D型中药不良反应主要是指与配伍有关的中药不良反应,包括中药与中药配伍、中药与化学药物配伍等情况。如麻黄与乌头类中药配伍,可增加乌头类中药对心脏的毒性;苦杏仁、桃仁等含有苦杏仁苷可分解出氢氰酸,与可待因、硫喷妥钠等同用可加重呼吸抑制作用等。

(2)临床中药师会诊考虑中药不良反应时的注意事项

1)仔细询问用药史,若无明确的中药使用史,则诊断不成立。

2)确定用药时间与出现中药不良反应时间的关系,慢性药源性疾病的发生比较隐匿,往往需要在更大范围的人群中来观察。

3)排除药物以外的因素,如疾病进展或出现了并发症。

4)中药不良反应的发生多与病人特定的生理、病理状态及联用多种中西药制剂等因素有关,分析某种中药导致的不良反应时,以起主要或决定性作用的药物为主。

(3)中药不良反应的评价与上报：中药不良反应的判断是指对药物使用后发生的不良反应与所用中药之间关联程度的评价。我国使用的药品不良反应分析方法(包括中药、西药)主要遵循下列五条原则：① 用药与不良反应的出现有无合理的时间关系。② 不良反应是否符合该药已知药品不良反应类型。③ 停药或减量后,反应是否消失或减轻。④ 再次使用可疑药品是否再次出现同样的反应。⑤ 是否可用病人病情的进展、合并用药和其他治疗等影响来解释。

国家药品不良反应监测中心所采用的因果关系评价等级分为肯定、很可能、可能、可能无关、待评价和无法评价6级。其中待评价和无法评价两级是指因为资料不足,难以评价药品与不良反应之间的关联性。关联性级别评价原则见表11-2。

表11-2　我国采用的药品不良反应关联性评价

评价原则	肯定	很可能	可能	可能无关	待 评 价	无法评价
合理的时间关系	+	+	+	−	信息不齐全,等待补充后再评价,或因果关系难以定论,缺乏文献资料佐证	信息缺项太多,因果关系难以定论,资料又无法补充
已知药品不良反应类型	+	+	+	−		
停药或减药后反应消失或减轻	+	+	±	−		
再次给药重复出现	+	?	?	−		
反应可有另外解释	−	−	±	+		

注：+表示肯定;−表示否定;±表示难以肯定或否定;? 表示情况不明。

该评价方法判断指标中亦有需要斟酌之处：① 衡量"有无合理的时间关系"有一定困难,不是所有不良反应的发生时间均可根据药代动力学参数判断其合理性。如中药注射剂静脉注射引起的过敏反应可能在用药数秒后就发生,也可能在停药后数小时发生。② 将药品已知的不良反应类型作为判断指标之一,不利于药品新的不良反应的发现。③ 如停药后不良反应症状未减轻,亦不一定判断与药物无关。可能是药物造成机体不可逆损伤。④ 再次接触药品后,同样的反应未重新出现时,不能作为排除药物引起不良反应的关键依据,可能存在耐药性或致敏物质耗竭。

会诊药师接到会诊,与病人和主治医师、主管护士积极沟通,仔细询问病人发生不良反应的过程,了解病人原患疾病、既往不良反应发生史、家族药品不良反应发生史、吸烟史、饮酒史、是否妊娠期、肾病史、肝病史、过敏史等;梳理病人所用药物,明确批准文号、商品名称、通用名称(含剂型)、生产厂家、生产批号、用法用量(次剂量、途径、日次数)、用药起止时间、用药原因。运用不良反应评价方法因果关系分析评价原则进行分析,填写不良反应/事件报告表。

(4)常见中药不良反应的临床表现:中药引起的不良反应涉及人体各系统,常见的包括皮肤、呼吸、消化、中枢神经、循环、血液、泌尿、生殖系统等。

1)皮肤不良反应:主要表现为瘙痒、斑疹、丘疹、水疱、荨麻疹、剥脱性皮炎等,皮肤不良反应临床中最常见,所有中药饮片皆有可能发生皮肤不良反应。

2)呼吸系统不良反应:主要表现为咳嗽、咳痰、呼吸困难等。

3)消化系统不良反应:主要表现为恶心、呕吐、食欲减退、反酸、呕血、便血、便秘、腹泻、腹胀、腹痛、黄疸等。

4)中枢神经系统不良反应:主要表现为头痛、头晕、发热、感觉异常、嗜睡、精神异常等。

5)循环系统不良反应:主要表现为心悸、胸闷、血压异常等。

6)血液系统不良反应:主要表现为出血倾向、紫癜、贫血、发热、易感染等。

7)泌尿系统不良反应:血尿、蛋白尿、无尿、少尿、尿频、尿急、尿痛、排尿异常等。

8)生殖系统不良反应:勃起障碍、早泄、月经稀少、闭经、不孕、不育、流产、胎儿发育异常等。

9)其他不良反应:视网膜出血、视神经损伤、视力下降等眼部症状;耳鸣、眩晕、听力下降等耳部症状;鼻痒、鼻塞、鼻出血、嗅觉减退等鼻部症状;咽干、咽痛、喑哑、喉头水肿等咽喉部症状;口干、口腔溃疡等口腔症状。

2. 中药个体化用药服务的会诊　主要包括治疗药物监测及药物调整服务、中药饮片临方炮制、中药饮片临方制剂等方面。临床医师可以通过提出会诊申请,让临床中药师协助完成,确保中药治疗的最佳疗效。

(1)治疗药物监测及药物调整服务:近年来,西药个体化用药发展迅速,主要是根据血药浓度、基因检测调整剂量或遴选药品。中药由于成分复杂,目前中药治疗药物监测还停留在实验室研究层面,临床运用较少。但对一些特殊中药饮片,如马钱子、蟾酥、乌头类中药饮片若能开展血药浓度监测,对保证临床安全有效用药意义重大。临床中药师应积极开展此项工作,为临床治疗提供依据。

(2)中药饮片临方炮制:近年来,国家从战略层面上推动了中医药的历史传承与创新发展,并相继出台了如《中医药法》等一系列保护、扶持和促进中医药发展的法律法规与政策,其中就包括支持医疗机构根据自身临床用药特点进行临方炮制。医疗机构开展临方炮制,有利于发挥临床治疗方案多样化和个体化给药的优势,但目前医疗机构开展临方炮制工作仍处于起步阶段。医疗机构药事管理部门要积极开展此项工作,临床中药师应负责挖掘整理炮制相关方法和临床应用,满足临床个体化用药需求,为临床提供多样化中药饮片。

(3)中药饮片临方制剂:中药传统制剂(如丸剂、散剂等)能够基于病人病、证情况进行个体化调整并制成合适的剂型,以最大化提升药效,降低副作用。目前医疗机构中使用的中药制剂大多为上市中成药或院内制剂,但由于中药组方的配伍纷繁多样,常基于病人病、证情况进行个体化调整,致使现有中药制剂难以满足临床需要;同时,中药方剂常需根据病人病情轻重缓急调整合适的剂型,以最大化提升药效,降低副作用,如火麻仁、柏子仁等润肠通便的药物在丸剂中通便的效果要明显优于汤剂,蔓荆子祛风热、止头痛的功效,在散剂中的效果明显优于汤剂。然而,常规给药方式是只有汤剂,做不到一人一方的个体化治疗。目前,有些医疗机构已开始重视开展临方制剂工作,临床中药师应根据中药特点、剂型特点及病人病情特点为病人选择适宜的剂型,从而提高病人的用药安全性、有效性及依从性。

3. 中药与西药联合使用的会诊　中西药联用在临床疾病治疗中十分普遍,联用得当可协同增效,联用不当则拮抗或增毒。近年来中西药相互作用的研究报道越来越多,也日益受到广大医药工作者的重视。中西药联用不仅是临床药学研究的热点,也是临床中药师开展药学会诊的一个方向。中药与化学药物的特点和作用机制各有侧重,联用得当,使疗效增强,病程缩短,毒副作用减少;联用不当,则药效降低或消失、毒副反应增加或引起药源性疾病,延误病情,甚至危及生命,导致死亡。临床中药师应掌握:哪些联用能协同增效、降低西药不良反应或降低西药给药剂量,临床要积极联用;哪些联用能降低药物疗效、产生或增加不良反应,临床要避免联用。下面是有报道的一些常见药物相互作用,供临床药师在会诊中参考。

(1)联用后协同增效:合理的中西药联用,有利于提高临床治疗效果或减少不良反应,临床应积极联用。

1)中西药联用治疗失眠:如逍遥散、三黄泻心汤等与西药镇静催眠药联用,既可提高疗效,又可减少对西药的依赖性。

2)中西药联用治疗心功能不全:如茯苓杏仁甘草汤、四逆汤等与强心药地高辛联用,既可以提高疗效,又可以改善心功能不全病人的自觉症状;木防己汤、真武汤、越婢加术汤、分消汤等与西药利尿药联用,可以增强利尿效果。

3)中西药联合治疗心律失常:如苓桂术甘汤、苓桂甘枣汤等与β受体拮抗剂等抗心律失常药物联用,既可以增强疗效,又可预防发作性心动过速。

4)中西药联合应用治疗高血压:如钩藤散、柴胡加龙骨牡蛎汤等与血管紧张素转化酶抑制剂(angiotensin converting enzyme inhibitor, ACEI)、血管紧张素受体阻滞药(angiotensin receptor blocker, ARB)、钙通道阻滞药(calcium channel blocker, CCB)等降压药联用,可以增强对高血压的治疗效果。

5)中西药联用治疗咳嗽:如麦门冬汤、滋阴降火汤等对老年咳嗽有缓解作用,与磷酸可待因等联用,可提高其疗效。

6)中西药联用治疗消化性溃疡:如抗应激作用的中药柴胡桂枝汤、四逆散、半夏泻心汤等与质子泵抑制剂(proton pump inhibitor, PPI)联用,可增强其治疗效果。

7)中西药联用治疗胆道疾病:如茵陈蒿汤、茵陈五苓散、大柴胡汤等与西药利胆药联用,可以相互增强作用。

8)中西药联合治疗甲状腺功能亢进:如炙甘草汤、加味逍遥散与甲巯咪唑联用,可使甲状腺功能亢进的多种自觉症状减轻。

9)中西药联合治疗肿瘤:如十全大补汤、补中益气汤、小柴胡汤等与西药抗肿瘤药联用,可以提高其疗效,中药可以提高自然杀伤细胞活性,还可能有调控造血及护肝作用。

10)中西药联合抗感染治疗:如麻黄与青霉素联用,治疗细菌性肺炎,有协同增效作用;黄连、黄柏与四环素、呋喃唑酮联用,香连化滞丸与呋喃唑酮联用,可增强治疗细菌性痢疾的效果;碱性中药与苯唑西林、红霉素同服,可防止后者被胃酸破坏,增强肠道吸收,从而增强抗菌作用。

(2)联用后降低西药不良反应

1)中西药联用减少抗癫痫药的不良反应:如柴胡桂枝汤等具有抗癫痫作用的中药与西药抗癫痫药联用,可减少抗癫痫药的用量及肝损害、嗜睡等不良反应。

2)中西药联用减少抗组胺药的不良反应:如小青龙汤、干姜汤、柴朴汤、柴胡桂枝汤等与抗组胺药联用,可减少其用量和嗜睡、口渴等不良反应。

3）中西药联用减少化疗药物的不良反应：如黄芪、人参、女贞子、刺五加、当归、山茱萸等与西药化疗药物联用，可降低病人因化疗药物而导致的白细胞降低等不良反应。

4）中西药联用减少抗结核药的不良反应：如逍遥散有保肝作用，与西药抗结核药联用，能减轻西药抗结核药对肝脏的损害。

5）中西药联用减少靶向药的不良反应：如半夏泻心汤含漱，可以显著改善使用靶向药舒尼替尼治疗晚期肾癌导致口腔溃疡的病人因疼痛影响进食的状况；半夏泻心汤也能减轻肺癌靶向治疗药物阿法替尼引起的严重腹泻。

（3）联用后降低药物疗效

1）影响吸收：① 影响药物透过生物膜吸收，如中药大黄、虎杖、五倍子等含鞣质较多，具有较强吸附作用，因此含此类成分的中成药牛黄解毒片（丸）、麻仁丸、七厘散等不宜与口服的红霉素、士的宁、利福平等同用，同用可使这些西药透过生物膜的吸收量减少。② 影响药物在胃肠道的稳定，如胃宁散（麦芽、龙胆、碳酸氢钠、三硅酸镁等）、复方陈香胃片（陈皮、木香、石菖蒲、大黄、碳酸氢钠、氢氧化铝等）、活胃胶囊（砂仁、小茴香、肉桂、红曲、大黄、滑石粉、碳酸氢钠、碳酸镁等）能够改变胃液酸碱度，减少弱酸性药物阿司匹林、头孢霉素的吸收，降低疗效。

2）影响分布：碱性较强的中药及中成药，如瓦楞子、海螵蛸、朱砂等，不宜与酸性药物如胃蛋白酶合剂、阿司匹林等联用，以免因联用而使疗效降低。

3）影响代谢：① 酶促反应，如中药酒剂、酊剂中含有一定浓度的乙醇，乙醇是常见的酶促剂，它能使肝药酶活性增强，在与苯巴比妥、苯妥英钠、利福平、二甲双胍、胰岛素等药酶诱导剂合用时，使上述药物在体内代谢加速，半衰期缩短，药效下降。② 酶抑制反应，如富含鞣质的中药大黄、山茱萸、诃子、五倍子、地榆、石榴皮、虎杖、侧柏叶等，在与淀粉酶、蛋白酶、胰酶、乳酶生等含酶制剂联用时，可与酶的酰胺键或肽键结合形成牢固的氢键缔合物，使酶的效价降低，影响药物的代谢。

4）影响排泄：碱性中药如煅牡蛎、煅龙骨等，可碱化尿液，与酸性药物诺氟沙星、呋喃妥因、吲哚美辛、头孢类抗生素等联用时，增加酸性西药的解离，排泄加快，使作用时间缩短和作用强度降低。

（4）联用后产生或增加不良反应

1）影响吸收：一些含生物碱的中药如麻黄、颠茄、洋金花、曼陀罗、莨菪等，可抑制胃蠕动及排空，延长洋地黄类药物在胃内的滞留时间，使洋地黄类药物在胃肠道内的吸收增加，引起中毒。

2）影响分布：碱性中药如硼砂、煅牡蛎等，能使氨基糖苷类抗生素如链霉素、庆大霉素、卡那霉素、阿米卡星等排泄减少，吸收增加，血药浓度上升，同时增加脑组织中的药物浓度，使耳毒性增加，造成暂时性或永久性耳聋，故长时间联用应进行血药浓度监测。

3）影响代谢：① 酶促反应，中药酒剂、酊剂在与三环类抗抑郁药盐酸氯米帕明、丙米嗪、阿米替林及多塞平等配伍使用时，由于肝药酶的诱导作用，使代谢产物增加，从而增加三环类抗抑郁药的不良反应。② 酶抑反应，单胺氧化酶抑制药呋喃唑酮、异烟肼、丙卡巴肼、司来吉兰等通过抑制体内单胺氧化酶的活性，使单胺氧化酶类神经递质如去甲肾上腺素、多巴胺、5-羟色胺等神经递质不被破坏，而贮存于神经末梢中。此时若口服含有麻黄碱成分的中成药如大活络丸、千柏鼻炎片、蛤蚧定喘丸、通宣理肺丸等，所含麻黄碱可随血液循环至全身组织，促进单胺类神经递质的大量释放，引起头痛、恶心、呼吸困难、心律失常、运动失调及心肌梗死等不良反应，严重时可出现高血压危象和脑出血。

4）影响排泄：含有机酸成分的中药，如乌梅、山茱萸、陈皮、木瓜、川芎、青皮、山楂、女贞子等与磺胺类药物、利福平、阿司匹林等酸性药物合用时，因尿液酸化，可使药物的溶解性降低，导致尿中析出结晶，引起结晶尿或血尿，增加药物的肾毒性；可使利福平和阿司匹林的排泄减少，加重肾脏的毒副作用。

　　不合理的中西药联用,会产生各种问题,或产生沉淀,降低药物疗效;或产生络合物,妨碍吸收;或产生毒性,导致不良反应,甚至危及生命等,临床应当避免联用。

　　4. 中药剂量与特殊用法的会诊

　　(1)中药剂量:指的是一日剂量。剂量直接影响着疗效的发挥和不良反应的发生,尤其毒性中药,治疗窗窄,作用剧烈,治疗剂量与中毒剂量相近,用量不当会造成严重后果。① 临床中药师要掌握毒性中药的剂量,特别是国务院 1988 年发布的《医疗用毒性药品管理办法》规定的中药材,其内服使用剂量不超过 2 日极量(表 11-3),同时要关注《中国药典》(2020 年版)中有大毒和有毒的中药饮片的剂量(表 11-4)。② 临床中药师要关注一些有双向作用的中药及剂量不同功效不同的中药,如黄芪小剂量升压,大剂量降压;柴胡退热宜大剂量、升阳宜小剂量。③ 临床中药师要关注一些中药量-效-毒的研究进展,以指导临床准确选择剂量。

表 11-3　医疗用毒性中药用量范围和用法要求

名　称	功　效　主　治	用　法　用　量
砒石(红砒,白砒)	外用:攻毒杀虫,蚀疮祛腐,用于痈疽恶疮腐肉不脱,痔疮,瘰疬,疥癣,牙疳等症;内服祛寒劫痰,平喘,截疟,用于寒痰哮喘、疟疾等症	内服 1~3 mg,入丸散用;外用适量,研末撒或入药调敷
砒霜	同砒石,但提高了杀虫,蚀腐肉的功效	内服 1~3 mg,入丸散用;外用适量,研末撒或入药调敷
水银	攻毒杀虫,用于疥癣、梅毒、恶疮	外用适量,和他药研细末点搽患处
雄黄	解毒杀虫,燥湿祛痰,截疟。用于痈肿疔疮,蛇虫咬伤,虫积腹痛,惊痫,疟疾	内服 0.05 g~0.1 g,入丸散用;外用适量,熏涂患处
轻粉	外用杀虫,攻毒,敛疮;内服祛痰消积,逐水通便。外治用于疥疮,顽癣,臁疮,梅毒,疮疡,湿疹;内服用于痰涎积滞,水肿臌胀,二便不利	内服一次 0.1~0.2 g,每日 1~2 次,多入丸剂或装胶囊服,服后漱口;外用适量,研末掺敷患处
红粉	拔毒,除脓,祛腐,生肌。用于痈疽疔疮,梅毒下疳,一切恶疮,肉暗紫黑,腐肉不去,窦道瘘管,脓水淋漓,久不收口	外用适量,研极细粉单用或与其他药味配成散剂或制成药捻
白降丹	败毒消肿、化腐生肌,用于痈疽发背、疔疮、漏疮、溃后脓少、疔毒恶疮	外用研末,一次 0.09~0.15 g,撒布疮面,用膏药盖贴或敷料包扎;或加工搓制成药丁、捻等其他剂型插入疮口
生川乌	祛风除湿,温经止痛。用于风寒湿痹,关节疼痛,心腹冷痛,寒疝作痛及麻醉止痛	一般炮制后用
生草乌	祛风除湿,温经止痛。用于风寒湿痹,关节疼痛,心腹冷痛,寒疝作痛及麻醉止痛	一般炮制后用
生白附子	祛风痰,定惊搐,解毒散结,止痛。用于中风痰壅,口眼㖞斜,语言謇涩,惊风癫痫,破伤风,痰厥头痛,偏正头痛,瘰疬痰核,毒蛇咬伤	内服 3~6 g,一般炮制后用;外用生品适量捣烂,熬膏或研末以酒调敷患处
生附子	回阳救逆,补火助阳,散寒止痛。用于亡阳虚脱,肢冷脉微,心阳不足,胸痹心痛,虚寒吐泻,脘腹冷痛,肾阳虚衰,阳痿宫冷,阴寒水肿,阳虚外感,寒湿痹痛	一般不内服,外用适量
生半夏	燥湿化痰,降逆止呕,消痞散结。用于湿痰寒痰,咳喘痰多,痰饮眩悸,风痰眩晕,痰厥头痛,呕吐反胃,胸脘痞闷,梅核气;外治痈肿痰核	内服一般炮制后使用,3~9 g;外用适量,磨汁涂或研末以酒调敷患处
生天南星	散结消肿。外用治痈肿,蛇虫咬伤	外用生品适量,研末以醋或酒调敷患处
生狼毒	散结,杀虫。外用于淋巴结结核、皮癣;灭蛆	熬膏外敷
生甘遂	泻水逐饮,消肿散结。用于水肿胀满,胸腹积水,痰饮积聚,气逆咳喘,二便不利,风痰癫痫,痈肿疮毒	内服 0.5~1.5 g,炮制后多入丸散用;外用适量,生用

名　称	功　效　主　治	用　法　用　量
生藤黄	消肿排脓,散瘀解毒,杀虫止痒。用于痈疽肿毒,顽癣,跌打损伤	内服0.03~0.06 g,炮制后入丸剂;外用适量,研末调敷,磨汁涂或熬膏涂患处
洋金花	平喘止咳,解痉定痛。用于哮喘咳嗽,脘腹冷痛,风湿痹痛,小儿慢惊;外科麻醉	内服0.3~0.6 g,宜入丸散;亦可作卷烟分次燃吸(一日用量不超过1.5 g)。外用适量
闹羊花	祛风除湿,散瘀定痛。用于风湿痹痛,偏正头痛,跌扑肿痛,顽癣	内服0.6~1.5 g,浸酒或入丸散;外用适量,煎水洗
雪上一枝蒿	祛风湿,活血止痛。常用于风湿痹痛、神经痛、牙痛、跌打伤痛、术后疼痛、癌肿疼痛等多种疼痛,亦可用于疮疡肿毒、毒虫及毒蛇咬伤	每次不超过0.02 g,每日不超过0.04 g,一般炮制后用;外用适量,浸酒涂擦或研末调敷或煎汤熏洗
生马钱子	通络止痛,散结消肿。用于跌打损伤,骨折肿痛,风湿顽痹,麻木瘫痪,痈疽疮毒,咽喉肿痛	内服0.3~0.6 g,炮制后入丸散
生巴豆	外用蚀疮。用于恶疮疥癣,疣痣	外用适量,研末涂患处,或捣烂以纱布包擦患处
生千金子	泻下逐水,破血消癥;外用疗癣蚀疣。用于二便不通,水肿,痰饮,积滞胀满,血瘀经闭;外治顽癣,赘疣	内服1~2 g,去壳,去油用,多入丸散服;外用适量,捣烂敷患处
生天仙子	解痉止痛,平喘,安神。用于胃脘挛痛,喘咳,癫狂	内服,0.06~0.6 g
斑蝥	破血逐瘀,散结消癥,攻毒蚀疮。用于癥瘕,经闭,顽癣,瘰疬,赘疣,痈疽不溃,恶疮死肌	内服0.03~0.06 g,炮制后多入丸散用;外用适量,研末或浸酒醋,或制油膏涂敷患处,不宜大面积用
青娘虫	利尿,攻毒,逐瘀。用于淋病,癃闭,经闭,狂犬咬伤;外用治疥癣,瘰疬,恶疮	内服1~2只,入丸散用;外用适量,研末调敷
红娘虫	破瘀,攻毒。用于血瘀经闭,狂犬咬伤;外用治瘰疬	内服0.15~0.3 g,研末入丸散用;外用适量,研末作饼敷贴
蟾酥	解毒,止痛,开窍醒神。用于痈疽疔疮,咽喉肿痛,中暑神昏,痧胀腹痛吐泻	内服0.015~0.03 g,多入丸散;外用适量

表11-4　《中国药典》(2020年版)中有大毒和有毒中药饮片用量范围和用法要求

药品名称	毒性标注	功　效　主　治	用　法　用　量
三颗针	有毒	清热燥湿,泻火解毒。用于湿热泻痢,黄疸,湿疹,咽痛目赤,聤耳流脓,痈肿疮毒	9~15 g
千金子	有毒	泻下逐水,破血消癥;外用疗癣蚀疣。用于二便不通,水肿,痰饮,积滞胀满,血瘀经闭;外治顽癣,赘疣	1~2 g。去壳,去油用,多入丸散服。外用适量,捣烂敷患处
千金子霜	有毒	泻下逐水,破血消癥;外用疗癣蚀疣。用于二便不通,水肿,痰饮,积滞胀满,血瘀经闭;外治顽癣,赘疣	0.5~1 g。多入丸散服。外用适量
土荆皮	有毒	杀虫,疗癣,止痒。用于疥癣瘙痒	外用适量,醋或酒浸涂擦,或研末调涂患处
山豆根	有毒	清热解毒,消肿利咽。用于火毒蕴结,乳蛾喉痹,咽喉肿痛,齿龈肿痛,口舌生疮	3~6 g
干漆	有毒	破瘀通经,消积杀虫。用于瘀血经闭,癥瘕积聚,虫积腹痛	2~5 g
天南星	有毒	散结消肿。外用治痈肿,蛇虫咬伤	外用生品适量,研末以醋或酒调敷患处
木鳖子	有毒	散结消肿,攻毒疗疮。用于疮疡肿毒,乳痈,瘰疬,痔瘘,干癣,秃疮	0.9~1.2 g。外用适量,研末,用油或醋调涂患处

续　表

药品名称	毒性标注	功　效　主　治	用　法　用　量
仙茅	有毒	补肾阳,强筋骨,祛寒湿。用于阳痿精冷,筋骨痿软,腰膝冷痛,阳虚冷泻	3~10 g
半夏	有毒	燥湿化痰,降逆止呕,消痞散结。用于湿痰寒痰,咳喘痰多,痰饮眩悸,风痰眩晕,痰厥头痛,呕吐反胃,胸脘痞闷,梅核气;外治痈肿痰核	内服一般炮制后使用,3~9 g。外用适量,磨汁涂或研末以酒调敷患处
甘遂	有毒	泻水逐饮,消肿散结。用于水肿胀满,胸腹积水,痰饮积聚,气逆咳喘,二便不利,风痰癫痫,痈肿疮毒	0.5~1.5 g。炮制后多入丸散用。外用适量,生用
白附子	有毒	祛风痰,定惊搐,解毒散结,止痛。用于中风痰壅,口眼㖞斜,语言謇涩,惊风癫痫,破伤风,痰厥头痛,偏正头痛,瘰疬痰核,毒蛇咬伤	3~6 g。一般炮制后用,外用生品适量捣烂,熬膏或研末以酒调敷患处
白屈菜	有毒	解痉止痛,止咳平喘。用于胃脘挛痛,咳嗽气喘,百日咳	9~18 g
白果	有毒	敛肺定喘,止带缩尿。用于痰多喘咳,带下白浊,遗尿尿频	5~10 g
全蝎	有毒	息风镇痉,通络止痛,攻毒散结。用于肝风内动,痉挛抽搐,小儿惊风,中风口㖞,半身不遂,破伤风,风湿顽痹,偏正头痛,疮疡,瘰疬	3~6 g
华山参	有毒	温肺祛痰,平喘止咳,安神镇惊。用于寒痰喘咳,惊悸失眠	0.1~0.2 g
朱砂	有毒	清心镇惊,安神,明目,解毒。用于心悸易惊,失眠多梦,癫痫发狂,小儿惊风,视物昏花,口疮,喉痹,疮疡肿毒	0.1~0.5 g。多入丸散服,不宜入煎剂。外用适量
两头尖	有毒	祛风湿,消痈肿。用于风寒湿痹,四肢拘挛,骨节疼痛,痈肿溃烂	1~3 g。外用适量
芫花	有毒	泻水逐饮;外用杀虫疗疮。用于水肿胀满,胸腹积水,痰饮积聚,气逆咳喘,二便不利;外治疥癣秃疮,痈肿,冻疮	1.5~3 g。醋芫花研末吞服,0.6~0.9 g,一日一次。外用适量
苍耳子	有毒	散风寒,通鼻窍,祛风湿。用于风寒头痛,鼻塞流涕,鼻鼽,鼻渊,风疹瘙痒,湿痹拘挛	3~10 g
附子	有毒	回阳救逆,补火助阳,散寒止痛。用于亡阳虚脱,肢冷脉微,心阳不足,胸痹心痛,虚寒吐泻,脘腹冷痛,肾阳虚衰,阳痿宫冷,阴寒水肿,阳虚外感,寒湿痹痛	3~15 g。先煎、久煎
京大戟	有毒	泻水逐饮,消肿散结。用于水肿胀满,胸腹积水,痰饮积聚,气逆咳喘,二便不利,痈肿疮毒,瘰疬痰核	1.5~3 g。入丸散服,每次 1 g;内服醋制用。外用适量,生用
制川乌	有毒	祛风除湿,温经止痛。用于风寒湿痹,关节疼痛,心腹冷痛,寒疝作痛及麻醉止痛	1.5~3 g。先煎、久煎
制天南星	有毒	燥湿化痰,祛风止痉,散结消肿。用于顽痰咳嗽,风痰眩晕,中风痰壅,口眼㖞斜,半身不遂,癫痫,惊风,破伤风;外用治痈肿,蛇虫咬伤	3~9 g
制草乌	有毒	祛风除湿,温经止痛。用于风寒湿痹,关节疼痛,心腹冷痛,寒疝作痛及麻醉止痛	1.5~3 g。先煎、久煎
苦楝皮	有毒	杀虫,疗癣。用于蛔虫病,蛲虫病,虫积腹痛;外治疥癣瘙痒	3~6 g。外用适量,研末,用猪脂调敷患处
金钱白花蛇	有毒	祛风,通络,止痉。用于风湿顽痹,麻木拘挛,中风口眼㖞斜,半身不遂,抽搐痉挛,破伤风,麻风,疥癣	2~5 g。研粉吞服,1~1.5 g
洋金花	有毒	平喘止咳,解痉定痛。用于哮喘咳嗽,脘腹冷痛,风湿痹痛,小儿慢惊;外科麻醉	0.3~0.6 g。宜入丸散;亦可作卷烟分次燃吸(一日用量不超过 1.5 g)。外用适量

续　表

药品名称	毒性标注	功　效　主　治	用　法　用　量
牵牛子	有毒	泻水通便,消痰涤饮,杀虫攻积。用于水肿胀满,二便不通,痰饮积聚,气逆喘咳,虫积腹痛	3~6 g。入丸散服,一次 1.5~3 g
轻粉	有毒	外用杀虫,攻毒,敛疮;内服祛痰消积,逐水通便。外治用于疥疮,顽癣,臁疮,梅毒,疮疡,湿疹;内服用于痰涎积滞,水肿臌胀,二便不利	外用适量,研末掺敷患处。内服一次 0.1~0.2 g,每日 1~2 次,多入丸剂或装胶囊服,服后漱口
香加皮	有毒	利水消肿,祛风湿,强筋骨。用于下肢浮肿,心悸气短,风寒湿痹,腰膝酸软	3~6 g
狼毒	有毒	散结,杀虫。外用于淋巴结结核,皮癣;灭蛆	熬膏外敷
臭灵丹草	有毒	清热解毒,止咳祛痰。用于风热感冒,咽喉肿痛,肺热咳嗽	9~15 g
商陆	有毒	逐水消肿,通利二便;外用解毒散结。用于水肿胀满,二便不通;外治痈肿疮毒	3~9 g。外用适量,煎汤熏洗
常山	有毒	涌吐痰涎,截疟。用于痰饮停聚,胸膈痞塞,疟疾	5~9 g
硫黄	有毒	外用解毒杀虫疗疮;内服补火助阳通便。外治用于疥癣,秃疮,阴疽恶疮;内服用于阳痿足冷,虚喘冷哮,虚寒便秘	外用适量,研末油调涂敷患处。内服 1.5~3 g,炮制后入丸散服
雄黄	有毒	解毒杀虫,燥湿祛痰,截疟。用于痈肿疔疮,蛇虫咬伤,虫积腹痛,惊痫,疟疾	0.05~0.1 g,入丸散用。外用适量,熏涂患处
蓖麻子	有毒	泻下通滞,消肿拔毒。用于大便燥结,痈疽肿毒,喉痹,瘰疬	2~5 g,外用适量
蜈蚣	有毒	息风镇痉,通络止痛,攻毒散结。用于肝风内动,痉挛抽搐,小儿惊风,中风口㖞,半身不遂,破伤风,风湿顽痹,偏正头痛,疮疡,瘰疬,蛇虫咬伤	3~5 g
罂粟壳	有毒	敛肺,涩肠,止痛。用于久咳,久泻,脱肛,脘腹疼痛	3~6 g
蕲蛇	有毒	祛风,通络,止痉。用于风湿顽痹,麻木拘挛,中风口眼㖞斜,半身不遂,抽搐痉挛,破伤风,麻风,疥癣	3~9 g。研末吞服,一次 1~1.5 g,每日 2~3 次
蟾酥	有毒	解毒,止痛,开窍醒神。用于痈疽疔疮,咽喉肿痛,中暑神昏,痧胀腹痛吐泻	0.015~0.03 g,多入丸散。外用适量
川乌	有大毒	祛风除湿,温经止痛。用于风寒湿痹,关节疼痛,心腹冷痛,寒疝作痛及麻醉止痛	一般炮制后用
马钱子/马钱子粉	有大毒	通络止痛,散结消肿。用于跌打损伤,骨折肿痛,风湿顽痹,麻木瘫痪,痈疽疮毒,咽喉肿痛	0.3~0.6 g,炮制后入丸散用
天仙子	有大毒	解痉止痛,平喘,安神。用于胃脘挛痛,喘咳,癫狂	0.06~0.6 g
巴豆	有大毒	外用蚀疮。用于恶疮疥癣,疣痣	外用适量,研末涂患处,或捣烂以纱布包擦患处
巴豆霜	有大毒	峻下冷积,逐水退肿,豁痰利咽;外用蚀疮。用于寒积便秘,乳食停滞,腹水臌胀,二便不通,喉风,喉痹;外治痈肿脓成不溃,疥癣恶疮,疣痣	0.1~0.3 g,多入丸散用。外用适量
红粉	有大毒	拔毒,除脓,祛腐,生肌。用于痈疽疔疮,梅毒下疳,一切恶疮,肉暗紫黑,腐肉不去,窦道瘘管,脓水淋漓,久不收口	外用适量,研极细粉单用或与其他药味配成散剂或制成药捻
闹羊花	有大毒	祛风除湿,散瘀定痛。用于风湿痹痛,偏正头痛,跌扑肿痛,顽癣	0.6~1.5 g,浸酒或入丸散。外用适量,煎水洗

续　表

药品名称	毒性标注	功　效　主　治	用　法　用　量
草乌	有大毒	祛风除湿,温经止痛。用于风寒湿痹,关节疼痛,心腹冷痛,寒疝作痛及麻醉止痛	一般炮制后用
斑蝥	有大毒	破血逐瘀,散结消癥,攻毒蚀疮。用于癥瘕,经闭,顽癣,瘰疬,赘疣,痈疽不溃,恶疮死肌	0.03~0.06 g,炮制后多入丸散用。外用适量,研末或浸酒醋,或制油膏涂敷患处,不宜大面积用

(2) 中药特殊用法:《神农本草经》曰"药性有宜丸者,宜散者,宜水煮者,宜酒渍者,宜膏煎者,亦有一物兼宜者,亦有不可入汤酒者,并随药性,不得违越",说明了剂型对中药临床疗效的影响。中药饮片入汤剂亦有先煎、后下、烊化、包煎、煎汤代水等不同的用法,为使中药饮片发挥最大的效能,减少毒性,应选择适宜的剂型、适宜的煎煮方法。

中药特殊煎煮方法包括先煎、后下、包煎、烊化、另煎、冲服、泡服、煎汤代水等。究其目的,一方面是为了将中药有效成分尽可能煎出,充分发挥其药效;另一方面可使有毒中药的毒性尽可能降低,减少中药毒副作用。表 11-5 所列需特殊煎煮中药饮片主要参考《中国药典》(2020 年版)、《中药学》、《北京市中药饮片调剂规程》、《上海市中药饮片炮制规范》等,供临床中药师参考。

表 11-5　特殊煎煮方法的中药汇总表

特殊煎法	药　品　名　称
另煎	冬虫夏草、高丽红参、红参、羚羊角片、鹿茸片、人参、西红花、西洋参、野山人参等
包煎	蚕沙、车前子、黛蛤散、儿茶、蛤粉、海金沙、滑石粉、金礞石(布包先煎)、六一散、马勃、蒲黄、青黛、葶苈子、五灵脂、辛夷、益元散、旋覆花等
先煎	白海巴、鳖甲、赤石脂、磁石、附子、龟甲、蛤壳、海浮石、滑石块、金礞石(布包先煎)、灶心土(布包先煎)、龙骨、鹿角霜、牡蛎、青礞石、生寒水石、生龙齿、石膏、石决明、水牛角、瓦楞子、禹余粮、赭石、珍珠母、草乌、川乌、钟乳石、紫贝齿、紫石英、自然铜等
后下	薄荷、草豆蔻、沉香、豆蔻、番泻叶、钩藤、降香、生苦杏仁、青蒿、肉桂、砂仁、生大黄、檀香、鲜薄荷、鲜藿香、鲜佩兰、徐长卿、紫苏叶等。
烊化	阿胶、鳖甲胶、龟甲胶、龟鹿二仙胶、鹿角胶、饴糖等
冲服	沉香粉、玳瑁粉、蜂胶、蜂蜜、狗宝粉、猴枣粉、贝母粉、琥珀粉、羚羊角粉、鹿茸粉、马宝粉、三七粉、水牛角浓缩粉、熊胆粉、饴糖、珍珠粉、朱砂粉、猪胆粉等
泡服	绞股蓝、罗布麻、罗汉果、胖大海、藏红花等
煎汤代水	灶心土、金钱草(量大时)
兑服	蜂蜜、黄酒、生姜汁、竹沥

5. 特殊人群用药的会诊　特殊人群一般指老年人、儿童、妊娠期妇女、哺乳期妇女、肝肾功能不全病人、多重用药及长期罹患慢性疾病的病人(如慢性心力衰竭病人、糖尿病病人等)。这些人群因为生理、病理变化不同于一般病人。在选择药物和确定治疗剂量时也不同于一般病人。临床中药师会诊时需掌握这些特殊人群的用药原则,协助临床合理选择药物。临床中药师应当根据中成药说明书中关于上述特殊人群用药的注意事项进行会诊讨论,将中成药分为禁用药、忌用药、慎用药等。

（三）中药药学会诊的形式

临床中药师参加的会诊主要有科内会诊、科间会诊、全院会诊与院外会诊。

1. 科内会诊　专科临床中药师接到所在专科临床医师的邀请，参与本科室治疗疾病的某些过程，即科内会诊。根据拟解决的临床问题，临床中药师应该将临床查房、药学查房、药学咨询等工作中所获得的信息，提供给临床，协助解决临床中医药治疗过程中的具体问题。

2. 科间会诊　一般情况下，科间会诊先由相关科室以书面或医院信息平台［如医院信息系统（hospital information system，HIS）、病历系统］等形式发出邀请，接到临床科室的正式会诊邀请后，临床中药师首先要仔细阅读会诊单，了解病人病情及会诊目的，根据会诊紧急程度，及时联系会诊科室，到科室内进一步向主管医师详细了解病人的有关情况，必要或条件允许时可直接向病人或家属问诊。明确有关用药、检查等基本信息及用药问题，书写会诊记录单，必要时随访。

3. 全院会诊　即全院大会诊，一般由临床科室向医务部（处）提出申请，医务部（处）接到申请后组织相关临床科室及医技科室的医务工作者，统一时间，集中在一个地方进行。一般整个会诊过程由医务部（处）具体负责人主持，住院及以上医师负责会诊过程及发言内容的记录。临床中药师可对病人目前的治疗方案及所用药物的有效性及安全性进行评述，并对新方案及用药情况提出有意义的药学建议。此外，药学部门在药品管理及临床药学实践中，也可以就某些合理用药问题，按程序向医务部（处）申请全院药学会诊。例如，在处方点评过程中发现制草乌、制川乌、黑顺片等炮制后的乌头类药材有的医师处方先煎，有的未注明，药师应该全面收集相关资料，咨询本专业专家的看法，并积极与本院临床专家交流。会诊最后一般可达成共识，由医务部（处）形成正式文件，发到各科室执行。

4. 院外会诊　临床中药师有可能被邀请参加院外的药学会诊。

临床中药师无论参加哪一种形式的会诊，均应该按时参加，可单独参加，也可组成小组参加。会诊过程中，药师应该先仔细听取临床医务人员介绍病情和疑难问题，在明确临床需求的基础上，客观分析，提出自己的观点或建议。回答问题一定要客观谨慎，实事求是。

二、中药药学会诊的技术规范与流程

（1）会诊前认真准备：临床中药师参与临床会诊一般不对临床诊断进行评价，仅针对临床具体问题做相关回应。首先，仔细阅读会诊申请单，明确临床科室提出会诊申请的目的。其次，通过医院信息平台（如 HIS、病历系统等）仔细阅读会诊病人的有关资料，包括诊断信息和药品使用信息。最后，查阅相关资料。在检索药物信息时，注意信息质量，来源的可信度（图 11-2）。现代医药信息以循证医（药）学研究的最新结果为准，传统中医药信息则以传统方剂与中药的考证文献为佳，有时还需查阅相关管理政策。总之，会诊前要做好充分准备，做到心中有数。

（2）会诊时，围绕会诊问题，有侧重地再次查阅病人的病历资料，可以是纸质病历，也可以从 HIS 中查看，必要时去床旁问诊。详细了解病人的一般情况（如性别、年龄、体重、是否妊娠或哺乳、中医体质及饮食嗜好、遗传性家族疾病史等），药物过敏史，疾病诊疗经过，病情演变过程，重要脏器（如心、肝、肾）功能，目前使用了哪些中西药物，中药汤剂的具体用法，睡眠，饮食，大小便情况。综合分析病人信息资料，形成会诊意见。会诊意见要观点明确、可行性强。

（3）会诊意见书写：在会诊记录单上（表 11-6）按照规定的格式书写会诊意见。现在许多医院都使用了电子病历系统和电子签章，会诊结果可以在电子病历系统中在线书写。关于会诊意见的书写内容与格式，目前国内外尚无固定模式。

（4）会诊后随访和监护：对于病情复杂的病人，建议将其纳入药学监护对象，定期随访和评价治疗效果。

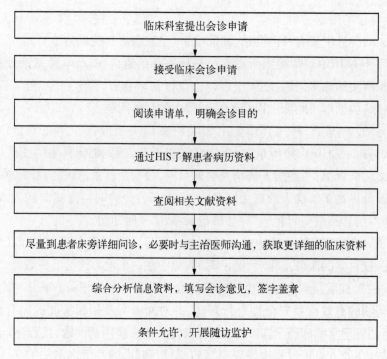

图 11-2 临床会诊工作流程图

表 11-6 临床会诊记录单主要内容示例

××医院临床会诊记录单				
姓名: 性别:	年龄:	申请科室:		床号:
邀请科室:	会诊药师:		申请时间:	
简要病历及诊疗经过: 病人主因××入住我科,入院后……				
申请会诊的理由和目的:				
				×××科医师:
		会诊时间: 年 月 日 时 分		
会诊意见: 敬阅病史,查看病人,床边仔细询问病人……建议…… 会诊药师:				

三、中药药学会诊的注意事项

(1) 认真填写会诊申请单上相关项目,会诊意见要具体而简明扼要。

(2) 注意时效性,会诊意见的书写,一般急性病在 24 h 内完成,慢性病 3 日内完成,危重急症应随时进行。

(3) 不论会诊意见是否被临床医师采纳,建议对该病人的诊疗过程进行追踪。

(4) 临床中药师应为会诊病人建立药历,条件允许要进行随访。

(5) 应通过多种形式对中药药学会诊进行评价,逐步建立科学的中药药学会诊评价体系。

（6）定期对中药药学会诊的内容设定指标进行回顾性分析,为以后可能遇到的类似情况积累临床经验。

（7）对于中药药学会诊中典型案例的用药问题,可组织全院性的学术讲座或沟通会议,与临床医师进行交流。

（8）会诊记录要纳入病历保存。

第三节　能力提升:实践案例

一、中药药学门诊咨询案例

视频:阿奇霉素与复方甘草片合用的药学会诊

二、中药药学会诊案例

思 考 题

1. 临床中药师开展中药药学门诊应具备哪些知识和技能?
2. 临床中药师参加临床会诊的内容主要包括哪些?
3. 临床中药师参加临床会诊应具备哪些知识?

（薛春苗,萨日娜,李敏,张冰）

第十二章
临床中药师药学查房与药历管理

学习目标

第一节　临床中药师药学查房

药学查房可以从治疗药物的有效性、安全性、经济性和适当性方面进行分析,帮助医师制定最适宜的药物治疗方案;可以在药物给药方法、不良反应处置及贮藏方式等方面进行指导,帮助护士正确使用和管理药物;可以和病人面对面地进行用药宣教,包括用药目的、服药方法、注意事项、贮藏方式等,指导病人正确使用药物。

临床中药师开展药学查房,需掌握中药饮片、中成药和西药的药物相关知识,了解各药物的适应证、特点和药物之间的相互作用、配伍禁忌等。进行药学查房时需结合病人的中医辨证进行,在中医药理论的指导下对病人的用药进行合理性分析与指导。

一、临床中药师药学查房的概述

(一)临床中药师药学查房的基本概念

临床中药师药学查房是指临床中药师在病区内对病人开展以合理用药为目的的查房过程,包括临床中药师独立查房及临床中药师与医师、护士等组成医疗团队联合查房两种形式。临床中药师药学查房是临床中药学工作的重要内容之一,是融入临床诊疗活动的重要环节,是全面了解病人诊疗情况的途径和手段,是提高药物临床疗效,保障病人用药安全的工作方式。

(二)临床中药师药学查房的基本内容

1. **药学查房前准备**　进行临床中药师药学查房前应查阅病人病历,了解病人年龄、性别、体重、职业、籍贯及疾病既往史和用药过敏史等信息。熟悉病人入院以来的主诉、影像学检查结果、辅助检查结果、生化检测指标、临床诊断、诊疗方案、用药情况等。对于老年人、儿童等特殊人群,应重点关注其心、肺、肝、肾功能,以及用药后机体各项功能的反应。药学查房前还应对医嘱进行审核,对所用药物、用法用量等使用情况进行重点关注,对存在疑问的药物进行记录,以便与临床医师进行沟通与干预。临床中药师还应结合中医望、闻、问、切四诊合参,辨证论治的结果进行综合分析,从中医理、法、方、药的临床思路进行思考判断,从而对病人的情况进行全面的了解。

2. **药学查房**

(1)药学查房站位:临床中药师药学查房时,各级药学人员按职务高低依次进入病房,先按要求站好各自的位置。一般要求主查临床中药师站在病人的右侧,其余各级临床中药师紧紧围绕主查临床中药师依次站开,汇报病人病情及用药情况的各级临床中药师要求站在主查临床中药师对面,方便与主查临床中药师进行交流。进修临床中药师应该紧靠主查临床中药师或汇报临床中药师,其他药学实习学生依次排列在病人床边。临床中药师药学查房过程中,各级临床中药师及实习学生必须在主查临床中药师的安排下发言,发言时要求站位靠前。

(2)药学查房自我介绍:临床中药师在进行首次药学查房时,应进行简单的自我介绍,告知病人临床中药师身份,以及在住院期间能够为病人提供的药学服务,并说明药学查房的主要目的在于宣讲与用药相关的注意事项和促进临床的合理用药,以便病人及其家属了解临床中药师的工作内容,获得其认同与配合,再次查房时可不必重复介绍。

(3)床旁查房:药学查房重点围绕临床用药进行,临床中药师在查房过程中应详细了解病人病情发展情况,包括主诉、既往史、并发症、既往用药情况、过敏史、用药后的症状改善情况等。应认真询问用药前后治疗效果及是否出现不适情况,详细了解药品名称、药品规格、给药途径、给药剂量、给药次数、用药时间、服药方法、疗程等,同时要关注病人的依从性问题,核实是否按要求用药及病人日常饮食情况。如存在药物过敏史,应询问过敏药物名称、过敏症状、体征、转归等。同时还应结合中医辨证分型、中医临床诊断结果,分析药物治疗方案的合理性,根据病人的中医病名与证型分析中药饮片/中成药选用的合理性。重点审查中药的配伍禁忌,包括"十八反""十九畏"等配伍禁忌,并注意含"十八反""十九畏"药味的中成药与中药饮片的配伍;中药与西药联合使用可能存在的相互作用;中药注射剂的合理使用;证候禁忌、病证禁忌、妊娠及哺乳禁忌;老年人、儿童的中药使用;报道有肝、肾毒性病人的中药使用;精神类、毒性、麻醉类等中药的使用等。

药学查房中,对病人或家属提出的用药相关问题,应尽量用通俗易懂的表达方式准确、快速地提供药学信息与建议,不仅讲解药物作用和用法用量,还应主动介绍药品说明书中注意事项和不良反应的相关知识,有针对性地进行用药教育,指导病人正确使用药物,尽量避免不良反应的发生,同时提高病人的用药依从性和自我保护意识。对于出现可疑药品不良反应的,重点关注药品不良反应发生时间和给药时间的逻辑关系、不良反应症状和严重程度、有无其他诱因及剂量、滴速等方面不合理用药情况。对不合理用药情况及时与医护人员沟通,减少药品不良反应发生。通过有效的查房,了解病人病情、体质变化及药物治疗的获益和风险,明确病人治疗需求,制订合适的药学监护计划,促进临床合理用药。

3. 药学查房总结

(1)完善药学查房记录:临床中药师药学查房记录是临床中药师在参与临床查房、会诊、病例讨论等医疗活动时,依据临床医师的诊断和病情分析,结合药品功效主治、适用范围,进行用药分析、评估,提出合理用药建议,并详细书写在药学查房记录中。它属于住院病历中病程记录的一部分,是体现合理用药、合理治疗的文字记录。每次药学查房结束后,临床中药师应就查房中的相关问题进行记录,重点记录病人的中医症状、体征描述,当前用药情况,包括联合用药、药品不良反应等,以及对用药干预情况进行分析、说明,完善查房记录。

(2)药学查房后汇总讨论:临床中药师在完成药学查房后,应对本次查房病例逐一进行点评。对药学查房中遇到的问题展开学习讨论,对不确定的问题应通过查阅药品说明书、疾病诊疗指南及相关文献资料,慎重分析整理出意见或建议,积极与临床医师进行沟通与反馈,形成更为有效合理的药物治疗方案以供临床医师参考。

4. 反馈临床问题　药学查房过程中若发现有既往用药问题,应避免在病人面前直接表达,可在药学查房结束后,整理用药相关的问题,及时与医师反馈沟通,并对药物治疗方案进行评价和做相应说明,建立药学监护计划或药历。对查房医师、护士咨询的相关问题,不能现场解答的,应在药学查房结束后进行资料的收集整理,及时向医师、护士进行反馈。

(三)临床中药师药学查房的形式

临床中药师深入临床,通过与医师、护士一起的联合查房和临床中药师独立查房两种形式,收集病人基本临床资料,并详细记录于药学查房记录表(表12-1),包括病人姓名、年龄、主诉、现病史、既往史、既往用药、家族史、过敏史、医嘱执行情况、病人用药后疗效等。随后进行药学评估,分析病人用药问题,制订药学监护计划。

表 12-1　药学查房记录表

科室：　　　　　　床号：　　　　　　查房日期：

姓　名		性　别		出生日期		年　月　日	民　族	
入院时间：　年　月　日				住院号				
籍　贯		职　业			工作单位			
家庭地址			电话号码					
身高(cm)/体重(kg)			个人史					
婚育史			月经史					
家族史			过敏史					
不良嗜好(烟、酒、药物依赖)			药品不良反应及处置史					

首次查房
入院诊断 中医诊断(包括中医辨病辨证依据) 西医诊断(包括西医诊断依据)
既往病史(包括既往用药史)
现病史

首次药物治疗
(包括用药目的、药品名称、剂量、用法、用药日期)

用药目的	药品名称	剂　量	用　法	使用时间	停用时间

药学查房

住院期间主要治疗药物
(包括用药目的、药品名称、剂量、用法、用药日期)

用药目的	药品名称	剂　量	用　法	使用时间	停用时间

药学问诊

续　表

与医护交代药品相关问题（请在对应项打"√"）
1. 用法用量：有　　　无
2. 给药途径：有　　　无
3. 配伍问题：有　　　无
4. 药品贮存：有　　　无
5. 其他问题：有　　　无
药物治疗方案分析（包括有效性、安全性、经济性、适宜性、不良反应）
药物治疗方案调整
1. 药物剂量调整情况
2. 停用药物情况
3. 新增药物情况
4. 不良反应处理措施
5. 药学监护计划调整
药学评估与建议
病人用药咨询与床旁教育
查房药师签名
年　　　月　　　日

二、临床中药师药学查房的技术规范与流程

（一）临床中药师药学查房的技术规范

1. **药学查房的基本要求**　参加药学查房的临床中药师必须是经机构认定如在临床中药师岗位上工作的临床中药师，或取得临床中药师岗位培训证书的临床中药师。医疗机构药学部门应在医院药事管理与药物治疗学委员会指导下制定临床中药师查房制度，明确开展药学查房的参与人员、频次要求、主要内容、反馈方式、记录书写和质量评估等内容。药学部门应设置临床药学室（科），并配备合适的工作空间和软硬件条件。药学常规查房应为病房床旁，有条件的医疗机构可开展远程药学查房。

2. **药学查房准备**

（1）病人情况：药学查房前应进行相应准备，明确药学查房的病人数量及预期的查房时间。应获取并熟悉病人的基本情况，尤其是重点监护病人如病危、病重、病情复杂及新入院病人等，内容包括但不限于病人姓名、性别、年龄、生命体征、现病史、既往史、既往用药史、过敏史、家族史、个人史、婚育史、入院诊断、辅助检查结果、治疗方案及疾病进展等情况。在熟悉病人资料过程中，对病人基本情况、有疑问及需着重了解的部分应做好相应记录。

（2）药学评估：对新入院病人既往用药和入院初始药物治疗方案进行整理，对使用重点监控药物

及限制使用药物的病人进行重点监护。从药物的有效性、安全性、经济性和适当性等方面对重点监护病人的初始治疗方案进行用药合理性分析,记录和干预不合理医嘱。用药有效性分析应包括但不限于药物适应证、用法用量、给药途径和疗程等评价;用药安全性分析包括但不限于药品不良反应预防和处置、药物相互作用评估等;用药经济性分析包括但不限于医疗保险和病人承受能力等评估;用药适宜性分析包括但不限于药品剂型、规格和重复用药等。对重点监护病人的医嘱分析至少应包括在院病人的疾病进展、辅助检查结果和治疗方案调整等,特别是可能影响用药的诊断修订、实验室检查结果更新(如肝脏和肾脏功能变化等)、合并用药改变、重要医嘱增减等变化情况。最后,通过合理用药分析提炼出下一步药学问诊的内容、病人用药教育的要点等药学查房的思路与内容。

3. 药学查房过程

(1) 基本情况介绍:对病人进行初次药学查房需进行简单的自我介绍,告知病人临床中药师身份和药学查房的主要目的在于促进临床合理用药和宣教与用药相关的注意事项。

(2) 药学问诊:药学问诊的主要内容包含病人整个诊疗过程中的所有疾病和药物相关信息,评估病人药物治疗的获益和风险,获取病人治疗需求,为药学监护的制订和实施提供基础信息和客观证据。重点关注病人用药问题,核实病人是否按要求用药、用药后的反应、是否有不适情况、嗜好、生活方式、日常饮食习惯及现阶段服用的保健品等信息,以便有针对性地进行用药教育,指导病人正确使用治疗药物,适当调整生活方式,为病人制订药学监护计划。对刚入院病人,临床中药师应与病人或家属积极进行交流,询问病人此次入院治疗目的,既往所患疾病及用药情况,药物及食物过敏史,药品不良反应及处置史等基本信息。对病人既往用药,应详细询问药品名称、药品规格、给药途径、剂量、疗程、疗效等。如病人存在药物过敏史,应询问过敏药物名称、过敏症状、体征、转归等。对诊治过程中的病人,询问病人对自身疾病、服用药物的知晓情况,是否遵医嘱用药。询问病人使用药物后的症状、体征改善情况,是否有新发症状,判断病人目前药物治疗的临床疗效。问诊过程中注重仪表,并按照相关规范和标准,注意医院感染的防控工作。问诊时要善于发现病人的用药问题,避免诱导式提问。

(3) 病人用药教育:评估病人对自身疾病及用药情况的了解和期望、正确用药的能力及依从性。了解病人对用药目的、药物服用方法、用药剂量、用药疗程、用药注意事项、常见药品不良反应等的掌握程度,制订个体化用药教育方案。结合病人实际情况,采取口头交代、书面材料交代、实物演示等方式进行用药教育,使病人充分了解药物治疗的重要性和药品的正确使用方法。用药教育结束前,通过询问病人或请其复述等方式,确认病人对药物使用知识的掌握程度,掌握情况欠佳的,应当再次进行用药教育。

(4) 用药咨询:临床中药师开展用药咨询的服务对象主要包括病人及其家属、医务人员等。接待咨询者,询问需求,采集用药史及相关病史、分析评估、及时回答咨询者问题。原则上临床中药师应在当日完成用药咨询服务;对于复杂问题、特殊问题,可在征得咨询者同意情况下,择日回复。临床中药师应及时对相关信息进行记录,记录方式包括电子记录和书面记录。

4. 药学查房记录　初次查房问诊记录至少应包括入院主诉、现病史、既往病史、既往用药史、家族史、伴发疾病与用药情况、个人史及婚育史、药品不良反应史及过敏史等。再次查房问诊记录内容应关注病人主诉、医嘱落实情况,确认病人是否正确用药,观察并询问病人用药后反应,认真记录病人的问题。并从病人年龄、病理生理情况及用药依从性等方面入手进行入院药学评估和用药风险评估,并做好药历记录。

5. 药学查房的质量评估　医疗机构应定期对药学查房服务进行评价,评价指标可分为客观指标与主观指标。客观指标主要包括药学查房次数、药学查房发现的问题数、干预问题数、医师采纳建议数、床旁药学教育数、提供用药咨询数、病人住院日数、疾病治愈率、不良反应发生率等。主观指标一般包括病人满意度、医师满意度、护士满意度、医疗质控部门满意度等。对药学查房服务质量应进行持续评价改进,对药学查房服务中存在的共性问题,药学部门应定期进行沟通反馈,记录沟通过程和改进措施。

（二）临床中药师药学查房的流程

临床中药师药学查房流程示意图见图 12-1。

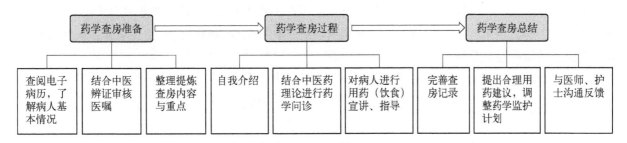

图 12-1　临床中药师药学查房流程示意图

三、临床中药师药学查房的注意事项

临床中药师在药学查房前应尽可能全面、详细地了解病人基本情况,尤其是既往病史和既往用药史。临床中药师要重点关注中药饮片、成成药、中药注射剂的辨证使用,应与中医临床诊断相符。中西药联合应用时应了解各药物的适应证、特点和药物之间相互作用、配伍禁忌等。另外,药学查房过程中如果发现医师有用药问题,应避免在病人面前直接表达出来,可以在药学查房后及时与医师反馈沟通,避免医疗纠纷。与病人沟通时注意仪表端正、用语恰当,尽量使用通俗易懂的表达方式,避免过多使用专业词汇。

四、临床中药师药学查房的机遇与挑战

（一）临床中药师药学查房的机遇

我国临床中药学服务的开展模式主要有参与药学查房、医疗会诊与案例分析、用药指导、药物治疗监测、药品不良反应监测与上报、药物利用研究等,且以药学监护、治疗药物监测、指导特殊人群（老年人、孕妇、儿童）及特殊病种人群（如高血压、糖尿病、冠心病、精神病、癌痛病人等）合理用药为重点的药学服务。其中,药学查房是药学服务非常重要的一个环节,也是对临床中药师业务水平要求较高的岗位,直接关系到每一位住院病人的用药安全、有效。因此,药学查房业务能力的高低决定药学服务质量的水平。

（二）临床中药师药学查房的挑战

1. 知识背景　临床中药师参与药学查房,要不断提升自身专业技术水平,以合理用药为目的,为临床提供全面、科学、完善的临床中药学服务。临床中药师要熟练掌握中药的药理药效、质量优劣真伪、不良反应及处理措施、炮制品的选择、毒性中药的用法用量、中西药联合应用原则、中成药及中药注射剂使用、中药剂型选择等药学专业知识。由于临床大部分是中西医结合治疗,因此中西药联合应用情况普遍,导致临床中药师同样要学习掌握化学药物相关知识,关注中药学、药学发展动态和最新研究成果,以及药物警戒和药品不良反应报道等。临床中药师除了需掌握中药、化学药物方面的知识外,还需系统学习临床中医和西医相关课程,熟悉所在临床科室相关疾病的临床路径、用药指南、诊疗知识,包括疾病的病因病机、中医诊断、病理生理、相关实验室检查、生化检验指标、影像学诊断及治疗方法和常用药物、方剂等。同时还需了解相关药事管理法规,甚至医保政策。因此,临床中药师在进入临床前,只有系统地掌握相关专业知识,才能满足临床对药学专业的需求,才能更好地服务临床和病人。

2. 临床能力　中医临床思维是以中医基础理论为基础,强调辨证论治和整体观念,注重"理-法-方-药"的思维过程,重视防治结合和三因制宜,侧重病、证、症的整体把握和遣方用药基本规则在病案个

体中的具体应用。临床中药师应在具备中西医药相关知识的前提下,积极参与临床查房实践,药学查房是临床中药师深入临床工作的主要方式之一,通过这一方式可以直接接触医师、护士和病人,全面地了解临床需求,了解病人的病情及用药情况,及时发现或解答临床用药问题,并反馈给临床科室。临床中药师通过不断实践积累经验,不断完善药学和临床知识的不足,同时还应具备良好的沟通能力,充分了解医学心理学等医学学科,使自己在医疗团队中能够逐步获得信任,赢得尊重,使药学服务最终成为优质医疗服务的重要组成部分。

3. 中药治疗的复杂性　中药在我国尽管有上千年的使用历史,但相对化学药物来说存在成分复杂、作用靶点多的特点。因此,在临床使用中存在诸多影响中药有效性、安全性的因素。"辨证论治"是中医理论最基本特点之一,是中药的有效性与安全性评价的基础,缺乏辨证论治的中药有效性、安全性评价不仅是片面与不准确的,而且对中医药学的发展也是十分不利的。另外,中药毒性不仅在于物质基础,与使用方法与剂量也有关。有专家提出"中药之毒,在用不在药",表明中药安全性评价应以复杂性科学理论为指导,走出"唯成分论"的片面化认识误区,走综合评价之路,重视药物本身的同时,更不能忽视药物的用法用量与病人机体因素。

第二节　中药药历管理

一、中药药历的概念与作用

(一) 中药药历的概念

药历是指临床药师在临床药学实践中,以合理用药为原则,收集、分析病人的临床资料,形成病人药物治疗过程的记录,包括药师对病人进行的与医疗有关的教育与指导,以及药师对药物治疗过程中的干预,是对病人治疗或预防疾病进行药物治疗过程的全面、客观的记录和评价。

药历是药师为病人记录的个人用药档案,能真实记录病人用药全过程,及时发现和解决病人在药物治疗过程中的问题;记录与评估药物治疗方案,及时干预不合理用药问题,确保病人药物治疗的安全性、有效性、经济性;有助于积累临床药学资料、继续教育素材,学习医生临床思维,提升药师的临床药学实践水平;记录药师的工作方向及工作量,体现药师的职业价值。由此可见,建立规范的药历,对于监测病人用药效果,提高药师技术水平,体现临床医、药、护团队协作等方面,具有重要意义。

中药药历作为临床中药师临床实践工作的完整记录,应以中医药理论为基础,体现中医药特色。在病史叙述时体现望、闻、问、切,记录四诊的相关信息;临床诊断重视中医诊断,记录中医病名及证型;治法治则注重理、法、方、药;审查临床医师合理用药时注意中药配伍禁忌、证候禁忌、病症禁忌、妊娠禁忌、哺乳禁忌,中西药联用相互作用,中药注射剂合理使用;精神类、毒性、麻醉类等中药使用;老年人、儿童及肝肾功能不全等病人中药的使用等;指导病人合理用药时注意汤剂煎煮方法、服药时间、服药方法、服药期间饮食禁忌等方面。

(二) 中药药历的作用

中药药历在药学服务中扮演着重要的角色,它是指对病人用药情况进行全面记录和整理的文档,也称为病人用药记录或用药史。中药药历的作用主要有以下几个方面。

1. 用药信息的整理和记录　药历记录了病人从入院到出院期间的病情状况及使用的所有药物,包括处方药、非处方药、中药、膳食补充剂等。这些信息可以帮助医疗团队了解病人的用药情况,避免重复开药和药物相互作用,确保病人用药的连续性和安全性。

2. 用药问题的识别和解决　中药药历可以揭示病人用药中存在的问题,比如病人可能存在对某些药物的过敏反应或不良反应,或者有潜在的药物相互作用等。药学专业人员可以通过药历,及时发现和解决这些问题,减少病人用药过程中的风险。

3. 用药决策的支持　医疗团队可以通过查阅中药药历,了解病人以往使用的药物治疗情况和效果。这为医生在制订治疗计划时提供了有价值的信息,可以更好地选择适合病人的药物治疗方案。

4. 药物治疗效果的评估　中药药历中记录了病人用药期间的治疗效果,包括症状改善、实验室检查结果等。这些信息有助于医疗团队评估药物治疗的有效性,并在必要时进行调整。

5. 药物安全的保障　通过记录病人的用药情况,中药药历可以帮助药学专业人员监测病人用药中的不良反应和药物相互作用。及时发现并解决这些问题,有助于确保病人用药的安全性。

总体来说,中药药历在药学服务中起着桥梁和纽带的作用,它为医疗团队提供了重要的用药信息,帮助医生和药学专业人员更好地了解病人的用药情况,优化用药决策,提高用药安全性,确保病人获得最佳的药物治疗效果。

二、常见中药药历的类型

中药药历根据记录形式有多种分类方式,根据就诊方式的不同可分为门诊药历、住院药历、社会药房药历等;根据记录形式可分为纸质药历、电子药历;根据模式可分为 SOAP 模式药历、PH－MD－ROME 模式药历、英格兰模式药历、IC 卡模式药历等;根据建立的目的和用途可分为以药物治疗为主的药历、以促进合理用药为主的药历、以问题为线索的药历等。

1. 门诊药历　是临床中药师为门诊病人记录的用药档案。包括门诊病人服用的药物、服药指导记录、药师保留的咨询记录及由病人保留的用药咨询单等。临床中药师可以为长期随访、用药比较复杂及用药依从性有待提高的病人建立用药手册,将历次用药情况和药师交代的用药注意事项记录在册,交给病人携带使用,对开设药物咨询门诊的医院,可作为病人复诊时的参考资料。

2. 住院药历　是临床中药师在医院住院病房从事临床药学工作时,根据临床需要为药物治疗情况复杂或病情较重,需重点监护的住院病人建立的用药档案。类似于医师书写的病历,是最完整的药历模式,包括病人基本情况,临床诊断,治疗方案记录与分析,药物治疗监护、日志、总结等内容。

3. 社会药房药历　是执业药师或其他药学专业技术人员为病人提供药学服务过程中,以合理用药为目的,采集临床资料,通过综合、分析、整理、归纳而形成的完整的药物治疗管理技术档案资料。适用于销售企业向购药者提供药物治疗管理等药学服务活动的药历。

4. 电子药历　是药历的一种特殊表现形式,是在药学服务中利用计算机技术,采集临床资料,通过综合、分析、整理、归纳而书写形成的完整的技术档案资料。有基于 HIS、Visual Foxpro、Access 等电子平台或数据库制作的电子药历。其中基于 HIS 平台的电子药历系统,具有开发方便,数据全面、可靠,操作简捷,存储量大,数据处理方便,查询及输出快捷等优点,是较常用的电子病历系统。

5. SOAP 模式药历　目前较规范的药历模式是由拉里(Lawrence)等于 1995 年提出,逐渐被临床药师接受,成为培养临床中药师药历书写应遵循的基本模式。以文字叙述为主,能够完整、具体、系统地记录病人使用药品的全部过程,客观地评价病人的治疗效果好坏和不良反应等。主要内容包括:S(subjective,主观性资料),即病人的主诉、现病史、既往史、家族史、药物过敏史、药品不良反应史、既往用药史、病人依从性、既往使用药效的评价等;O(objective,客观性资料),即病人的临床症状、体征、临床各种检验检查的结果、病原学培养及药敏的结果、血药浓度的监测等;A(assessment,药物治疗评估),是药师对病人药物治疗过程的分析;P(plan,治疗方案),是对治疗方案的确认,即用药医嘱的名称、用法用量、途径、使用时间、疗程及用药的指导、临床中药师意见等,这些内容是组成药历的基本内容。

6. PH－MD－ROME 模式药历　是临床中药学专家归纳的一个更加完整、详细的药历新型模式。P

(patient introduction,病人简介),主要包含药历创建的时间,病人的姓名、年龄、身高、体重、出入院时间及病人主诉等基本情况;H(health problems,健康问题),主要包括医学诊断、精神病学诊断、病人主诉、阳性检验检查结果和阳性症状、体征,物理和心理学检查及病人的既往治疗史情况,病人药物过敏史,病人用药史;M(medications,治疗药物),包括详细的药物治疗方案;D(pharmaceutical diagnoses,药学诊断),用于确定病人特异性的和药物相关的问题的诊断;R(recommended orders,推荐医嘱),即关于治疗方案的建议,主要包括药物治疗、非药物治疗及其他服务;O(desired outcomes,理想结果),精确评估病人是否达到了最佳药物治疗效果,是否出现任何明显的药品不良反应;M(monitoring,监测),病人治疗过程中需监测的临床指标,包括各项临床检验检查结果、随访中获得的关于病人健康问题和用药效果的反馈结果;E(patient counseling and education,病人咨询用药教育),临床中药师回答病人用药相关问题的咨询,给予病人必要的用药指导和帮助,增强病人的用药依从性,使病人更好地配合治疗,正确地认识、处理与药物相关的不良反应。

7. 英格兰模式药历　包括病人基本情况、住院信息、相关非药物治疗情况、临床处理(诊断和药学需求)、治疗药物、药学监护计划、实验室数据和治疗药物监测(therapeutic drug monitoring,TDM)等内容,分别设计成表格来体现。其风格简明,但受表格的格式所限,有些需要详细说明的问题不能得到很好地表达,在一定程度上缺乏整体性。

8. IC卡模式药历　又称便携式药历,既可以录入身高、体重等病人的基本信息及检验结果,医师的诊断、医嘱等治疗信息,又可以输出此前的所有就诊情况,如病史、治疗史、新的医嘱和就诊记录、服药情况等。因其不受地域和流动性的限制,具有方便携带和迅速调阅、掌握病人疾病和用药情况的优点。当病人到不同医院就诊、社区医疗看全科医师或去社会药房时,医师或药师能够通过设备立即调阅病人的病历和药历,了解其全部病史和药物治疗情况,病人再次就诊时亦可继续输入新的诊疗记录和用药记录。

9. 以问题为线索的药历　即临床中药师应用临床药物治疗学的相关知识,结合病人的病史、主诉、诊断及相关检查结果而做出相应判断,提出用药建议,进而帮助解决实际问题。

总之,药历的出发点就是围绕药物治疗,将病人整个药物治疗过程的相关临床资料进行记录、分析,其目的就是促进合理用药。

三、中药药历的基本内容

(一)病人的基本情况

病人的基本情况包括病人一般资料和临床情况,可通过翻阅病历、临床查房或药学查房时问诊获取。掌握病人的基本情况,目的是根据不同的情况判断用药种类、用法用量及用药的安全性、经济性和合理性,提高病人的用药依从性。

1. 病人一般资料　包括姓名、性别、年龄、出生年月、职业、民族、身高、体重或体重指数、病案号、住院日期、出院日期、工作单位、不良嗜好、住址、联系方式等。

2. 病人临床情况　包括主诉,现病史,既往病史,家族史,个人生活史,婚育史,月经史,既往用药史,过敏史(药品、食物、营养品、其他),药品不良反应史及临床处置过程,入院诊断,检查指标及结果,中医望、闻、问、切四诊等相关信息。

(二)初始治疗方案分析

针对病人入院的初步诊断及具体病情涉及的用药原则进行阐述,并对其治疗方案进行分析,是对治疗方案中所涉及中、西药物作安全性、有效性、合理性、经济性的评价。

1. 对于中药的分析　根据中药学、中医基础理论、方剂学、中药炮制学、中药药理学等知识,对中医药治疗方案中使用的方剂、中成药进行理、法、方、药的分析。

2. 对于西药的分析　根据药理学基础知识,从药效学、药动学、药物治疗学等方面,分析病人用药指征、药物选择、剂量与用法、选用剂型、给药途径的合理性,是否存在重复给药、相互作用、配伍禁忌、药品不良反应等问题。

（三）初始药物治疗监护计划

根据初始治疗方案制订药物治疗监护计划,防止潜在用药问题发生。包括药品不良反应监护、药物疗效监护及依从性监护等。具体实施步骤如下。

1. 找准切入点,逐项监护　从有效性、安全性、合理性兼顾经济性的角度出发,监测治疗效果。

2. 制定监护指标　根据治疗方案中使用的中药、西药分析出有关疗效与安全的监护点,制定切实、可行的监测指标。

3. 按时间节点实施　按时间间隔详细、具体记录每个监测项。

（四）初始用药建议

临床中药师对病人初始用药中存在的不合理现象提出合理的用药建议,并将医师采纳情况与结果记录在药历中。

（五）初始用药指导和教育

应简单记录根据具体病情、用药目的对病人进行药物使用方法、用药注意事项等教育和指导内容,并以纸质用药教育单形式将详细内容发给病人。

（六）药物治疗日志

对用药监护病人住院期间诊疗过程的连续性记录,体现疾病变化与药物治疗的呼应。应记录住院病人病情变化,以及治疗过程中出现新的临床诊断、治疗原则、治疗方案、用药分析、药物治疗监护计划、用药建议、用药指导和教育等。

（1）记录临床中药师在参与病人药物治疗过程中发现存在或潜在的问题,提出合理化用药建议、医师采纳情况及结果。

（2）记录药学监护的结果。

（3）记录治疗方案终止或修改内容、原因,分析新方案的合理性。制订、实施修改后方案的药学监护计划和用药指导。

（七）出院带药的用药宣教

为病人出院后维持与巩固治疗提出用药建议。包括汤剂的煎煮方法、服药时间与方法、服药期间饮食的注意事项、需要定期检查的项目、可能出现的不良反应、根据住院期间的不良反应提醒病人今后应避免使用的同类药物、药物保存方法、来医院随访时间等内容。

（八）药物治疗总结

药物治疗总结是临床药师对病人住院期间整个药物治疗过程的小结。

（1）整个药物治疗过程回顾性分析与总结。

（2）临床中药师在本次治疗中参与药物治疗工作的总结。

四、中药药历的格式与书写规范

（一）门诊中药药历的常见格式与书写规范

目前我国对中药药历的内容和格式尚未进行统一规定。药历的建立因实际工作需要记录的内容及记录目的、用途不同而有所差异。中华中医药学会医院专业委员会发布药历推荐模式,在此结合中医医院工作实际,介绍门诊病人药历、门诊用药咨询单、住院病人药历供参考。

中医院门诊病人多,且多为慢性病、疑难杂症病人,多需要长期服用中药汤剂、中成药或中西药结合治疗。大量临床中药学工作需要在门诊中药房、中西成药房或临床药学门诊完成,临床中药师在门诊的工作主要是通过审查临床医师的合理用药和对病人的用药宣教来确保中药使用的安全性和有效性,同时填写门诊病人药历(表12-2)。

表12-2　门诊病人药历

药历编号:	记录日期:　年　月　日	□初诊　□复诊
姓名:	性别:	年龄:
主治医师:	就诊科室:	联系电话:
临床诊断及辨证: 包括中医诊断、辨证		
病史、既往用药史及过敏史:		
治疗药物与方案: 包括首诊的辨证论治,复诊的辨证加减药物,审查配伍、证候、病症禁忌,审查特殊人群用药,审查联合用药等		
用药指导: 包括汤剂煎煮方法、服药时间、服药方法、服药期间饮食禁忌等指导		
病人对用药过程和使用中咨询的问题:		
解决结果:		
药物治疗总结与评价:		
		药师签名:

(二)住院病人药历的常见格式与书写规范

临床中药师在医院住院病房从事临床药学工作,需要熟练掌握各类疾病的治疗指南、专家共识等,同时注重中医药理论的运用,重点审核中医辨证与用药的合理性,熟悉各类药物的主治功效、适应证、用法用量、禁忌、不良反应、注意事项、药物相互作用、特殊人群用药等,在住院病人药历(表12-3)书写过程中关于中医辨证治疗的内容尽量使用中医药术语表述。

表12-3　住院病人药历

建立日期:　年　月　日　　　　　　　　　　　　　　　　　建立人:

姓名		性别		出生日期		住院号	
住院时间		年　月　日		出院时间		年　月　日	
籍贯		民族			工作单位		
电话			联系地址				
身高(cm)		体重(kg)			体重指数(kg/m^2)		

不良嗜好(烟、酒、药物依赖)：	

主诉：
促使病人就诊的最主要、最明显的症状体征及其持续时间。主诉三要素是疾病部位、病变性质、自发病至就诊的时间。确切的主诉可初步估计疾病的范畴、类别、病势的轻重缓急

现病史及问诊：
(1) 起病情况：时间、地点、环境、急缓
(2) 主症特点：部位、程度、性质、持续时间、影响因素
(3) 病因诱因：病因如外伤、中毒、感染、过敏等，诱因如气候、环境、情绪、饮食、起居等
(4) 发展演变：主症变化或新症出现，持续或间歇，进行性或渐好性
(5) 伴随症状：是否有伴随症状，伴随症状部位、程度、持续时间
(6) 诊疗经过：何时何地进行何种检查、用过何种药物、实施过何种治疗、疗效情况等
(7) 一般情况：病人精神、体力、食欲、食量、睡眠、二便情况
临床中药师一般根据"十问歌"内容进行问诊，即"一问寒热二问汗，三问头身四问便，五问饮食六问胸，七聋八渴俱当辨，九问旧病十问因，再兼服药参机变，妇女尤必问经期，迟速闭崩皆可见，再添片语告儿科，天花麻疹全占验"

望、闻、切诊：
(1) 全身望诊：望神，包括精神意识、思维活动、面色、眼神、形体动态、语言、呼吸和对外界的反应；望色，观察病人面部及全身皮肤的颜色与光泽；望形体，观察病人形体的强弱胖瘦、体质形态和异常表现；望姿态，观察病人的动静姿态和异常动作
(2) 局部望诊：望头面，观察头形、囟门、头发及头部动态；望五官，即眼、耳、鼻、口、舌；望躯体，包括望颈项、胸胁、腹部、腰背等部位；望四肢，观察四肢、手足的形态变化和动态的异常；望二阴，包括前阴和后阴；望皮肤，观察皮肤色泽形态的变化和表现于皮肤的病证，如痘、疹、斑、瘄、痈、疽、疔、疖等
(3) 舌诊：望舌体，包括舌体颜色、形质、动态、舌下络脉；舌苔，包括苔质和苔色
(4) 望排泄物：即望痰涎、呕吐物、大便、小便等
(5) 望小儿指纹：适用于3岁以内的小儿
(6) 闻诊：包括听声音和嗅气味。听声音，即诊察病人的声音、呼吸、语言、咳嗽、呕吐、呃逆、嗳气、太息、喷嚏、呵欠、肠鸣等各种声响。嗅气味是指嗅病体和排出物及病室的异常气味
(7) 切诊：包括脉位、至数、脉长、脉力、脉宽、流利度、均匀度等

体格检查：
医师运用感官或借助听诊器、叩诊锤等进行检查以发现病情变化。通常先观察一般情况，然后检查头、颈、胸腹、脊柱、四肢、肛门、生殖器、神经系统等。包括专科的特殊检查和入院前有关实验室检验结果及器械诊断结果

既往病史：
(1) 既往健康状况：包括是否长期服用保健品等
(2) 既往患病情况：包括外伤手术史、预防接种史、曾患疾病等

既往用药史：
着重记录病人入院近3个月所用药物的名称、用法用量

个人史：
(1) 生活经历：出生地、居住地、经历地，注意某些地方病或传染病的流行区域
(2) 精神情志：精神情志的状况和变化
(3) 饮食起居：饮食偏嗜、生活起居情况
(4) 其他：职业、工作条件、生活条件、生活习惯、业余爱好等

婚育史：
(1) 成年病人：是否已婚、结婚年龄、配偶健康状况及有无传染病或遗传病、夫妻关系等
(2) 育龄女性：月经初潮年龄或绝经年龄，月经周期，行经天数，月经和带下的量、色、质等变化
(3) 已婚女性：是否生育，妊娠次数，生产胎数，有无流产、早产、难产等

家族史：
包括直系与旁系亲属的健康、患病情况。包括病人的父母、兄弟姐妹、配偶、子女及与病人接触最多的其他人。询问有无传染病、有无遗传病、是否存在药物代谢障碍等，必要时询问直系亲属的死亡原因

过敏史：
包括药物、食物及其他物品过敏史

药品不良反应及处置史：
病人入院前曾发生的药品不良反应与处置手段、结果

入院诊断:
(1) 中医诊断:中医病名诊断、证型诊断
(2) 中医辨病辨证依据:病人入院的主要症状、主要体征、中医四诊等
(3) 西医诊断:严格按照现代医学的相关诊断标准与要求书写
(4) 西医辨病辨证依据:病人入院主要症状、主要体征、入院时辅助检查结果等

出院诊断:
(1) 中医诊断:中医病名诊断、证型诊断
(2) 西医诊断:严格按照现代医学的相关诊断标准与要求书写

住院期间主要治疗药物:
包括本次入院治疗的用药目的、药品名称、用法用量、用药时间,以及过程中发生的药品不良反应与处理措施、结果等

用药目的	药品名称	剂 量	用 法	使用时间	停用时间

初始治疗方案:
指针对入院时初步诊断及病人具体病情所设计的初始药物治疗方案。根据病人住院病历中首次病程记录下面的首次诊疗计划整理,包括护理、检查、西药治疗、中药治疗等

初始治疗方案分析:
指针对入院时初步诊断及病人具体病情所设计的初始药物治疗方案与治疗方案分析
(1) 西药治疗方案分析:结合相关疾病的临床治疗学、有关学会制定的最新指南或专家共识,评价监护病人的治疗方案适宜性,提出相应的建议方案
(2) 中药治疗方案分析:结合疾病的病因病机、治疗原则、治疗方法,评价中医药治疗的技术手段及治疗方案的适宜性,提出相应的建议方案

初始药物治疗监护计划:
指根据初始治疗方案所制订的药物治疗监护计划。根据初始治疗所使用的药物,分析安全性和有效性
(1) 中药学监护计划:先分析基本处方,再结合具体用药,分析临床医师处方拟解决的问题,根据实际处方,从选方、选药、剂型、服法等方面提出中药学建议,并依据病人病情与用药,从有效性与安全性方面提出具体、可执行的中药学监护计划
(2) 西药学监护计划:按西药药理学、药物学知识及相关疾病的治疗学提出,并重点关注中西药物在药效学和药动学方面的相互作用

初始用药建议:
针对初始用药中存在不合理现象,向医师提出合理的用药建议,并记录采纳情况与结果

初始用药指导和教育:
针对初始用药,向病人进行药物使用方法、用药注意事项等方面的教育和指导

药物治疗日志

(1) 对治疗药物的分析意见
(2) 审核用药医嘱,发现潜在或实际存在的用药问题,提出治疗方案修改意见
(3) 对病人用药后的临床疗效及不良反应进行观察与分析
(4) 病人药物治疗中需检查的指标
(5) 病人用药变更情况及原因(含治疗过程中出现新的疾病诊断、治疗方案、会诊情况)
(6) 对变更后的药物治疗方案的评价、分析、意见与药物治疗监护计划
(7) 不同药物治疗方案分析与遴选建议
(8) 用药监护计划的执行情况与结果(包括临床中药师参与情况、医师采纳情况及结果)
(9) 病人咨询和用药宣教情况
注意:每次记录应有临床中药师签名,并注明记录时间

药师签名:
年 月 日

药物治疗总结

(1) 对整个药物治疗过程回顾性分析与总结,药师在本次治疗中参与药物治疗工作的总结
(2) 出院带药的用药宣教:汤剂的煎煮方法、服药时间与方法、服药期间饮食的注意事项、药物保存方法;可能出现的不良反应;根据住院期间的药品不良反应提醒病人今后应避免使用的同类药物
(3) 治疗需要的随访计划和应自行检测的指标

第三节　能力提升：实践案例

一、便秘肠道实热证病例药学查房报告案例

二、慢性阻塞性肺疾病伴急性加重痰热郁肺证病人药历案例

思　考　题

1. 药学查房的流程是什么？
2. 临床中药师查房重点关注内容有哪些？
3. 什么是药历？药历书写的主要内容有哪些？

（薛春苗，李敏，杨磊，萨日娜）

第十三章
中药药学监护与治疗药物监测

学习目标

第一节　中药药学监护

一、中药药学监护的概述

（一）中药药学监护的基本概念

药学监护是指药师应用药学专业知识为病人提供直接的、与药物使用相关的监护服务,以提高药物治疗的安全性、有效性、经济性与适当性,旨在优化药物治疗效果,提高病人生活质量,预防和减少药物相关问题。

中药药学监护是临床中药师在中医药理论指导下,面对病人复杂的用药情形,如应用中药(汤药/中成药)、中西药联合应用、中西药复方制剂等,提供专业的、直接的、与中药临床应用相关的监护服务,以促进中药合理应用。

（二）中药药学监护的基本内容

药学监护把医疗、药学、护理有机地结合在一起,让医生、药师、护士齐心协力,共同承担医疗责任。药学监护既为病人个人服务,又为整个社会公众健康教育服务。药学监护让药师积极参与疾病的预防、检测、治疗和保健,定期对药物的使用和管理进行科学评估,指导帮助病人和医护人员安全、有效、合理地使用药物。根据药学监护的目的等,中药药学监护工作内容可分为以下几个方面。

1. 病人疗效监测与治疗方案调整　临床中药师应通过药学查房和临床查房收集的各种资料,如病人的临床症状、体征、舌象、脉象、实验室检查结果等,对病人病因、病性、病机、病势进行综合分析,判断疾病的发展转归和药物的治疗效果。如果治疗无效或疗效不佳,临床中药师则应从药物作用机制及特点的角度出发,协助临床医师找到治疗方案失败的原因,重新调整给药方案。

2. 药物治疗过程监护　指监护药物治疗方案的实施过程是否恰当、规范。有些护士可能对一些中药注射剂的给药顺序、配制时间、滴注速度和操作规范等方面不太了解,临床中药师应针对以上问题进行监护,避免由于使用不当而造成药物的疗效降低和不良反应发生。如使用中药注射剂时,应监护护士是否严格按照药品说明书推荐的调配要求、给药速度和疗程使用;监护特殊人群和初次使用中药注射剂病人;尤其是给药后 30 min 内的用药反应。

中医药临床应用内容丰富,用药过程中需要及时监护用药反应,通过用药后观察,及时了解病人的服药反应,中病即止,对减少用药剂量和疗程、保障用药安全具有重要意义。如汉代张仲景所著的《伤寒论》论述桂枝汤"遍身漐漐微似有汗者益佳,不可令如水流漓,病必不除。若一服汗出病差,停后服,不必尽剂",大承气汤"得下,余勿服"等。此外,使用有毒中药和注射剂后,更应密切观察病人用药后的反应,一旦发现异常,应立即停药。若症状加重,应迅速采取相应的治疗或抢救措施。长期用药还须加强相关实验室指标的观察。

3. 中药治疗安全性监护　在药物的使用过程中,应对那些易发生不良反应的药物和易发生不良反应的人群进行重点监护,其中易发生不良反应的药物多为治疗窗窄、毒副作用大、含毒性成分中药或中成药、中药注射剂、中西药物之间易发生配伍禁忌的药物。易发生不良反应的人群多为老年人、儿童、孕妇、肝肾功能不全者、过敏体质者和长期服用药物者。针对以上情况,临床中药师应注意:① 了解病人的用药史和过敏史,并向临床医师和病人建议一些预防药品不良反应发生的措施。② 观察药品不良反应发生情况,并及时分析、上报。③ 关注实验室指标、血药浓度,及时与医生沟通,调整用药方案。如雷公藤制剂、黄药子、苍耳子等药物可引起肝细胞损害[血清丙氨酸转氨酶(ALT)和门冬氨酸转氨酶(AST)升高],在使用中应关注病人肝功能。

在安全性监护时还应注意发现药品不良反应的早期症状,以避免严重药品不良反应的发生或一旦发生药品不良反应能及时发现、判断、处置。

4. 病人用药依从性监护　用药依从性是指病人的服药时间、剂量、疗程与医嘱给药方案的一致程度。良好的病人用药依从性可增强药物疗效、促进疾病转归,尤其在治疗方案有效的情况下,病人用药依从性是影响疗效的决定性因素,因此这也是中药药学监护的内容之一。

病人的用药依从性不但与病人自身的年龄、文化程度、个人信仰、经济收入、对疾病的认知程度等有关,还与用药种类多、用药方案复杂、易发生不良反应等有关。临床中药师主要通过以下方式监护病人用药依从性。

(1) 询问病人服药种类、服药时间、服药剂量等信息,获取病人最近的服药情况,对病人的依从性进行监护。

(2) 经验性地对病人生理指标,包括血压、血糖、血脂、血药浓度等进行监护。

(3) 通过定期记录病人剩余药品的数量或记录病人定期配药的时间,再与完全依从标准值比较,从而监护病人在此时期内的依从性情况。

(三) 中药药学监护的形式

(1) 根据中药药学监护的服务对象、服务场所,可以将中药药学监护分为以下几种形式。

1) 门诊药学监护:指药师在门诊药房或门诊诊室为门诊病人提供的药学监护服务,包括用药咨询、用药教育、用药评价、用药跟踪等。如门诊应用中药注射剂,应监护患者用药后的反应,发现不良反应立即停药,并进行针对性的处理。

2) 住院药学监护:指药师在住院病区或临床科室为住院病人提供的药学监护服务,包括参与临床查房、制订和调整用药方案、监测和处理不良反应、制订出院用药计划等。

3) 社区药学监护:指药师在社区卫生服务中心或社区药房为社区居民提供的药学监护服务,包括健康教育、慢性病管理、用药指导、用药评估等。

4) 家庭药学监护:指药师在家庭医生签约服务的基础上,为家庭成员提供的个性化的、持续性的、全方位的药学监护服务,包括家庭用药管理、家庭用药安全评估、家庭用药教育等。

(2) 根据病人疾病的严重程度及所用药物,可以将药学监护分为一级药学监护、二级药学监护和三级药学监护三种不同级别的方式。

1) 一级药学监护:具备以下情况之一的病人,应实施一级药学监护。

严重肾功能不全或接受血液净化治疗的病人;严重肝功能不全者;重症感染、高血压危象、急性心力衰竭、哮喘持续发作、急性心肌梗死及癫痫持续状态病人;同时应用药物超过15种的病人;应用强心苷类药物、华法林、硝普钠、联合应用3种及以上抗肿瘤药物的病人,接受溶栓治疗的病人;血药浓度监测值异常者或出现严重药品不良反应者;接受二级药学监护病人病情或用药发生变化,需进行一级监护的病人。

2) 二级药学监护:具备以下情况之一的病人,可以确定并实施二级药学监护。

中度肾功能不全或接受血液/腹膜透析病人;中度肝功能不全者;非儿科的儿童病人(<18 岁),高龄

（>85 岁）及妊娠病人；既往药物过敏史、既往上消化道出血史、既往癫痫史；中度感染、甲状腺危象、酮症酸中毒、凝血功能障碍、血液病病人出现危急值者；慢性心力衰竭、慢性阻塞性肺疾病、哮喘、药物中毒病人；应用药物超过 10 种或同时使用 2 种以上有明确相互作用药物的病人；使用特殊管理级抗菌药物、氨基糖苷类抗菌药物或存在抗菌药品不良反应高危因素者（凝血功能异常、中枢神经系统损伤等）；接受静脉糖皮质激素、抗心律失常药、质子泵抑制剂、降脂药、抗血小板聚集药（阿司匹林、氢氯吡格雷）、免疫抑制剂、抗精神病药物、化疗药物治疗者；接受静脉输液泵入给药、经喂食管给药的病人；接受三级药学监护病人病情或用药发生变化，需进行二级监护的病人。

3）三级药学监护：具备以下情况之一的病人，可以确定并实施三级药学监护。

病情稳定，不存在前述一、二级药学监护病人的特殊情况者；药物治疗方案确定，用药品种数目不超过 10 种，未应用前述一、二级药学监护病人接受的特殊给药方式及治疗措施的病人。

二、中药药学监护的技术规范与流程

（一）中药药学监护的技术规范

（1）用药方案合理性的评估：包括药物的适应证、禁忌证、用法用量、配伍禁忌、相互作用、用药疗程等；针对不合理的药物治疗方案，药师应给出专业性的调整意见并及时将具体建议、参考依据向医师/护士反馈。对于共性问题，药学部门应定期与临床科室进行沟通纠正，记录沟通过程和改正效果。

（2）用药方案疗效监护：判断药物治疗的效果，若疗效不佳或无效，药师应协助医师分析原因并讨论重新调整药物治疗方案。

（3）药品不良反应监护：对可能发生的药品不良反应进行预防和监测，及时发现、判断并予以处置。

（4）药物治疗过程监护：关注用药方案的正确实施，包括输液治疗的安全性监护和首次使用特殊剂型药物的用药指导。

（5）病人依从性监护：对病人执行治疗方案的情况进行监护。

（6）药师应对药物基因检测、治疗药物监测等结果进行解读，并根据结果实施药学监护。

（二）中药药学监护的流程

对临床中药师参与会诊抢救或提供了个体给药方案的重点、典型病例，必须每日或隔日深入病房，直接面对病人参与监护，观察并记录病情变化、药物疗效、不良反应情况等，并认真查阅病历及治疗记录，进行疗效评价，必要时提出修正用药方案建议，直至病情稳定、个体化治疗方案结束并转入专科常规治疗后方可结束重点药学监护，监护流程见图 13-1。

三、中药药学监护的注意事项

1. 因中医证候、病人体质或肝肾功能异常等需慎用的情形　例如，有些中药具有温热、寒凉、滑利、收敛等性能，与病人的体质或病情不相合时，可能会加重病情或引起不良反应。因此，应根据中医辨证施治的原则，选择适合病人的中药。

2. 饮食的影响　有些药物与某些食物可能存在配伍禁忌，会影响药效或产生毒副作用。例如，服用人参、党参等补益药时，忌服萝卜、莱菔子等；服用降血糖药或抗高血压药时，忌服西柚汁等。因此，服用中药时应避免与有影响的食物同食或同服。

3. 需观察症状或实验室检查指标　有些中药需要在医生或药师的指导下定期观察症状或检查血液、尿液、肝肾功能等指标，以评估药物的疗效和安全性。例如，服用含有黄芩、黄连等苦寒之品的中药时，应注意观察是否出现恶心、呕吐、腹泻等胃肠道反应；服用含有朱砂、雄黄等重金属类中药时，应定期

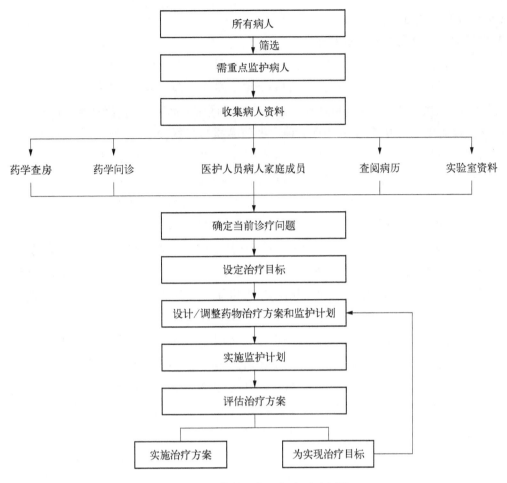

图 13-1　药学监护工作流程示意图

检查血液和尿液中的重金属含量;服用含有附子、乌头等强心类中药时,应定期检查心电图和血压等指标。

4. 出现不良反应等异常时的处理措施　如果在服用中药过程中出现不良反应或其他异常情况,如过敏反应、出血倾向、肝肾功能损害等,应立即停止服药,并及时就医。同时,应将所服用的中药名称、剂量、频次、持续时间等信息告知医生或药师,以便进行诊断和处理。

5. 提升病人的依从性　可采取抽查等方式,及时了解病人用药情况,包括用药量、用药途径、用药频次等,及时展开医患间的交流沟通,提升病人的用药依从性,保证合理用药。

第二节　中药治疗药物监测

一、中药治疗药物监测的概述

(一) 中药治疗药物监测的基本概念

中药治疗药物监测是以中医药理论及药动学与药效学理论为指导,其通过各种现代化测试手段,定量分析生物样品(血液、尿液、唾液等)中活性成分及其代谢物浓度,探索血药浓度安全范围,并应用各种药代动力学方法计算最佳剂量及给药间隔时间等,实现给药方案个体化,从而提高药物疗效,避免或减少毒副反应,同时也为药物过量中毒的诊断和处理提供有价值的实验依据的方法。中药治疗药物监测通过监测病人治疗用药的血药浓度等,来制定相应的治疗方案,以提高疗效和降低不良反应,从而达到有效且安全治疗的目的。

（二）中药治疗药物监测的基本内容

1. 中药材质量监测　中药质量直接影响临床疗效，只有选择正确的品种和品质优良的中药材，才能确保临床安全用药。品种混乱是中药安全的一个重要潜在危险因素，一些中药常常涉及一个或多个不同来源的品种。例如，贯众有绵马贯众和紫萁贯众等不同常用品种，但前者的毒性大于后者。在临床用药时，必须注意避免品种混淆，正确选择品种。中药品质与药材种植、产地、采集、炮制、贮藏、养护等密切相关。如若贮藏、养护不当，药材发生霉变产生的黄曲霉素具有很强的毒性和致癌性。做好中药材质量监测是保证其功效稳定性及应用安全性的基础，是临床安全用药的保障。

2. 治疗用药监测　中药的使用应遵循辨证施治的原则，合理配伍，医生会根据病人的病情来确定给药途径及用量疗程，病人服用中药进而达到治疗目的。中医用药有着"热者寒之，寒者热之，实则泻之，虚则补之"的基本原则，但临床上常常存在"中药西用、寒热不辨、虚实不分"的情况，要结合实际根据中医理论辨证科学地使用中药；汉代《神农本草经》已有"当用相须相使者良，勿用相恶相反者"的记述，合理配伍可以达到增效减毒的目的，但配伍不当则可能使药物疗效降低或毒性增加，甚至产生新的毒性。随着中医药学现代化进程的加快，不但要传承传统配伍，还要结合现代研究的最新成果，来增强中药的疗效。药品不良反应的发生和危害的轻重与药物用量的大小密切相关。一般而言，药物用量越大，不良反应发生概率可能越大。因此，临床使用任何药物都应严格控制剂量；并且给药途径或剂型不同，药物在机体内的吸收、分布与排泄会存在差异，不仅会影响药物的治疗效果，还会导致药品不良反应的发生；传统的中药在煎煮过程及服用方面都十分讲究，采用正确的煎服方法可以保证用药安全。

3. 个性化用药监测　由于病人的基因、生活方式和周围环境等多种因素的影响，导致了他们在应用同一种药物时的反应存在较大的个体差异。临床用药时应详细了解病人的既往病史、家族史，特别是过敏史或药品不良反应史，尽量避免使用相关药物，提高治疗过程的安全性。对于老年人、婴幼儿、妊娠期和哺乳期妇女、肝肾功能不全病人等特殊人群对药物代谢的不同，应予以关注；注意药物用量、剂型选择及药物的相互作用。

（三）中药治疗药物监测的形式

中药治疗药物监测是指通过测定病人体内的药物暴露、药理标志物或药效指标，利用定量药理模型，以药物治疗窗为基准，制定适合病人的个体化给药方案。其核心是个体化药物治疗。药物治疗监测的方式主要包括主动治疗药物监测和反应性治疗药物监测。

1. 主动治疗药物监测　是需要事先制订出详细的监测计划，包括不良事件的收集方案，并通过计划的实施，达到全面、完整地收集不良反应的目的。主动治疗药物监测是指将病人血药浓度和药代动力学参数监测纳入日常管理，并根据监测结果调整药物用量，故又常称为常规主动治疗药物监测。通常采用临床观察（医生通过仔细观察病人的症状和体征来评估药物治疗的效果和副作用）；实验室检查（包括血液检查、尿液检查等，用于评估药物对病人身体各项指标的影响，如肝功能、肾功能、血液成分等）；药物浓度监测（有些药物需要监测其在病人体内的浓度以确保药物达到治疗效果并避免过量。常见的方法包括采集血液样本或尿液样本，用高效液相色谱法或质谱法等检测药物的浓度）；心电图监测（某些药物可能会影响心脏的电信号传导，因此在使用这些药物时，可能需要定期进行心电图监测，以评估药物对心脏的影响）；影像学检查（如 X 线、CT 扫描、磁共振等，用于评估药物对身体结构和器官功能的影响，如肿瘤缩小、病灶减少等）。

2. 反应性治疗药物监测　是指针对特定临床状况而采取的监测。如当发现疗效和安全性问题，通过血液药物浓度监测调整方案，或者是常规监测方法未达到目的的时候，开展新的监测。

二、中药治疗药物监测的技术规范与流程

由相关从业人员制定中药治疗药物监测全过程管理与质量控制体系,并通过医、药、护、管专家评价后可执行。其技术规范内容包括人员管理、样品管理、仪器设备管理、试剂和材料管理、检测方法的建立、验证和质量评价、分析项目管理、检验报告的管理、结果解读和临床干预管理等。

中药治疗药物监测一般程序包括治疗的决策者(医师/临床药师)提出申请→采样→血药浓度监测(临床药师/检验师)→药代动力学处理(临床药师)→数据解读(临床药师)→反馈医师调整给药方案。

(一) 申请

1. 申请单的作用

(1) 将一项监测请求通知给临床药师,同时也通知护士具体的采样时间和方法。

(2) 将病人有关情况告诉给临床药师,以供参考。

2. 申请单的重要性

(1) 护士能否准确采样。

(2) 临床药师能否正确地分析和判断监测结果;因此临床医师必须认真、完整、准确地填写治疗药物浓度监测申请单。

3. 申请单基本项目

(1) 病人的基本情况:包括一般身份项目、所患疾病及主要临床症状、主要脏器(心、肝、肾)功能。

(2) 用药情况:包括申请监测的药物名称及其用药方法、时程、合并用药等情况。

(3) 样品情况:包括取样时间、样品性质等。

(4) 特殊情况:代谢酶的基因型等。

(二) 取样

样品类型包括血清、血浆、全血、尿液等。若为血液样品,单剂量给药时,可根据药物的动力学特点,选择药物在平稳状态时取血;若为多剂量给药时,则在血药浓度达到稳态后采血。缓释制剂或半衰期长的药物,可在两次给药之间的任意时间点采血。取样操作时注意准确记录病人服药时间及采血时间,并立即送检样品。

(三) 测定

根据样本的性质及药物特征,进行样本处理,以符合测定要求;进而选择合适的测定方法进行检测,如化学分析方法、色谱法、光谱法、质谱法、免疫法及各谱法间的联用等方法。同一种药物可以采用几种不同的分析手段进行测定。

(四) 数据处理

数据处理应根据相关的技术要求及方法进行,以判断药物浓度是否达到治疗范围、中毒水平及病人的依从性,综合判定测定结果和参考范围。

(五) 结果解释

结果的解释是整个监测过程和监测结果的总结与评价,临床药师必须具备比较高的医学、药学素质,敏锐的洞察力,较强的逻辑思维能力。充分分析有意义的第一手临床资料,包括病人的生理、病理状况,详细的用药情况和监测药物的药动学和药效学等有关信息,判断用药方案是否合理,为治疗方案的调整提供依据。

(六) 用药方案调整

根据治疗药物监测结果,结合病人病情特点与药物性质特征,及时调整用药方案、进行评价或合理设计。

三、中药治疗药物监测的方法

中药治疗药物监测的技术方法主要有分光光度法、色谱法、免疫法和微生物法。其中,分光光度法包括紫外分光光度法、荧光分光光度法和原子吸收光谱法;色谱法包括薄层色谱法、气相色谱法和高效液相色谱法;免疫法包括放射免疫法和酶联免疫吸附法,且往往采用联用技术以弥补各自的缺点。目前,较常用的体内药物浓度测定方法主要有以下几种。

1. 高效液相色谱法　如采用高效液相色谱法分别测定健康志愿者服用丹参复方和生化汤剂后血清阿魏酸浓度;测定冠心病血瘀证病人及健康志愿者服用川芎汤后血清阿魏酸浓度;以库仑阵列电化学高效液相色谱法测定健康志愿者血浆中灯盏乙素浓度。

2. 气相色谱法　如采用气相色谱法测定冠心病血瘀证病人及健康志愿者服用速效救心丸后尿液中龙脑、异龙脑的浓度。

3. 液相色谱串联质谱法　如采用液相色谱串联质谱法分别测定健康志愿者服用龙胆苦苷后的血药浓度和口服环维黄杨星 D 片剂后血浆中环维黄杨星 D 的浓度。采用液相色谱串联质谱法测定艾滋病病人及健康志愿者血浆中雷公藤红素的浓度。

4. 酶联免疫吸附法　如采用酶联免疫吸附法测定健康志愿者唾液葛根素、栀子苷的浓度。

四、中药治疗药物监测与治疗方案调整

中药治疗药物监测的目的是针对治疗窗窄的药物。目前中药治疗药物监测开展得比较少,具有广阔的应用前景,可以辅助诊断和处理药物过量中毒,在实现个体化用药、制定合理给药方案方面发挥重要作用,并且对中药药动学和药效学研究具有指导意义。中药治疗方案调整是指根据中医的"辨证论治"原则,根据病人的病情、证候及气候等情况,选择适合的中药汤剂或中成药进行治疗并及时调整用药的种类、剂量、频次等,保障中药用药的安全性和合理性。在中药治疗过程中,通过定量分析生物样品中活性成分及其代谢物浓度,探索血药浓度安全范围,并应用药代动力学方法计算最佳剂量及给药间隔时间等,实现给药方案个体化,从而提高药物疗效,减少或避免毒副反应,同时也为药物过量致中毒的诊断和处理提供实验依据。

中药治疗药物监测与治疗方案调整的方法有以下几种。

(1)采用现代化测试手段,如高效液相色谱法、气相色谱法、质谱法等,对血液、尿液、唾液等生物样品中药物的活性成分及其代谢物进行定量分析,建立血药浓度-效应关系,确定血药浓度安全范围和目标范围。

(2)应用药代动力学方法,如一般线性模型、非线性模型、生理药代动力学模型等,计算最佳剂量及给药间隔时间等参数,制定个体化给药方案。

(3)根据病人的病程、症状、舌象、脉象等变化,及时调整用药的种类、剂量、频次等。

(4)根据病人的体质、年龄、性别、季节等因素,选择适宜的中药饮片或中成药。

(5)根据病人的合并症或并发症,选择相应的中药饮片或中成药进行配伍或联合用药。

(6)根据病人的服药反应,观察药效、副作用、毒性等,及时停用或更换不适合的中药饮片或中成药。

第三节　拓展:中药治疗药物监测的实施与挑战

中药治疗药物监测具有广阔的应用前景,可辅助诊断和处理药物中毒,在实现个体化用药、制定合

理给药方案方面发挥着重要作用,且对中药药动学和药效学的研究有指导意义。然而,与西药治疗药物监测相比,中药的发展还比较滞后,目前关于中药治疗药物监测的研究极少,因此,其具体的实施尚具有一定的挑战。

　　主要原因可能为中药成分复杂,大多数有效成分尚未明确且中药的作用机制尚未完全清楚。目前中药治疗药物监测研究主要集中在理论研究,以浓度测定方法学为主,且研究数量较少,尚无基于有效性和安全性相关数据建立的浓度参考范围及中药治疗药物监测开展时机的确定等研究,且中药治疗药物监测临床实践研究尚不足。明确的中药治疗药物监测开展时机(如采样的时机)、恰当的浓度测定方法、明确的浓度参考范围等是开展中药治疗药物监测临床实践的必要理论基础,此外,由于中药有效成分复杂,选择恰当监测对象也至关重要。因此,理论基础的缺乏也可能是中药治疗药物监测临床实践开展困难的重要因素。

　　中药治疗药物监测理论研究应作为中药治疗药物监测发展的重点,以提高中药的疗效,减少不良反应,更好地指导临床使用中药。运用中医学理论使中药与临床密切结合,并运用现代科学的方法探讨相关的作用机制,开展我国独特的中药治疗药物监测,对阐明中药作用机制,优化中药个体化给药方案,推动中医药走向世界,并最终实现中药现代化具有重要意义。

第四节　能力提升:案例实践

药学监护案例

思 考 题

1. 什么是中药药学监护? 其工作流程、目的与意义是什么?
2. 中药药学监护的对象有哪些? 中药药学监护的主要内容有哪些?
3. 治疗方案的调整依据及方法有哪些?
4. 如何应对中药治疗药物监测实施面临的挑战?

(张金莲,李敏,林志健,张冰)

第十四章
中药不良反应与药物警戒

学习目标

第一节　中药不良反应与药物警戒的概述及历程

一、中药不良反应与药物警戒的概念

（一）药品不良反应

WHO 对药品不良反应（adverse drug reaction，ADR）的定义是"为了预防、诊断或治疗人的疾病、改善人的生理功能，而给予正常剂量的药品时所出现的任何有害且非预期的反应"。我国《药品不良反应报告和监测管理办法》（卫生部令第 81 号）中将药品不良反应定义为"合格药品在正常用法用量下出现的与用药目的无关的有害反应"。其中，严重药品不良反应是指因使用药品引起以下损害情形之一的反应：① 导致死亡；② 危及生命；③ 致癌、致畸、致出生缺陷；④ 导致显著的或永久的人体伤残或器官功能的损伤；⑤ 导致住院或住院时间延长；⑥ 导致其他重要医学事件，如不进行治疗可能出现上述所列情况的。新的药品不良反应是指药品说明书中未载明的不良反应；说明书中已有描述，但不良反应发生的性质、程度、后果或频率与说明书描述不一致或更严重的，按照新的药品不良反应处理。

（二）中药不良反应

中药不良反应的概念有广义和狭义之分，广义上是因用药引起的任何对机体的不良作用。狭义是指在中医药理论指导下，应用中药治疗、预防疾病时出现的与用药目的不符，且给病人带来不适或痛苦的有害反应，主要是指合格中药在正常用量、用法条件下所产生的有害反应。由于中药的生产、营销、使用等过程与西药有着明显的不同，有其自身的特殊性且影响环节非常多，因此，关于中药不良反应的讨论大多围绕广义的概念展开。

（三）药物警戒

药物警戒（pharmacovigilance，PV）1974 年由法国科学家首先提出，是指对药物进行监视、守护，时刻准备应对可能发生的危险。1992 年法国药物流行病学家 Bégaud 正式给出药物警戒的明确释义：防止和监测药品不良反应的所有方法。2002 年 WHO 进一步完善了药物警戒的定义"The science and activities relating to the detection, assessment, understanding and prevention of adverse effects or any other drug-related problem"，即药物警戒是有关发现、评价、理解和防范不良反应或其他任何可能与药物相关问题的科学研究与活动。药物警戒不等同于传统的药品不良反应监测，其定义为药品安全保障体系，对药品不良反应进行监测、评价和预防。其目的是帮助制定宏观决策和防治方案，提高临床合理用药、安全用药水平，保障公众用药安全。

中医药文献中并未见药物警戒一词。有学者通过古文献梳理、国内外文献挖掘及其团队的研究，遵循中医药思维，突出临床实际与中医药特色，提出了中药药物警戒思想：中药药物警戒是以药性为核心，以"性-效-毒"为特色理论体系，以"识毒-防毒-用毒-解毒"为内涵的全程药物警戒活动。为中药药物警戒实践提供新思路，有利于整体、全面、科学地认识与评价中药的有效性与安全性。

因此,中药药物警戒是与中药安全用药相关的科学与活动。其中"科学"主要包括中药临床安全用药理论、中药不良反应理论和中药毒理学等学术内容;"活动"是围绕"识毒-防毒-用毒-解毒"全程药物警戒的活动,主要包括中药上市前与上市后的安全性监测与评价、中药安全性实验研究和中药安全用药普及宣传等内容。

二、中药不良反应监测与药物警戒管理的法规要求

目前,我国中药不良反应监测与药物警戒相关的法律法规体系在逐步趋于完善,为人民群众的用药安全提供了法律上的保障,为药品管理工作提供了法律依据。

（一）相关法律

《中华人民共和国药品管理法》(以下简称《药品管理法》)是我国药品监管的法律依据,该法于1984年通过并执行,期间进行过两次修订和两次修正,2019年第二次修订后执行至今。新修订的《药品管理法》提出国家建立药物警戒制度,对药品不良反应及其他与用药有关的有害反应进行监测、识别、评估和控制。由此我国正式将药物警戒制度立法。《药品管理法》实行药品上市许可持有人制度。持有人依法对药品研制、生产、经营、使用全过程中药品的安全性、有效性和质量可控性负责,对药品的非临床研究、临床试验、生产经营、上市后研究、不良反应监测及报告与处理等承担责任。新修订的《药品管理法》的颁布和实施对加强药品监督管理、保证药品质量、保障用药安全、维护人民身体健康和用药的合法权益均具有重要的法律意义。为保证《药品管理法》的实施,2002年起国务院制定实施了《中华人民共和国药品管理法实施条例》,并于2016年进行了第一次修订,2019年进行了第二次修订。

（二）相关行政法规和部门性规章

1999年国家药品监督管理局和卫生部联合颁布了《药品不良反应监测管理办法(试行)》,2004年进行修订后正式发布为《药品不良反应报告和监测管理办法》,2011年对其进行再次修订,该办法进一步明确了各级药品监督管理和药品不良反应监测机构的职能职责;规范了药品不良反应的报告和处置;增加了市、县两级监测机构对严重药品不良反应,以及群体药品不良事件的调查、核实和处置要求;强化了药品生产企业在药品不良反应监测工作中的作用,同时引入重点监测,加强了药品安全性监测和研究;增加了药品不良反应信息管理的内容,提高了对药品不良反应评价工作的技术要求。

2008年国家药品不良反应监测中心发布了《药品重点监测管理规范(试行)》,明确规定了对重点药物品种监测的有关工作程序等。2022年,国家药品监督管理局发布《药物警戒检查指导原则》,要求药品上市许可持有人完善药物警戒体系,切实履行药物警戒主体责任,明确开展药物警戒检查的相关程序及工作要求,促进了药物警戒工作的深入开展。

2021年国家药品监督管理局颁布了《药物警戒质量管理规范》(国家药品监督管理局公告2021年第65号),明确了药物警戒活动的定义为"对药品不良反应及其他与用药有关的有害反应进行监测、识别、评估和控制"。规范和指导药品上市许可持有人(简称"持有人")和获准开展药物临床试验的药品注册申请人(简称"申办者")的药物警戒活动。规定持有人和申办者应当建立药物警戒体系,监测、识别、评估和控制药品不良反应及其他与用药有关的有害反应;应当基于药品安全性特征开展药物警戒活动,最大限度地降低药品安全风险,保护和促进公众健康;应当与医疗机构、药品生产企业、药品经营企业、药物临床试验机构等协同开展药物警戒活动。该规范规定中药、民族药持有人应当根据中医药、民族药相关理论及处方特点、临床使用、病人机体等影响因素制订药物警戒计划。

2022年颁布了《药品上市许可持有人落实药品质量安全主体责任监督管理规定》(国家药品监督管理局公告2022年第126号)及《已上市中药说明书安全信息项内容修订技术指导原则(试行)》(国家药

品监督管理局公告 2022 年第 1 号),逐步落实中药制剂上市许可持有人主体责任,建立中药材、中药饮片、中成药生产流通使用全过程追溯体系及多部门协同的监管体系,全面加强中药质量安全监管,促进中药产业高质量发展。

此外,我国与药品安全监管相关文件还有《药品注册管理办法》《中药注册分类及申报资料要求》《中药注册管理专门规定》《药物非临床研究质量管理规范》《药物临床试验质量管理规范》《药品生产监督管理办法》《药品生产质量管理规范》《医疗机构制剂配制质量管理规范(试行)》《医疗机构制剂配制监督管理办法(试行)》《医疗机构制剂注册管理办法(试行)》《药品流通监督管理办法》《药品经营质量管理规范》《中药材生产质量管理规范(试行)》《处方药与非处方药分类管理办法》《药品进口管理办法》《直接接触药品的包装材料和容器管理办法》《药品说明书和标签管理规定》《药品召回管理办法》等。这些文件逐步完善了对药品研发、生产、流通、使用等环节全过程的管理,对保证药品的有效性和安全性起到了至关重要的作用。

三、中药不良反应监测与药物警戒的发展历程

(一) 中药不良反应监测的发展历程

1984 年我国《药品管理法》颁布实施,其第 48 条明确提出药品生产、经营企业和医疗机构要定时考察其生产、经营及使用的药品的质量和疗效并监测药品不良反应。从 1988 年开始,卫生部先后在北京、上海、广东、湖北等地区 14 家医院进行了药品不良反应报告试点工作。1999 年 7 月卫生部成立了国家药品不良反应监测中心,并确定了一批药品不良反应重点监测医院。1998 年我国加入 WHO 国际药品合作监测组织。1999 年 11 月,国家药品监督管理局会同卫生部共同颁布了《药品不良反应监测管理办法(试行)》。2001 年 12 月"国家实行药品不良反应报告制度"明确写入新颁布实施的《药品管理法》,标志着我国的药品不良反应监测工作从此走上了法制化的道路。2004 年 3 月国家食品药品监督管理局和卫生部共同正式颁布了《药品不良反应报告和监测管理办法》,该管理办法不但保持了《药品不良反应监测管理办法(试行)》的基本框架和内容,并进一步明确了各级食品药品监管部门、各级卫生行政主管部门的职能职责;新增加了评价与控制措施的规定,确立了药品生产、经营、使用单位的法定报告和监测的责任,加大了处罚力度;明确了药品不良反应上报的主体及其责任和义务、上报时限。特别是对药品生产企业权责明晰,明确了公众对药品不良反应的知情权,对群体不良反应和新的、严重的不良反应所应采取的措施更加具体化。2011 年新修订并施行的《药品不良反应报告和监测管理办法》对药品不良反应报告和监测工作进行了较为全面的规定和指导。

中药不良反应监测是与我国药物安全保障体系的建设同步开始的,也是在中药安全问题日益引起关注的背景下应运而生的,并在中医学传统安全用药理论的基础上进一步发展而逐步形成。在我国中药与西药的不良反应监测体系是一个统一的整体,无单独的中药不良反应监测网络。但由于中药自身的特殊性,我国中药不良反应监测起步相对较晚,初期是通过临床观察和病例报告来获取不良反应信息,缺乏系统性的监测和统计手段。近 30 年来逐步建立了专门的监测机构或部门,负责收集、记录和分析与中药使用相关的不良反应信息。随着科技的进步,中药不良反应监测手段逐渐提升,建立了不良反应监测数据库、制定了统一的监测标准和流程、利用计算机技术进行数据分析等。目前,我国已经建立了较为完善的中药监管体制,涵盖了各个环节,如药品注册、临床使用和市场监管。通过整合多种资源和先进技术,实现对中药不良反应的及时报告、快速监测和准确评价。同时我国也加强国际合作,实现信息共享,大力推动了中药不良反应监测与国际标准接轨的进程。

(二) 药物警戒的发展历程

1. 国外药物警戒的发展历程 药物警戒最早的起源可以追溯到 20 世纪初期的药害事件。其中最

著名的是1961年的沙利度胺(thalidomide)事件,该药物被广泛用于治疗妊娠呕吐,但导致了胎儿畸形的严重后果。这一事件引起了对药物监测和安全性的广泛关注。为了加强药物监管和保障公众用药安全,各国纷纷成立了药物监管机构,如美国食品药品监督管理局(Food and Drug Administration, FDA)和欧洲药品管理局(European Medicines Agency, EMA)。这些机构开始着重关注药物的安全性,并制定了药物警戒的相关政策和指导原则。随着药物使用范围的扩大和国际化,出现了跨国药物监测和信息共享的需求。国际机构如WHO和国际药物监督机构——国际人用药品注册技术协调会(International Council for Harmonization of Technical Requirements for Pharmaceuticals for Human Use, ICH)开始推动药物警戒的国际合作与标准化,制定了一系列的指南和规范。2004年ICH发布《药物警戒计划指南》*ICH Harmonised Tripartite Guideline Pharmacovigilance Planning E2E*,将药物警戒的上市前评估和上市后持续监测阶段作了有机整合。该指南主要针对药品上市后早期阶段,强调药物警戒活动应在研发阶段就根据风险证据及早准备,建议制药企业要根据不断获得的安全性数据来提前筹备药物警戒活动,在上市申请时提交安全性综述和药物警戒计划书。

2. 国内药物警戒的发展历程 随着信息技术的迅猛发展,电子健康记录和大数据分析等技术的应用为药物警戒提供了新的工具和方法。药物警戒系统开始从传统的被动监测模式转变为主动监测和实时监测模式,数据的收集和分析更加高效与准确。

药物警戒是一个不断发展和完善的领域。监管机构和国际组织定期对药物警戒的指南和流程进行修订、更新,以适应新药物的上市和监测需求的变化。

总体来说,药物警戒在过去几十年里经历了从单纯的药害预警到机构成立、国际合作与标准化、技术推动及持续修订和完善的发展过程。这一发展历程为药物的安全性监测和管理提供了更系统化和综合化的方法与框架。

药物警戒概念引入我国后即受到高度重视。目前,我国国家级药物警戒机构是国家药品监督管理局药品评价中心(国家药品不良反应监测中心)。国家药品监督管理局发布了《药物警戒质量管理规范》等一系列文件,明确了药物监测、报告和管理的要求,为药物警戒工作提供了依据。

国家药品不良反应监测中心承担国家药品不良反应报告监测资料的收集、评价、反馈和上报,并对地方各级药品不良反应监测中心进行技术指导。其目标是确保药物的使用安全性和有效性,并及时采取相应的监管措施。同时,国家药品不良反应监测中心也与其他国家药物警戒机构进行合作与交流,共同推进全球药物安全监测与警戒工作。

除了国家不良反应监测中心,地方各级药品监督管理部门也设置了本行政区域内的药品不良反应监测中心,负责本行政区域内药品不良反应数据的收集和评估,与国家不良反应监测中心进行信息交流与共享。这些监测机构与医疗卫生行政部门合作,建立了强大的监测网络,实现了全国范围内的药物警戒工作覆盖。

近年来,我国药物警戒工作取得了显著的进展。一方面,加强了药品不良反应数据的管理和分析能力。通过建立电子报告系统和数据库,提高了数据收集的效率和准确性。利用数据分析技术,能够及时发现和评估潜在的风险和安全问题。另一方面,注重公众对药物警戒的教育与参与。通过宣传活动、媒体渠道和互联网平台,提高了公众对药物安全的关注度和意识,并鼓励公众积极报告药品不良反应。这些措施的实施,有效提升了我国药物警戒工作的水平和能力。

我国于1998年成为WHO乌普萨拉监测中心(Uppsala Monitoring Centre, UMC)的成员国,在药物警戒领域多方位开展国际交流,积极推进与UMC在数据共享、人员交流、方法学研究方面的深度合作,在药品不良反应报告收集、药品不良反应报表制订、监管活动医学词典(MedDRA)、药品目录、计算机报告管理系统等方面与国际接轨。2017年我国加入ICH,成为ICH管理委员会成员,积极推进和转化实施ICH的技术指导原则,推动我国药品注册标准与国际药品注册标准全面接轨,实现数据共享与反馈、风险预警与识别、持有人考核评估的智能化等功能。同时积极开展与国际草药监管合作组织(International Regulatory Cooperation for Herbal Medicines, IRCH)、西太区草药监管协调论坛(Forum for the Harmonization of Herbal Medicines, FHH)等传统药监管国际组织,以及有关国家或地区药品监管、药典机构的交流,深入参与国际传统药相关政策规则制定、标准协调,推动中药标准国际化。2020年国家药品监督管理局在《关于进一步加强药品不良反应监测评价体系和能力建设的意见》(国药监药管〔2020〕20号)文件中强调,要进一步深化与WHO、有关国家药品监管机构、UMC在药物警戒领域的交流合作,参与国际药物警戒学会(International Society of Pharmacovigilance, ISOP)、国际医学科学组织委员会(Council for International Organizations of Medical Sciences, CIOMS)、国际制药工程协会(International Society for Pharmaceutical Engineering, ISPE)等国际组织在药物警戒与药品不良反应监测等领域的相关工作,为国际药物警戒发展贡献中国智慧和力量。我国通过积极参与国际药物警戒的合作与交流,共享信息和经验,加强了跨国药物安全监测与警戒的能力。

第二节　中药不良反应的监测与防范

一、中药不良反应监测的流程

中药不良反应监测的一般流程如下。

1. 报告收集　医生、药师、病人或其他相关人员发现中药不良反应后,将该信息报告给相关监测机构或药品监管部门。报告可以书面形式、在线平台提交或电话联系等方式进行。

2. 报告记录　监测机构或药品监管部门收到药品不良反应报告后,将相关信息进行记录,包括病人信息(如年龄、性别)、用药信息(如中药名称、剂量、使用时间)、药品不良反应的描述等。

3. 评估和分析　监测机构或药品监管部门对收集到的药品不良反应信息进行评估和分析。他们会考虑病人的病史、用药情况、药品不良反应的严重程度和相关性等因素,以确定是否为中药引起的不良反应。

4. 数据汇总和统计　监测机构或药品监管部门将评估和分析的结果进行数据汇总和统计。这可以帮助他们了解中药不良反应的发生情况、相关药物的安全性问题及潜在的风险因素。

5. 结果报告和警示　监测机构或药品监管部门将汇总的结果形成报告,并发布给医疗机构、药店、药企及公众等相关方。报告可能包括中药不良反应的类型、发生的频率、严重程度、预防控制措施和警示等内容,以提醒和引导相关人员在中药使用过程中的注意事项和防范措施。

二、中药不良反应监测的现状

中药是我国传统医药的重要组成部分,已有数千年使用历史,一直被认为是安全性较高,药品不良反应较少的药物。然而,药物的两重性是药物作用的基本规律之一,中药也不例外。"是药三分毒",中药既能起预防治疗作用,同时也可能会损害人体。

随着中药的广泛应用和中药活性成分研究的不断深入,新品种、新制剂在临床上的使用越来越广泛,加上中西药联合应用的增多,有关中药不良反应的报告和药源性疾病也呈多样性。资料显示,中药注射剂发生不良反应的数量最多。发生不良反应的中药品种不仅涉及如乌头、雷公藤这类毒性药物,还涉及人参、三七、何首乌、柴胡、甘草、当归、麦冬等常用药物。中药不良反应的发生可能涉及人体多器官,发生的毒副反应包括过敏反应、肝脏损害、消化系统损害、循环系统损害、神经系统损害、呼吸系统损害、泌尿生殖系统损害、造血系统损害、皮肤黏膜损害等。例如,人参大量久服,轻则出现口鼻出血、烦躁不安、心律不齐等,重则可导致死亡。国际上也有中药导致严重不良反应的报道。因此,中药的安全性受到部分人的质疑,也成为阻碍我国中药产业健康持续发展的主要原因之一。

我国药品监督管理部门负责组织和管理中药不良反应监测工作。在全国范围内设立了国家和地方各级药品不良反应监测机构。国家和省级监测机构负责中药不良反应的收集、评价、反馈和上报,设区的市级、县级药品不良反应监测机构还负责药品不良反应报告的核实。中药不良反应的报告主要通过电子报告系统进行。药品上市许可持有人、医疗机构、药品经营企业人员和病人通过该监测系统向监测机构上报中药不良反应的报告。各级监测机构通过运用统计学和数据挖掘技术,识别出可能存在的潜在风险和问题,并提供相应的风险控制措施和建议。监测机构与相关机构进行信息共享和传递,包括药品监管部门、医疗机构和药品上市许可持有人等。国家药品监测机构通过发布警示通报和提示信息,及时向公众和医疗卫生工作者提供中药安全相关的信息。随着互联网的普及和发展,我国还在积极探索利用互联网等新技术手段进行中药不良反应的监测。通过挖掘社交媒体、医疗健康平台等公开数据源,进行中药不良反应监测和提取中药不良反应信息。

尽管我国中药不良反应监测已经取得了一定的进展,但仍面临一些挑战。其中包括中药不良反应报告上报主动性不高、收集不良反应信息的不完整、数据分析和评估不够科学性等方面。我国及世界各国实施的药品不良反应报告制度主要是根据化学药品的特点制订的,而中药的使用是以传统中医理论体系为指导的,对中药不良反应的分析判断并不能完全照搬化学药品的监测标准。应在不断的实践探索中逐步完善现有的中药不良反应监测体系,逐步建设适合我国国情的中药不良反应监测法律法规和中药不良反应监测报告体系,督促中药生产、经营、使用单位加大对中药不良反应的监测和研究力度,加强对中药的安全性研究,完善中药不良反应监测工作,重视对药品上市后的再评价,及时根据中药不良反应监测结果修改和完善说明书。相关部门应建立统一的中药饮片和炮制品质量标准,规范临床用药品种,严防假冒伪劣中药进入药品生产、经营、使用领域。卫生行政管理部门应加强对临床医生的中医药理论培训学习,防止中药滥用、误用。药品上市许可持有人、科研机构和高等院校应加强中药药效学和毒理学研究,系统地对常用中药进行安全性评价,确立与国际接轨的安全评价标准和指标,以适应中药国际化的要求。

三、中药不良反应防范与安全用药

(一) 中药不良反应防范对策

中药由于临床应用的特殊性,引发不良反应的因素非常广泛,制订相应防范对策,是中药健康、持续、快速发展的重要因素之一。

1. 加强中医药理论指导　中药的应用应遵循中医药理论,根据病人的体质、病情、病因等,辨证施治,合理选方用药。只有这样,才能最大限度地发挥中药的疗效,减少不良反应的发生。中医的辨证用药是保证用药安全、有效的措施之一,也是预防中药不良反应发生的根本措施。中药的临床使用必须经过中医师的辨病辨证论治,确定治则治法,选药配伍,因人、因时、因地制宜。同时注意用药禁忌和用量,做到"中病即止"。

2. 加强中医药教育　要加强中医药教育,提高医务工作者及公众对中药的认识和了解,普及中药安全用药知识,引导病人科学合理地使用中药。只有重视和加强中医药教育,对临床医师、药师、护士进行有针对性的用药安全或中医药学基本理论等方面的培训,使医务工作者熟练掌握中药的性能主治、用法用量、用药禁忌等知识,才能提高临床诊疗和处方用药水平,减少滥用中药的行为,从而促进临床的合理用药,避免中药不良反应的发生。

3. 严格遵守用药规范　中药的用药规范包括用法、用量、禁忌等内容。病人在使用中药时,应严格遵守用药规范,切勿自行加减药物或超量服用。病人在使用中药时,应提高用药安全意识,通过用药教育和用药咨询使病人了解中药的功效、作用、不良反应等信息,并在用药过程中注意观察自身的身体状况,如出现药品不良反应应及时就医。

4. 加强药物质量控制与监管　中药的质量控制是确保中药安全有效的重要环节。要加强对中药原料、生产加工、流通销售等环节的质量控制,严把质量关,杜绝不合格中药流入市场。要完善中药监管制度,加强对中药生产、流通、使用等环节的监管,严厉打击中药质量违法违规行为,保障中药的安全性和有效性。

5. 开展中药不良反应监测　要开展中药不良反应监测,及时收集和分析中药不良反应信息,为防范和控制中药不良反应提供科学依据。进一步落实中药安全相关的国家法律法规,对中药的种植、生产、采收、贮藏、炮制、制剂、调剂、煎煮等环节均按照有关规定做好全程管理工作确保用药安全。同时建立健全中药不良反应的报告制度、监测制度,加强中药不良反应信息通报;通过中药上市后再评价研究,对已有中药品种进行是否具有潜在安全性风险分析,建立预警机制并开展重点监测。

6. 加强中药安全性基础研究　目前中药安全性的评价与研究尚处于起步阶段,应该承认有关中药药理和毒理学研究依然不足,药物的毒性成分并不清楚。为此,应开展中药药理、毒理学的基础性研究工作,努力阐明中药有毒成分、安全使用剂量、药物之间的相互作用,以及吸收、分布、代谢、排泄过程中所发生的药代动力学变化及作用机制等,真正为中药临床的合理应用打下坚实基础,遏制和避免中药不良反应的发生。

(二)中药安全用药应对策略

1. 加强品质控制是中药安全用药的前提　中药品质与药材品种、种植、产地、采集、炮制、贮藏、养护等密切相关。中成药是中药饮片加工而成的制剂,其品质还要受到制剂工艺、质量控制等多种因素的影响。中药临床使用前的任何一个环节出现问题,都有可能导致不良反应发生。从源头做起,加强中药品质控制,是中药临床安全用药的前提条件。

2. 坚持辨证论治是中药安全用药的基础　中药是在中医理论指导下用以防病治病的药物。辨证论治是中医药学的核心理论。综合望、闻、问、切四诊收集到的资料进行辨证,据证拟定治法,依法遣药组方,这是中医临床治疗用药的基本思路。只有正确地辨证使用中药才能做到安全和有效,不辨证或辨证不准用药,是引起中药不良反应的常见原因。因此,强化辨证意识,学习辨证技巧,积累辨证经验,才能保证中药安全用药。

3. 强调合理应用是中药安全用药的要求　中药的合理用药应遵循 WHO 提出的"5R"原则,即适当的病人,适当的药物,适当的剂量,适当的时间,适当的给药途径。

(1)适当的病人:由于遗传、生活习惯、环境等因素,病人的个体差异较大,不同病人对同一药物的反应也有所不同。如部分人群因遗传性葡萄糖-6-磷酸脱氢酶缺乏,服用黄连可能导致急性溶血性黄疸。中药传统使用一直以来都强调因人制宜,注意根据病人个体情况,选择最适合的药物,因此中药临床使用前应详细了解病人的既往病史、家族史,特别是过敏史或药品不良反应史,才能保证选药的安全性。对于老年人、儿童、肝肾功能不全者,以及妊娠期和哺乳期妇女等特殊人群用药,应充分考虑该人群的特殊性,更需慎重选择药物。

(2)适当的药物:中药临床使用要根据诊断和辨证,选择最合适的对证对病治疗药物。使用安全风险大或不明确的药物,如毒性中药、中草药新品种及中药注射剂时,必须掌握有关资料,慎重用药,密切观察。有明确报道对器官功能有损害的药物,应用时须按规定检查相应器官功能甚至病理损伤等。用药过程中,注意观察药品不良反应的早期症状,以便及时停药和处理。此外,正确选择药物配伍也是中医临床安全用药的重要内容。中药合理配伍的思想由来已久,汉代《神农本草经》中已有"当用相须相使者良,勿用相恶相反者"的记述。合理配伍可以发挥减毒增效作用,配伍不当则可能使药物毒性增加,甚至产生新的毒性。中医临床用药需注意合理配伍,不仅包括传统的组方配伍,还包括中成药配伍、中药与西药配伍等多种情况,而且不能仅局限于传统的"十八反""十九畏"等配伍禁忌,还必须参考最新研究成果。例如,现代研究显示,天王补心丹和朱砂安神丸均含朱砂,配伍使用增加了朱砂的服用量,加大了安全风险;石膏、龙骨等含钙的中药与强心苷类药物合用,可增强后者毒性,更易产生强心苷类药物的毒性反应等。目前,中西药联合使用治疗疾病,在临床上日趋广泛。中西药联合用药尽管取得了一些经验,但仍然存在一些问题。如何将中医的辨证施治与西医的辨病治疗有机地结合起来,安全合理地选用中西药联合运用,是当前我国药物警戒关注和研究的热点之一。

(3) 适当的剂量:中药的剂量是一切药性、药效的基础,也是影响中药安全性最主要的因素。为保证用药安全,中医学始终强调临床用药需控制剂量。如《诸病源候论·服药失度候》云:"凡合和汤药,自有限剂,至于圭铢分两,不可乖违,若增加失宜,便生他疾……亦能致死。"药品不良反应的发生和危害的轻重与药物用量的大小密切相关。一般而言,药物用量越大,药品不良反应发生概率越大。由于许多中药缺少严格的毒理学研究资料,中药的毒性剂量范围不清晰,安全剂量较模糊,因此,临床中医师按自己的临床经验增加药物剂量的情况较为常见。这点需要特别强调,中药的使用剂量,一般应遵循《中国药典》(2020 年版)规定,不提倡超量使用的情况,避免因超量导致的安全性问题。同时,面对特殊人群用药时,如老年人、儿童、肝肾功能不全者及妊娠期和哺乳期妇女等,更需注意剂量,用药期间应加强观察。

(4) 适当的时间:中药临床使用要根据药物特点及疾病特征,选择正确的给药时间,采取恰当的疗程。科学地掌握服药时间,如空腹服用、饭后服用、睡前服用等,既能发挥药物的最大疗效,还能减少药品不良反应。疗程过长从而引起不良反应,其本质也是药物过量使用。长期用药可造成药物有害成分在体内蓄积,尤其是本身就含有一定毒性成分的药物。例如,马钱子所含的士的宁成分排泄较慢,故应尽量避免用于肝肾功能不全者,以防止蓄积中毒。如需要重复给药,则应考虑药物的洗脱期,即停药一定时间以后再予用药。

(5) 适当的给药途径:药物发挥作用是通过一定的给药途径实现的,给药途径不同,药物在机体内的吸收、分布、代谢与排泄会存在差异,不仅会影响药物的治疗效果,还会导致药品不良反应的发生。中药注射给药,特别是静脉注射,其不良反应发生率较高。一般而言,能口服给药的,不必采用肌内注射甚至静脉注射、静脉滴注等给药方式。危重症病人确需注射给药方式以迅速控制病情的,待病情好转能口服药物时,可转为口服给药。对于特定部位疾病的治疗,可根据情况选择局部的给药途径。

4. 加强主动防控是中药安全用药的保障　中药安全性问题关系中医药事业的健康持续发展和中医药的国际形象,因此,亟须建立符合中国国情和中药特点的安全防控体系,以期系统性地解决当今行业领域所面临的问题与挑战,推动"健康中国"战略的进程。中药安全用药的保障需要从质量控制、规范用药、监测评估、病人教育和监管等多个方面加以综合考虑和实施。确保中药产品符合质量标准和规范,包括药材的品种、采集、加工、贮存等环节的质量控制,以及中药制剂的生产过程的质量管理。相关的监督和检测机构负责对中药进行质量监控和抽检,以确保其符合规定的安全标准。相关监管机构应加强对中药市场的监管和执法力度,打击非法中药制造和销售行为,保证中药市场的合规运行,减少假冒伪劣中药的流通。中药应由医师依据中医理论和现代医学知识,结合病人的病情、体质等多方面考虑,确保药物的正确使用和达到预期的治疗效果。用药过程中及时监测和报告中药使用过程中出现的不良反应,进行评估和分析。这有助于识别可能存在的安全风险,并采取相应的措施,如调整用药剂量或更换其他合适的药物。还需加强中药安全用药的教育和宣传,提高病人对中药的正确理解和使用,包括了解合理用药的原则、注意事项及药物与其他药物之间的相互作用等。加强中药安全主动防控对于保障病人安全、提升中药质量、提高公众信任、规范中药市场及促进中西医结合发展都具有重要意义。

视频:含毒性药物的不良反应

第三节　中药药物警戒的质量管理

一、我国药物警戒体系

我国药物警戒体系的建立工作起步于20世纪80年代。1988年,我国在北京、上海、广州等14家医疗机构开展药品不良反应监测试点工作。1989年,卫生部在中国生物制品鉴定所设立了药品不良反应监察中心。1990~1997年,我国相继在北京、天津、湖北、湖南等地成立了药品不良反应监测中心,并于1998年加入了WHO药品监测合作计划。1999年11月26日由国家药品监督管理局和卫生部联合颁布的《药品不良反应监测管理办法(试行)》正式实施,在该办法中,确定了药品不良反应监测的管理机构和职责,规定了报告范围、时间、程序和要求,使我国的药品不良反应监测工作有章可循,进入法制化管理的新阶段。

2001年《中华人民共和国药品管理法》开始实施,其中第71条明确规定,国家实行药品不良反应报告制度。2004年,由卫生部、国家食品药品监督管理局联合颁布的《药品不良反应报告和监测管理办法》开始实施。该办法的颁布对于进一步加强药品不良反应监测执法力度、提高药品不良反应报告和监测工作的效率、规范上市药品不良反应报告和监测工作的管理、确保实现公众用药安全有效将起到积极的推动作用。

2019年颁布实施的《中华人民共和国药品管理法》明确指出"国家建立药物警戒制度,对药品不良反应及其他与用药有关的有害反应进行监测、识别、评估和控制"。

2020年12月,国家药品监督管理局发布《关于促进中药传承创新发展的实施意见》(国药监药注〔2020〕27号),在加强中药安全性研究方面,提出应"建立符合中药特点的安全性评价方法和标准体系,建立以中医临床为导向的中药安全性分类分级评价策略"。

经过多年的努力,我国在药物警戒体系建设方面初见成效,药品不良反应监测组织机构逐渐完善,法规和制度建设日益完善,监测网络不断延伸,监测技术和水平持续提高。

为规范和指导药品上市许可持有人和药品注册申请人的药物警戒活动,国家药品监督管理局组织制定了《药物警戒质量管理规范》(国家药品监督管理局2021年第65号)并于2021年12月1日起正式施行。与此相配套,2022年4月11日,为指导药品监督管理部门开展药物警戒检查工作,督促药品上市许可持有人落实药物警戒主体责任,根据《药品检查管理办法(试行)》等有关规定,国家药品监督管理局组织制定了《药物警戒检查指导原则》(国药监药管〔2022〕17号),自此我国药物警戒的开展有法可依,有据可查。

目前,我国药物警戒工作主要是药品不良反应监测工作。通过近年的努力,我国的监测工作目前已经建立起监测技术体系的基本框架,初步形成相应的法规、组织、技术体系及信息网络支撑正处于快速发展的阶段。我国药品不良反应监测工作的核心内容是报告的收集、评价、反馈。技术体系建设也是围绕这个工作核心进行的。国家药品不良反应监测中心是国家药品监管局的上市后监管技术支持单位之一,负责对上市后的药品、医疗器械安全等问题的监测和分析评议,提出风险管理的建议供决策之用。

二、药物警戒活动与警戒计划

药物警戒活动是指对药品不良反应及其他与用药有关的有害反应进行监测、识别、评估和控制的活动。持有人和申办者应当建立药物警戒体系,通过体系的有效运行和维护,监测、识别、评估和控制药品不良反应及其他与用药有关的有害反应,并应当基于药品安全性特征开展药物警戒活动,最大限度地降低药品安全风险,保护和促进公众健康。持有人和申办者应当与医疗机构、药品生产企业、药品经营企业、药物临床试验机构等协同开展药物警戒活动。鼓励持有人和申办者与科研院所、行业协会等相关方合作,推动药物警戒活动深入开展。

药物警戒活动的开展应当有计划地进行。持有人应当定期开展内部审核,审核各项制度、规程及其执行情况,评估药物警戒体系的适宜性、充分性、有效性。当药物警戒体系出现重大变化时,应当及时开展内审。开展内审前应当制订审核方案,内审应当有记录,针对内审发现的问题,持有人应当调查问题产生的原因,采取相应的纠正和预防措施,并对纠正和预防措施进行跟踪和评估。持有人应当开展药物警戒培训,根据岗位需求与人员能力制订适宜的药物警戒培训计划,按计划开展培训并评估培训效果。

药物警戒计划作为药品上市后风险管理计划的一部分,是描述上市后药品安全性特征及如何管理药品安全风险的书面文件。持有人应当根据风险评估结果,对发现存在重要风险的已上市药品,制订并实施药物警戒计划,并根据风险认知的变化及时更新。药物警戒计划包括药品安全性概述、药物警戒活动,并对拟采取的风险控制措施、实施时间周期等进行描述。

三、中药药物警戒监测与报告

中药药物警戒监测与报告是指对中药的安全性和不良反应进行监测,并将相关信息报告给相关机构。目前,中药安全性监测多以化学药品不良反应的监管模式进行。在药品不良反应报表和上报程序上,中药不良反应沿用的是化学药物的报表和评价方法,具有中药特色的报表及评价方法的形成有待于进一步加强。

中医临床是中医药理论指导下的诊断和治疗,其诊断、治疗及症状描述都具有鲜明的临床特点,故健全中药安全性监测体系,充分体现中药治疗价值,是中药安全性监测工作的重点内容。目前已有学者在梳理中药传统应用历程的基础上,率先界定了中药药物警戒的内涵,搭建了以毒-效为核心的"识毒-用毒-防毒-解毒"警戒框架,凝练出中药药物警戒学术特色,反映出中药安全用药的学术特征,为中药药物警戒制度的建立,以及中药不良反应报告质量的提升奠定理论基础、提供实践示范。

四、药品不良反应的风险信号检测、评估与防范

药物警戒是通过识别风险信号,并且经过进一步评估后,识别出未能在上市前发现的未知或未充分了解的药品不良反应,风险信号的管理可被视作药物警戒活动的根本。

1. 信号的定义　WHO 国际药物监测合作计划于 1992 年首次对信号进行了定义"药品与不良事件间可能存在因果关系的信息,这种关系是以前未知的或未完全记录的。通常产生 1 个信号需要不止 1 份病例报告,这取决于事件的严重性和报告信息本身的质量"。该定义强调了该信号的未知性和非预期性。然而,随着不良反应信息来源的多样化及信息量的增加,国际医学科学组织委员会提出药物警戒信号定义,并获得较广泛的认可,即信号是指一个或多个来源(包括观察性和实验性)的报告信息提示某些干预措施与某个或某类、不良或有利事件之间存在新的潜在因果关系,或某已知关联事件的新的信息,该信息被认为有必要进行进一步验证。

为规范和指导药品上市许可持有人和药品注册申请人的药物警戒活动,2021 年 12 月我国由国家药品监督管理局组织制定并正式施行了《药物警戒质量管理规范》,该规范将信号定义为:来自一个或多个来源的,提示药品与事件之间可能存在新的关联性或已知关联性,出现变化,且有必要开展进一步评估。

2. 信号的来源　信号的来源非常广泛。ICH 发布的《上市后安全数据管理指南》认为相关信号来源可包括:① 非主动来源,包括自发性报告、文献、互联网、其他来源(如大众出版物、其他媒体);② 主

动来源,即有组织的数据收集系统,包括临床试验、登记研究、病人援助和疾病管理项目、对病人或医疗保健专业人员的调研、疗效或病人依从性等信息的采集等;③ 合同协议,即不同药品企业间药物安全性信息的交换;④ 监管机构。

当前自发报告系统仍是世界各国药品安全性信息的主要来源,但存在漏报、没有对照、报告偏倚、无法计算不良反应发生率等局限性。为解决上述问题,近年来,欧盟、美国和日本先后启动了主动监测项目,作为自发报告系统的补充。

3. 信号的检测方法　在自发报告系统中应用的信号检测方法大致可分为传统方法和数据挖掘方法两类。传统方法包括定性方法和简单的定量方法,如由专业人员基于个案报告、汇总报告发现"可疑报告",或用病例数、报告率、校正报告率进行汇总、分析后发现值得进一步评估的信号。目前研究最多、被广泛使用的数据挖掘方法是基于四格表的比例失衡分析法,包括报告比值比法(reporting odds ratio,ROR)、比例报告比值比法(proportional reporting ratio,PRR)、贝叶斯置信传播神经网络法(Bayesion confidence propagation neural network,BCPNN)和多项伽马泊松分布缩减法(multi-item gamma Passion shrinker,MGPS)等。

《药物警戒质量管理规范》明确规定,药品上市许可持有人(简称持有人)应当对各种途径收集的疑似药品不良反应信息开展信号检测,及时发现新的药品安全风险。持有人应当根据自身情况及产品特点选择适当、科学、有效的信号检测方法。信号检测方法可以是个例药品不良反应报告审阅、病例系列评价、病例报告汇总分析等人工检测方法,也可以是数据挖掘等计算机辅助检测方法。信号检测频率应当根据药品上市时间、药品特点、风险特征等相关因素合理确定。对于新上市的创新药、改良型新药、省级及以上药品监督管理部门或药品不良反应监测机构要求关注的其他品种等,应当增加信号检测频率。持有人在开展信号检测时,应当重点关注以下信号:① 药品说明书中未提及的药品不良反应,特别是严重的药品不良反应;② 药品说明书中已提及的药品不良反应,但发生频率、严重程度等明显增加的;③ 疑似新的药品与药品、药品与器械、药品与食品间相互作用导致的药品不良反应;④ 疑似新的特殊人群用药或已知特殊人群用药的变化;⑤ 疑似不良反应呈现聚集性特点,不能排除与药品质量存在相关性的。

持有人应当对信号进行优先级判定。对于其中可能会影响产品的获益-风险平衡,或对公众健康产生影响的信号予以优先评价。信号优先级判定可考虑以下因素:① 药品不良反应的严重性、严重程度、转归、可逆性及可预防性;② 病人暴露情况及药品不良反应的预期发生频率;③ 高风险人群及不同用药模式人群中的病人暴露情况;④ 中断治疗对病人的影响,以及其他治疗方案的可及性;⑤ 预期可能采取的风险控制措施;⑥ 适用于其他同类药品的信号。

持有人应当综合汇总相关信息,对检测出的信号开展评价,综合判断信号是否已构成新的药品安全风险。相关信息包括:个例药品不良反应报告(包括药品不良反应监测机构反馈的报告)、临床研究数据、文献报道、有关药品不良反应或疾病的流行病学信息、非临床研究信息、医药数据库信息、药品监督管理部门或药品不良反应监测机构发布的相关信息等。必要时,持有人可通过开展药品上市后安全性研究等方式获取更多信息。

持有人获知或发现同一批号(或相邻批号)的同一药品在短期内集中出现多例临床表现相似的疑似不良反应,呈现聚集性特点的,应当及时开展病例分析和情况调查。

4. 风险评估　持有人应当及时对新的药品安全风险开展评估,分析影响因素,描述风险特征,判定风险类型,评估是否需要采取风险控制措施等。评估应当综合考虑药品的获益-风险平衡。持有人应当分析可能引起药品安全风险、增加风险发生频率或严重程度的原因或影响因素,如病人的生理特征、基础疾病、并用药品或药物的溶媒、贮存条件、使用方式等,为药物警戒计划的制订和更新提供科学依据。北京中医药大学中药药物警戒研究团队认为中药风险评估应考虑中药的特点,向国家药品监督管理局谏言并被《药物警戒质量管理规范》采纳,提出中药、民族药持有人应当根据中医药、民族医药相关理论,分析处方特点(如炮制方式、配伍等)、临床使用(如功能主治、剂量、疗程、禁忌等)、病人机体等影响因素。

对药品风险特征的描述可包括风险发生机制、频率、严重程度、可预防性、可控性、对病人或公众健康的影响范围,以及风险证据的强度和局限性等。

风险类型分为已识别风险和潜在风险。对于可能会影响产品的获益-风险,或对公众健康产生不利影响的风险,应当作为重要风险予以优先评估。

持有人还应当对可能构成风险的重要缺失信息进行评估。持有人应当根据风险评估结果,对已识别风险、潜在风险等采取适当的风险管理措施。

风险评估应当有记录或报告,其内容一般包括风险概述、原因、过程、结果、风险管理建议等。在药品风险识别和评估的任何阶段,持有人认为风险可能严重危害病人生命安全或公众健康的,应当立即采取暂停生产、销售及召回产品等风险控制措施,并向所在地省级药品监督管理部门报告。

5. 风险控制措施　对于已识别的安全风险,持有人应当综合考虑药品风险特征、药品的可替代性、社会经济因素等,采取适宜的风险控制措施。常规风险控制措施包括修订药品说明书、标签、包装,改变药品包装规格,改变药品管理状态等。特殊风险控制措施包括开展医务人员和病人的沟通和教育、药品使用环节的限制、病人登记等。需要紧急控制的,可采取暂停药品生产、销售及召回产品等措施。当评估认为药品风险大于获益的,持有人应当主动申请注销药品注册证书。持有人采取药品使用环节的限制措施,暂停药品生产、销售,以及召回产品等风险控制措施的,应当向所在地省级药品监督管理部门报告,并告知相关药品经营企业和医疗机构停止销售和使用。持有人发现或获知药品不良反应聚集性事件的,应当立即组织开展调查和处置,必要时应当采取有效的风险控制措施,并将相关情况向所在地省级药品监督管理部门报告。有重要进展应当跟踪报告,采取暂停生产、销售及召回产品等风险控制措施的应当立即报告。委托生产的,持有人应当同时向生产企业所在地省级药品监督管理部门报告。持有人应当对风险控制措施的执行情况和实施效果进行评估,并根据评估结论决定是否采取进一步行动。

五、药物警戒质量管理

《药物警戒质量管理规范》对药物警戒质量管理提出了基本要求。药物警戒体系包括与药物警戒活动相关的机构、人员、制度、资源等要素,并应与持有人的类型、规模、持有品种的数量及安全性特征等相适应。持有人应当制定药物警戒质量目标,建立质量保证系统,对药物警戒体系及活动进行质量管理,不断提升药物警戒体系运行效能,确保药物警戒活动持续符合相关法律法规要求。持有人应当以防控风险为目的,将药物警戒的关键活动纳入质量保障系统中,重点考虑以下内容:① 设置合理的组织机构;② 配备满足药物警戒活动所需的人员、设备和资源;③ 制定符合法律法规要求的管理制度;④ 制定全面、清晰、可操作的操作规程;⑤ 建立有效、畅通的疑似药品不良反应信息收集途径;⑥ 开展符合法律法规要求的报告与处置活动;⑦ 开展有效的风险信号识别和评估活动;⑧ 对已识别的风险采取有效的控制措施;⑨ 确保药物警戒相关文件和记录可获取、可查阅、可追溯。

持有人应当制定并适时更新药物警戒质量控制指标,控制指标应当贯穿到药物警戒的关键活动中,并分解落实到具体部门和人员,包括但不限于:① 药品不良反应报告合规性;② 定期安全性更新报告合规性;③ 信号检测和评价的及时性;④ 药物警戒体系主文件更新的及时性;⑤ 药物警戒计划的制订和执行情况;⑥ 人员培训计划的制订和执行情况。

同时,《药物警戒质量管理规范》重视中药、民族药的警戒质量管理,提出:中药、民族药持有人应当根据中医药、民族医药相关理论,分析方药特点,特殊人群使用注意等,为药物警戒制度落实和创新提供了科学依据,亦为中药药物警戒及临床安全用药提供了实践途径。

第四节 能力提升:案例实践

沙利度胺药害案例

一、案例回顾

沙利度胺(thalidomide)是第一个被明确为有人类致畸作用的药物,其引发的灾难性药害事件,至今仍有法律纠纷。该药是1953年联邦德国格兰泰药厂(Chemie Grünenthal)药剂师威廉·孔茨(Wilhelm Kunz)在合成抗生素时偶然得到的一种副产品。研究显示,这种药物没有明显的抗菌作用,但抑制妊娠期呕吐反应及镇静催眠效果良好,且动物实验显示出很好的安全性,因此该药于1957年10月以"反应停"为药品名上市销售。其后不仅是在德国,亦在欧洲、大洋洲、亚洲、非洲、拉丁美洲等包括英国、澳大利亚、日本、中国台湾地区等50多个国家和地区均获准上市使用。至1959年,仅联邦德国服用病人就高达100万人。1959年12月,联邦德国医生施魏登巴克(Weidenbach)报告了首例畸形"海豹婴儿"(因其手、脚直接连在躯干上与海豹体型相似而得名)。1961年,澳大利亚医生W. C.麦克布赖德(W. G. McBride)在《柳叶刀》(The Lancet)发文报告他所在医院的4例海豹婴儿母亲均有"反应停"的用药史。随着相关报告越来越多,经过流行病学调查研究,证明了"海豹婴儿"的畸形是其母亲在妊娠期间服用沙利度胺所致。沙利度胺事件是药物史上的悲剧,自此沙利度胺因严重的不良反应而退市。

二、案例分析

沙利度胺事件让医学界发现了人和动物对药物的反应存在差异,研究发现沙利度胺在人类肝药酶的催化下会产生有害异构体,而大鼠等动物体内因缺少肝药酶而不会引起畸胎,此事件后新药研发要求采用多种动物来进行。此外,研究发现沙利度胺的结构分子存在"手性"结构,即存在着两种空间结构相似呈镜面对称的化合物。右旋体化合物抗妊娠反应及镇静作用良好,而左旋体化合物却有强致畸性。这也促使了新药研发开始重视药物的手性结构带来的药理毒理差异。

此事件中,美国FDA因其药品管理制度的严谨性,未批准沙利度胺在美销售而避免了大规模不良反应的发生,美国FDA也因此逐渐成为世界药品审批最权威的机构。美国FDA官员凯尔西(Kelsey)因严审安全性资料,阻止了该药进入美国而被授予"总统勋章"。"反应停"事件以后,各国充分认识到了药品安全的重要性,纷纷加强了对药物使用情况的监测。英国1964年建立了药物安全委员会,用于报告可疑药品不良反应。日本政府于1963~1965年制定并完成修改了新药致畸实验的法律条款。1967年日本厚生省首次建立了药物安全报告体系。1979年日本政府修订药品法规,扩大了本国的药物警戒计划,建立了"新药再评价体系",以确保药品的质量、安全性和疗效。1968年WHO启动了国际药物监测合作计划,收集和交流药品不良反应报告及发展计算机报告系统,其编制的药品不良反应术语集后来发展为WHO药品不良反应术语集(WHO-ART),药品目录后来发展为WHO药物词典。1970年,在瑞士日内瓦建立WHO药物监测中心(现已更名为乌普萨拉监测中心),该中心的使命是"保护病人",领导和支持全球药物警戒活动。虽然美国因及时禁止"反应停"上市而免受伤害,但是依旧于1962年通过了《基福弗-哈里斯修正案》(Kefauver-Harris Drug Amendment),要求所有新药上市前必须进行安全性、有效性评价,并通过充分临床试验验证,首次进行了立法保障。该修正案的颁布被认为是现代药品审评程序和监管方法创立的开端,对美国乃至全世界新药审评制度的建立和发展产生了深远影响。

三、再次评估

1965年,以色列医生雅各·金斯基(Jacob Sheski)偶然发现沙利度胺治疗皮肤麻风结节性红斑有效。其后进行的1000多名病人的临床观察也显示出沙利度胺对该病疗效确切。这促使美国新基(Celegene)公司开始对沙利度胺进行再度研发。经过30余年研究后,1998年美国FDA批准该药上市作为治疗麻风结节性红斑的药物,美国也成为第一个将"反应停"重新上市的国家。其后,随着新基公司对沙利度胺及其结构衍生物——来那度胺及泊马度胺进行深入研究,证实了它们对多发性骨髓瘤也有较好疗效,并于 2006 年和 2013 年先后获得美国 FDA 审批,通过了这一新的适应证上市销售。目前这三种药品已在多国获准上市使用,其中来那度胺一举拿下 2016 年全球药品销售榜单第 6 名,使沙利度胺及其衍生药重获新生,造福人类。

四、警戒计划

沙利度胺的重新上市是建立在药物警戒体系的基础之上。1998 年美国 FDA 批准沙利度胺上市,其说明书多达 22 页,详尽介绍了使用该药需进行的健康教育与处方安全计划。并建立了一套完善的风险控制体系,对该药的使用进行严格控制和监管,包含了可能怀孕女性的定义,需要向病人传达的信息、避孕、检孕手段的推荐等一系列详细的干预标准。该体系强调积极和反复的病人教育,向所有接受治疗的女性病人详细告知用药期间注意事项:如该药物不能与他人分享,药物使用者不能献血,所有剩余药物必须退回,药物使用时必须严格避孕。因精液中可检测到药物成分,所以男性病人有同样注意事项的提示。该风险控制体系采用严格的执行方式及严密的效果监测。规定了执行者施行相关措施的记录方法、频次,确保每一次病人问询、教育都确实发生。甚至记录每一次具体处方、每一位具体病人的信息,最大限度地保证可以追溯药品的分发流程。2010 年新基公司制定的风险评估和降低策略(risk evaluation and mitigation strategy, REMS)得到了 FDA 的认可,时至今日美国沙利度胺的使用也必须置于 REMS 监管之下。

然而即使建立了如此完善严谨的风险控制体系,但在麻风病流行的巴西,沙利度胺的使用又遇到了新的问题。由于经济状况及教育程度低下的影响,很难开展符合标准的药品监管、病人教育,相关的"海豹肢"畸形病例仍不断被暴露出。

当前沙利度胺的药品不良反应监测及药物警戒仍在进行中。2021 年加拿大卫生部发布信息,使用沙利度胺和泊马度胺与一种罕见且可能致命的严重脑部机会性感染(进行性多灶性白质脑病)风险之间可能存在关联,提示要及早发现并进行适当的干预。

五、案例反思

沙利度胺的"退市"和"再上市"是当代药物警戒发展的里程碑,反映了人们对药物安全性理解逐渐深入的历程:从孤立看待风险发展到评价风险,从单纯描述风险发展到多手段降低避免风险。这也是现代药品不良反应及药物警戒发展的历程。通过采取有效的风险控制措施,曾经臭名昭著的"毒药"使特定的病人获益而重获新生。而巴西再次发生致畸事件也证明药品脱离监控的情况下,其毒害事件又会再次发生。加拿大等国家对该药品新的不良反应的发现,充分表明药品不良反应监测及药物警戒是一个伴随药物持续使用的长期过程,不断有新的发现,面临新的问题,没有停止和终点。

中药不良反应的监测及预警系统的建立虽然起步较晚,但上述事件无疑对中药不良反应监测及其药物警戒系统的建立和完善提供了良好的参考和借鉴。

思 考 题

1. 请查阅文献,阐释中药药物警戒的发展历程。
2. 请以实际案例分析中药临床风险信号的检测、评估与防范。
3. 请根据实际工作谈谈你对《药物警戒质量管理规范》的学习心得。

(秦旭华,李敏,萨日娜,阿拉腾花,张冰)

第十五章
特殊人群的中药治疗指导

学习目标

临床用药人群复杂,用药过程需要对某些特殊人群开展针对性的用药指导,并实施特别监护。特殊人群主要是指药物在体内吸收、分布、代谢、排泄异于正常人的群体,如妊娠期妇女、哺乳期妇女、儿童、老年人、肝肾功能不全者及由于职业性质有特殊用药需求的患者等。临床需要关注这些人群的中药使用,根据其药物吸收、分布、代谢、排泄的特点,进行中药治疗指导,为合理用药提供依据。

第一节　儿童的中药合理使用

儿童是处于迅速生长发育过程中的特殊群体,其机体结构与功能均未发育成熟,其药代动力学和药效学特点不同于成人。中医学认为儿童为稚阴稚阳之体,脏腑娇嫩,形气未充。因此在用药方面,儿童必然与成人存在一定差异。不宜简单以年龄、体重、体表面积等折算儿童用药,而忽视了儿童自身的生理病理特点,这可能导致儿童用药的品种或剂量不当,从而产生药品不良反应。由于儿童一般不作为药物临床试验的受试者,导致很多药物缺乏专门的儿童用药资料和安全数据。儿童用药数据缺乏是临床药学领域一个亟待解决的问题。前人积累的儿科用药宝贵经验值得深入挖掘和继承,同时也应积极运用现代科学技术进行去粗取精和创新提高。

一、儿童的界定

临床上一般将 18 岁以内作为儿科就诊范围。儿科学教材中根据儿童生长发育特点,进一步划分为胎儿期、新生儿期、婴儿期、幼儿期、学龄前期、学龄期、青春期七个阶段。其中胎儿尚在母腹,非药物的直接使用者,相关内容将合并在"第三节妊娠期及哺乳期妇女的中药合理使用"中介绍;婴儿期和幼儿期可合并称为婴幼儿期;学龄前期和学龄期可合并称为儿童期;而青春期是儿童向成人的过渡时期,在药动学和药效学上已接近成年人特点。因此,实际上儿童一般指出生到青春期之前的人群。故本节主要阐述新生儿期、婴幼儿期、儿童期的中药合理使用。

根据 2021 年第七次全国人口普查结果,我国 0~14 岁人口为 25 338 万余人,占全国人口数的 17.95%。儿童作为一个很大的群体,其用药的安全性和有效性需要高度关注。

二、儿童的药物代谢特点

儿童在不同的日龄、月龄或年龄段对药物的需求和反应不尽相同。

（一）新生儿期

从胎儿娩出断脐带到出生后 28 天为新生儿期。新生儿脱离母体后面临巨大的环境变化,需要约 1 个月来适应这些变化。

新生儿脏腑极其稚嫩。胃酸分泌功能尚未发育完全,胃液 pH 较高,消化酶分泌不足,使药物在胃肠道中的停留时间较长,延缓了药物的胃肠道吸收;肠蠕动能力较低,药物在肠内停留时间较长;肠黏膜通透性较高,使得药物的肠道吸收增强。新生儿口服给药时,肠道内药物吸收存在较大的个体差异。

经皮或直肠给药是新生儿常用方法。新生儿体表面积相对较大、表皮薄、角质层少,因而透皮吸收速率快、作用强。直肠给药的方式简便易行,可有效避免新生儿口服用药导致的呕吐,但新生儿便次多,直肠黏膜受刺激易引起反射性排便,从而影响了直肠给药的应用。

新生儿由于肝脏药物代谢酶活性较低,对药物的代谢能力远低于成人。新生儿肾功能的发育不全,也使其对药物的排泄能力较低。总之,新生儿由于机体发育不完善及药代动力学的差异,可能对药物产生特殊的反应,从而导致药品不良反应。

（二）婴幼儿期

婴幼儿期包括婴儿期和幼儿期。从出生到 1 岁为婴儿期,1 岁后至 3 岁为幼儿期。婴幼儿期体格生长发育迅速,脏器功能渐趋成熟。

婴幼儿胃内 pH 仍相对较高,胃排空和肠道蠕动能力也相对较弱,故婴幼儿腹泻时不宜过早使用止泻药,以免造成肠内毒素堆积,引起全身中毒症状。婴幼儿皮肤角质层较薄,表皮水合能力强,药物较容易经皮吸收。婴幼儿呼吸道较窄,呼吸道感染性疾病中,因黏膜肿胀,渗出物增多,易堵塞气道,应多用祛痰药,慎用苦杏仁、罂粟壳、百部等具有中枢镇咳作用的药物。

婴幼儿期,药物代谢的主要酶系肝微粒体酶、葡萄糖醛酸转移酶的活性已基本发育成熟。婴幼儿期肾脏和肾血流量迅速增加,出生 6 个月后肾小球滤过率基本达到成人水平,肾小管功能在 1 岁左右接近成人水平。

（三）儿童期

儿童期包括学龄前期和学龄期。3 岁到 6～7 岁入学前的阶段,为学龄前期,也称幼童期。从 6～7 岁到青春期前,称为学龄期,相当于小学时期。

儿童期的体格发育较新生儿期和婴幼儿期缓慢,但新陈代谢仍较旺盛,血液循环周期较短,一般药物的排泄速率较快。儿童体内药物代谢酶系统逐渐发育成熟,但某些药物对具有特异质的儿童仍可能产生严重的不良反应。儿童期对影响神经、骨骼发育和内分泌的药物特别敏感,如长期服用人参可导致儿童性早熟。

三、儿童合理用药指导的工作内容与措施

（一）儿童常见疾病及中药治疗

1. 新生儿期

（1）新生儿期疾病特点:新生儿期易发生胎怯（相当于西医的低出生体重）、胎黄（相当于西医的新生儿黄疸）、脐疮（相当于西医的脐炎）、新生儿肺炎等。新生儿脏腑稚嫩,极易受到药物损伤,应以养护为主,非必要不使用中药。

如确需用药,可参考中医药古籍文献、现代中医儿科临床用药实践和中医儿科学教材等资料,采用利湿退黄药、清热解毒药、消肿生肌敛疮药、补益药等中药进行治疗。

（2）新生儿期患者的中药治疗:新生儿的生理性黄疸无须用药。新生儿出现病理性黄疸,中医以利湿退黄为基本治疗法则。传统上临床常用药物有茵陈、黄芩、柴胡、黄柏、金钱草、茯苓、泽泻、郁金等。这些药物多苦寒败胃,易造成新生儿腹泻,应严格掌握适应证使用,并辅以顾护脾胃之品。

新生儿肺炎等存在热毒之象的,可使用清热解毒中药,如金银花、连翘、黄芩、桑叶、川贝母等。用药时需注意寒凉药物损伤脾胃,遏制阳气,不利于生机,应中病即止,切勿过剂。

对新生儿脐炎等常需使用清热消肿、收湿敛疮生肌的药物外用,如适量珍珠粉、炉甘石、冰片、玄明粉等。

　　低出生体重患儿禀赋薄弱,传统上常使用补益脾肾的中药以促进其生长发育,如人参、黄芪、白术、甘草、熟地黄、枸杞子、肉苁蓉等。

　　(3)新生儿期中药给药方式:由于新生儿口服药物较为困难,常采用药浴或熏洗、灌肠、外敷或贴敷等给药方式。① 对于新生儿黄疸、肺炎、低出生体重等,可考虑采用口服方式用药,但新生儿口服用药尤为困难,其中苦寒药口服更易败胃,应加以注意。② 药浴或熏洗对新生儿可行性更强,敏感性较高,是适合新生儿的给药方式。新生儿出现黄疸、肺炎等,可酌情采用药浴或熏洗法治疗,给药方式便利。③ 新生儿直肠的生理弯曲不明显,适合直肠给药。可采用灌肠给药。例如,中药灌肠不仅能发挥利胆退黄功效,还能刺激肠蠕动,加速胎粪排出,降低肝肠循环负担,减少胆红素的重吸收。④ 新生儿脐炎、尿布皮炎多采用中药外敷的方式。例如,在常规消毒的前提下,将珍珠、冰片、炉甘石、硼砂等中药研极细末外敷脐部,以纱布覆盖,可促进新生儿脐部愈合。中药穴位贴敷是针对新生儿肺炎相对安全、有效的方法,可选膻中、肺俞、丰隆等穴位。

　　2.婴幼儿期

　　(1)婴幼儿期疾病特点:婴幼儿正气未充,易感受疫毒之邪,发生幼儿病毒、真菌、细菌、支原体等传染病。婴幼儿肺卫娇嫩未固,易发生感冒、咳嗽、哮喘等肺系疾病。婴幼儿脾胃运化力尚弱,易发生呕吐、泄泻、腹痛、积滞等脾胃疾病。婴幼儿期是小儿惊风的高发时期,严重者可危及生命。此外,湿疹、尿布皮炎、外伤等皆为婴幼儿期常见疾病。

　　(2)婴幼儿期患者的中药治疗:婴幼儿的抵抗力较弱,易发生外感疾病。例如,幼儿急疹、感冒等常用解表疏风、宣透毒邪的药物,如荆芥、薄荷、牛蒡子、蝉蜕、桑叶、菊花、金银花、连翘等。又如,发生感冒、咳嗽、肺炎喘嗽、急惊风等常见热证,可选用清热药。常用清气分热药如石膏、知母、芦根、黄芩等;清营血分热药如地黄、玄参、牡丹皮、水牛角、郁金等;清热解毒药如金银花、连翘、板蓝根、大青叶、鱼腥草等。

　　婴幼儿肺常不足,易发生呼吸系统疾病。常用于婴幼儿的化痰中药有陈皮、化橘红、竹茹、竹沥、天竺黄、川贝母、浙贝母、桔梗等;止咳平喘药有紫苏子、紫菀、款冬花、枇杷叶、桑白皮等。常用于成人的苦杏仁因有毒性,对婴幼儿应慎用。

　　婴幼儿易发生食积,并可因食积进一步引起发热等其他问题,故消食导滞的中药为婴幼儿常用,如山楂、神曲、麦芽、稻芽、谷芽、鸡内金、莱菔子等。

　　婴幼儿脾常不足,健脾药应用机会多,尤其在呕吐、泄泻、腹痛、积滞等脾胃系统疾病中常用。婴幼儿常用的健脾益气中药有白术、苍术、山药、茯苓、党参、太子参等,应避免人参、鹿茸等大补药物在婴幼儿中的使用。

　　(3)婴幼儿期中药给药方式:对于婴幼儿,口服用药仍较为困难,故药浴、熏洗、灌肠、外敷等给药方式仍有优势。例如,常用中药药浴、保留灌肠等治疗婴幼儿感冒、肺炎喘嗽;药物敷脐治疗呕吐、泄泻、腹痛等脾胃疾病疗效肯定。

　　3.儿童期

　　(1)儿童期疾病特点

　　1)肺系病证较为多见,六淫邪气从皮毛或口鼻而入,先犯于肺,易引发感冒、咳嗽、肺炎喘嗽、哮喘等肺系病证,是儿科发病率最高的一类病证。常见传染病有手足口病、水痘、猩红热、流行性腮腺炎等,亦属于肺系病症。

　　2)儿童"脾常不足",常见呕吐、泄泻、腹痛、厌食、积滞、疳证、营养性缺铁性贫血等脾系疾病,在儿科发病率仅次于肺系病证。

　　3)儿童"心常有余""肝常有余",常发生汗证、病毒性心肌炎、注意缺陷与多动障碍、惊风、癫痫等心肝系统病证。

4）儿童"肾常虚",易发生急性肾小球肾炎、肾病综合征、尿频、遗尿、性早熟等肾系病证。

5）儿童接触周围事物的机会逐渐增加,同时识别危险和自我保护能力差,易发生意外伤害,如跌扑致伤、坠落致伤、交通致伤、水火烫伤等。

（2）儿童期患者的中药治疗：儿童期感染某些传染病的前驱期,以及感冒等肺系疾病多见肺卫表证,因此疏风解表的中药,特别是辛凉之品如薄荷、牛蒡子、蝉蜕、升麻、柴胡、葛根、金银花、连翘等在儿童期应用较多。儿童期传染病在发展过程中,常呈现不同特点的热证,应在辨证基础上使用清热泻火、清热解毒、清营凉血等药物。常用的清热泻火药有石膏、知母、芦根等,清热解毒药有金银花、连翘、黄芩、黄连、板蓝根、大青叶等,清营凉血药有生地黄、玄参、赤芍、牡丹皮、紫草、水牛角等。咳嗽、肺炎喘嗽等肺系病证常需使用清肺热药,如石膏、知母、芦根、天花粉、黄芩、地骨皮、桑白皮等。心肝系统病证常需使用清心、清肝药。清心药物有竹叶、淡竹叶、黄连、麦冬、生地黄等；清肝药物有青黛、夏枯草、决明子、牡丹皮、赤芍等。

一些外感病、脾系病证、肾系病证易见湿邪,具有化湿、利湿功效的中药有较多使用机会,常用的有藿香、豆蔻、石菖蒲、滑石、茵陈等。脾为气机运转枢纽,小儿呕吐、腹泻、腹痛、积食等病证多有脾胃气机阻滞,故归脾胃经的理气药应用机会较多,常用的有陈皮、木香、枳壳、佛手、厚朴等。消食药如山楂、神曲、麦芽、莱菔子、鸡内金等为儿科最常应用的药物。此外,消积导滞药如槟榔、使君子等也常有应用,但所用药物均应做到药性轻灵,把控用量,注意配伍禁忌,保证用药安全。

儿科肺系病证、脾系病证、心肝病证皆有使用化痰药的机会,尤以咳嗽等肺系病证多用,如陈皮、化橘红、川贝母、浙贝母、瓜蒌、桔梗、竹茹、竹沥等。当咳喘较甚时则侧重于治咳喘,常用的有苦杏仁、紫苏子、百部、紫菀、款冬花、枇杷叶、桑白皮等,有的兼有化痰、清肺、润肺、降气等特点。应根据病因病机恰当配伍,以治病求本。

小儿感邪后有易动肝风之特点,如惊风、癫痫等,故息风药有较多应用机会。常用药有蝉蜕、僵蚕、天麻、钩藤、羚羊角、牛黄、地龙、防风等。

小儿脾常不足,故健脾药是儿童高频使用的药物,也常是儿科脾系用药中的基础药物。儿科常用的强健脾气的中药有白术、苍术、茯苓、党参、太子参等。滋补肾阴药是儿科较常用的一类补益药,如熟地黄、知母、枸杞子、女贞子、龟甲等；六味地黄丸亦较常用。在儿童肾病综合征、遗尿、五迟五软中,可用到温补肾阳药,如肉桂、干姜、肉苁蓉、桂枝等。补肾药中具有强壮筋骨功效的药物可促进儿童的体格生长,用于五迟五软,如黄精、牛膝、杜仲、续断、桑寄生等。人参可补益肾中精气,对肾气不足,发育迟缓的小儿可谨慎使用；忌用于性早熟儿童。

儿童易发生外伤,需根据伤情,使用具有化瘀止血、活血止痛、解毒消肿、敛疮生肌等功效的中药外用。止血常用三七、白及、血竭；活血消肿止痛常用延胡索、乳香、没药；解毒消肿常用黄连、大黄、栀子；敛疮生肌常用地榆、煅石膏、海螵蛸等。中成药常用云南白药制剂、七厘散、如意金黄散、京万红烫伤药膏等。

（3）儿童期中药给药方式：儿童期内科疾病以口服用药为主,可采用汤剂煎服,或使用丸、散剂；可选择对证的成方制剂,应首选儿童剂型如颗粒剂、口服液、异形片等,以及容易喂服的药物剂型或外形可爱、口味较好的剂型。中药穴位贴敷在儿科也常有应用,如腹泻、腹痛常选神阙、中脘等穴位进行中药贴敷或艾灸；哮喘、反复咳嗽常选肺俞、定喘等穴位进行治疗。外伤疾病可采用外治法,必要时结合内服。可根据创伤及药物特点,采取研粉撒布、药膏外敷、药液涂搽等形式,或选择对证的外用成方制剂。

（二）儿童中药用药基本原则

1. 选择适当的中药品种

（1）及时对因用药：儿童形气未充,容易受到内外因素所伤,如外感六淫、疠气、内伤饮食、胎产损伤及禀赋因素的影响。儿科多数疾病的病因病机单纯,治疗用药上积极祛除病因,即可奏效。应认真辨证审因,正确选择对因药物,如解表、清热、祛湿、消食、健脾、理气、化痰等药,或祛邪安正,抑或调和脏腑功能,以达到治病求本的目的。

(2) 用药轻灵平和:儿童脏气清灵,易趋康复,往往随拨随应。处方用药应根据儿童体质特点、病情轻重、脏腑功能,灵活运用。用药原则上宜灵活,不宜呆滞;宜轻巧,不宜重浊;宜精简,不宜复杂。儿童脏腑娇嫩,易受药物偏性损伤,故临床用药应尽量选择平和之品,不可妄投峻烈药物。

(3) 注意顾护脾胃:儿童的生长发育、疾病恢复等皆依赖后天脾胃化生的精气,应十分重视小儿脾胃的特点,用药上处处顾护脾胃之气。历代儿科方中常以甘草、茯苓、白术、鸡内金等健脾养胃。慎用损伤胃气的药物,如苦寒败胃、泻下攻伐之品。

(4) 重视防范传变:儿童发病容易,传变迅速,病情变化较成人快,常需根据病证变化规律进行预防用药,以防致生变证。对外感病,尤需用药于萌芽,以防传变。对内伤杂病,亦应注意儿童易虚易实的特点,补虚易致滞,祛邪易伤正,更有寒去热生、热清寒至之变。用药时应于补益药中兼以消导,祛邪药中佐以扶正,温热药稍佐以寒凉,寒凉药稍伍以温热。

(5) 兼顾药物口感:儿童味蕾较为敏感,为提高患儿的服药依从性,应考虑药物口感。在保证药效的前提下,应优先选择口感相对较好的中药,如葛根、桑叶、菊花、蝉蜕、石膏、芦根、淡竹叶、生地黄、茯苓、陈皮、枳壳、山楂、麦芽、鸡内金、紫苏子、川贝母、枇杷叶、竹茹、甘草、大枣、白术、麦冬等。一些药食两用之品安全性和口感较好,尤宜择用。

2. 合理拟定中药剂量　儿童用药剂量应随年龄大小、个体差异、病情轻重等调整变化。由于小儿服药时常有浪费,所以儿科中药的用量常相对较大,尤其是一些药性平和者。但对一些辛热、苦寒、有毒、攻伐、峻烈之药,如麻黄、细辛、附子、大黄等,则需特别注意,避免产生不良反应。儿科临床用药剂量参见儿科学教材,并根据病情发展及时调整用量。

3. 恰当选择中药剂型　儿童用药剂型丰富,传统上有汤剂及丸、散、膏、丹等剂型。现代儿科临床上,除了由医生辨证组方用药外,还多使用中成药。儿童中成药常用剂型有口服液、颗粒剂、散剂、微丸、片剂、胶囊等;外用药有散剂、膏剂、洗剂、栓剂等;此外,还有气雾剂、注射剂等新剂型。

应根据儿童年龄特点,选用合适的剂型。中药汤剂吸收较快,且加减运用灵活,适合小儿病情变化快的特点;但由于汤剂味道多不适口,一些儿童较为抗拒,常无法足量服用。口服液、颗粒剂等现代中成药剂型多加入了矫味成分,口感大为改善,适合味觉敏感的儿童。片剂、胶囊、大蜜丸、小蜜丸等更适合用于较大龄儿童,但对婴幼儿不仅难以服用,还存在呛入气道的风险。微丸是尤其适合乳婴儿及幼童的剂型,可随乳汁或饮食服下,如王氏保赤丸等。

4. 探索多样服药方法　服药难是儿童特别是婴幼儿和幼童的普遍问题,也是影响治疗的重要因素。应结合儿童不同年龄特点,探索适合儿童的服药方法。中医药古籍中记载了丰富的儿科服药方法,例如,对婴幼儿可通过"涂于乳头""注唇上"随乳服下,或"令乳母用",如《幼幼新书》的乳头散方、注唇膏、百部散方等。小儿随药同用的饮品常用乳汁、米汤、蜂蜜水等,能起到矫味和顾护脾胃作用,沿用至今。

5. 重视外用给药方式　儿童肌肤柔嫩,容易吸收药物。外用给药作用迅速,能在无损伤的情况下快速取效,易为小儿接受。特别是对口服用药困难的新生儿、婴幼儿及幼童,尤应重视外治法和外用给药,以提高治疗的安全性、顺应性和方便性。

儿科常用的中药外用给药方式丰富,常用的有药浴、熏洗、涂敷、敷贴、热熨、擦拭、灌肠、吹鼻、吹喉、气雾吸入等,可根据疾病特点选择恰当方式。例如,对婴幼儿感冒发热,临床常辨证使用中药煎汤药浴或熏洗,也可采取中药汤液灌肠;儿童流行性腮腺炎,可用鲜马齿苋等捣烂调敷于腮部;小儿寒证泄泻,常使用丁香、肉桂等药粉加辅料制成软膏以敷脐;小儿口疮,可使用银花甘草水擦拭口腔。外用给药可以单用,也可与内服给药配合应用。

（三）儿童期中药药物警戒

儿科古籍重视小儿用药安全,药物警戒认识较为系统、全面,用药以平和为旨,多从脾胃论治,从剂型、剂量、疗程、炮制、配伍等方面提升疗效,防范不良反应。

1. 避免无指征用药　小儿脏气未全,不胜药力,临床需要审慎用药指征,慎重选药用药。周岁内非重症,勿轻易投药,可以使用外治、非药物疗法等;两三岁内,稚阴稚阳,发病容易,传变迅速,用药需及时准确,但不可太猛,倘若峻攻或骤补,反受药累。临床可多从脾胃论治,不必拘泥于古方或成人方,着重病程发展规律。应谨慎使用大苦、大寒、大辛、大热、峻下、金石、毒烈之品,即便有适应证使用,应注意中病即止,并通过炮制、配伍或服药方式等减缓药物峻烈之性,以免伤及小儿正气。

2. 避免过量用药　儿童病情变化迅速,用药剂量、疗程需要谨慎,应根据病情发展随时进行调整。剂量的调整不仅需要依据儿童年龄、体重或体表面积折算,还要考虑患儿体质虚实、药物毒峻性质等。在用药过程中可以逐步递增或递减剂量,观察机体对药物的反应,切勿过剂,以避免药物对机体的损伤。如《活幼心书》中以大戟、芫花、巴豆等为主治水肿、腹满时,"初始每服十七丸……去水未尽,停一日减用十三丸,次减作九丸,再减至七丸,汤使下法如前。证退即止"。

3. 谨慎联合用药　儿科用药应尽量精简,减少药味,如《小儿药证直诀》中收载的处方绝大多数药味数少于6味,其中多数为3味,如泻白散等。临床联合用药形式多样,可提高疾病的疗效,但不合理联用带来更大安全隐患,应注意避免重复用药,减少药品不良反应的发生。有研究显示合并用药4~10种的病人,药品不良反应的发生率是合并用药2~3种病人的5倍。中药成分复杂,与化学药物联用可能产生物理、化学变化造成疗效降低或产生毒副作用;中西药复方制剂中本就含有化药成分,与含相同成分化药联用,可导致药物剂量叠加而发生不测。

4. 注意饮食禁忌　小儿当以调整喂养、作息为重,无病之时,不必服药。对于小儿乳食积滞,在服药时忌生冷油腻之物,乳食不可过饱以防病情加重;对于咳嗽、小儿哮喘需忌酸咸辛辣,注意清淡饮食;《幼幼集成》提示小儿水痘"切忌姜椒辣物"。对于尚在哺乳期的患儿,乳母也应相应遵守禁忌荤酒油腻、甘肥黏滞之物,以避免降低疗效或发生不良反应。

四、儿童临床中药学服务的要求

（一）用药告知

用药告知是临床中药学专家根据中医药传统理论与实践经验,提出来的一种新的药学服务方式。是由药师、医师对病人及其监护人,针对病情、药物特点、治疗方案、药后监测护理、生活调适等方面进行告知,并获得病人家属的反馈,以提高药物疗效,减少不良反应。用药告知在临床各科室均有较好应用,其方式方法在儿科的药物治疗中尤为重要,有助于提高患儿依从性、降低药品不良反应,以取得较好的药物治疗效果。

儿科药学服务不同于成人,儿科用药告知的对象主要是患儿的监护人,要求监护人提升安全用药意识。儿科临床药师需要向患儿监护人告知服药方法、服药时间、注意事项、饮食禁忌等,切实落实合理用药策略,增强患儿用药的依从性,避免自行用药、自我增加用药剂量、疗程及联合用药。还需要对患儿监护人进行儿科合理用药知识的宣教,面向社会加强对儿童用药的指导和关注。

（二）药学监护

新生儿、婴儿用药过程中需要严密监护。小儿脏腑娇嫩,肝肾功能发育不全,尽量避免长期使用毒性、烈性中药,对用药风险较高的重点中成药品种,如中药注射剂、含毒性药材中成药、中西药复方制剂,用药过程中对患儿进行严密监护。告知患儿监护人在服药过程中可能出现的药品不良反应,一旦出现应立即停用可疑药物。

（三）安全评价

积极开展儿科中成药临床安全性、有效性上市后再评价研究,弥补上市前儿童用药剂量、疗程、药物体内过程、远期安全隐患等研究的不足,注重评价中药对不同生长发育阶段、不同性别间的差异,在大规模临床评价研究中建立儿童用药证据、指南。深入开展儿童用药实验室研究,采用幼年动物进行毒理学试验,观察潜在用药风险,并将临床、非临床研究结果更新到相应中成药说明书中。

第二节　老年人的中药合理使用

老年人由于身体各项功能逐渐退化,体弱多病的比例较高,日常用药较之年轻人大大增加,中药的使用也相应增多。但老年人身体的退行性变化,使得药物代谢往往呈现出不同于年轻人的特点,并最终影响到药效和不良反应发生率。因此,促进老年人群的中药合理用药具有重要的现实意义。

一、老年人的界定

根据 WHO 建议,在发展中国家,60 岁及以上的人可以被定义为老年人。2021 年第七次全国人口普查结果显示,我国 60 岁及以上人口为 26 401 万余人,占 18.70%,其中 65 岁及以上人口为 19 063 万余人,占 13.50%。人口老龄化已成为我国面临的一个严峻的社会问题。因此,关注老年人群用药安全,是合理用药的重要内容。

二、老年人的药物代谢特点

（一）机体构成与器官功能变化

随着年龄增长,老年人的机体构成及器官组织结构、生理功能均发生不同程度的退行性改变。表现为机体细胞数减少、细胞内水分减少、组织局部血液灌流量减少、总蛋白减少、机体总水分减少;胃肠吸收功能下降,胃肠蠕动减慢;肝细胞减少,肝微粒体酶活性下降;肾小球滤过率和肾小管排泄能力均下降;免疫功能较中青年人显著下降,更容易发生各类疾病。

（二）药动学和药效学改变

老年人药动学的改变表现为胃肠吸收能力下降,可导致药物吸收减少,但由于胃肠蠕动较慢,药物在胃肠道中留存时间延长,使得最终药物吸收量较年轻人变化不大。老年人肝肾功能的减退,直接影响到药物的代谢和排泄,致使血液内药物浓度较一般成年人为高,药物半衰期亦明显延长,易引起体内药物蓄积中毒。

老年人药效学改变的特点是对大多数药物敏感性增高,作用增强;对少数药物敏感性降低,需要使用更大剂量。老年人对药物的耐受性下降,不良反应增多。

（三）老年人的用药特点

1. 联合用药多　老年病人常患有多种慢性病,多病共存导致老年人群需要联合用药的情况较多。临床上多药并用引起的药物相互作用是导致药品不良反应的重要原因。有研究显示,老年慢性病病人人均用药 2.78 种,人均用保健品 2.52 种。39.4%的病人仅使用西药,21.3%的病人仅使用中药,39.3%的病人中西药合用。有调查显示,老年人用药呈现年龄与用药数量、使用中药数量呈正相关;患病数量、用药数量、使用保健品数量、同时治疗疾病数量等因素与药品不良事件的发生密切相关。

2. 用药依从性差　老年人因用药知识不足、记忆力衰退等因素,对医生处方的依从性较差。据研究数据显示,我国老年慢性病病人用药知-信-行总体得分处于低水平,这将最终影响药物疗效,并导致药品不良事件增加。在老年人患病种类多、用药数量多的情况下,如果用药品种、次数、时间等安排过于复杂,更容易产生混乱和差错,加大不良反应的危险。

三、老年人合理用药指导的工作内容与措施

（一）老年人常见疾病及中药应用

1. 老年人常见疾病　我国老年人的高发疾病主要包括脑血管病、高血压、冠心病、慢性支气管炎、肺气肿,以及慢性阻塞性肺疾病、糖尿病、肺癌、胃癌、肝癌、白内障、青光眼、关节炎、骨质疏松、骨折等。

慢性病在老年群体中广泛流行,多病共存是老年人群的突出特点,患病及用药时间往往长达数年甚至数十年。有研究数据显示,老年慢性病病人人均患病 3.49 种,46.1% 的老年人患病 10 年以上。另有研究发现,社区多病共存病人占 65 岁及以上老年病人总数的 81.01%,多病共存的主要组合类型为高血压+冠心病者约为 22.0%、高血压+糖尿病者约为 15.8%、冠心病+糖尿病者约为 16.2%。

2. 老年人常用中药　老年人是慢性病用药的主要群体。对于老年高发疾病,在中医药理论指导下辨病/辨证使用中药,能够有效改善症状,提高病人生活质量,延长老年人生存时间。老年人使用中药,既包括一般治疗用中药饮片或中成药,也常以中药保健品的形式使用。以下所列举药物基于中医药古籍文献和现代中医临床用药实践。

（1）补虚类中药：由于老年人脏腑功能、气血、阴阳往往存在不同程度的虚衰,故对补虚药的使用机会超出一般成年人。常用的补气药有人参、西洋参、党参、黄芪、白术、甘草等;补血药有当归、熟地黄、白芍、阿胶、龙眼肉等;补阳药有淫羊藿、巴戟天、肉苁蓉、鹿茸、杜仲、续断、菟丝子等;补阴药有麦冬、天冬、枸杞子、黄精、石斛、北沙参、玉竹等。

（2）活血化瘀类中药：老年人正气衰弱,往往血行滞涩,容易出现脉络瘀阻,导致心脑血管病等慢性病;其他多种慢性病也可发生日久入络,更致迁延不愈。因此,活血化瘀药在老年人群的使用较多。常用活血化瘀类中药有丹参、川芎、桃仁、红花、郁金、延胡索、牛膝、鸡血藤等。

（3）化痰除湿类中药：老年人因脾虚气弱,易生痰湿。多种老年高发的慢性病存在痰浊阻滞,如心脑血管病、慢性支气管炎、肿瘤等。常用化痰除湿类中药有半夏、陈皮、瓜蒌、桔梗、川贝母、浙贝母、竹茹、茯苓、苍术等。老年人高发的骨关节炎等病证,属于中医学"痹证"范畴,还常需使用一些祛风湿类药物,如独活、威灵仙、秦艽、桑寄生、狗脊、五加皮、千年健等。

（4）安神平肝息风类中药：老年人存在心神不宁或睡眠障碍的比例较高,具有安神功效的中药在老年人群应用机会较多,如龙骨、牡蛎、磁石、琥珀、酸枣仁、柏子仁、首乌藤、远志等。很多老年人因肝肾阴亏,致阴不敛阳,肝阳易亢,甚至发生风阳内动,常见于一些高血压、脑血管病等,故而平肝息风药亦常用于老年人,如石决明、珍珠母、牡蛎、代赭石、天麻、钩藤、地龙、僵蚕等。

（5）具有止痛功效的中药：老年人因各种退行性病变,发生疼痛症状的较多,使用具有止痛功效中药的机会也较多。具有止痛功效的中药多为祛风止痛、散寒止痛、活血止痛、理气止痛、通络止痛、缓急止痛等类别。祛风止痛的中药有防风、羌活、独活、川芎、僵蚕等;散寒止痛的中药有细辛、白芷、附子、肉桂、小茴香、吴茱萸等;活血止痛类中药有川芎、延胡索、郁金、姜黄、乳香、没药、五灵脂等;理气止痛类中药有木香、沉香、乌药、川楝子等;通络止痛类中药有蕲蛇、地龙、全蝎、蜈蚣、马钱子等;缓急止痛类中药有甘草、白芍、饴糖、蜂蜜等。

（6）具有通便功效的中药：随着年龄的增长,老年人往往出现胃肠蠕动减慢,腹壁肌肉张力下降,导致排便障碍。服用具有润肠通便或缓泻功效的中药,可加快肠道蠕动,增加粪便含水量,从而促进排

便。临床上常辨证选用番泻叶、火麻仁、郁李仁、松子仁、柏子仁、当归、肉苁蓉、蜂蜜等药物。

（二）老年人中药用药基本原则

1. 合理对证用药

（1）辨证用药：对老年病人，首先应明确是否需要进行药物治疗。对有些病证可以采用非药物治疗。对于应当使用药物治疗的情况，必须在辨证论治的前提下合理选择中药，严格掌握用药适应证。老年人体虚多病，病情往往复杂多变，若药物选取不当，可致病情急转直下，甚至无法挽救。

（2）药性慎猛：老年人因机体功能衰退，比年轻人更难耐受作用峻猛的药物。对于应当使用祛邪药的情况，应尽量选择作用相对缓和的药物，谨慎使用偏性较大、祛邪力峻的药物，以减少对正气的损伤。例如，大苦大寒的药物易伤脾阳，如黄连、龙胆、苦参等；攻下力强的药物易损正气，如大黄、巴豆、甘遂、大戟、芫花等；破气的药物多耗气，如青皮、枳实；破血药物多伤血，如三棱、莪术、水蛭等。即使川芎、木香等活血理气常用药，剂量过大也有耗气伤阴之弊，对老年人尤当注意。

（3）恰当用补：老年人由于生理功能衰退，体力、精力下降，常希望通过服用具有补益作用的药品或保健品，以增强体质，延年益寿。老年病证多虚，或虚实夹杂，临床上也确常用补虚类中药。

在使用补药时，要严格遵照辨证用药原则，辨别气、血、阴、阳之虚，按需用补，不需不补，补之得当。避免滥用、错用、过用补药，以免引起恋邪加重病情或诱发新的疾病。例如，阿胶、熟地黄等补血药味厚易滋腻碍胃，炙甘草、炙黄芪等补气药味甘使人气壅中满，影响老年人脾胃功能，进而导致其他健康问题。

2. 拟定恰当剂量　药物的用法及用量直接影响临床用药的安全性与有效性，老年人由于生理功能减退，肝肾功能下降，体内药物易蓄积。因此，老年人用药需严格控制用药剂量，以减少不良反应的发生。

（1）小剂量原则：老年人临床用药通常采取小剂量原则。目前对于老年人的用药剂量有多种计算模式供参考，建议根据最新的老年病学和药学前沿研究成果制定合理的用药剂量。

（2）剂量个体化：对老年人用药，应特别注意剂量的个体化。不同老年人生理功能的减退程度存在较大的个体差异，即使年龄相同，其脏器功能衰退程度、对药物的反应也不尽相同。应综合考虑年龄大小、体质强弱、病情轻重及复杂程度等因素，拟定适合个体的用药剂量。

3. 规范联合用药　老年人因患多种疾病，需用不同药物治疗，必要时可以采用联合用药。正确的联合用药，能够发挥每种药物的最大作用，提高疾病治疗的效果，或降低各药的副作用，减少不良反应的发生。

（1）联合用药的数量：在符合病情需要的前提下，联合用药的药品数量应尽量少；应尽量使用各药物的最低有效剂量，从小剂量开始逐步探索最佳的联用剂量，以保证药物治疗的安全性和有效性。如果同时服用来自不同医疗机构、不同医生开具的多种药物，包括中药、西药、中西药复方制剂，或同时服用中药保健品，应特别加以注意，避免重复用药风险。

（2）联合用药的方法：联合用药时，包括中药联用、中药与西药联用，应首先掌握药物各自的传统性效及药物成分、药理活性等知识，了解药物之间可能发生的相互作用；应根据药物作用特点，选择适宜的给药方式和剂型，或在服药时间上采取适当的间隔，以获得最佳药效，或减少不良反应。

（三）老年人中药药物警戒

1. 避免使用有毒中药　老年人肝肾功能多有不同程度的减退或合并多器官疾病，对有毒中药的耐受程度比年轻人更低，更容易发生药品不良反应。

（1）避免使用有肝肾毒性的中药：老年病人肝肾功能减退，应尽量不用有肝肾毒性的药物，或严格控制剂量与疗程，如欧洲千里光、菊叶三七、商陆、黄药子、苍耳子、蓖麻子、望江南子、相思子、川楝子、雷公藤、山慈菇、牵牛子、罂粟壳、草乌、蜈蚣、斑蝥、雄黄、砒石、密陀僧、铅丹等。

（2）避免使用含有毒成分的常用中成药：一些常用中成药因含毒性成分，老年人不宜多服或久服，如含雄黄的中成药六神丸、牛黄解毒丸等；含朱砂的中成药朱砂安神丸、牛黄清心丸等。这些含有毒成分或重金属的中成药，长期服用会因蓄积而出现慢性砷中毒或汞中毒。

2. 避免超量用药　需注意到老年病人对药物耐受能力的个体差异很大。一些年龄偏大，或身体偏瘦弱，或肝肾功能严重减退，或合并多器官严重疾病，或一般情况较差的老年人，更容易产生因剂量过大而引发的药品不良反应。

对于上述老年病人，尤其应当注意从最小剂量开始用药，谨慎探索维持剂量，确保用药安全。在确需使用某些力峻或有毒之品时，如大黄、牵牛子、巴豆霜、皂荚、葶苈子等，尤其应严格控制剂量，采用峻药轻投。对体质较弱，病情复杂的老年病人，切不可贪功冒进，随意增大用药剂量。

3. 避免重复用药　老年病人多病共存的比例高，中药之间及中西药之间联合用药的情况普遍，多重用药更容易导致不合理用药情况。其中高龄、未及时进行药物随访和评估、单科化的治疗模式是造成不合理多重用药的主要原因。

（1）避免中药不合理联用：在使用多种中成药，或来自不同医生开具的多张中药饮片处方时，容易出现因多重用药带来的不良反应风险。例如，金匮肾气丸、正天丸都含有乌头类药物，若两者在正常剂量下同时服用，造成药物叠加，就会有乌头碱中毒的可能。又如，金匮肾气丸中含有附子，与含半夏、瓜蒌、贝母的汤药处方或中成药如半夏天麻丸、六君子丸、二母宁嗽丸等联用，则发生"十八反"配伍禁忌。这些可能发生的情况，对于老年人用药应当尤其注意。务必要对其中药物的主要成分及其药理作用有清晰的认识，减少因联合用药带来的不良反应风险。

（2）避免中西药不合理联用：中西药不合理联用在老年慢性病病人中较常见，既增加了不良反应风险，又加重了病人的经济负担，应当警惕。例如，冠心病病人常将生脉饮与阿司匹林同时服用，但由于生脉饮中的人参具有类糖皮质激素样物质的作用，可刺激胃黏膜，使胃酸分泌增加，而阿司匹林的主要不良反应就是长期或大剂量服用导致的胃肠道出血或溃疡，若以上两药合用，会使原患有消化道溃疡的老年病人的病情加重，或引发消化道出血。又如，西药地高辛类强心药与一些含有钙的中药如牡蛎、石决明、瓦楞子、海螵蛸等联合应用，可能因为服药后血中钙离子变化增强心肌收缩力，从而增强强心苷类药物的强心作用。联合应用时会造成相同或相似功效的叠加，容易诱发强心苷中毒，出现心血管系统的不良反应。

四、老年人临床中药学服务的要求

（一）用药告知

老年人用药告知的对象包括病人本人、家属或监护人。受年龄、病情、文化程度等影响，老年人往往对用药告知内容的理解能力不同。要明确老年人用药的复杂性，使老年病人或其监护人提高安全用药意识。临床中药师需要向老年病人或其监护人交代清楚服药种类、用药剂量、服药方法、服药时间、注意事项、饮食禁忌等，形成清晰合理的用药策略，以增强老年人用药的依从性。需对老年病人或监护人进行合理用药知识的宣教，使其明白不能自行用药、随意增加药量或联合用药。

（二）药学监护

老年人的用药过程中需要进行严密监护，特别是对多病共存、联合用药的老人，更应加强药学监护。应尽量避免对老年人大量或长期使用毒性、烈性中药；对风险等级较高的中成药品种，如中药注射剂、含毒性药材中成药、中西药复方制剂等，要加大药学监护力度；对用药过程中可能出现的药品不良反应，应提前交代给家属或监护人；一旦病人出现药品不良反应，应立即停药，并对症治疗。

（三）安全评价

应积极开展老年人中药用药的临床安全性评价,特别是对老年慢性病常用中成药的安全性、有效性进行再评价研究,弥补上市前老年人用药剂量、药物体内过程、远期安全隐患等相关研究的不足。应通过大规模临床观察,收集老年人用药证据,建立老年人用药指南。深入开展老年用药实验研究,采用老龄动物开展毒理学试验,观察潜在用药风险,并将实验室和临床研究结果补充完善到中成药说明书中。

第三节　妊娠期及哺乳期妇女的中药合理使用

妊娠期和哺乳期是育龄妇女生命过程中的两个特殊时期。这两个时期在用药时具有区别于普通成人的特征,一是妇女身体发生了能够影响药物体内代谢动态的变化;二是用药可能涉及母亲、胎儿或乳儿两代人。

中药在妊娠期及哺乳期的使用有着丰富的临床实践,且颇具特色优势;同时也应认识到,随着现代科技的进步和临床研究的发展,一些传统用药的安全性尚需进一步研究,以确保两代人的用药安全。

一、妊娠期的界定

妊娠期是指妇女受孕后至分娩前的生理时期。为便于计算,通常从末次月经的第一天算起,足月妊娠约为 40 周。临床上将妊娠期分为 3 个阶段,妊娠未达 14 周称为妊娠早期,满 14 周至 28 周称为妊娠中期,第 28 周及其后称为妊娠晚期。在妊娠期间,母体的新陈代谢与多个系统均发生相应的改变。

二、妊娠期妇女的药物代谢特点

（一）妊娠期妇女的生理变化

1. 妊娠期药物的吸收　妊娠期妇女胃酸分泌减少,胃排空时间延长,胃肠道平滑肌张力减退,肠蠕动减弱,口服药物的吸收延缓,血药浓度的峰值后推、偏低。早孕时呕吐频繁也可影响口服药物的吸收量。

2. 妊娠期药物的分布　妊娠期血容量增加 35%～50%,血浆增加多于红细胞,血液稀释,心排血量增加,体液总量平均增加至 8 000 mL 左右,故妊娠期药物分布容积明显增加。妊娠期血浆白蛋白比例降低,胶体渗透压下降,也使药物分布容积增大。

3. 妊娠期药物的代谢　妊娠期肝微粒体酶因内分泌激素等活性物质及相关的代谢产物等,对酶的活性影响较大,从而改变药物代谢行为。妊娠期胎盘分泌的黄体酮可能影响一些药物的代谢过程。

4. 妊娠期药物的排泄　妊娠期肾血流量增加,肾小球滤过率增加约 50%,导致药物排出过程加快。妊娠晚期及妊娠高血压病人因肾血流量减少,肾功能受影响,药物由肾排出延缓,药物排泄减少减慢,造成药物易在体内蓄积。

5. 药物的胎盘转运　在妊娠的过程中,母体-胎盘-胎儿形成一个生物学和药代动力学的单位。胎盘有代谢和内分泌功能,具有生物膜特性,药物可通过胎盘屏障进入胎儿体内。影响药物通过胎盘的因素主要是胎盘血流量和药物的理化性质。胎盘血流量对药物经胎盘的转运有明显影响;相对分子质量较小、解离程度较低、脂溶性较高的药物易通过胎盘;易与蛋白结合的药物较难通过胎盘。

（二）妊娠期胚胎/胎儿对药物的反应

（1）妊娠早期:妊娠早期容易受到药物影响,特别是受精卵着床前期(指受精后 2～3 周)。一般认为,受精卵着床前后受药物的影响遵循"全"或"无"的规则,要么影响严重,胚胎死亡、流产,要么几乎无影响或受损细胞量极少，其他细胞可分裂代偿予以修复。然而随着胚胎毒理学和临床研究的深入，也不断有新发现和新证据，可为此期安全用药提供合理参考。

受孕后的 3~12 周，是胚胎胎儿迅速发育阶段，各器官处于高速分化状态。特别是受精后 3~8 周，各主要器官先后进入分化形成阶段，药物可导致特定器官发育异常、停滞，造成这些器官和相关系统畸形。此期故被称为"致畸高度敏感期"。受精后第 9 周胚胎多数器官完成分化，进入持续生长发育及功能逐步完善状态，但神经系统、生殖系统及骨骼、牙齿等仍持续发育，尤以神经系统持续的时间最久。目前认为妊娠 12 周内是药物致畸最敏感的时期。

（2）妊娠中期、晚期：妊娠 4 个月以后，药物对胎儿多数器官的敏感性降低，而对生殖系统等尚未分化完全的器官仍有影响。在整个妊娠期间，胎儿神经系统持续分化发育，始终会受药品不良反应的影响。有些药物对胎儿的伤害可呈现迟发性，出生时观察不到，若干年后才有所显现。

三、妊娠期合理用药指导的工作内容与措施

（一）妊娠期常见疾病及中药治疗

1. 妊娠期常见疾病　妊娠期容易出现妊娠呕吐（中医学称妊娠恶阻）、先兆流产（中医学称胎动不安、胎漏）、复发性流产（中医学称滑胎）、胎儿生长受限（中医学称胎萎不长）、妊娠高血压疾病（中医学根据不同症状分别称子肿、子晕、子痫）、妊娠合并泌尿系感染（中医学称妊娠小便淋痛、子淋）、妊娠合并尿潴留（中医学称转胞）等。

2. 妊娠期中药治疗　以下妊娠期传统常用中药基于中医药古籍文献传统用药、现代中医临床用药实践和中医妇产科学教材。本着对妊娠期用药安全的特别重视，应当认识到传统用药受限于历史时代，并非绝对安全无损；随着相关研究的不断深入，对妊娠期中药安全用药的认识也应与时俱进。

（1）安胎药：传统的安胎药有紫苏叶、紫苏梗、砂仁、白术、黄芩、苎麻根、杜仲、桑寄生、菟丝子、阿胶、续断等；常用的安胎方剂有泰山磐石散、寿胎丸、胶艾汤、白术散等。

（2）补虚药：胎动不安、滑胎、胎萎不长等病症，常由孕妇肝肾不足或气血虚弱导致，故补益肝肾药物、补益气血药物有较多应用机会。补益肝肾类中药有菟丝子、枸杞子、桑寄生、续断、杜仲等；益气养血类中药有党参、白术、当归、白芍、熟地黄、阿胶等。

（3）调和气血药：妊娠恶阻常由冲气上逆，胃失和降所致，常用陈皮、紫苏叶、紫苏梗、砂仁等理气中药，但应避免使用力峻破气之品如青皮、枳实等。妊娠期多种疾病可见气血失和，香附、柴胡、川芎、当归、白芍、丹参等药常用来调和气血；但应谨慎使用活血药，特别是避免使用有缩宫作用的活血药，如牛膝、益母草等。

（4）清热药：胎漏、子痫、子淋病人常见血热、心火、肝火、湿热等热证，应辨证使用凉血、清心、清肝平肝、清湿热的药物。清热凉血的中药有生地黄、玄参、苎麻根、墨旱莲等；清心之品有生地黄、麦冬、莲子心等；清肝平肝的药物有夏枯草、桑叶、菊花等；清湿热的药物有黄芩、黄柏等。使用清热药中的苦寒之品应特别谨慎，必要时中病即止。

（5）化痰祛湿药：妊娠恶阻、子淋等常见痰湿阻滞或水湿内停证，可辨证选用化痰药、化湿、利湿中药。尽量选择作用相对缓和、药食两用或兼有安胎作用的药物，如化痰药物陈皮、橘红、竹茹，化湿药砂仁、豆蔻、苍术，利湿药茯苓、赤小豆等；应谨慎使用通利之性较强的药物，如木通、滑石、瞿麦等，以免损伤胎元。

3. 妊娠期中药给药方式　以口服用药为主，多选择汤剂煎服，抑或丸剂、散剂；或选择对证的成方制剂。妊娠恶阻者可采用汤剂小量频服。

（二）妊娠期中药安全性的认识

1.《中华人民共和国药典》妊娠禁忌中药　《中华人民共和国药典》(2020年版)一部将妊娠禁忌的中药材及饮片划分为三个等级,在使用注意项下分别标注"孕妇禁用""孕妇忌用""孕妇慎用",具体如下。

（1）禁用药:包括一些大毒中药和峻下、破血等药性猛烈的药物。如丁公藤、干漆、天仙子、川乌、草乌、千金子、千金子霜、黑种草子、两头尖、阿魏、莪术、三棱、麝香、猪牙皂、马钱子、马钱子粉、牵牛子、甘遂、芫花、京大戟、商陆、巴豆、巴豆霜、闹羊花、洋金花、罂粟壳、土鳖虫、水蛭、全蝎、蜈蚣、斑蝥、雄黄、朱砂、轻粉、红粉等。"禁用"的禁忌程度最高,凡属孕妇禁用的药物,应严格禁止用于妊娠期妇女。

（2）忌用药:包括某些有毒药物或温通之品,如大皂角、天山雪莲。"忌用"的禁忌程度较"禁用"为次,有畏忌、顾忌等含义。凡属孕妇忌用的药物,应避免用于妊娠期妇女。

（3）慎用药:"慎用"的禁忌程度较前两者为轻,有谨慎、慎重等含义。包括一些传统认为有毒、活血、破气、泻下、通利、偏性较大、辛热动胎之品,以及经现代研究有抗早孕、终止妊娠、引产作用的药物。如红花、西红花、桃仁、苏木、虎杖、三七、蒲黄、益母草、牛膝、川牛膝、牡丹皮、乳香、没药、片姜黄、凌霄花、王不留行、急性子、卷柏、桂枝、肉桂、草乌叶、制草乌、制川乌、附子、白附子、天南星、制天南星、华山参、大黄、芒硝、玄明粉、芦荟、番泻叶、郁李仁、漏芦、通草、瞿麦、薏苡仁、天花粉、枳壳、枳实、黄蜀葵花、飞扬草、金铁锁、小驳骨、木鳖子、苦楝皮、冰片(合成龙脑)、天然冰片(右旋龙脑)、艾片(左旋龙脑)、常山、蟾酥、牛黄、体外培育牛黄、禹余粮、赭石、皂矾、硫黄等。凡属于孕妇慎用的药物,如非用于应急治疗或是辨病/辨证选药的唯一选项,应尽量避免用于妊娠期;确有必要时应十分谨慎地使用,并严密做好用药监测。

2.中药妊娠期安全性分级的认识　北京中医药大学张冰研究团队结合传统中药妊娠禁忌和美国FDA妊娠期用药安全性5级分类标准(表15-1),探索了中药妊娠期用药安全等级分类,可供研究参考。

表15-1　妊娠期中药安全性5级分类

类别	类别	中药安全性范畴	中药饮片举例
A	可用	安全性高的药食两用药材等	粳米、姜、葱、紫苏等
B	不确定	无明确临床或实验室证据证明其安全性及对胎儿的危害性,或现有证据存在矛盾认识	黄芪、地黄、人参、黄芩、防风、桔梗等
C	慎用	具有传统意义上的活血化瘀、破气消滞、清热泻下、辛温走窜等功效	桃仁、红花、枳壳、桂枝、半夏、黄连、栀子等
D	忌用	具有明显"堕胎"、致流产作用的药物,但却可能并不具有致畸、致突变的毒性	牛膝、川芎、水蛭、虻虫、大黄、芒硝、附子等
X	禁用	经规范化实验证实药物或其中某一类化学成分具有较显著的致畸、致突变或致死胎作用,或是古今公认的毒性较强的饮片	雄黄、砒霜、斑蝥、马钱子、蟾酥、甘遂、芫花、川乌、草乌等

（1）禁用的中药:对标美国FDA标准的X类药物,是经规范化实验证实药物或其中某一类化学成分具有较显著的致畸、致突变或致死胎作用,或是古今公认的毒性饮片。此类药物使用后直接会对胎儿的发育甚至母体的健康造成不可逆转的不良影响,故不论证型如何,此类药物应禁用。但是,可以作为孕妇生命危险的抢救用药使用,且应在使用后终止妊娠。

（2）忌用的中药：对标美国 FDA 标准的 D 类药物，是具有明显"堕胎"、致流产作用的药物，但却可能并无明显的致畸、致突变的毒性，如部分药性强烈的活血化瘀类药物，以及历代作为终止妊娠的其他药物。此类药物使用后致流产。

（3）慎用的中药：对标美国 FDA 标准的 C 类药物，此类药物不具有禁用药般强烈毒性或明显的致畸作用，也不具有忌用药般强烈的致流产作用，但却具有传统意义上的活血化瘀、破气消滞、清热泻下、辛温走窜等功效，可能影响胎儿的正常发育，故需在病情需要的情况下对证谨慎使用。

（4）需考量使用的中药：对标美国 FDA 标准的 B 类药物，此类药物处于慎用与可用之间，既不是药食同源药材，也没有证据证明其生殖毒性或致流产作用，需要根据新的临床认识或实验证据不断定位，如补益中药等。

（5）可用的中药：对标美国 FDA 标准的 A 类药物，此类药物安全性较高，多为药食两用之品，生活中常作为食材或调味料，如粳米、大葱、生姜、紫苏等，平时即可适当服用，在出现感冒、便秘等轻度不适时可作为首选。

（三）妊娠期中药安全用药基本原则

1. *非必要不用药*　能不用药就不用药是妊娠期健康干预的首要原则。因此，对妊娠期的不适或轻疾，应以生活方式调节、饮食调养为主，非必要不使用药物（包括中药）。不可盲目地认为中药绝对安全而随意使用。妊娠早期尤其应坚持此原则。

2. *严格辨病/辨证用药*

（1）辨证选药：妊娠期确需使用中药饮片或中成药时，一定要在中医辨病/辨证论治的体系里针对性选择药物，确保所用药物符合中医病证用药原则。另外，面向孕妇的中药保健品种类也很多，也应在辨证的前提下谨慎选用。

（2）首选传统经典药：应选用妊娠期安全性和疗效肯定的中药饮片或中成药经典传统药，不用对胎儿有损伤的中药或安全性未知的新药。

3. *减少药物暴露*

（1）减少用药种类：妊娠期能少用药就少用药。对可用可不用的药物，应尽量不用。能单味药治疗就不配伍治疗，减少联合用药。

（2）控制用药剂量：妊娠期用药应严格控制剂量，采用小剂量原则，小剂量有效时不用大剂量，通过调整剂量尽量降低药物对胎儿可能造成的损害程度。

（3）控制用药时长：密切关注药物的用法用量和疗程，严格注意用药时长，遵循"衰其大半而止"的原则，及时停药。

（4）掌握用药时机：根据孕周时间和病人病情决定是否用药和如何用药。尽量避免在妊娠早期用药。如果用药能推迟，应尽量推迟至妊娠早期之后。

（四）妊娠期中药药物警戒

（1）避免不当用药：对妊娠期病人，非必要不用药，凡用药必有依据。避免选用可通过胎盘屏障的药物。避免盲目用药或尝试性用药。应尽量避免对妊娠期病人使用 C、D 类药物和传统妊娠禁忌中药，禁止使用 X 类药物、妊娠禁用中药及含妊娠禁用药的中成药。

（2）避免过量用药：妊娠期药物代谢行为发生改变，且存在药物的胎盘转运，故对妊娠期病人，小剂量药物有效时不用大剂量，避免过量用药损伤胎儿。

（3）避免妊娠早期用药：妊娠早期，特别是 12 周内是药物致畸最敏感的时期，应尽量避免用药。妊娠早期不用 C、D 类药物，如果治疗允许推迟，应尽量推迟至妊娠早期之后。如果妊娠早期使用过明显致畸的药物，或因病情急需不得不使用肯定对胎儿有危害的药物时，应终止妊娠。

（4）避免药品质量问题：由于市场上中药掺假掺伪问题，在妊娠期应格外增加对于药品质量的关注。凡妊娠期使用的中药饮片或中成药，务必来自正规药品销售门店或医疗机构，避免使用不明来源的药物。中药复方汤剂要严格遵照医师和中药师告知进行煎煮、保存和使用，确保不出质量问题。

四、妊娠期临床中药学服务的要求

（一）用药告知

妊娠期用药告知的对象包括妊娠病人及其家属。临床中药师需向病人及其家属交代清楚用药目的、用药剂量、用药方法、注意事项等。若确需使用 C、D 两类药物，必须向病人及其家属详尽说明利弊，理解后签署知情同意书后才可实施。对用药过程中可能出现的药品不良反应，应提前交代给病人与家属。

需对病人及家属进行妊娠期用药宣教，使其提高安全用药的意识。要让病人及家属知晓，凡妊娠期使用的中药饮片或中成药，务必在正规药品销售门店或医疗机构购买；在使用任何中药之前，均应向中医师或临床中药师咨询，杜绝自行用药。

（二）药学监护

妊娠期用药过程中，应密切观察孕妇身体是否有不适情况，密切监测胎儿情况，如胎心监测、宫压监测等。一旦发现异常，应立即停药并及时规范处理，避免因用药影响胎儿的正常生长发育。对高龄孕妇、有严重基础疾病的孕妇，更应加大监护力度，确保用药安全。

（三）安全评价

应积极开展妊娠期中药用药的临床安全性评价，收集妊娠期用药证据，建立妊娠期用药指南。深入开展妊娠期用药实验研究，采用妊娠动物开展毒理学试验，观察中药对胎儿和母体的潜在风险，并将实验室和临床研究的结果用于指导妊娠期安全用药。

五、哺乳期的界定

哺乳期是指妇女产后用自己的乳汁喂养婴儿的时期，也就是从产后开始哺乳到停止哺乳这段时间，一般需要 6~12 个月。对于健康妇女，建议要坚持纯母乳喂养最少 6 个月，坚持母乳喂养 1 年以上。

六、哺乳期妇女的药物代谢特点

分娩结束后，乳房开始泌乳，产妇逐渐向孕前状态恢复。这一时期妇女生理病理发生较大变化，容易发生药物安全问题，用药可能影响到产妇机体恢复及泌乳过程，亦可能通过乳汁影响乳儿。药物可通过乳汁进入乳儿身体，特别是半衰期长、脂溶性高、血浆蛋白结合率低、弱碱性及分子量低于 200 Da 的药物易通过血乳屏障进入乳汁，从而对乳儿产生影响。乳儿每天要吸吮母乳 700 mL 左右，通过乳汁被乳儿消化道吸收的药物量为乳母总体用药剂量的 1%~2%。此外，药物也可能影响乳汁的分泌及成分构成。

由于乳儿机体发育不完善，其药代动力学过程与成人相差较大。乳儿吃了含有某些药物的母乳后，会使血药浓度明显上升，从而出现某些不良反应，甚至引起严重后果。例如，动物实验表明莪术二酮等物质均可透过血乳屏障；有报道因母亲服用含雷公藤的处方而导致乳儿出现中毒反应。

七、哺乳期合理用药指导的工作内容与措施

（一）哺乳期常见疾病及中药治疗

（1）哺乳期常见疾病：哺乳期妇女易发生缺乳、乳痈（相当于西医的急性乳腺炎）、产后腹痛（相当于西医的产后宫缩痛等）、产后发热（产褥感染）、恶露不绝（相当于西医的产后子宫复旧不全等）、产后

身痛等。哺乳期妇女患有其他妇科、内科、外科杂症,可遵循中医辨病/辨证论治的要求,并结合哺乳期用药的原则,审慎用药。

（2）哺乳期中药治疗：根据传统文献记载及妇产科教材,整理哺乳期中药治疗药物如下,仅供参考。

1）通乳及回乳药：通经下乳常用的中药有木通、通草、漏芦、冬葵子、王不留行、路路通等;回乳消胀常用的中药有麦芽、芒硝、蒲公英等。

2）补虚药：妇女产后气血大伤,且需要消耗大量精血以产生乳汁,故哺乳期常见虚证,有较多机会应用补虚药。常用补气药有党参、黄芪、白术、甘草等,补血药有当归、熟地黄、阿胶、龙眼肉、大枣等,温阳药有肉苁蓉、杜仲、续断、肉桂、菟丝子等,益阴药有枸杞子、女贞子、墨旱莲等。

3）调理气血药：乳痈、缺乳、产后腹痛等常需使用疏肝行气药,如柴胡、青皮、香附、郁金等。恶露不绝、产后腹痛、产后身痛、乳痈等常用化瘀活血中药,如川芎、当归、延胡索、桃仁、红花、丹参、益母草、鸡血藤等;止血中药如三七、蒲黄、炮姜、阿胶等也常辨证用于恶露不绝。

4）清热药：乳痈、产后发热、产后腹痛等有热证者,可辨证使用疏风清热、清热解毒、清热泻火、清热凉血等药物,如金银花、连翘、升麻、牛蒡子、蒲公英、天花粉、牡丹皮、赤芍、生地黄等。上述药物性寒凉,应特别注意勿过剂。

（3）哺乳期中药给药方式：以汤剂口服为主,或使用丸、散剂,亦可选用对证的成方制剂。乳痈可煎汤湿敷,或采用鲜品中药捣烂外敷,或以粉末类药物调敷患处。

（二）哺乳期中药用药基本原则

（1）合理辨证选药：哺乳期妇女用药应采取遵循兼顾母体及乳儿的治疗原则。因此,既要符合中医辨证论治的要求,有针对性选药;又要掌握所用药物的主要化学成分及性质,了解其通过乳汁排泄的情况和对乳儿的影响。总之,应尽量选择药性平和、对乳儿影响较小、安全性较高的药物。

（2）调整用药时间：哺乳期如需服药治疗,应合理调整服药时间及哺乳时间。基本原则是使血药浓度高峰时段与哺乳时间错开,以减少通过乳汁进入乳儿体内的药物量,尽量降低母体用药对乳儿的影响。应在哺乳后再服药,或服药后立即哺乳;并尽可能推迟下次哺乳时间,最好间隔 4 h 以上再进行下次哺乳。

（3）控制剂量与疗程：坚持小剂量原则,小剂量起效则不用大剂量;不效渐增,切勿过用。坚持中病即止原则,在能够控制疾病的情况下,尽量缩短用药时长,从而减少药物对乳儿的影响。对哺乳期妇女的病证,应通过加大生活方式的干预以增进疗效,降低用药剂量和缩短用药时间。

（三）哺乳期中药药物警戒

1. 避免选药不当

（1）慎用有毒中药：妊娠期应慎用或忌用峻烈毒性药物。如斑蝥、雷公藤、洋金花等含有毒性成分的药物易引起中枢神经系统功能失调,进而引起恶心、呕吐、上腹部不适等消化系统的不良反应。有报道某 8 个月女婴,其母亲在哺乳期服用含雷公藤全根的药物 2 周（每日约合生药用量 11.25 g）,女婴食用母乳后出现呕吐、腹泻、全身皮疹等症状,与服用雷公藤的毒副反应相同。故对于用药风险较大的药物,应尽量选择其他较安全的药物或治疗手段代替;若必须服用时,可暂停哺乳,改用人工喂养。

（2）慎用影响乳汁分泌的中药：有些中药具有催乳或回乳的作用,应避免误用。如薄荷有减少乳汁分泌的作用;麦芽在低剂量时有催乳作用,大剂量时有回乳作用;木通、通草、王不留行有促进乳汁分泌的作用。对哺乳期妇女,应严格掌握适应证,谨慎使用这些药物。

（3）慎用有不良反应报道的中药：应重视现代药理毒理及临床研究结果,避免使用有哺乳期不良反应报道的中药及其制剂。研究显示,造成哺乳期不良反应的中药有穿山甲、高丽参、番泻叶、雷公藤等。如益母草为传统的妇科经产要药，现代研究发现其有较强的收缩子宫作用，有引起剧烈宫缩痛的副作用。哺乳期应避免长期、大量使用上述药物。

2. 避免血药浓度高峰期哺乳　多数中药口服后血药浓度达峰时间一般为 2~4 h，若在血药浓度高峰时段哺乳，通过乳汁进入乳儿体内的药量将大大增加，造成不良反应风险增大。故应避免在血药浓度高峰期进行哺乳，必要时可辅以人工喂养。

3. 避免药物过度暴露　哺乳期妇女若大剂量、长期、反复用药，可能导致乳儿过度暴露于药物，势必影响乳儿健康或造成不良反应。故应严格控制剂量和疗程，避免大剂量用药、长期用药和反复用药。

八、哺乳期临床中药学服务的要求

（一）用药告知

哺乳期用药告知的对象包括病人及其家属。临床中药师需向病人及其家属交代清楚用药目的、用药剂量、用药方法、注意事项等。对可能出现的药品不良反应，应提前向病人及其家属交代。需对病人及其家属进行合理用药的宣教，使其知晓哺乳期用药的特点，提高安全用药的意识。

（二）药学监护

哺乳期用药过程中，应密切监测母体与乳儿身体情况，特别注意观察乳儿反应。如发现乳儿吐奶、腹泻、哭闹不安等异常表现，应及时停止哺乳并就医。避免因用药影响乳儿健康，确保母婴用药安全。

（三）安全评价

应积极开展哺乳期中药用药的临床安全性评价，收集哺乳期用药证据，建立哺乳期用药指南。积极探索开展哺乳期用药实验研究，采用哺乳期动物开展毒理学试验，观察中药对乳儿和母体的潜在风险，并将实验室和临床研究的结果用于指导哺乳期安全用药。

第四节　肝肾功能不全病人的中药合理使用

肝脏是人体的重要代谢器官，由肝实质细胞和非实质细胞构成。具有消化、代谢、解毒、分泌及免疫等多种生理功能。胃肠道吸收的物质，大多经肝脏处理后进入血液循环。若肝脏细胞遭受损害，其代谢、合成、分泌、解毒、生物转化及免疫等功能出现障碍，机体可能出现黄疸、出血、感染、肝功能障碍及肝性脑病等临床综合征，称为肝功能不全。一般来讲，肝功能不全晚期称为肝功能衰竭。

肾脏也是人体的重要器官，具有排泄、调节、分泌等功能，能够排出体内代谢产物、药物和毒物；调节水、电解质和酸碱平衡，并参与血压的调控。肾脏同时具有分泌功能，可产生肾素、促红细胞生成素和胃泌素等。肾功能严重障碍时，会出现多种代谢产物、药物和毒物在体内蓄积，水、电解质和酸碱平衡紊乱，以及肾脏内分泌功能障碍，从而出现一系列症状和体征，这种临床综合征称为肾功能不全。

肝肾功能不全时，药物在机体的代谢将会出现异常，药物对机体的作用会受到影响，发生变化。

一、肝肾功能不全的界定

（一）中医学对肝肾功能不全的认识

中医学对于肝功能不全无相应病名，相关临床特点散见于"胁痛""黄疸""肝积""臌胀"等病症。一般认为本病的发生，内因多属正虚，外因多属感受湿热邪毒。正虚邪实是其病机特点。正虚多为先天禀赋不足、肝肾亏虚或病后体虚等因素。邪实以湿热毒邪最为关键。病位以肝、脾为主，可涉及肺、肾等。病性为本虚标实，虚实夹杂，两者互为因果，贯穿始终。疾病早期实多虚少，因肝失疏泄、肝络瘀滞不通而见胁痛,胆汁不循常道者发为黄疸。晚期阴阳气血亏损而邪实未尽,因肝病日久,累及肾脏,瘀血、水饮停于腹,可发为臌胀。

中医学对于肾功能不全亦无相应病名,根据临床表现可归属于"虚劳""水肿""溺毒"等范畴。本病病因主要有内、外两方面因素。内因多为肾气不足,外因多为六淫或疮毒、药毒等。肾气不足多由先天不足、饮食劳倦、七情所伤、房事不节或年老体衰等因素所致。本病病位在脾、肾,病性为本虚标实。本虚包括气血、阴阳、脏腑的虚损,其中以脾肾虚衰为主,阳虚及阴,日久可出现阴阳两虚。标实包括水湿、浊毒和瘀血等。肾功能不全早期可见神疲体倦、面色憔悴等表现。晚期正衰邪盛,溺毒不能从小便排出,导致头痛头晕、视物不清,甚则神昏、不省人事等。

（二）西医对肝肾功能不全的认识

1. 肝肾功能不全的病因 肝功能不全的常见病因主要有生物性因素、药物、肝毒性物质及免疫性因素等。多种病毒可导致病毒性肝炎,其中乙型肝炎病毒引起的乙型肝炎发病率高、危害大。除肝炎病毒外,某些细菌、寄生虫病等因素可累及肝脏,造成肝损伤;毒物和药物进入机体,一般经肝脏代谢或解毒。若毒物过量或肝脏解毒功能障碍,可导致肝细胞受损或死亡。肝脏是乙醇代谢、分解的主要场所,乙醇可直接或经其代谢产物乙醛损伤肝脏;免疫反应有利于杀灭病毒,也可攻击感染病毒的肝细胞,使肝细胞受损;营养缺乏可促进肝病的发生、发展;遗传性肝病较少见,但多种肝病的发生、发展却与遗传因素有关。另外,随食物摄入的黄曲霉素、亚硝酸盐等也可促进肝病的发生、发展。

肾衰竭是肾功能不全的晚期阶段。可分为急性肾衰竭和慢性肾衰竭两种。急性肾衰竭多因机体来不及代偿适应,代谢产物骤然堆积在体内,导致严重后果。大多数急性肾衰竭是可逆的,而慢性肾衰竭多是不可逆的。

急性肾衰竭的病因较多,一般根据发病环节可将其分为肾前性、肾性和肾后性三类。肾前性肾衰竭是由于肾脏血液灌流量急剧减少所致的急性肾衰竭,常见于各型休克早期。肾性肾衰竭是由于各种原因引起肾实质病变而产生的急性肾衰竭,又称器质性肾衰竭,急性肾小管坏死是引起肾性急性肾衰竭的最常见、最重要原因,其诱发因素主要包括肾缺血和再灌注损伤及肾中毒。肾后性急性肾衰竭是由肾以下尿路梗阻引起的肾功能急剧下降,多见于双侧输尿管结石、前列腺肥大等引起的尿路梗阻,导致肾小球有效滤过压下降而引起肾小球滤过率降低,出现少尿、氮质血症和酸中毒等。

慢性肾衰竭多由原发性和继发性肾脏疾患引起,如慢性肾小球肾炎、肾小动脉硬化、慢性肾盂肾炎、肾结核、糖尿病肾病及高血压性肾损害等是常见发病原因。

2. 肝肾功能不全的临床表现

（1）肝功能不全的临床表现:肝功能不全时,肝脏可出现分泌功能、合成功能和生物转化障碍等。其中,胆汁分泌和排泄障碍可干扰胆红素的肝肠循环,使肝脏清除胆红素的能力下降,升高血浆胆红素水平,形成黄疸。糖类、蛋白质等物质合成、代谢功能障碍可引起低血糖、低蛋白血症等。生物转化功能障碍可引起药物代谢能力下降、解毒功能减弱及激素灭活障碍。肝功能不全时可出现门静脉回流受阻,加重肝损伤甚至导致多系统器官功能障碍。临床评估肝功能不全的检测指标主要包括丙氨酸转氨酶（ALT）、天冬氨酸转氨酶（AST）、总胆红素（TBIL）、直接胆红素（DBIL）、间接胆红素（IBIL）、尿胆红素（BIL）、尿胆原（URO）、总胆汁酸（TBA）、总蛋白（TP）、白蛋白（ALB）、球蛋白（GLB）等。

临床上最常用的肝功能分级是Child-Turcotte-Pugh（CTP）评级,主要的检查项目包括血清胆红素、血清白蛋白、凝血酶原时间、腹水及肝性脑病等常用指标。将肝功能分为三个层次,分别记以1分、2分和3分,并将5个指标计分进行相加,总和最低分为5分,最高分为15分。美国FDA和欧洲药品管理局发布了肝功能不全病人的药动学研究指南,均推荐使用CTP肝功能分级评分评价肝功能。CTP评分5~6分为轻度肝功能不全;7~9分为中度肝功能不全;10~15分为重度肝功能不全（表15-2）。

表 15-2 肝功能分级(Child-Turcottee-Pugh，CTP)打分表

临 床 指 标	各指标异常程度记分		
	1 分	2 分	3 分
肝性脑病	无	1~2 度	3~4 度
腹水	无	轻	中度及以上
血清胆红素(μmol/L)	<34.2	34.2~51.3	>51.3
血清白蛋白(g/L)	≥35	28~34	<28
凝血酶原时间(s)	≤14	15~17	≥18

（2）肾功能不全的临床表现：急性肾损伤以往称为急性肾衰竭，其诊断标准为肾功能在 48 h 内突然减退，血清肌酐绝对值升高≥0.3 mg/dL(26.5 μmol/L)，或 7 日内血清肌酐增至≥1.5 倍基础值，或尿量<0.5 mL/(kg·h)，持续时间>6 h。根据血清肌酐和尿量进一步分期(表 15-3)。

表 15-3 肾功能不全分期表

分 期	血 清 肌 酐	尿 量
1 期	增至基础值 1.5~1.9 倍 或升高≥0.3 mg/dL(26.5 μmol/L)	<0.5 mL/(kg·h)，持续 6~12 h
2 期	增至基础值 2.0~2.9 倍	<0.5 mL/(kg·h)，持续时间≥12 h
3 期	增至基础值 3 倍 或升高≥4.0 mg/dL(353.6 μmol/L) 或开始肾脏替代治疗 或<18 岁病人 eGFR<35 mL/(min·1.73 m^2)	<0.5 mL/(kg·h)，持续时间≥24 h 或无尿，时间≥12 h

eGFR：估算的肾小球滤过率。

慢性肾功能不全是各种进展性肾病的最终结局，如慢性肾小球肾炎、代谢异常所致的肾脏损害、血管性肾病变、遗传性肾病、感染性肾病等。它是以代谢产物潴留，水、电解质及酸碱代谢失衡和全身各系统症状为表现的一种临床综合征。肾功能不全的依据是肾小球滤过率(glomerular filtration rate，GFR)降低。目前临床主要采用血清肌酐(Scr)、尿素氮(BUN)和内生肌酐清除率(Ccr)反映肾脏的滤过功能。慢性肾脏病的病因分类和白蛋白尿分级与肾脏预后和死亡率也有密切关系，应予以重视。

根据美国肾脏基金会制定的指南，慢性肾脏病(chronic kidney disease，CKD)分期分为 1~5 期。GFR 正常(≥90 mL/min)的慢性肾脏病称为 CKD 1 期。终末期肾病的诊断放宽到 GFR<15 mL/min。单纯 GFR 轻度下降(60~89 mL/min)而无肾损害其他表现者，不能认为存在 CKD；当 GFR<60 mL/min 时，可按 CKD 3 期对待。对慢性肾脏病分期，有助于早期识别和防治 CKD 及晚期 CRF 的及时诊治。慢性肾脏病囊括了慢性肾衰竭的整个过程，即 CKD 1~5 期，部分慢性肾脏病在疾病进展过程中 GFR 可逐渐下降，进展至慢性肾衰竭。慢性肾衰竭则代表慢性肾脏病中 GFR 下降至失代偿期的那一部分群体，主要为 CKD 4~5 期。

二、肝肾功能不全病人的药物代谢特点

（一）肝肾功能不全病人的药代动力学特征

肝功能不全病人的药代动力学特征会对药物的吸收、分布、代谢和排泄产生重要影响，可能导致体

内药物浓度和药物效应异常,增加了不良反应和毒性的风险。

1. 吸收　肝功能不全通常会影响药物的吸收。虽然吸收通常发生在胃肠道。但肝功能不全时可能导致胃肠道的黏膜血流量减少,从而影响药物的吸收速率。

2. 分布　药物分布通常涉及药物进入组织和器官的过程。肝功能不全可能会影响血浆蛋白结合药物的结合率。通常药物以游离(未结合)和结合形式存在于血浆中。肝功能不全可能导致血浆蛋白结合减少,从而增加了游离药物的浓度,增加了药物的药效和毒性。肝功能不全还可能导致体液和组织中的药物分布不均,使一些组织中的药物浓度升高,而另一些组织中的药物浓度可能下降。

3. 代谢　肝功能不全对药物代谢产生显著影响,因为肝脏是主要的药物代谢器官。肝功能不全可能导致肝脏中代谢酶的活性降低,影响药物的代谢速率。部分药物需要在肝脏中经过代谢以活化或失活。肝功能不全可能导致这些代谢过程受到影响,导致药物浓度升高或降低,具体取决于药物的代谢途径。

4. 排泄　肝功能不全可能导致药物在体内的排泄速率减慢,因为肾脏的滤过和排泄功能可能受到损害。肝功能不全可能导致药物在肾小管中的分泌和再吸收受到影响,尤其是水溶性药物。这可能导致药物在体内积累,增加了毒性和不良反应的风险。

因此,在处理肝功能不全病人的药物治疗时,需要谨慎选择药物、监测药物浓度,并根据病人的具体情况调整药物剂量,以确保安全有效的治疗。

（二）肾功能不全病人的药代动力学特征

肾功能不全病人的药代动力学改变会对药物的吸收、分布、代谢和排泄产生重要影响。肾功能不全可能导致药物在体内的排泄速率减慢,增加了药物的半衰期,因此需要调整药物剂量和用药间隔,以避免药物在体内积累,增加不良反应和毒性的风险。

1. 吸收　在肾功能不全病人中,吸收通常不受直接影响,因为吸收过程主要在胃肠道中进行,而不涉及肾脏。但需要注意的是,当肾功能不全时,器官功能及血液循环均受影响。因此,胃肠吸收能力亦会受到肾功不全的间接影响。

2. 分布　药物分布通常受血浆蛋白结合率和组织灌注率的影响。在肾功能不全病人中,血浆蛋白结合可能受到改变,从而影响游离药物的浓度。由于药物的分布受到肾脏灌注的调控,肾功能不全可能导致组织灌注不足,进而影响药物在组织中的分布。

3. 代谢　轻中度肾功能不全通常对药物代谢的影响较小,但严重肾功能不全继发的各种内环境紊乱也可干扰肝脏代谢酶功能,进而影响药物在肝脏中的代谢,使药物的代谢过程、转化速率等都可受到不同程度的影响。

4. 排泄　肾功能不全对药物的排泄产生最显著的影响,因为肾脏是许多药物的主要排泄途径。肾功能不全可能导致药物在体内的排泄速率减慢。肾小管是药物的主要排泄途径之一,肾功能不全可能导致药物在肾小管中的排泄减少,从而使药物在体内积累。一些药物可能通过肾小球滤过,而随后在肾小管中再吸收或分泌。肾功能不全可能导致这些过程受到影响,进一步影响药物的排泄。

三、肝肾功能不全病人合理用药指导的工作内容与措施

（一）肝肾功能不全时的用药原则

（1）重视在中医药辨证论治指导下使用中药。如病人出现黄疸,应根据临床表现进行辨证,若肝胆湿热者,应清利肝胆,退黄。不要盲目使用补益肝肾的药物。

（2）避免使用具有肝肾毒性成分的中药。如马兜铃、关木通等可导致肾损伤,肾功能不全的病人,尽量避免使用。川楝子、千里光、何首乌、补骨脂等使用不当可导致肝损伤,肝功能不全的病人不宜使

用。种子类及含淀粉类药物易发生霉变,产生黄曲霉素等,具有肝毒性,因此应禁止使用变质药品。

(3)严格控制药物的剂量与疗程。不要擅自加大药物剂量,延长疗程。若需要长期治疗,需要定期监测肝肾功能,尽量早期发现毒性反应,及时减少药物剂量或更换药物,或运用保护肝肾功能的药物。

(4)精简处方减少用药数量。当需要联合用药时,避免同类药物重复使用,以及有肝肾损害的药物重叠使用,如运用黄药子,尽量避免同时使用四环素、利福平等。

(二)肝肾功能不全病人的合理用药措施

肝肾功能不全病人需要合理用药,以确保药物的安全性和有效性。以下是一些合理用药的措施。

1. 多学科用药指导　肝肾功能不全病人的身体状态、药物代谢均与常人不同,所有用药决策都应由医药工作者,特别是肝肾专科病医生或内科医生,根据病人肝肾功能情况、疾病状态、病证分型及药物特点,综合确定治疗方案。病人经多学科医疗团队诊治,用药时应严格遵循医师的处方和药师的用药指导,不可自行更改剂量或停止药物。

2. 药物选择　医生处方用药时应根据病人的肝肾功能状况、辨证分型选择合适的药物。如避免使用可能对肝肾功能有毒性的药物,并需要根据病人的肝肾功能及时进行调整,降低病人的药品不良反应风险。

3. 饮食摄入　医疗团队应当了解一些药物的代谢和排泄可能受饮食的影响,根据病人的机体状态与用药方案,提出饮食建议,如避免饮酒。

4. 药物信息记录与管理　记录病人的用药历史,包括过去使用的药物、剂量和治疗效果,有助于更好地管理药物治疗。病人及其家属必须积极参与用药管理,充分了解用药指导原则,确保合理用药,以维护病人的健康和安全。

四、肝肾功能不全病人临床中药学服务的要求

对于肝肾功能不全病人,提供临床中药学服务至关重要,以确保他们能够安全、有效地使用药物。

1. 谨慎选择药物　根据病人的具体情况,选择合适的药物治疗方案。考虑药物的代谢和排泄途径,以确保最佳的药物选择,避免使用对肝肾功能有损害的药物,如千里光、补骨脂、马兜铃、淫羊藿、川楝子及含重金属的矿物药等。评估药物之间的相互作用,特别是与肝肾功能不全相关的药物相互作用,避免潜在的不良相互作用和药物冲突。

2. 治疗药物调整　用药时应考虑肝肾功能不全病人的药物吸收、分布、代谢、排泄特征,进行综合治疗。肝肾功能不全病人常需调整剂量,尽量避免选择经肝肾代谢的药物,或根据血药浓度监测结果调整药物的给药间隔和疗程,以避免药物在体内积累或剂量不足。对于口服吸收存在明显肝脏首过效应的药物,可采用中药外敷、灌肠等方式给药。根据病人肝肾功能状态及中医辨证分型,制订个体化的治疗计划,根据病人用药反应进行调整,以提供最适合的治疗方案。以确保稳定的药物浓度和最佳的治疗效果。

3. 药物监测　肝肾功能不全病人血药浓度不易把控,如病情需要可建立药物监测计划,定期监测病人的药物浓度,以确保在治疗范围内维持药物浓度。同时,应当监测肝肾功能的变化,以及与药物治疗相关的不良反应或毒性。当出现血药浓度异常或肝肾功能恶化时,需及时就医。病人肝肾功能可能会发生变化,定期随访非常重要,以评估用药方案的有效性和安全性,并根据需要进行调整。

4. 药物信息服务及教育　肝肾功能不全病人常需长期用药,且存在多药联合应用的情形。临床中药师应向病人提供详细的药物信息,包括药物性味、功效与主治、剂量、用法、药物之间的相互作用和潜在的不良反应等。确保病人充分了解患者用药史及所服用的药物。特别需要告知具有肝肾功能损害报

道的相关中药与中成药,指导病人正确服用药物,避免滥用误用,提高患者顺应性。临床中药师应详细记录病人的用药历史,包括中药和西药的种类、药物剂量和治疗效果,以便更好地开展用药教育。

5. 不良反应监测与防控　临床中药师应加强肝肾功能不全病人用药后的不良反应监测,掌握病人用药后的反应,帮助病人了解药物可能引发的不良反应,若出现不良反应,及时采取必要的措施,包括药物的停用或调整。

6. 多学科合作　临床中药师应与其他医疗专家(如肾病科医生、肝病科医生、营养师等)进行协作,以确保患者得到全面的护理和治疗。定期与医疗团队讨论病人的病情,以更新治疗计划。

在为肝肾功能不全病人提供临床中药学服务时,临床中药师应密切关注病人的个体差异,根据病人的肝肾功能情况制定合适的用药方案,以确保安全和有效的药物治疗。

第五节　拓展：其他特殊人群的中药治疗指导

临床上还有部分体质异常或存在职业特殊要求的人群,如易过敏人群、器官移植病人、运动员及某些慢性病病人等,在用药中需对其给予着重关注,故将之归属于特殊人群项下,称其为"其他特殊人群",并于本节进行该人群的中药治疗与药学服务的示例探讨。

一、其他特殊人群的范畴

二、其他特殊人群的药代动力学特点

三、其他特殊人群用药指导的工作内容与措施

四、其他特殊人群临床中药学服务的要求

思 考 题

1. 请阐述特殊人群的中药合理用药管理及药学服务的技术要求。
2. 请阐述妊娠期及哺乳期合理用药的基本原则与措施。
3. 你认为肝肾功能不全病人的用药禁忌有哪些？确定治疗方案时应有哪些考量？
4. 儿童用药剂量的换算有哪些方式？
5. 作为临床中药师如何践行人文关怀与大医精诚的精神？

分析比较不同指南标准对特殊人群的定义,探讨开展特殊人群临床中药学服务的特点与针对性。

（张一昕,王辉,张冰,林志健,王雨）

第十六章
各系统疾病的中药合理用药指导

学习目标

第一节　呼吸系统疾病中药合理用药指导

呼吸系统疾病可归属于中医学"咳嗽""喘证""肺痨""肺痈""肺痿""肺胀"等临床病证的范畴。中医药在治疗呼吸系统疾病方面有自身的优势,但是临床应用过程中,应做好防范,以防出现用药隐患,因此从临床中药学角度要全面关注临床用药全过程,以保证用药的有效性和安全性。

一、咳嗽

咳嗽是外感六淫或内邪伤肺导致的常见肺系疾病。临床一般以咳嗽、咳痰为主要表现。历代将有声无痰称为咳,有痰无声称为嗽,痰声并见谓之咳嗽。现代医学中的上呼吸道感染、支气管炎、支气管扩张、肺炎等表现为以上证候特征者均可参考本节内容。

（一）疾病概述

1. 病因病机　咳嗽是六淫之邪从口鼻而入,致使肺气壅遏,肺失肃降,或脏腑功能失调,内邪伤肺所致。前者为外感咳嗽,后者为内伤咳嗽,两者可相互为病,互为因果。

2. 诊断概要

（1）咳逆有声,或伴咽痒咳嗽。外感咳嗽,起病急,可伴有恶寒发热等外感表证。内伤咳嗽,多反复发作,病程较长,可咳而伴喘。

（2）急性期查血白细胞总数和中性粒细胞增高。两肺听诊可闻及呼吸音增粗,或伴散在干湿啰音。肺部 X 线片检查,可见正常或肺纹理增粗。

3. 治疗原则　外感咳嗽多为实证,宜疏散外邪,宣通肺气;内伤咳嗽多正虚邪实,宜调理脏腑,扶正祛邪,可健脾、清肝、养肺、补肾。

4. 辨证用药　咳嗽辨证用药首先应辨别外感咳嗽、内伤咳嗽。外感咳嗽包括风寒袭肺、风热犯肺、风燥伤肺;内伤咳嗽包括痰湿蕴肺、痰热壅肺、肺阴亏虚等。临床上应根据咳嗽的证型进行合理的用药。

（1）风寒袭肺

【临床表现】　咽痒咳嗽声重,咳痰稀薄色白,可伴恶寒发热,无汗,头痛,鼻塞,流涕,舌苔薄白,脉浮或浮紧。

【治疗原则】　疏风散寒,宣肺止咳。

【常用方药】　三拗汤合止嗽散加减。若咳嗽而痰黏,胸闷,加半夏、厚朴;咳嗽声哑,气促似喘,痰黏,口渴,心烦者,加黄芩、石膏、桑白皮;咳嗽气喘,胸闷气急,痰清稀色白,舌苔白滑,脉浮紧或弦滑者,加干姜、细辛、五味子等。

【常用中成药】

风寒咳嗽颗粒:宣肺散寒,祛痰止咳。用于外感风寒,肺气不宣所致的咳嗽,症见头痛鼻塞,痰多咳嗽,胸闷气喘。

止嗽立效丸：止嗽，定喘，祛痰。用于风寒咳嗽，喘急气促。

杏苏止咳颗粒：宣肺散寒，止咳祛痰。用于风寒感冒咳嗽、气逆。

(2) 风热犯肺

【临床表现】 咳嗽较剧，声高粗亢，痰黄质稠，或伴发热恶风，咽痛口渴，舌苔薄黄，脉浮数或浮紧。

【治疗原则】 疏风清热，宣肺止咳。

【常用方药】 桑菊饮加减。咳嗽较重者，加川贝母或浙贝母、枇杷叶；肺热内盛者，加黄芩、知母、鱼腥草；咳嗽咽痛，声哑明显者，加青果、射干、赤芍；肺热伤津，口燥咽干者，加南沙参、天花粉；内有湿邪，咳嗽痰多，脘闷呕恶，舌苔黄腻，脉濡数者，加藿香、佩兰；痰中带血，或鼻衄者，加白茅根、藕节。

【常用中成药】

急支糖浆：清热化痰，宣肺止咳。用于外感风热所致的咳嗽，症见发热，恶寒，胸膈满闷，咳嗽咽痛；急性支气管炎、慢性支气管炎急性发作见上述证候者。

桑菊感冒片：疏风清热，宣肺止咳。用于风热感冒初起，头痛，咳嗽，口干，咽痛。

(3) 风燥伤肺

【临床表现】 干咳，无痰或少痰，或痰黏难咳，或痰中带血丝，咳声嘶哑，咽喉干痛，初起或伴有鼻塞、头痛、微寒身热等，舌尖红，苔薄黄干，脉细数。

【治疗原则】 疏风清肺，润燥止咳。

【常用方药】 桑杏汤加减。津伤较甚者，加麦冬、玉竹；热势较重者，加石膏、知母；痰中带血者，加生地黄、白茅根；痰多痰黏难咳者，加瓜蒌；咽痛明显者，加玄参、马勃。

【常用中成药】

蛇胆川贝枇杷膏：润肺止咳，祛痰定喘。用于燥邪犯肺引起的咳嗽咯痰，胸闷气喘，鼻燥，咽干喉痒等症。

二母宁嗽丸：清肺润燥，化痰止咳。用于燥热蕴肺所致的咳嗽，痰黄而黏不易咳出，胸闷气促，久咳不止，声哑喉痛。

蜜炼川贝枇杷膏：清热润肺，止咳平喘，理气化痰。用于肺燥之咳嗽，痰多，胸闷，咽喉痛痒，声音沙哑。

(4) 痰湿蕴肺

【临床表现】 咳嗽痰多，痰白而稀，咳声重浊，晨起为甚，胸闷脘痞，呕恶纳差，苔白腻，脉濡数。

【治疗原则】 燥湿化痰，理气止咳。

【常用方药】 二陈汤合三子养亲汤加减。咳逆气急，痰多胸闷者，加白前；痰黏白如泡沫，兼形寒肢冷，手足不温者，加干姜、细辛。

【常用中成药】

二陈丸：燥湿化痰，理气和胃。用于痰湿停滞导致的咳嗽痰多，胸脘胀闷，恶心呕吐。

橘红痰咳颗粒：理气祛痰，润肺止咳。用于感冒、咽喉炎引起的痰多咳嗽，气喘。

橘贝半夏颗粒：化痰止咳，宽中下气。用于咳嗽痰多，胸闷气急。

复方满山红糖浆：止咳，祛痰，平喘。用于痰浊阻肺引起的咳嗽，痰多，喘息；急慢性支气管炎见上述证候者。

(5) 痰热壅肺

【临床表现】 咳嗽气促，痰多稠黄，烦热口干，晨起为甚，胸闷脘痞，呕恶纳差，苔白腻，脉濡数。

【治疗原则】 清热肃肺，化痰止咳。

【常用方药】 清金化痰汤加减。痰黄如脓或热腥味明显，痰热郁肺较甚者，加鱼腥草、浙贝母、冬瓜仁;胸闷咳逆、痰涌,便秘明显,腑气不通者,加葶苈子、大黄;口干、舌红少津而痰热伤津者,加北沙参、天冬、天花粉。

【常用中成药】

克咳胶囊:止嗽,定喘,祛痰。用于咳嗽,喘急气短。

清金止咳化痰丸:清肺,化痰,止咳。用于肺热痰盛引起的咳嗽黄痰,胸膈不畅,喉痛喑哑,大便干燥。

复方鲜竹沥口服液:清热化痰,止咳。用于痰热咳嗽,痰黄黏稠。

清肺抑火丸:清肺止咳,化痰通便。用于痰热阻肺所致的咳嗽,痰黄稠黏,口干咽痛,大便干燥。

(6) 肺阴亏虚

【临床表现】　起病缓慢,干咳少痰,或痰中带血或咯血,口燥咽干,甚则潮热盗汗,两颧潮红,手足心热,形体消瘦,舌质红少苔,脉细数。

【治疗原则】　滋阴润肺,止咳化痰。

【常用方药】　沙参麦冬汤加减。阴虚盗汗明显者,加乌梅、浮小麦;午后潮热,两颧潮红者,加银柴胡、地骨皮;咯血者,加侧柏叶、白及;咳而气逆,肺气不敛者,加五味子、诃子;久咳不愈,反复发作者,加五味子、人参。

【常用中成药】

百合固金口服液:养阴润肺,化痰止咳。用于肺肾阴虚,干咳少痰,咽干喉痛。

虫草清肺胶囊:润肺补气,清肺化痰,止咳平喘。用于气阴两虚,痰热阻肺所致的咳嗽痰多,气喘胸闷;慢性支气管炎见上述证候者。

养阴清肺丸:养阴润燥,清肺利咽。主治阴虚肺燥,咽喉干痛,干咳少痰或痰中带血。

(二) 临床中药学服务指导

1. 辨证选药　根据咳嗽的不同类型,病情轻重,年龄体质禀赋不同,合理用药。外感咳嗽,多为实证,根据风寒、风热、风燥等病邪性质不同,辨证选用宣肃肺气,疏散外邪的药物。内伤咳嗽多为邪实与正虚并见,治疗用药务必辨别虚实,权衡标本,分清主次,或先后分治,或标本兼顾。

2. 用药告知　服药后应观察咳嗽、痰色、痰量等是否改善。治疗外感咳嗽多为辛散宣肺止咳药,煎煮时间不宜过长。如应用中枢性镇咳药,应观察病人用药后是否有呼吸抑制等。服药期间不宜食用肥甘厚腻及辛辣刺激性大的食物。

3. 病证禁忌　表证、麻疹初起而咳者,不能单纯使用止咳平喘药;孕妇及咳嗽兼咯血或痰中带血等有出血倾向,或胃肠道有出血者,不宜使用刺激性强的化痰止咳平喘药。

4. 配伍禁忌　如含有半夏、瓜蒌、浙贝母、川贝母的处方及中成药,不宜与含附子、川乌的处方及中成药联用。

5. 特殊人群用药禁忌　部分治疗咳嗽、咳痰的中药饮片有毒,故孕妇、哺乳期妇女、儿童、老年人慎用。含麻黄的药物需关注心血管疾病患者的用药反应。

二、喘证

喘证是以呼吸困难,甚至张口抬肩,鼻煽,不能平卧为主要表现的一种病证。现代医学中的急慢性支气管炎、肺部感染、肺炎、肺气肿、慢性肺源性心脏病、心力衰竭等表现为以上证候特征者均可参考本节内容。

(一) 疾病概述

1. 病因病机　喘证可分为实喘和虚喘两大类,实喘多为外邪、痰浊、肝郁气逆、邪壅肺气、宣降不利所致;虚喘多由阳气不足,阴精亏耗而致肺肾出纳失常所致。

2. 诊断概要

(1) 以喘促短气,呼吸困难,甚至张口抬肩,鼻煽,不能平卧,口唇发绀为特征。多有慢性咳嗽、哮病、肺痨、心悸等病史,每遇外感及劳累而诱发。

(2) 哮喘日久,病人可呈桶状胸,叩诊胸部呈过清音,心浊音界缩小或消失,肝浊音界下移。肺呼吸音减低,可闻及干湿啰音或哮鸣音等。合并感染者,白细胞总数及中性粒细胞可增高。必要时查血钾、血钠、二氧化碳结合力,胸部 X 线摄片,心电图,心功能及肺功能,血气分析等。

3. 治疗原则　实喘治肺,以祛邪利气为主,根据寒、热、痰、气之不同,分别采用温化宣肺、清化肃肺、化痰理气等方法;虚喘以培补摄纳为主,气虚则补益,阳虚则温补,阴虚则滋养;虚实夹杂,寒热并见者,当根据病情分清主次,权衡标本,辨证选方。

4. 辨证用药　喘证辨证用药首先应辨别实喘、虚喘。实喘包括风寒壅肺、表寒肺热、痰热郁肺、痰浊阻肺;虚喘包括肾不纳气等。临床上应根据咳嗽的证型进行合理用药。

(1) 风寒壅肺

【临床表现】　喘息咳逆,呼吸急促,痰多稀薄而带泡沫,色白质黏,伴有恶寒,发热,口干渴,无汗,苔薄白而滑,脉浮紧。

【治疗原则】　宣肺散寒。

【常用方药】　麻黄汤合华盖散加减。若表证明显,寒热无汗,头身疼痛,加麻黄、桂枝;寒痰较重,痰白清稀,量多起沫者,加细辛、生姜;咳嗽气喘,胸闷气急者,加射干、厚朴、前胡等。

【常用中成药】

小青龙胶囊:解表化饮,止咳平喘。用于风寒水饮,恶寒发热,无汗,喘咳痰稀。

止嗽立效丸:止嗽,定喘,祛痰。用于风寒咳嗽,喘急气促。

苓桂咳喘宁胶囊:温肺化饮,止咳平喘。主治外感风寒,痰湿阻肺,症见咳嗽痰多,喘息胸闷气短等。

止嗽青果丸:宣肺化痰,止咳定喘。用于风寒束肺引起的咳嗽痰盛,胸膈满闷,气促作喘,口燥咽干。

(2) 表寒肺热

【临床表现】　咳逆上气,胸胀或痛,咳而不爽,吐痰黏稠,伴形寒,身热,烦闷,身痛,有汗或无汗,口渴,苔薄白或黄,舌边红,脉浮数或滑。

【治疗原则】　解表清里,化痰平喘。

【常用方药】　麻杏石甘汤加减。表寒重者,加桂枝;痰热重,痰黄黏稠者,加瓜蒌、浙贝母;痰鸣息涌者加葶苈子、射干。

【常用中成药】

克咳胶囊:止嗽,定喘,祛痰。用于咳嗽,喘急气短。

(3) 痰热郁肺

【临床表现】　喘咳气涌,胸部胀痛,痰多质黏色黄,或夹有血色,伴胸中烦闷,身热,有汗,口渴而喜冷饮,面赤,小便赤涩,大便秘结,舌质红,苔薄黄,脉滑数。

【治疗原则】　清热化痰,宣肺平喘。

【常用方药】　桑白皮汤加减。身热重者,加石膏;喘甚痰多,黏稠色黄者,加葶苈子、海蛤壳、鱼腥草;腑气不通,痰壅便秘者,加瓜蒌仁、大黄。

【常用中成药】

葶贝胶囊:清肺化痰,止咳平喘。用于痰热壅肺所致的咳嗽,咯痰,喘息,胸闷,苔黄或黄腻;慢性支气管炎急性发作见上述证候者。

蠲哮片：泻肺除壅，涤痰祛瘀，利气平喘。用于支气管哮喘急性发作期热哮痰瘀伏肺证，症见气粗痰涌，痰鸣如吼，咳呛阵作，痰黄稠厚等。

清肺化痰丸：豁除顽痰，清火顺气。用于痰热上壅，咳喘痰多，大便干燥，顽痰胶结，烦闷癫狂。

（4）痰浊阻肺

【临床表现】　喘而胸满闷塞，咳嗽，痰多黏腻色白，咯吐不利，兼有呕恶，食少，口黏不渴，舌苔白腻，脉滑或濡。

【治疗原则】　祛痰降逆，宣肺平喘。

【常用方药】　二陈汤合三子养亲汤加减。痰湿较重者，加苍术、厚朴；脾虚纳少，神疲便溏者，加党参、白术；痰从寒化，色白清稀，畏寒者，加干姜、细辛。

【常用中成药】

降气定喘丸：降气定喘，除痰止咳。用于慢性支气管炎，支气管哮喘，咳嗽气促等症。

消咳喘糖浆：止咳，祛痰，平喘。用于寒痰阻肺所致的咳嗽气喘，咯痰色白；慢性支气管炎见上述证候者。

苏子降气丸：降气化痰，温肾纳气。用于上盛下虚，气逆痰壅所致的咳嗽喘息，胸膈痞塞。

（5）肾不纳气

【临床表现】　呼吸短促，动则喘甚，肺气虚则咳声低弱，痰少质黏，烦热而渴；肾虚者呼多息少，气不得续，汗出肢冷，面青唇紫，舌淡红，脉软弱或细数。

【治疗原则】　温补肺肾，止嗽定喘。

【常用方药】　参蛤散加减。若咳逆，咯痰稀薄，加紫菀、款冬花；阴虚者，加南沙参、麦冬、玉竹等；咳痰稠黏者，加桑白皮、百部；肾虚，喘促不已，动则尤甚者，加山茱萸、核桃肉等。

【常用中成药】

人参保肺丸：益气补肺，止嗽定喘。用于肺气虚弱，津液亏损引起的虚劳久嗽，气短喘促等症。

蛤蚧定喘胶囊：滋阴清肺，祛痰平喘。用于虚劳咳喘，气短胸闷、自汗盗汗。

金水宝胶囊：补益肺肾，秘精益气。用于肺肾两虚，精气不足，久咳虚喘，神疲乏力，不寐健忘，腰膝酸软，月经不调，阳痿早泄；慢性支气管炎见上述证候者。

百令胶囊：补肺肾，益精气。用于肺肾两虚引起的咳嗽、气喘、腰背酸痛；慢性支气管炎的辅助治疗。

（二）临床中药学服务指导

1. 辨证选药　根据喘证的不同类型，病情轻重，年龄体质禀赋不同，合理用药。辨证治疗以虚实为纲，实喘有邪，其治在肺，当祛邪利肺，辨别邪气的不同，予以温宣、清泄、化痰、降气。虚喘其治主要在肾，以培补摄纳为主，应针对脏腑病机，予以补肺纳肾，或养心健脾。若虚实夹杂，下虚上实，又当分清主次，权衡标本。

2. 用药告知　用药后应观察病人喘证的缓解情况。如出现呼吸急促、喘憋、呼吸困难等应及时就医。服药期间不宜食用肥甘厚腻及辛辣刺激性大的食物。

3. 病证禁忌　有胃肠道出血者，不宜使用刺激性强的化痰止咳平喘药。

4. 配伍禁忌　如含有半夏、瓜蒌、浙贝母、川贝母的处方及中成药，不宜与含附子、川乌的处方及中成药联用。

5. 特殊人群用药禁忌　孕妇禁用或慎用有毒的止咳平喘药物，如洋金花、罂粟壳、千里光、半夏等。老年病人应用葶苈子、麻黄等，应关注心血管反应等。

第二节　消化系统疾病中药合理用药指导

消化系统疾病多见于中医学"胃脘痛""痞满""呕吐""呃逆""腹痛""泄泻""痢疾""便秘""胁痛""黄疸""臌胀"等临床病证的范畴。中医药在治疗消化系统疾病方面有自身的优势,临床应用过程中,从临床中药学角度要全面提高合理用药水平,保证临床治疗的有效性及安全性。

一、胃脘痛

胃脘痛,又称胃痛,是因胃气郁滞,失于和降,导致以上腹胃脘部近心窝处疼痛为主要表现的病证。现代医学中的急慢性胃炎、胃溃疡、十二指肠溃疡、功能性消化不良等表现为以上腹部疼痛为主要症状者,均可参考本节内容。

（一）疾病概述

1. 病因病机　胃脘痛主要由外邪犯胃、饮食伤胃、情志不畅,致使胃失和降,不通则痛;或脾胃素体虚弱,运化失司,气机不畅;或脾阳不足,失于温养发生疼痛。

2. 诊断概要

（1）上腹近心窝处胃脘部疼痛,常伴有食欲不振、恶心呕吐、嘈杂泛酸等症。发病前有明显诱因,如天气变化、情志不畅、饮食不节、劳累等。

（2）上消化道钡餐X线检查、胃镜及组织病理活检等,可见胃、十二指肠黏膜炎症、溃疡等病变。大便或呕吐物隐血试验阳性者,提示并发消化道出血。B超、肝功能、胆道X线造影有助于鉴别诊断。

3. 治疗原则　胃脘痛病位在胃,但与肝、脾关系密切,治疗以理气和胃止痛为主,审证求因,辨证施治。因寒所致者当温中散寒;食积内停者,需消食导滞;气机郁滞者,则理气止痛;湿热中阻者,宜清化湿热;瘀血内停者,可化瘀通络;胃阴亏耗者,应养阴益胃;脾胃虚寒者,当温中健脾。

4. 辨证用药

（1）寒邪客胃

【临床表现】　胃痛暴作,遇寒加重,得温则减,口淡不渴,或喜热饮,舌淡苔薄白,脉弦紧。

【治疗原则】　温胃散寒,行气止痛。

【常用方药】　香苏散合良附丸加减。兼恶寒,头痛等风寒表证者,加紫苏叶、藿香等。兼胸脘痞闷,食少纳呆,嗳气呕吐者,加枳实、神曲、清半夏等;寒邪郁久化热,寒热错杂者,可加黄连、瓜蒌等。

【常用中成药】

附子理中丸:温中健脾。用于脾胃虚寒,脘腹冷痛,呕吐泄泻,手足不温。

桂附理中丸:补肾助阳,温中健脾。用于肾阳衰弱,脾胃虚寒,脘腹冷痛,呕吐泄泻,四肢厥冷。

良附丸:温胃理气。用于寒凝气滞,脘痛吐酸,胸腹胀满。

仲景胃灵丸:温中散寒,健胃止痛。用于脾胃虚弱,食欲不振,寒凝胃痛,脘腹胀满,呕吐酸水或清水。

（2）饮食伤胃

【临床表现】　胃脘疼痛,嗳腐吞酸,或呕吐不消化食物,吐后缓解,大便不爽,得矢气及便后稍舒,舌苔厚腻,脉滑。

【治疗原则】　消食导滞,和胃止痛。

【常用方药】　保和丸加减。脘腹胀满者,加枳实、砂仁;胃脘胀痛,便秘,苔黄燥者,加大黄、厚朴、枳实。

【常用中成药】

六味安消胶囊：健脾和胃，导滞消积，行血止痛。用于胃痛胀满，消化不良，大便秘结，痛经。

槟榔四消丸：消食导滞，行气泻水。用于食积痰饮，消化不良，脘腹胀满，嗳气吞酸，大便秘结。

沉香化滞丸：理气化滞。用于饮食停滞，胸腹胀满。

（3）肝气犯胃

【临床表现】　胃脘胀痛，痛连两胁，胸闷嗳气，得嗳气、矢气则舒，舌苔薄白，脉弦。

【治疗原则】　疏肝解郁，理气止痛。

【常用方药】　柴胡疏肝散加减。胃痛较甚者，加川楝子、延胡索；嗳气频繁者，加沉香、旋覆花；泛酸者，加海螵蛸、煅瓦楞子；嘈杂吐酸，口干者，加黄连、吴茱萸、栀子。

【常用中成药】

越鞠丸：理气解郁，宽中除满。用于胸脘痞闷，腹中胀满，饮食停滞，嗳气吞酸。

舒肝健胃丸：疏肝开郁，导滞和中。用于肝胃不和引起的胃脘胀痛，胸胁满闷，呕吐吞酸，腹胀便秘。

舒肝平胃丸：疏肝和胃，化湿导滞。用于肝胃不和，湿浊中阻所致的胸胁胀满，胃脘痞塞疼痛，嘈杂嗳气，呕吐酸水，大便不调。

胃苏颗粒：理气消胀，和胃止痛。主治气滞型胃脘痛，症见胃脘胀痛，窜及两胁，得嗳气或矢气则舒，情绪郁怒则加重，胸闷食少，排便不畅及慢性胃炎见上述证候者。

戊己丸：泻肝火，和脾胃。用于肝胃不和，口苦嘈杂，呕吐吞酸，腹痛泻痢。

（4）湿热中阻

【临床表现】　胃脘疼痛，脘闷灼热，口干口苦，口渴不欲饮，纳呆恶心，小便色黄，大便不畅，舌红，苔黄腻，脉滑数。

【治疗原则】　清利湿热，理气和胃。

【常用方药】　三仁汤加减。湿偏重者，加砂仁、厚朴；热偏重者，加蒲公英、黄连；兼恶心、呕吐者，加生姜、竹茹、橘皮；大便秘结者，加大黄；气滞腹胀者，加厚朴、枳实等；纳呆少食者，加神曲、谷芽。

【常用中成药】

三九胃泰胶囊：清热燥湿，行气活血，柔肝止痛，消炎止痛，理气健脾。用于湿热内蕴，气滞血瘀所致的胃痛，症见脘腹隐痛，饱胀反酸，恶心呕吐，嘈杂纳减；浅表性胃炎，糜烂性胃炎，萎缩性胃炎见上述证候者。

清胃黄连片：清胃泻火，解毒消肿。用于口舌生疮，齿龈、咽喉肿痛。

（5）瘀血停胃

【临床表现】　胃脘疼痛，痛有定处，按之痛甚，入夜尤甚，或见吐血黑便，舌质紫暗，或有瘀斑，脉涩。

【治疗原则】　化瘀通络，理气和胃。

【常用方药】　失笑散合丹参饮加减。胃痛甚者，加延胡索、木香、郁金；四肢不温者，加党参、黄芪；便黑者加三七、白及等；口干咽燥，舌光无苔者，加生地黄、麦冬。

【常用中成药】

荜铃胃痛颗粒：行气活血，和胃止痛。用于气滞血瘀所致的胃脘痛；慢性胃炎见上述证候者。

摩罗丹：和胃降逆，健脾消胀，通络定痛。用于慢性萎缩性胃炎及胃疼，胀满，痞闷，纳呆，嗳气，烧心等症。

九气拈痛丸：理气，活血，止痛。用于气滞血瘀导致的胸胁胀满疼痛，痛经。

胃康胶囊:行气健胃,化瘀止血,制酸止痛。用于气滞血瘀所致的胃脘疼痛,痛处固定,吞酸嘈杂;慢性胃炎见上述证候者。

（6）胃阴亏耗

【临床表现】　胃脘隐隐灼痛,似饥而不欲食,口燥咽干,五心烦热,消瘦乏力,口渴思饮,大便干结,舌红少津,脉细数。

【治疗原则】　养阴益胃,和中止痛。

【常用方药】　玉女煎合芍药甘草汤加减。胃脘灼痛,嘈杂泛酸者,加牡蛎、海螵蛸;胃脘胀痛者,加厚朴、佛手;大便干结者,加火麻仁、瓜蒌仁;阴虚胃热者,加石斛、知母。

【常用中成药】

养阴清胃颗粒:养阴清胃,健胃和中。用于慢性萎缩性胃炎、慢性浅表性胃炎、慢性胃炎,伴肠上皮化生、异型增生等。

阴虚胃痛颗粒:养阴益胃,缓急止痛。用于胃阴不足所致的胃脘隐隐灼痛、口干舌燥、纳呆干呕;慢性胃炎见上述症状者。

养胃舒胶囊:扶正固体,滋阴养胃,调理中焦,行气消导。用于慢性萎缩性胃炎、慢性胃炎所引起的胃脘热胀痛,手足心热,口干、口苦,纳差,消瘦等症。

胃安胶囊:制酸,止痛。用于胃脘刺痛,吞酸嗳气,脘闷不舒;慢性胃炎见上述症状者。

（7）脾胃虚寒

【临床表现】　胃痛绵绵,空腹为甚,得食则缓,喜热喜按,泛吐清水,神倦乏力,手足不温,大便多溏,舌质淡,脉沉细。

【治疗原则】　温中健脾,和胃止痛。

【常用方药】　黄芪建中汤加减。泛吐清水较多者,加干姜、清半夏、陈皮;泛酸者,加黄连、吴茱萸;胃脘冷痛,呕吐,肢冷者,加干姜、高良姜;兼形寒肢冷,腰膝酸软者,加附子、肉桂。

【常用中成药】

温胃舒胶囊:温中养胃,行气止痛。用于中焦虚寒所致的胃痛,症见胃脘冷痛、腹胀嗳气、纳差食少、畏寒无力;浅表性胃炎见上述证候者。

理中丸:温中散寒,健脾。用于脾胃虚寒,呕吐泄泻,胸满腹痛,消化不良。

小建中合剂:温中补虚,缓急止痛。用于脾胃虚寒,脘腹疼痛,喜温喜按,嘈杂吞酸,食少;胃及十二指肠溃疡见上述证候者。

虚寒胃痛颗粒:益气健脾,温胃止痛。用于脾虚胃弱所致的胃痛,症见胃脘隐痛,喜温喜按,遇冷或空腹加重。

（二）临床中药学服务指导

1.辨证选药　根据胃痛的不同类型,合理用药。寒凝中阻者,需配伍温里药;湿热蕴结者,宜配伍清热燥湿药;气滞疼痛者,配伍理气药;瘀血阻络者,配伍活血化瘀药;饮食积滞者,配伍消食药;气虚胃痛者,配伍补气药;胃阴亏耗者,配伍滋阴药等。对于虚实夹杂、寒热错杂、气滞血瘀者,可根据病情配伍用药。

2.用药告知　用药后应观察胃痛是否缓解。尽量选择刺激性小的药物,以免胃痛加剧,观察药物是否对胃有刺激。寒性疼痛者宜温服药物;热性疼痛者宜凉服药物。服药期间不宜食用肥甘厚腻及辛辣刺激性大的食物,忌浓茶、咖啡。养成规律的生活及饮食习惯,保持乐观的情绪,避免过度劳累与紧张。

3.用药禁忌　慎用水杨酸、肾上腺皮质激素等西药,以免加重溃疡。

4.用药监测　对于合并呕血或便血者,应随时注意出血量的多少及颜色,特别注意脉搏情况及肢体有无湿冷。

5. 特殊人群用药禁忌　脾胃虚寒时孕妇应慎用附子、肉桂等药。

二、呕吐

呕吐是因胃失和降，气逆于上，以胃中内容物从口中吐出为主要表现的病证。一般以有物有声称为呕，有物无声称为吐，无物有声称为干呕，临床常呕与吐并见，故合称为呕吐。现代医学中的胃神经症、胃炎、十二指肠炎、幽门梗阻等表现为以上证候特征者均可参考本节内容。

（一）疾病概述

1. 病因病机　主要因外感六淫、内伤饮食、情志失调、禀赋不足等原因，致使胃失和降，胃气上逆，发生呕吐。

2. 诊断概要

（1）呕吐食物残渣，或清水痰涎，或黄绿色液体，持续或反复发作。伴有恶心，纳谷减少，胸脘痞胀，或胁肋疼痛。多有饮食不节，过食生冷，恼怒气郁，或久病不愈，或误服化学制品史，误食毒物史。

（2）胃肠 X 线摄片及内镜检查可明确病变部位及性质。查肝肾功能，电解质，血气分析，B 超探查肝、胆、胰等有助于鉴别诊断。

3. 治疗原则　以和胃降逆为原则，结合具体症状辨证论治。实证可采用解表、消食、化痰、解郁等法，以祛除邪实；虚证可采用健脾、益气、养阴等法，以扶正补虚。虚实夹杂者当审标本缓急，急则治其标，缓则治其本。

4. 辨证用药

（1）外邪犯胃

【临床表现】　突然呕吐，胸脘满闷，发热恶寒，头身疼痛，舌苔白腻，脉濡缓。

【治疗原则】　疏邪解表，化浊和中。

【常用方药】　藿香正气散加减。伴有脘痞嗳腐，饮食停滞者，可去白术，加鸡内金、神曲；风寒偏重者，加荆芥、防风；兼气机阻滞，脘闷腹胀者，加木香、枳壳。

【常用中成药】

藿香正气水：解表化湿，理气和中。用于外感风寒，内伤湿滞或夏伤暑湿所致的感冒，症见头痛昏重，胸膈痞闷，脘腹胀痛，呕吐泄泻；肠胃型感冒见上述证候者。

纯阳正气丸：温中散寒。用于暑天感寒受湿，腹痛吐泻，胸膈胀满，头痛恶寒，肢体酸重。

暑湿感冒颗粒：清暑祛湿，芳香化浊。用于外感风寒引起的感冒，胸闷呕吐，腹泻便溏，发热不畅。

四正丸：祛暑解表，化湿止泻。用于内伤湿滞，外感风寒，头晕身重，恶寒发热，恶心呕吐，饮食无味，腹胀泄泻。

（2）食滞内停

【临床表现】　呕吐酸腐，脘腹胀满，嗳气厌食，大便溏结不调，舌苔厚腻，脉滑实。

【治疗原则】　消食化滞，和胃降逆。

【常用方药】　保和丸加减，如兼脾虚加党参、白术、黄芪等。

【常用中成药】

加味保和丸：健胃消食。用于饮食积滞，消化不良。

香苏正胃丸：解表化湿，和中消食。主治小儿暑湿感冒，症见头痛发热，停食停乳，腹痛胀满，呕吐泄泻，小便不利。

和中理脾丸：调理脾胃，益气和中。脾胃不和，饮食难消，倒饱嘈杂，呕吐恶心。

（3）痰饮停胃

【临床表现】　呕吐清水痰涎,脘闷不食,口干不欲饮,或头眩心悸,苔白腻,脉滑。

【治疗原则】　温中化饮,和胃降逆。

【常用方药】　小半夏汤合苓桂术甘汤加减。脘腹胀满,舌苔厚腻者,可去白术,加苍术、厚朴;脘闷不食者加白蔻仁、砂仁;胸膈烦闷,口苦,失眠,恶心呕吐者,去桂枝,加黄连、陈皮。

【常用中成药】

小半夏合剂:止呕,降逆。用于水停中脘,胃气上逆,呕吐不渴。

二陈合剂:燥湿化痰,理气和胃。用于咳嗽痰多,胸脘胀闷,恶心呕吐。

胃苓丸:消胀利水。用于呕吐泄泻,胸腹胀满,小便短少。

（4）肝气乘脾

【临床表现】　呕吐吞酸,嗳气频繁,胸胁胀痛,舌红,苔薄腻,脉弦。

【治疗原则】　疏肝理气,和胃降逆。

【常用方药】　四七汤加减。胸胁脘腹胀满疼痛,嗳气者,加柴胡、木香、郁金、香附;兼呕吐酸水,心烦口渴者,加黄连、吴茱萸、黄芩;兼胸胁刺痛,或呕吐不止,舌有瘀斑者,加桃仁、红花。

【常用中成药】

戊己丸:泻肝火,和脾胃。用于肝胃不和,口苦嘈杂,呕吐吞酸,腹痛泻痢。

越鞠丸:理气解郁,宽中除满。用于胸脘痞闷,腹中胀满,饮食停滞,嗳气吞酸。

加味左金丸:平肝降逆,疏郁止痛。用于肝郁化火,肝胃不和引起的胸脘痞闷,急躁易怒,嗳气吞酸,胃痛少食。

柴胡舒肝丸:疏肝理气,消胀止痛。用于肝气不舒,胸胁痞闷,食滞不消,呕吐酸水。

归芍六君丸:益气养血。用于肝脾不和,脘胀腹痛,食少体倦,呕吐。

（5）脾胃气虚

【临床表现】　食欲不振,食入不化,恶心呕吐,脘腹痞闷,舌苔白滑,脉虚弦。

【治疗原则】　健脾益气,和胃降逆。

【常用方药】　香砂六君子加减。呕吐频繁,嗳气脘痞者,加旋覆花、代赭石;呕吐清水较多,脘冷肢凉者,加附子、肉桂、吴茱萸等。

【常用中成药】

四君子丸:益气健脾。用于脾胃气虚,胃纳不佳,食少便溏。

六君子丸:补脾益气,燥湿化痰。用于脾胃虚弱,食量不多,气虚痰多,腹胀便溏。

香砂六君子丸:益气健脾,和胃。用于脾虚气滞,消化不良,嗳气食少,脘腹胀满,大便溏泄。

健脾丸:健脾开胃。用于脾胃虚弱,脘腹胀满,食少便溏。

参苓白术散:补脾胃,益肺气。用于脾胃虚弱,食少便溏,气短咳嗽,肢倦乏力。

（6）脾胃阳虚

【临床表现】　饮食稍多即吐,时作时止,面色㿠白,倦怠乏力,喜暖恶寒,四肢不温,口干不欲饮,大便溏薄,舌质淡,脉濡弱。

【治疗原则】　温中健脾,和胃降逆。

【常用方药】　理中汤加减。呕吐较重者,加砂仁、半夏;呕吐清水不止者,加吴茱萸、生姜;久呕不止,或完谷不化,汗出肢冷,腰膝酸软者,加附子、肉桂。

【常用中成药】

桂附理中丸:补肾助阳,温中健脾。用于肾阳衰弱,脾胃虚寒,脘腹冷痛,呕吐泄泻,四肢厥冷。

附子理中丸：温中健脾。用于脾胃虚寒，脘腹冷痛，呕吐泄泻，手足不温。

参桂理中丸：温中散寒，祛湿定痛。用于脾胃虚寒，阳气不足引起的腹痛泄泻，手足厥冷，胃寒呕吐，寒湿疝气，妇女血寒，行经腹痛。

良附丸：温胃理气。用于寒凝气滞，脘痛吐酸，胸腹胀满。

理中丸：温中散寒，健胃。用于脾胃虚寒，呕吐泄泻，胸满腹痛，消化不良。

（7）胃阴亏虚

【临床表现】　呕吐反复发作，似饥而不欲食，口燥咽干，舌红少津，脉细数。

【治疗原则】　滋养胃阴，降逆止呕。

【常用方药】　麦门冬汤加减。呕吐较重者，加竹茹、枇杷叶；口干、舌红，热甚者，加黄连；大便干结者，加瓜蒌仁、火麻仁；伴倦怠乏力，纳差舌淡者，加太子参、山药。

【常用中成药】

养阴清胃颗粒：养阴清胃，健脾和中。用于慢性萎缩性胃炎属郁热蕴胃，伤及气阴证，症见胃脘痞满或疼痛，胃中灼热，恶心呕吐，泛酸呕苦，口臭不爽，便干等。

阴虚胃痛颗粒：养阴益胃，缓急止痛。用于胃阴不足所致的胃脘隐隐灼痛，口干舌燥，纳呆干呕；慢性胃炎见上述症状者。

（二）临床中药学服务指导

1. 辨证选药　根据呕吐的不同类型，合理用药。外邪犯胃者，宜用解表化浊之品；食滞胃肠者，宜用消食导滞之品；痰饮停胃者，宜用化痰除饮之品；肝气犯胃者，宜用疏肝和胃之品；脾胃虚寒者，宜用温中健脾之品；胃阴亏虚者，宜用滋养胃阴之品。

2. 用药告知　以少量频服为佳，减少胃肠负担。宜选择饭后服药，减少刺激，以免伤胃气。用药期间，禁食生冷之物，忌食肥甘厚味、辛辣香燥之物。

3. 配伍禁忌　部分药物有"十八反""十九畏"配伍禁忌。

4. 特殊人群用药禁忌　部分药物（如附子、半夏等）孕妇、哺乳期妇女、儿童、老年人慎用。

三、泄泻

泄泻是因脾病湿盛，脾胃运化功能失调，肠道分清泌浊、传导功能失司所致，表现为排便次数增多，粪质稀溏或完谷不化，甚至泻如水样的病证。现代医学中的急慢性肠炎、肠功能紊乱、肠易激综合征、肠结核等表现为以上证候者均可参考本节内容。

（一）疾病概述

1. 病因病机　主要因感受外邪、饮食所伤、情志失调、禀赋不足、久病体虚等，致使脾受湿困，运化不健，小肠无以分清泌浊，大肠无法传化，则发生泄泻。

2. 诊断概要

（1）大便稀薄或如水样，次数增多，可伴腹胀、腹痛、肠鸣、纳呆等症。急性暴泻起病突然，病程短，可伴有恶寒、发热等症。慢性久泻起病缓慢，病程较长，反复发作，时轻时重。饮食不当、受寒凉或情绪变化可诱发。

（2）大便常规可见少许红细胞、白细胞，大便培养致病细菌阳性或阴性。必要时作 X 线钡剂灌肠或胃肠镜、腹部 B 超及 CT 检查。血常规、生化检查有助于本病诊断。

3. 治疗原则　急性泄泻多以湿盛为主，重在化湿，佐以分利，再根据寒湿和湿热的不同，分别采用温化寒湿、清化湿热之法。邪滞暴泻不可骤用补涩，以免关门留寇；久泻不可分利太过，以防劫其阴液。

4. 辨证用药

(1) 寒湿内盛

【临床表现】　大便清稀或如水样,脘闷食少,腹痛肠鸣,舌苔白腻,脉濡缓。

【治疗原则】　散寒化湿。

【常用方药】　藿香正气散加减。表寒重者,可加荆芥、防风;外感寒湿,饮食生冷,腹痛者,加纯阳正气丸;湿邪偏重,腹满肠鸣,小便不利者,改用胃苓汤。

【常用中成药】

藿香正气水:解表化湿,理气和中。用于外感风寒,内伤湿滞或夏伤暑湿所致的感冒,症见头痛昏重,胸膈痞闷,脘腹胀痛,呕吐泄泻;肠胃型感冒见上述证候者。

纯阳正气丸:温中散寒。用于暑天感寒受湿,腹痛吐泻,胸膈胀满,头痛恶寒,肢体酸重。

胃肠灵胶囊:温中祛寒,健脾止泻。用于中焦虚寒,寒湿内盛,脘腹冷痛,大便稀溏或泄泻;慢性胃肠炎,慢性结肠炎见上述证候者。

枫蓼肠胃康片:理气健胃,除湿化滞。用于中运不健,气滞湿困而致的急性胃肠炎及其所引起的腹胀,腹痛和腹泻等消化不良症。

(2) 湿热伤中

【临床表现】　腹痛即泻,泻下急迫,粪色黄褐,气味臭秽,肛门灼热,烦热口渴,小便短黄,舌质红,苔黄腻,脉滑数或濡数。

【治疗原则】　清热利湿。

【常用方药】　葛根芩连汤加减。若有发热,头痛,脉浮等表证,加金银花、连翘;夹饮食积滞者,加神曲、山楂;湿邪偏重者,加广藿香、厚朴、茯苓。

【常用中成药】

葛根芩连片:解肌,清热,止泻。用于泄泻腹痛,便黄而黏,肛门灼热。

肠康片:清热燥湿,理气止痛。用于湿热泄泻。

香连片:清热燥湿,行气止痛。用于泄泻腹痛,便黄而黏。

泻痢消胶囊:清热燥湿,行气止痛,化浊止痢。用于湿热泻痢,泄泻急迫,泻而不爽,大便黄褐色或便脓血,肛门灼热,腹痛,里急后重,心烦,口渴,小便黄赤,舌质红,苔薄黄或黄腻,脉濡数;急性肠炎,结肠炎,痢疾等见上述证候者。

肠炎宁糖浆:清热利湿,行气。用于大肠湿热所致的泄泻,症见大便泄泻,腹痛腹胀;腹泻,小儿消化不良见上述证候者。

复方黄连素片:清热燥湿,行气止痛,止痢止泻。用于大肠湿热,赤白下痢,里急后重或暴注下泻,肛门灼热;肠炎,痢疾见上述证候者。

(3) 食滞胃肠

【临床表现】　腹满胀痛,粪便臭如败卵,泻后痛减,嗳腐酸臭,舌苔垢浊或厚腻,脉滑。

【治疗原则】　消食导滞。

【常用方药】　保和丸加减。食积较重,脘腹胀满者,用枳实导滞丸;食积化热者加黄连;脾虚者加白术、扁豆。

【常用中成药】

六合定中丸:祛暑除湿,和胃消食。用于暑湿感冒,恶寒发热,头痛,胸闷,恶心呕吐,不思饮食,腹痛泄泻。

香苏正胃丸:解表和中,消食行滞。用于小儿暑湿感冒,停食停乳,头痛发热,呕吐泄泻,腹痛胀满,小便不利。

加味保和丸：健胃消食。用于饮食积滞,消化不良。

（4）肝气乘脾

【临床表现】　每因抑郁恼怒,或情绪紧张,或饮食不当,则发生腹痛肠鸣泄泻,攻窜作痛,矢气频作,舌淡红,脉弦。

【治疗原则】　抑肝扶脾。

【常用方药】　痛泻要方加减。胸胁脘腹胀满疼痛,嗳气者,加柴胡、木香、郁金、香附;兼神疲乏力,纳呆者,加党参、茯苓、鸡内金;久泻反复发作者加乌梅、焦山楂、甘草。

【常用中成药】

固肠止泻丸：调和肝脾,涩肠止痛。用于慢性泄泻,症见腹中隐痛或胀痛,两胁胀满,大便稀烂等症。

开郁老蔻丸：祛寒顺气,消食化湿。用于肝郁气滞,脾胃虚寒,胸脘胀痛,呕吐泄泻,寒疝等。

健胃愈疡片：疏肝健脾,生肌止痛。主治肝郁脾虚,肝胃不和所致的胃痛,症见脘腹胀痛,嗳气吞酸,烦躁不适,腹胀便溏;消化性溃疡见上述证候者。

（5）脾胃虚弱

【临床表现】　大便时溏时泻,迁延反复,食少,食后脘闷不舒,稍进油腻食物,则大便次数明显增加,面色萎黄,神疲倦怠,舌质淡,苔白,脉细弱。

【治疗原则】　健脾益气,化湿止泻。

【常用方药】　参苓白术散加减。脾阳虚衰,阴寒内盛者,用理中丸;久泻不止,中气下陷,或兼有脱肛者,可用补中益气汤。

【常用中成药】

四君子丸：益气健脾。用于脾胃气虚,胃纳不佳,食少便溏。

六君子丸：补脾益气,燥湿化痰。用于脾胃虚弱,食量不多,气虚痰多,腹胀便溏。

香砂六君子丸：益气健脾,和胃。用于脾虚气滞,消化不良,嗳气食少,脘腹胀满,大便溏泄。

健脾丸：健脾开胃。用于脾胃虚弱,脘腹胀满,食少便溏。

参苓白术散：补脾胃,益肺气。用于脾胃虚弱,食少便溏,气短咳嗽,肢倦乏力。

补中益气丸：补中益气,升阳举陷。用于脾胃虚弱,中气下陷所致的体倦乏力,食少腹胀,便溏久泻,肛门下坠。

（6）肾阳虚衰

【临床表现】　黎明前脐腹疼痛,肠鸣即泻,完谷不化,腹部喜暖,泻后即安,形寒肢冷,腰膝酸软,舌淡苔白,脉沉细。

【治疗原则】　温肾健脾,固肠止泻。

【常用方药】　四神丸加减。脐腹冷痛者,可加附子理中丸;年老体虚,久泻不止,脱肛者,加黄芪、党参、白术、升麻;泻下滑脱不禁,或虚坐努责者,改用真人养脏汤;脾肾虚寒,反见心烦嘈杂,大便夹有黏胨者,可改服乌梅丸。

【常用中成药】

桂附理中丸：补肾助阳,温中健脾。用于肾阳衰弱,脾胃虚寒,脘腹冷痛,呕吐泄泻,四肢厥冷。

右归丸：温补肾阳,填精止遗。用于肾阳不足,命门火衰,腰膝酸冷,精神不振,怯寒畏冷,阳痿遗精,大便溏薄,尿频而清。

固本益肠片：健脾温肾,涩肠止泻。用于脾虚或脾肾阳虚所致慢性泄泻,症见慢性腹痛腹泻,大便清稀或有黏液及黏液血便,食少腹胀,腰酸乏力,形寒肢冷,舌淡苔白,脉虚。

四神丸：温肾散寒，涩肠止泻。用于肾阳不足所致的泄泻，症见肠鸣腹胀，五更溏泻，食少不化，久泻不止，面黄肢冷。

肠胃宁片：健脾益肾，温中止痛，涩肠止泻。用于脾肾阳虚所致的泄泻，症见大便不调，五更泄泻，时带黏液；伴腹胀腹痛，胃脘不舒，小腹坠胀。

（二）临床中药学服务指导

1. 辨证选药　根据泄泻的不同类型，合理用药。夹有表邪者，佐以疏解之品；夹有暑邪者，佐以清暑之品；兼有伤食者，佐以消导之品。久泻以脾虚为主，当配伍健脾之品。肝气乘脾者，配伍抑肝扶脾药物；肾阳虚衰者，配伍温肾健脾药物；中气下陷者，宜配伍升提举陷之品；久泻不止者，宜配伍收敛固涩之品。

2. 用药告知　用药期间应观察病人腹泻是否缓解，观察大便次数、大便质地等；观察病人是否有脱水或水电解质紊乱。急性泄泻病人给予流质或半流质饮食，忌食辛热、肥甘厚味、荤腥油腻食物；对牛奶、面筋等不耐受者禁食牛奶或面筋。

3. 病证禁忌　表邪未解，积滞未清，内有湿热之泻痢者忌用收涩药。

4. 配伍禁忌　部分药物有"十八反""十九畏"配伍禁忌；具有强心作用的药物，不宜与含强心苷类中药同用；具有收涩之性的药物不宜与碱性西药、含酶制剂、含金属离子的西药同用。

5. 特殊人群用药禁忌　部分药物孕妇、哺乳期妇女、儿童、老年人慎用。

四、黄疸

黄疸是以目黄、身黄、小便黄为主症的一种病证，其中目睛黄染为重要特征。现代医学中的急慢性肝炎、肝硬化、胆囊炎、胆结石等表现为以上证候特征者均可参考本节内容。

（一）疾病概述

1. 病因病机　黄疸是由湿热疫毒或饮食、劳倦等因素，致使湿邪困遏脾胃，壅塞肝胆，疏泄失常，胆汁泛溢而发。其病理表现可分为湿热和寒湿。由于湿热所伤或过食肥甘酒热，或素体胃热偏盛，则湿从热化，发为阳黄；若湿热疫毒炽盛，充斥三焦，深入营血，内陷心肝，出现猝然发黄、神昏谵语等危重证候，称为急黄；若病因寒湿伤人，或素体脾胃虚寒，或久病伤阳，则表现为阴黄。

2. 诊断概要

（1）目黄、身黄、尿黄，以目黄为主。初起有恶寒发热，纳呆厌油，恶心呕吐，神疲乏力，或大便颜色变淡，黄疸严重者皮肤瘙痒。可能有饮食不节、肝炎接触或应用化学制品药物等病史。肝脏、脾脏或胆囊肿大，伴有压痛或触痛。

（2）肝功能、肝炎病毒指标血清胆红素，尿胆原、尿胆素、尿胆红素等试验，以及 B 超，胆囊造影，X 线胃肠造影等有助于病因诊断。必要时做甲胎球蛋白测定，胰、胆管造影，CT 等检查，以排除肝、胆、胰等恶性病变。

3. 治疗原则　黄疸治疗以化湿邪，利小便为主。如属湿热，当清热化湿；必要时通利腑气；属寒湿者，应予健脾温化。

4. 辨证用药　黄疸辨证用药首先辨别阳黄、阴黄。其中，阳黄包括热重于湿、湿重于热、疫毒炽盛；阴黄包括寒湿阻遏等。

（1）热重于湿

【临床表现】　身目俱黄，黄色鲜明，发热口渴，腹部胀闷，口干而苦，恶心呕吐，小便短赤，大便秘结，舌苔黄腻，脉弦数。

【治疗原则】　清热通腑，利湿退黄。

【常用方药】　茵陈蒿汤加减。胁痛较甚者,加柴胡、郁金、川楝子、延胡索;热毒内生,心烦懊㤀者,加黄连、龙胆草;恶心呕吐者,加橘皮、竹茹、半夏等。

【常用中成药】

利胆片:清热止痛。用于胆道疾病,胁肋及胃部疼痛,按之痛剧,大便不通,小便短黄,身热头痛,呕吐不食等症。

黄疸肝炎丸:疏肝利胆,除湿理气。用于湿热熏蒸,皮肤黄染,胸胁胀痛,小便短赤;急性肝炎,胆囊炎见上述证候者。

茵栀黄口服液:清热解毒,利湿退黄。用于肝胆湿热所致的黄疸,症见面目悉黄,胸胁胀痛,恶心呕吐,小便黄赤;急慢性肝炎见上述证候者。

肝舒乐颗粒:疏肝开郁,和解少阳,清热解毒,利黄疸,健脾胃。用于黄疸型及非黄疸型急性肝炎;亦可用于慢性肝炎,迁延性肝炎。

(2) 湿重于热

【临床表现】　身目俱黄,头重身困,胸脘痞闷,食欲减退,恶心呕吐,腹胀或大便溏垢,舌苔厚腻微黄,脉濡数或濡缓。

【治疗原则】　利湿化浊。

【常用方药】　茵陈五苓散合甘露消毒丹加减。湿阻气机,脘腹痞胀,呕恶纳差者,加苍术、厚朴、半夏;邪郁肌表,寒热头痛者,加麻黄、广藿香、连翘、赤小豆。

【常用中成药】

当飞利肝宁胶囊:清利湿热,益肝退黄。用于湿热郁蒸而致的黄疸,急性黄疸型肝炎、传染性肝炎、慢性肝炎而见湿热内蕴证者,症见脘腹痞闷、口干口苦、右胁胀痛或不适、身重困倦、恶心、大便秘结、小便黄、舌质红、苔黄腻,脉滑数。

茵陈五苓丸:清湿热,利小便。用于肝胆湿热,脾肺郁结引起的湿热黄疸,胆腹胀满,小便不利。

甘露消毒丹:利湿化浊,清热解毒。用于湿温时疫、邪在气分,症见发热、倦怠、胸闷、腹胀、肢酸、咽肿、身黄、颐肿、口渴、小便短赤或淋浊,舌苔淡白或厚或干黄。

(3) 疫毒炽盛

【临床表现】　发病急骤,黄疸迅速加深,其色如金,皮肤瘙痒,高热口渴,胁痛腹满,神昏谵语,烦躁抽搐,舌质红绛,苔黄而燥,脉弦滑或数。

【治疗原则】　清热解毒,凉血开窍。

【常用方药】　犀角散加减或犀角地黄汤加减。神昏谵语者,加服安宫牛黄丸;动风抽搐者,加钩藤、石决明;衄血、便血、肌肤瘀斑者,加地榆、侧柏叶、紫草;腹大有水,小便短少不利者,加木通、白茅根、车前草。

【常用中成药】

肝炎康复丸:清热解毒,利湿化郁。用于急性黄疸型肝炎、迁延性和慢性肝炎等。

乙肝解毒胶囊:清热解毒,疏肝利胆。用于乙型肝炎,辨证属于肝胆湿热内蕴者,临床表现为肝区热痛,全身乏力,口苦咽干,头晕耳鸣或面红耳赤,心烦易怒,大便干结,小便少而黄,舌苔黄腻,脉滑数或弦数。

乙肝清热解毒颗粒:清肝利胆,解毒逐瘟。用于肝胆湿热型急慢性病毒性乙型肝炎初期或活动期;乙型肝炎病毒携带者,症见黄疸(或无黄疸),发热(或低热),口干苦或口黏臭,厌油,胃肠不适,舌质红,舌苔厚腻,脉弦滑数等。

(4) 寒湿阻遏

【临床表现】　身目俱黄,黄色晦暗,或如烟熏,脘腹痞胀,食少纳呆,神疲畏寒,口淡不渴,舌淡苔腻,脉濡缓或沉迟。

【治疗原则】　温中化湿,健脾和胃。

【常用方药】　茵陈术附汤加减。脘腹胀满,胸闷,呕恶显著者,加苍术、厚朴、半夏、陈皮;胁肋疼痛者,加柴胡、香附;湿浊不清,气滞血瘀,腹部胀满,肤色苍黄或黧黑者,加硝石矾石散。

【常用中成药】

香云肝泰片:滋补强壮,扶正固本,益胃增食。用于黄疸胁痛,积聚癥瘕,体质虚弱,倦怠乏力,面色不华,大便不实,舌质淡,脉细弱;亦用于慢性迁延性肝炎、慢性活动性肝炎及肿瘤的综合治疗。

朝阳丸:温肾健脾,疏肝散郁,化湿解毒。用于慢性肝炎属于脾肾不足,肝郁血滞,痰湿内阻者,症见面色晦暗或㿠白,神疲乏力,纳呆腹胀,胁肋隐痛,胁下痞块,小便清或淡黄,大便溏或不爽,腰酸腿软,面颈血痣或见肝掌,舌体胖大,舌色暗淡,舌苔白或腻,脉弦而濡或沉弦,或弦细等。

(二)临床中药学服务指导

1. 辨证选药　根据黄疸的不同类型,病情轻重,年龄体质禀赋不同,合理用药。辨证治疗以阴阳为纲,阳黄当清化,热重于湿予以清热通腑,利湿退黄,配伍攻下药和清热燥热药;湿重于热予以利湿化浊运脾,配伍化湿药、利水渗湿药;疫毒炽盛,当以清热解毒、凉血开窍,配伍清热解毒药、清热凉血药、开窍药;阴黄,当温化寒湿,宜配伍健脾利湿药。

2. 用药告知　嘱咐病人不可擅自加减药量或停药。用药期间观察黄疸是否缓解。必要时进行胆红素及肝功能检查。服药期间不宜食用肥甘厚腻及辛辣刺激性大的食物。

3. 配伍禁忌　如含有郁金、半夏等的处方及中成药,不宜与含丁香、附子、川乌的处方及中成药联用。忌与可能影响肝功能的药物、影响胆汁排泄的药物同用。

4. 特殊人群用药禁忌　根据药品监督管理局的相关规定新生儿黄疸应避免使用茵栀黄注射液等药物。部分药物孕妇、哺乳期妇女、老年人慎用。

第三节　神经系统疾病中药合理用药指导

神经系统疾病多见于中医学"头痛""中风""颤证""痫证"等临床病证的范畴。中医药在治疗神经系统疾病方面有自身的优势,但大多需较长疗程,更应做好临床中药学服务。

一、头痛

头痛,是以自觉头部疼痛为主症的疾病。头痛既是一种常见病证,也是一个常见症状,头痛可单独出现,亦可伴见于多种疾病的过程中。西医学中的偏头痛、紧张性头痛、丛集性头痛及外伤性头痛,可参照本节辨证论治。

(一)疾病概述

1. 病因病机　头痛的病因有外感和内伤。主要包括感受外邪,情志失调,饮食劳伤,先天不足或房事不节,头部外伤或久病入络等。外感头痛多为外邪上扰清窍,壅滞经络,络脉不通致头痛。内伤头痛多与肝、脾、肾三脏功能失调有关。或肝失疏泄,化火升阳,上扰头窍致头痛;或肝肾阴虚,髓海失养致头痛;或脾虚化源不足,头窍失养致虚证头痛;或湿浊中阻,清窍被蒙致痰浊头痛;或外伤或久病致瘀血头痛。

2. 诊断概要

(1)以头部疼痛为主症。疼痛的部位可发生在前额、两颞、巅顶、枕项或全头等。疼痛的性质可为跳痛、刺痛、胀痛、灼痛、重痛、空痛、昏痛、隐痛等。头痛较甚者,可伴见恶心呕吐、畏光畏声、烦躁等症。头痛发作形式可为突然发作,或缓慢起病,或反复发作,时痛时止。疼痛的持续时间可长可短,可数分钟、数小时或数天、数周,甚则长期疼痛不已。外感头痛者多有起居不慎,感受外邪的病史;内伤头痛者常有饮食、劳倦、房事不节、病后体虚等病史。

(2) 血压、头颅 CT、CTA、MRA 或 MRI 检查、脑电图及腰椎穿刺脑脊液等检查有助于头痛的诊断。

3. 治疗原则　外感头痛多属实证,以风邪为主,治疗当以祛风为主,兼以散寒、清热、祛湿。内伤头痛多属虚证或虚实夹杂证,虚证以补养气血或益肾填精为主;实证以平肝、化痰、行瘀为主;虚实夹杂者,宜标本兼顾,补虚泻实。

4. 辨证用药

(1) 外感头痛

【临床表现】　① 风寒头痛见头痛连及项背,呈掣痛样,时有拘急收紧感,常伴恶风畏寒,遇风尤剧,口不渴,舌质淡红,苔薄白,脉浮或浮紧。② 风热头痛见头痛而胀,甚则头胀如裂,发热或恶风,面红目赤,口渴喜饮,便秘尿赤,舌质尖红,苔薄黄,脉浮数。③ 风湿头痛见头痛如裹,肢体困重,胸闷纳呆,小便不利,大便或溏,苔白腻,脉濡。

【治疗原则】　外感头痛治宜祛除外邪,因不同病邪而各有不同。① 风寒头痛宜疏风散寒止痛。② 风热头痛宜疏风清热和络。③ 风湿头痛宜祛风胜湿通窍。

【常用方药】　风寒头痛宜川芎茶调散加减。风热头痛宜芎芷石膏汤。风湿头痛宜羌活胜湿汤等。用于外感风寒所致的头痛,或有恶寒、发热、鼻塞。若头痛,恶寒明显者,加麻黄、桂枝、制川乌等温经散寒。若风热头痛有烦热口渴,舌红少津,重用石膏,配知母、天花粉、芦根等清热生津,甚者加黄芩、栀子清热泻火;若风湿头痛兼胸闷脘痞,腹胀便溏,加苍术、陈皮、砂仁以燥湿宽中,理气消胀。

【常用中成药】

通宣理肺丸:解表散寒,宣肺止嗽。用于风寒束表,肺气不宣所致的感冒咳嗽,症见发热,恶寒,咳嗽,鼻塞流涕,头痛,无汗,肢体酸痛。

感冒清热颗粒:疏风散寒,解表清热。用于风寒感冒,头痛发热,恶寒身痛,鼻流清涕,咳嗽咽干。

风寒感冒颗粒:解表发汗,疏风散寒。用于感冒身热,头痛,咳嗽,鼻塞,流涕。

参苏胶囊:疏风散寒,祛痰止咳。用于体弱风寒感冒,恶寒发热,头痛鼻塞,咳嗽痰多,胸闷呕逆。

维 C 银翘片:辛凉解表,清热解毒。用于流行性感冒引起的发热,头痛,咳嗽,口干,咽喉疼痛。

桑菊感冒合剂:疏风清热,宣肺止咳。用于风热感冒初起,头痛,咳嗽,口干,咽痛。

九味羌活丸:解表,散寒,除湿。用于外感风寒夹湿导致的恶寒,发热,无汗,头痛且重,肢体酸痛。

六和茶:清热祛湿,解暑消食。用于感冒发热,头痛身倦,四肢不适,食滞饱胀。

(2) 内伤头痛

【临床表现】　内伤头痛有实有虚,实者包括肝阳头痛、痰浊头痛、瘀血头痛,虚者包括血虚头痛、气虚头痛、肾虚头痛。① 肝阳头痛见头胀痛而眩,心烦易怒,面赤口苦,或兼耳鸣胁痛,夜眠不宁,舌红,苔薄黄,脉弦有力;② 痰浊头痛见头痛昏蒙沉重,胸脘满闷,纳呆呕恶,舌质淡,苔白腻,脉滑或弦滑;③ 瘀血头痛见头痛经久不愈,痛处固定不移,痛如锥刺,或有头部外伤史,舌质紫暗,可见瘀斑、瘀点,苔薄白,脉细或细涩;④ 血虚头痛见头痛而晕,心悸怔忡,神疲乏力,面色少华,舌质淡,苔薄白,脉细弱;⑤ 气虚头痛可见头痛而晕,遇劳加重,面色少华,心悸不宁,自汗,气短,畏风,神疲乏力,舌淡苔薄白,脉沉细而弱;⑥ 肾虚头痛见头痛而空,每兼眩晕耳鸣,腰膝酸软,遗精,带下,少寐健忘,舌红少苔,脉沉细无力。

【治疗原则】　根据内伤头痛的虚实不同,实者祛其邪,虚者补其不足。① 肝阳上亢者宜平肝潜阳息风。② 痰浊头痛者宜健脾燥湿,化痰降逆。③ 瘀血头痛者宜活血化瘀,通窍止痛。④ 血虚头痛者宜滋阴养血,和络止痛。⑤ 气虚头痛者宜健脾益气升清。⑥ 肾虚头痛者宜养阴补肾,填精生髓。

【常用方药】　肝阳上亢者宜天麻钩藤饮加减。痰浊头痛者宜半夏白术天麻汤。瘀血头痛者宜通窍活血汤。血虚头痛者宜加味四物汤。气虚头痛者宜益气聪明汤。肾虚头痛者宜大补元煎。

【常用中成药】

松龄血脉康胶囊:平肝潜阳,镇心安神。用于肝阳上亢所致的头痛,眩晕,急躁易怒,心悸,失眠;高血压及原发性高脂血症见上述证候者。

头痛宁胶囊:息风涤痰,逐瘀止痛。用于偏头痛,紧张性头痛属痰瘀阻络证,症见痛势甚剧,或攻冲作痛,或痛如锥刺,或连及目齿,伴目眩畏光,胸闷脘胀,恶心呕吐,急躁易怒,反复发作。

大川芎片:活血化瘀,平肝息风。主治头风及瘀血性头痛,症见头痛,脑涨,眩晕,颈项紧张不舒,上下肢及偏身麻木,舌部瘀斑等。

养血清脑丸(颗粒):养血平肝,活血通络。用于血虚肝旺所致的头痛眩晕,心烦易怒,失眠多梦。

天麻头风灵胶囊:滋阴潜阳,祛风,强筋骨。用于阴虚阳亢及风湿阻络所致的头痛,手足麻木,腰腿酸痛。

(二)临床中药学服务指导

1. 辨证选药　治疗头痛,首当明辨外感与内伤,以及病性之虚实,然后对证选药。外感头痛属实证,当泻其有余;风寒束表者,宜选择以疏风散寒止痛为主要功效的药物;风热上扰者,宜选择以疏风清热和络为主要功效的药物;风湿头痛者,宜选择以祛风胜湿通窍为主要功效的药物;肝阳上亢者,宜选择以平肝潜阳息风为主要功效的药物。内伤头痛属虚证者,当补其不足,精血亏虚者,宜选择以养阴补肾、填精生髓为主要功效的药物;内伤头痛属实者当祛邪,痰浊蒙窍者,宜选用以健脾燥湿,化痰降逆为主要功效的药物;瘀血阻络者,宜选择以活血化瘀,通窍止痛为主要功效的药物。无论外感或内伤,均可酌情应用祛风药如防风、白芷、蔓荆子等。但祛风药多辛散,不宜久服;重视虫类药物应用,头痛久者难愈可配伍全蝎、蜈蚣、僵蚕、地龙等虫类药,以祛风通络、解痉定痛、平息肝风。

2. 用药告知　用药后应观察病人头痛是否缓解。应用介类、矿石类止痛药物入药者,宜打碎先煎。避免过食肥甘等引发头痛。头痛急性发作期,应适当休息,不宜食用炸烤辛辣的厚味食品,以防生热助火,有碍治疗,同时限制烟酒。

3. 病证禁忌　在使用药性温燥的药物如细辛、白芷、川芎、羌活、桂枝、藁本等时,阴虚血亏者不宜用;贝壳类、矿物类药物入丸散剂,应注意顾护脾胃,脾胃虚弱的病人应慎用。

4. 特殊人群用药禁忌　治疗头痛的中药部分有活血通络、重镇潜阳的功效,故孕妇慎用。

二、中风

中风是以半身不遂、肌肤不仁、口舌喝斜、言语不利,甚则突然昏仆、不省人事为主症的疾病。因其起病急骤、变化迅速,与风性善行数变的特征相似,故名中风,又称脑卒中。西医学中的急性缺血性脑卒中和急性出血性脑卒中及其恢复期等属本病范畴,可参照本节辨证论治。

(一)疾病概述

1. 病因病机　中风的发生主要因内伤积损、情志过极、饮食不节、劳欲过度等,以致肝阳暴涨,或痰热内生,或气虚痰湿,引起内风旋动,气血逆乱,横窜经脉,直冲犯脑,导致血瘀脑脉或血溢脉外。中风的基本病机为阴阳失调,气血逆乱。病位在脑,与心、肝、脾、肾关系密切。气血不足或肝肾阴虚是致病之本,风、火、痰、瘀是发病之标,如遇到烦劳、恼怒、房事不节或醉酒饱食等诱因,阴阳严重失调,气血发生逆乱而致卒中。

2. 诊断概要

(1)以猝然昏仆、不省人事、半身不遂、口舌喝斜为主症,病轻者可无昏仆而仅见口舌喝斜及半身不遂等症。一般急性起病,渐进加重。发病前多有情志失调、饮食不节或劳累等诱因。发病前常有先兆症状,如眩晕、头痛、耳鸣,或一过性言语不利或肢体麻木、视物昏花,一日内发作数次,或几日内多次发作。根据病情程度,可分为中经络和中脏腑;根据病程时间,可分为急性期(发病后2周以内,中脏腑可至1个月)、恢复期(2周到6个月)和后遗症期(6个月以上)。

(2)头部CT、CTA、MRA、MRI可明确本病诊断。

3. 治疗原则　中风急性期,当急则治其标,以祛邪为主,常用平肝息风、化痰通腑、活血通络等治法。中风恢复期和后遗症期,多为虚实兼夹,当扶正祛邪,标本兼顾,常平肝息风、化痰祛瘀与滋养肝肾、益气养血并用。

4. 辨证用药　中风辨证用药应辨别中经络、中脏腑,辨别急性期、恢复期及后遗症期,进行对证用药。

(1)中经络——急性期

【临床表现】　中经络可见以下临床表现。①风痰入络:肌肤不仁,甚则半身不遂,口舌㖞斜,言语不利,或謇涩或不语。平素头晕,目眩。舌质暗淡,苔白腻,脉弦滑。②风阳上扰:半身不遂,肌肤不仁,口舌㖞斜,言语謇涩,或舌强不语。平素急躁易怒,头痛,眩晕耳鸣,面红目赤,口苦咽干,尿赤,便干。舌质红或红绛,苔薄黄,脉弦有力。③阴虚风动:半身不遂,一侧手足沉重麻木,口舌㖞斜,舌强语謇。平素头晕头痛,耳鸣目眩,双目干涩,腰酸腿软,急躁易怒,少眠多梦。舌质红绛或暗红,苔少或无,脉细弦或细。

【治疗原则】　①风痰入络者宜息风化痰,活血通络。②风阳上扰者宜清肝泻火,息风潜阳。③阴虚风动者宜滋养肝肾,潜阳息风。

【常用方药】　风痰入络者用半夏白术天麻汤合桃仁红花煎加减。风阳上扰者用天麻钩藤饮。阴虚风动者镇肝熄风汤。

【常用中成药】

脑栓通胶囊:活血通络,祛风化痰。用于风痰瘀血痹阻脉络引起的缺血性中风中经络急性期和恢复期。症见半身不遂,口眼㖞斜,语言不利或失语,偏身麻木,气短乏力或眩晕耳鸣,舌质暗淡或暗红,苔薄白或白腻,脉沉细或弦细、弦滑;脑梗死见上述证候者。

珍龙醒脑胶囊:开窍醒神,清热通络。用于痰瘀阻络所致的中风,语言謇涩,半身不遂,口眼㖞斜。

千草脑脉通合剂:活血祛瘀,化痰活络。用于痰瘀阻络所致的中风中经络,半身不遂,口眼㖞斜,言语不利。

醒脑再造胶囊:化痰醒脑,祛风活络。用于风痰闭阻清窍所致的神志不清,言语謇涩,口角流涎,筋骨酸痛,手足拘挛,半身不遂;脑血栓恢复期及后遗症见上述证候者。

十香返生丸:开窍化痰,镇静安神。用于中风痰迷心窍引起的言语不清,神志昏迷,痰涎壅盛,牙关紧闭。

中风回春丸:活血化瘀,舒筋通络。用于痰瘀阻络所致的中风,症见半身不遂,肢体麻木,言语謇涩,口眼㖞斜。

清开灵注射液:清热解毒,化痰通络,醒神开窍。用于热病,神昏,中风偏瘫,神志不清;急性肝炎,上呼吸道感染,肺炎,脑血栓形成,脑出血见上述证候者。

软脉灵口服液:滋补肝肾,益气活血。用于肝肾阴虚,气虚血瘀所致的头晕,失眠,胸闷,胸痛,心悸,气短,乏力;早期脑动脉硬化,冠心病,心肌炎,中风后遗症见上述证候者。

培元通脑胶囊:益肾填精,息风通络。用于缺血性中风中经络恢复期肾元亏虚,瘀血阻络证,症见半身不遂,口舌㖞斜,语言不清,偏身麻木,眩晕耳鸣,腰膝酸软,脉沉细。

丹膝颗粒:养阴平肝,息风通络,清热除烦。用于中风中经络恢复期瘀血阻络兼肾虚证,症见半身不遂,口舌㖞斜,舌强语謇,偏身麻木,头晕目眩,腰膝酸软等;脑梗死恢复期见上述证候者。

(2) 中脏腑——急性期

【临床表现】 中脏腑有闭证和脱证之分,闭证包括:① 痰热腑实,症见平素头痛眩晕,心烦易怒。突然发病,半身不遂,口舌㖞斜,舌强语謇或不语,神志欠清或作糊,肢体强急,痰多而黏,伴腹胀,便秘,舌质暗红,或有瘀点瘀斑,苔黄腻,脉弦滑或弦涩。② 痰火瘀闭,症见突然昏仆,不省人事,牙关紧闭,口噤不开,两手握固,大小便闭,肢体强痉,面赤身热,气粗口臭,躁扰不宁,口苦,苔黄腻,脉弦滑而数。③ 痰浊瘀闭,症见突然昏仆不省人事,牙关紧闭,口噤不开,两手握固,肢体强痉,大小便闭,面白唇暗,静卧不烦,四肢不温,痰涎壅盛,苔白腻,脉沉滑缓。

脱证,症见突然昏仆,不省人事,目合口张,肢体软瘫,鼻鼾息微,肢冷汗多,大小便自遗,舌质痿,脉细弱或脉微欲绝。

【治疗原则】 ① 痰热腑实者通腑泄热,息风化痰。② 痰火瘀闭者息风清火,豁痰开窍。③ 痰浊瘀闭者化痰息风,宣郁开窍。④ 脱证者宜回阳救逆,益气固脱。

【常用方药】 根据不同病证加减:① 痰热腑实者用桃仁承气汤。② 痰火瘀闭者用羚角钩藤汤。③ 痰浊瘀闭者用涤痰汤,另用苏合香丸宣郁开窍。④ 脱证者用参附汤合生脉散加减。

【常用中成药】

礞石滚痰丸:逐痰降火。用于痰火扰心所致的癫狂惊悸,或喘咳痰稠,大便秘结。

紫雪散:清热开窍,止痉安神。用于热入心包,热动肝风证,症见高热烦躁,神昏谵语,惊风抽搐,斑疹吐衄,尿赤便秘。

苏合香丸:芳香开窍,行气止痛。用于痰迷心窍所致的痰厥昏迷,中风偏瘫,肢体不利,以及中暑,心胃气痛。

四逆汤:温中祛寒,回阳救逆。用于阳虚欲脱,冷汗自出,四肢厥逆,下利清谷,脉微欲绝。

参附注射液:回阳救逆,益气固脱。主要用于阳气暴脱之厥脱证(感染性、失血性、失液性休克等);也可用于阳虚(气虚)所致的惊悸,怔忡,喘咳,胃痛,泄泻,痹证等。

参麦注射液:益气固脱,养阴生津,生脉。用于治疗气阴两虚型休克,冠心病,病毒性心肌炎,慢性肺源性心脏病,粒细胞减少症。

人参片:大补元气,复脉固脱,补脾益肺,生津,安神。用于体虚欲脱,肢冷脉微,脾虚食少,肺虚喘咳,久病虚羸,惊悸失眠,阳痿宫冷;心力衰竭,心源性休克。

人参北芪片:扶正固本,补气壮阳,强心固脱,补虚生津。用于体虚欲脱,肢体蜷息,神疲乏力,多梦健忘等症。

参茸黑锡丸:回阳固脱,坠痰定喘。用于痰壅气喘,四肢厥冷,大汗不止,猝然昏倒,腹中冷痛等症。

人参补气胶囊:大补元气,复脉固脱,补脾益肺,生津,安神。用于体虚欲脱,肢冷脉微,脾虚食少,肺虚喘咳,津伤口渴,内热消渴,久病虚羸,惊悸失眠,阳痿宫冷;心力衰竭,心源性休克。

(3) 中脏腑——恢复期和后遗症期

【临床表现】 中风急性阶段经积极治疗,渐入恢复期。恢复期和后遗症期有半身不遂、口㖞、语言謇涩或失音等症状,也有郁病、痴呆等并发症。① 风痰瘀阻,症见舌强语謇或失语,口舌㖞斜,半身不遂,肢体麻木,舌质紫暗或有瘀斑,苔滑腻,脉弦滑或涩。② 气虚络瘀,症见偏枯不用,肢软无力,面色萎黄,舌质淡紫或有瘀斑,苔薄白,脉细涩或细弱。③ 肝肾亏虚,症见半身不遂,患肢僵硬拘挛变形,舌强不语,或偏瘫,肢体肌肉萎缩,舌质红,脉细,或舌质淡红,脉沉细。

【治疗原则】 ① 风痰瘀阻者搜风化痰,行瘀通络。② 气虚络瘀者益气养血,化瘀通络。③ 肝肾亏虚者滋养肝肾。中脏腑恢复期和后遗症期需积极进行康复治疗和训练。

【常用方药】　根据不同病证加减：① 风痰瘀阻者用解语丹。② 气虚络瘀者用补阳还五汤。③ 肝肾亏虚者用左归丸合地黄饮子加减。

【常用中成药】

龟龙中风丸：滋补肝肾，息风活血化痰。用于风痰瘀血闭阻脉络证的缺血性中风(脑梗死)中经络恢复期，症见半身不遂，偏身麻木，口舌喝斜，语言謇涩等。

益脑宁片：益气补肾，活血通脉。用于脑动脉硬化症、中风后遗症及冠心病、心绞痛、高血压等属脾肾不足、血脉瘀阻证者。

华佗再造丸：活血化瘀，化痰通络，行气止痛。用于痰瘀阻络之中风恢复期和后遗症期，症见半身不遂，拘挛麻木，口眼喝斜，言语不清。

增力再生丸：补气养血，舒筋活络。用于气血虚弱，筋骨疼痛，四肢麻木，中风，半身不遂，遗精失血，再生障碍性贫血。

偏瘫复原丸：补气活血，祛风化痰。用于气虚血瘀，风痰阻络引起的中风瘫痪，半身不遂，口眼喝斜，痰盛气亏，言语不清，足膝水肿，行步艰难，筋骨疼痛，手足拘挛。

左归丸：滋肾补阴。用于真阴不足，腰酸膝软，盗汗遗精，神疲口燥。

(二)临床中药学服务指导

1. 辨证选药　中风有中经络和中脏腑之别，中经络以平肝息风，化痰祛瘀通络为主。中脏腑闭证宜清热开窍或化痰开窍，脱证急宜回阳固脱；对内闭外脱之证，则须醒神开窍与扶正固脱兼用；中风恢复期(后遗症期)，多为虚实兼夹，当扶正祛邪，标本兼顾。中风属风痰阻络者，宜搜风化痰、行瘀通络为主；气虚血瘀者，宜益气化瘀通络为主；阴虚风动者，宜滋养肝肾为主；肝阳暴亢者，宜平抑肝阳为主。

2. 用药告知　① 用量遵医嘱。中经络以平肝息风，化痰祛瘀通络为主，药性走窜燥烈，注意用法用量及疗程，以免伤阴。中脏腑当以醒神开窍为治则，多选用开窍药，为救急、治标之品，易耗伤正气，宜暂服，不可久服，且开窍药物气味辛香，有效成分易于挥发，一般不入煎剂；多入丸、散剂服用，以备临床急需；在使用矿石类、介壳类清肝平肝药时，入汤剂，宜打碎先煎久煎。② 饮食宜清淡易消化，忌肥甘厚味、动风、辛辣刺激之品，并禁烟酒，保持心情舒畅，起居有常，饮食有节，避免疲劳，以防止复中。

3. 病证禁忌　使用矿石类、介壳类入丸散剂，因其质地重坠易伤胃，对脾胃虚弱的病人应慎用；性温燥化痰药有伤阴之弊，故对阴血亏虚者宜慎用；开窍药禁用于脱证。

4. 特殊人群用药禁忌　治疗中风的中药部分具有较强的活血通络功效，孕妇及月经过多者慎用。当辨证需选用四逆汤，参附注射液时应慎用于孕妇。

第四节　内分泌代谢系统疾病中药合理用药指导

内分泌代谢系统疾病多见于中医学"消渴""瘿病"等临床病证的范畴。中医药在治疗内分泌代谢系统疾病方面有自身的优势，部分药物可能出现不良反应。因此要全面关注临床用药的有效性与安全性。

一、消渴

消渴是以多饮、多食、多尿、乏力、消瘦或尿有甜味为主症的疾病。西医学中的糖尿病、尿崩症或其他疾病出现以消渴为主症特点者，可参考本节辨证论治。

(一)疾病概述

1. 病因病机　消渴因禀赋不足、饮食失节、情志失调、劳欲过度等，引起人体阴津亏损，燥热偏盛所致。消渴的基本病机为阴虚燥热。其中阴虚为本,燥热为标,两者互为因果,阴愈虚则燥热愈盛,燥热愈盛则阴愈虚。

2. 诊断概要

(1) 以口渴多饮、多食易饥、尿频量多、形体消瘦或尿有甜味等为主症。如"三多"症状不显著,但中年之后,嗜食膏粱厚味、醇酒炙煿,出现眩晕、肺痨、胸痹、中风、雀目、疮痈等病证者,应考虑消渴的可能性。

(2) 空腹血糖测定、随机血糖测定、口服葡萄糖耐量试验(OGTT)、糖化血红蛋白(HbA1c)测定、胰岛素-C肽释放试验及小便常规检查;禁水加压试验和精氨酸升压素(AVP)水平的测定等有助于本病诊断。

3. 治疗原则 消渴应以养阴生津、润燥清热为基本治法。同时针对病机演变及并发症特点,分别采用活血化瘀、清热解毒、健脾益气、温补肾阳等治法。

4. 辨证用药

(1) 肺热津伤

【临床表现】 口渴多饮,口舌干燥,尿频量多,烦热多汗,舌边尖红,苔薄黄,脉洪数。

【治疗原则】 清热润肺,生津止渴。

【常用方药】 消渴方加减。烦渴不止,小便频数,脉数乏力者,为肺热津亏,气阴两伤,用玉泉丸或二冬汤。

【常用中成药】

糖尿灵片:滋阴清热,生津止渴。用于阴虚燥热所致的消渴,症见口渴,多饮,多食,多尿,消瘦,五心烦热。

降糖胶囊:清热生津,滋阴润燥。用于阴虚燥热所致的消渴,症见多饮,多食,多尿,消瘦,体倦乏力。

消糖灵胶囊:益气养阴,清热泻火。用于阴虚燥热,气阴两虚所致的消渴,症见口渴喜饮,体倦乏力,多食,多尿,消瘦。

(2) 胃热炽盛

【临床表现】 多食易饥,口渴,尿多,形体消瘦,大便干燥,苔黄,脉滑实有力。

【治疗原则】 清胃泻火,养阴增液。

【常用方药】 玉女煎加减。大便秘结不行者,用增液承气汤;口渴难耐,舌苔少津者,加乌梅滋阴生津;火旺伤阴,舌红而干,脉细数者,方用竹叶石膏汤。本证亦可选用白虎加人参汤益气养胃,清热生津。

【常用中成药】

麦味地黄口服液:滋肾养肺。用于肺肾阴亏,阴虚燥热所致的口渴多饮,多食易饥,小便频数,身体消瘦,舌红,苔少,脉沉细数。

(3) 气阴亏虚

【临床表现】 口渴引饮,能食与便溏并见,或饮食减少,精神不振,四肢乏力,体瘦,舌质淡红,苔白而干,脉弱。

【治疗原则】 益气健脾,生津止渴。

【常用方药】 七味白术散合生脉饮加减。肺有燥热者,加地骨皮、知母、黄芩;口渴明显者,加天花粉、生地黄、乌梅养阴生津;气短汗多者,加五味子、山茱萸敛气生津;食少腹胀者,加砂仁、鸡内金健脾助运。

【常用中成药】

金芪降糖片：清热泻火，补益中气。用于内热兼气虚所致的消渴，症见口渴喜饮，易饥多食，气短乏力。

（4）下消

1）肾阴亏虚

【临床表现】　尿频量多，浑浊如脂膏，或尿甜，腰膝酸软，乏力，头晕耳鸣，口干唇燥，皮肤干燥，瘙痒，舌红，苔少，脉细数。

【治疗原则】　滋阴固肾。

【常用方药】　六味地黄丸加减。五心烦热，盗汗，失眠者，加知母、黄柏滋阴泻火；尿量多而浑浊者，加益智仁、桑螵蛸益肾缩尿；烦渴，头痛，唇红舌干，呼吸深快者，用生脉散加天冬、鳖甲、龟甲育阴潜阳；神昏，肢厥，脉微细者，合参附龙牡汤益气敛阴，回阳救脱。

【常用中成药】

麦味地黄口服液：滋肾养肺。用于肺肾阴亏，阴虚燥热所致的口渴多饮，多食易饥，小便频数，身体消瘦，舌红，苔少，脉沉细数。

消渴丸：滋肾养阴，益气生津。用于气阴两虚所致的消渴，症见多饮，多尿，多食，消瘦，体倦乏力，眠差，腰痛。

参精止渴丸：益气养阴，生津止渴。用于气阴两亏，内热津伤所致的消渴，症见少气乏力，口干多饮，易饥，形体消瘦。

降糖舒胶囊：益气养阴，生津止渴。用于气阴两虚所致的消渴，症见口渴，多饮，多食，多尿，消瘦，乏力。

2）阴阳两虚

【临床表现】　小便频数，浑浊如膏，甚至饮一溲一，面容憔悴，耳轮干枯，腰膝酸软，四肢欠温，畏寒肢冷，阳痿或月经不调，舌苔淡白而干，脉沉细无力。

【治疗原则】　滋阴温阳，补肾固涩。

【常用方药】　金匮肾气丸加减。尿多而浑浊者，加益智仁、桑螵蛸、覆盆子、金樱子益肾收涩；肢体困倦，气短乏力者，加党参、黄芪、黄精补益正气；阳痿者，加巴戟天、淫羊藿、肉苁蓉温补肾阳；畏寒者，加鹿茸粉冲服，以启动元阳，助全身阳气之生化。

【常用中成药】

十味玉泉胶囊：益气养阴，生津止渴。用于气阴两虚所致的消渴，症见气短乏力，口渴喜饮，易饥烦热。

消渴灵片：益气养阴，清热泻火，生津止渴。用于气阴两虚所致的消渴，症见多饮，多食，多尿，消瘦，气短乏力。

消渴平片：益气养阴，清热泻火。用于阴虚燥热，气阴两虚所致的消渴，症见口渴喜饮，多食，多尿，消瘦，气短，乏力，手足心热。

养阴降糖片：养阴益气，清热活血。用于气阴不足，内热消渴，症见烦热口渴，多食多饮，倦怠乏力。

（二）临床中药学服务指导

1. 辨证选药　消渴的主要病机为阴虚燥热。因此，清热润燥、养阴生津为本病的基本治疗大法。常选用苦寒或甘寒的药物进行治疗，相济为用。然清热药多苦寒，易伤阳损胃，长期使用要注意顾护脾胃；养阴生津药多甘，易助湿碍脾，必要时可配伍健脾和胃药。研究认为，"瘀血"贯穿于消渴病始终。因此，在辨证用药的基础上，适当配伍丹参、山楂、红花、桃仁等活血化瘀药，以疏通经脉，对提高临床疗效，减少并发症都具有十分重要的意义。

2. 用药告知　治疗消渴的中药较多为补益药,多文火久煎;或采用蜜丸、膏滋的形式,充分发挥滋补作用。要注意控制饮食,避免不良嗜好,保持情志平和,有利于疾病的治疗与康复。合理饮食,吃动平衡,有助于血糖的良好控制;主食定量,粗细搭配,清淡饮食,少油低盐,多吃蔬菜、鱼禽、奶类、豆类,水果适量。

3. 病证禁忌　治疗消渴的中药多为滋阴清热之品,有一定滋腻性,故脾胃虚弱、痰湿内阻、腹满便溏者慎用。

4. 特殊人群用药禁忌　老人脏腑功能虚弱,甘寒滋腻性药使用时应顾护脾胃,妊娠妇女消渴应慎用天花粉、桃仁、红花等药物。

二、瘿病

瘿病是以颈前喉结两旁结块肿大为表现的疾病。古籍中又有"瘿""瘿气""瘿瘤"等名。西医中的单纯性甲状腺肿、甲状腺结节、甲状腺功能亢进、甲状腺炎、甲状腺瘤、甲状腺癌、桥本甲状腺炎属本病范畴,可参照本节辨证论治。

(一)疾病概述

1. 病因病机　瘿病的发生主要由情志内伤、饮食及水土失宜、体质因素等引起,肝郁则气滞,脾伤则气结,气滞则津停,脾虚则酿生痰湿,痰气交阻,血行不畅,则气、血、痰壅结而成本病。瘿病的基本病机是气滞、痰凝、血瘀壅结颈前。

2. 诊断概要

(1)以颈前喉结两旁结块肿大为临床特征。一般生长缓慢,大小不一,大者可如囊如袋,触之多柔软、光滑,病程日久则质地较硬,或可扪及结节。多发生于女性,常有饮食不节、情志不舒的病史,或发病有一定的地域性。早期多无明显的伴随症状,发生阴虚火旺的病机转化时,可见低热、多汗、心悸、眼突、手抖、多食易饥、面赤、脉数或乏力、水肿等表现。亦可见阳虚、浮肿、怕冷、精神低下。

(2)血清总三碘甲腺原氨酸(TT_3)和总甲状腺素(TT_4)检测,血清游离三碘甲腺原氨酸(FT_3)和游离甲状腺素(FT_4)检测,血清促甲状腺激素释放激素(TRH)兴奋试验,以及促甲状腺激素(TSH)、甲状腺摄I^{131}率、甲状腺激素受体抗体、甲状腺 B 超和甲状腺核素扫描等检查有助于本病的诊断及鉴别诊断。

3. 治疗原则　瘿病的治疗以理气化痰、消瘿散结为基本治则。瘿肿质地较硬及有结节者,配合活血化瘀;火郁阴伤而表现为阴虚火旺者,以滋阴降火为主。

4. 辨证用药

(1)气郁痰阻

【临床表现】　颈前喉结两旁结块肿大,质软不痛,颈部觉胀,胸闷,喜太息,或兼胸胁窜痛,病情常随情志波动,苔薄白,脉弦。

【治疗原则】　理气舒郁,化痰消瘿。

【常用方药】　四海舒郁丸加减。肝气不疏明显而见胸闷、胁痛者,加柴胡、枳壳、香附、延胡索、川楝子;咽部不适,声音嘶哑者,加牛蒡子、木蝴蝶、射干利咽消肿。

【常用中成药】

五海瘿瘤丸:软坚消肿。用于痰核瘿瘤,瘰疬,乳核。

小金丸:散结消肿,化瘀止痛。用于痰气凝滞所致的瘰疬、瘿瘤、乳岩、乳癖,症见肌域肌肤下肿块一处或数处,推之能动,或骨及骨关节肿大,皮色不变,肿硬作痛。

(2)痰结血瘀

【临床表现】　颈前喉结两旁结块肿大,按之较硬或有结节,肿块经久未消,胸闷,纳差,舌质暗或紫,苔薄白或白腻,脉弦或涩。

【治疗原则】　理气活血,化痰消瘿。

【常用方药】　海藻玉壶汤加减。胸闷不舒者,加郁金、香附、枳壳理气开郁;郁久化火而见烦热、舌红苔黄、脉数者,加夏枯草、牡丹皮、玄参、栀子;纳差、便溏者,加白术、茯苓、山药;结块较硬或有结节者,加黄药子、三棱、莪术、露蜂房、僵蚕等;结块坚硬且不可移者,加土贝母、莪术、山慈菇、龙葵适量使用。

【常用中成药】

消瘿五海丸:散结消瘿,活血化瘀。用于瘿瘤初起、淋巴结结核、甲状腺肿大。

（3）肝火旺盛

【临床表现】　颈前喉结两旁轻度或中度肿大,一般柔软光滑,烦热,容易出汗,性情急躁易怒,眼球突出,手指颤抖,面部烘热,口苦,舌质红,苔薄黄,脉弦数。

【治疗原则】　清肝泻火,消瘿散结。

【常用方药】　栀子清肝汤合消瘰丸加减。前方清肝泻火,后方清热化痰,软坚散结。肝火旺盛,烦躁易怒,脉弦数者,加龙胆草、黄芩、青黛、夏枯草;手指颤抖者,加石决明、钩藤、白蒺藜、天麻平肝息风;胃热内盛而见多食易饥者,加生石膏、知母。火郁伤阴,阴虚火旺而见烦热,多汗,消瘦乏力,舌红少苔,脉细数者,用二冬汤合消瘰丸加减。

【常用中成药】

甲亢灵片:平肝潜阳,软坚散结,用于肝郁化火,阴虚阳亢所致的心悸,汗多,烦躁,易怒,咽干;甲状腺功能亢进见上述证候者。

夏枯草膏:清火,散结,消肿。用于火热内蕴证,症见颈间瘿瘤,心烦易怒,口苦咽干,便秘,尿黄,舌质红,苔薄黄,脉弦;单纯性甲状腺肿大见上述证候者。

（4）心肝阴虚

【临床表现】　颈前喉结两旁结块或大或小,质软,病起较缓,心悸不宁,心烦少寐,易出汗,手指颤动,眼干,目眩,倦怠乏力,舌质红,苔少或无苔,舌体颤动,脉弦细数。

【治疗原则】　滋阴降火,宁心柔肝。

【常用方药】　天王补心丹或一贯煎加减。前方滋阴清热,宁心安神,后方养阴疏肝。手指及舌体颤抖者,加钩藤、白蒺藜、鳖甲、白芍平肝息风;脾胃运化失调致大便稀溏、便次增加者,加白术、薏苡仁、山药、麦芽;肾阴亏虚而见耳鸣、腰膝酸软者,加龟甲、桑寄生、牛膝、女贞子;病久正气伤耗,而见消瘦乏力,妇女月经量少或经闭,男子阳痿者,加黄芪、太子参、山茱萸、熟地黄、枸杞子、制何首乌等。

【常用中成药】

天王补心丹:滋阴清热,养血安神。主治阴虚血少,神志不安证。

（5）脾肾阳虚

【临床表现】　畏寒,四末不温,倦怠懒动,大便干结或正常,纳差,嗜卧,舌淡,苔白。

【治疗原则】　助阳益气。

【常用方药】　金匮肾气丸加减或四君子汤加减。

【常用中成药】

金匮肾气丸:温补肾阳,化气行水。用于肾虚水肿,腰膝酸软,小便不利,畏寒肢冷。

附子理中丸:温中健脾。用于脾胃虚寒,脘腹冷痛,呕吐泄泻,手足不温。

（二）临床中药学服务指导

1. 辨证选药　临床上常用消瘿散结中药如昆布、海藻、黄药子、海蛤壳、牡蛎等,可配伍用于各型瘿病的治疗。病人出现双眼突出症状者,可根据病情适当使用清肝明目或养肝明目中药,如夏枯草、青葙子、谷精草、密蒙花、菊花、决明子、石决明、枸杞子、菟丝子等。

2. **用药告知**　关注有毒药物的应用，如黄药子有毒，长期使用会引起肝脏损伤，用量不宜过大，不宜长期使用。因缺碘引起的地方性甲状腺肿，可经常食用海带或使用加碘盐，以增加碘的摄入。禁忌刺激性食物。

3. **病证禁忌**　治疗瘿病的药物多以消法祛邪，易伤正气，故气虚阴伤者慎用。

4. **配伍禁忌**　常用消瘿散结的药物药性寒凉，以治疗瘿病属热者为宜。若用于瘿病无热者，应配伍相应的药物，以制约其寒凉之性。若病人确系缺碘引起的地方性甲状腺肿，海藻、昆布等含碘中药可重点使用；若属甲状腺功能亢进者，则宜慎重使用。

5. **特殊人群用药禁忌**　部分消瘿散结药有破血消积功效，孕妇及月经期妇女慎用。肝肾功能不全者慎用黄药子等。

第五节　泌尿系统疾病中药合理用药指导

泌尿系统疾病多见于中医学"水肿""淋证"等临床病证的范畴。中医药在治疗泌尿系统疾病方面有自身的优势，但是临床应用过程中，要严防出现不良反应，加强关注临床中药学角度的安全用药。

一、水肿

水肿是体内水液潴留，泛滥肌肤，以头面、眼睑、四肢、腹背甚至全身浮肿为特征表现的一类病症，严重的还可能伴有胸腔积液、腹水等。由于致病因素及体质的差异，水肿的病理性质有阴水、阳水之分，并可相互转换或兼夹。现代医学中的急慢性肾小球肾炎、肾病综合征、继发性肾小球疾病等出现以上证候特征者均可参考本节内容。

（一）疾病概述

1. **病因病机**　水肿是由风邪袭表，疮毒内犯，外感水湿，饮食不节及禀赋不足，久病劳倦导致水湿停聚体内或泛于肌表而发病。

2. **诊断概要**

（1）水肿先从眼睑或下肢开始，继及四肢、全身。轻者仅眼睑或足胫水肿，重者全身皆肿，甚则腹大胀满，气喘不能平卧。严重者可见尿闭，恶心呕吐，口有秽味，齿衄鼻衄；甚则头痛，抽搐，神昏谵语等危象。可有乳蛾、心悸、疮毒、紫癜及久病体虚史。

（2）尿常规、24 h尿蛋白定量、血常规、红细胞沉降率、血浆白蛋白、血尿素氮、血肌酐、体液免疫，以及心电图、心功能测定、B超等实验室检查，可明确本病诊断。

3. **治疗原则**　水肿病位在肺、脾、肾三脏，而以肾为最关键。阳水属实，多由外感风邪、疮毒、水湿而成，病位在肺、脾；阴水复感外邪而成本虚标实之证。现临床常用的方法：一是上下异治，上半身肿甚，以发汗为主，下半身肿甚，以利小便为主；二是阴阳分治，阳水以祛邪为主，阴水以扶阳为主。若有瘀血征象，可综合应用活血化瘀法。

4. **辨证用药**

（1）风水相搏

【临床表现】　开始眼睑水肿，继则四肢全身水肿，皮肤光泽，按之凹陷易复，伴有发热，咽痛，咳嗽等症，舌苔薄白，脉浮或数。

【治疗原则】　祛风宣肺行水。

【常用方药】　越婢加术汤加减。风热偏盛者，加连翘、桔梗、板蓝根、鲜芦根；风寒偏盛者，去石膏，加苏叶、桂枝、防风；一身悉肿，小便不利者，加茯苓、泽泻；咳喘较甚者，可加苦杏仁、前胡。

【常用中成药】

肾炎解热片：疏风解热，宣肺利水。用于风热犯肺所致的水肿/急性肾炎，症见发热不恶寒或热重寒轻，头面眼睑水肿，咽喉肿痛或口干咽痛，肢体酸痛，小便短赤，舌苔薄黄，脉浮数等。

（2）湿热内蕴

【临床表现】　水肿较剧，肌肤绷急，腹大胀满，胸闷烦热，气粗口干，大便干结，小便短黄，舌红，苔黄腻，脉细滑数。

【治疗原则】　清热解毒，利湿消肿。

【常用方药】　五皮饮合胃苓汤加减。五皮饮由桑白皮、陈皮、大腹皮、茯苓皮、生姜皮组成；胃苓汤由苍术、厚朴、陈皮、甘草、桂枝、白术、茯苓、猪苓、泽泻、生姜、大枣组成。前者理气化湿利水；后者通阳利水，燥湿运脾。外感风邪，肿甚而喘者，可加麻黄、苦杏仁、葶苈子；面肿，胸满，不得卧者，加苏子、葶苈子；湿困中焦，脘腹胀满者，加川椒目、大腹皮、干姜。

【常用中成药】

肾炎四味片：活血化瘀，清热解毒，补肾益气。用于湿热内蕴兼气虚所致的水肿，症见水肿，腰痛，乏力，小便不利。

黄葵胶囊：清利湿热，解毒消肿。用于慢性肾炎之湿热证，症见水肿，腰痛，蛋白尿，血尿，舌苔黄腻等。

肾炎舒胶囊：益肾健脾，利水消肿。用于治疗脾肾阳虚型肾炎引起的水肿，腰痛，头晕，乏力等。符合本证候之急性肾炎，急性肾盂肾炎，尿路感染，慢性肾炎，肾病综合征等。

（3）脾虚湿困

【临床表现】　面浮足肿，反复消长，劳后或午后加重，脘胀纳少，面色㿠白，神倦乏力，尿少色清，大便或溏，舌苔白滑，脉细弱。

【治疗原则】　健脾化湿，通阳利水。

【常用方药】　实脾饮加减。气虚甚，症见气短声弱者，加人参、黄芪；小便短少者，加桂枝、泽泻。

【常用中成药】

肾炎舒片：益肾健脾，利水消肿。用于治疗脾肾阳虚型肾炎引起的水肿，腰痛，头晕，乏力等症。

五苓散：温阳化气，利湿行水。用于阳不化气，水湿内停所致的水肿，症见小便不利，水肿腹胀，呕逆泄泻，渴不思饮。

肾炎消肿片：健脾渗湿，通阳利水。用于急慢性肾炎脾虚湿肿证候，症见肢水浮肿，晨起面肿甚，午后腿肿较重，按之凹陷，身体重困，尿少，脘胀食少，舌苔白腻，脉沉缓。

（4）阳虚水泛

【临床表现】　全身高度水肿，腹大胸满，卧则喘促，畏寒神倦，面色萎黄或苍白，纳少，尿短少，舌淡胖，边有齿印，苔白，脉沉细或结代。

【治疗原则】　温肾助阳，化气行水。

【常用方药】　真武汤加减。小便不利，水肿较甚者，合五苓散并用；神疲肢冷者，加巴戟天、肉桂；咳喘面浮，汗多，不能平卧者，加党参、蛤蚧、五味子、山茱萸、煅牡蛎；心悸，唇发绀，脉虚数者，加肉桂、炙甘草，加重附子剂量。

【常用中成药】

肾炎康复片：益气养阴，补肾健脾，清除余毒。主治慢性肾小球肾炎，属于气阴两虚，脾肾不足，毒热未清证者，表现为神疲乏力，腰酸腿软，面浮肢肿，头晕耳鸣，蛋白尿，血尿等。

金匮肾气丸：温补肾阳，化气行水。用于肾虚水肿，腰膝酸软，小便不利，畏寒肢冷。

强肾片：补肾填精，益气壮阳，扶正固本。用于肾虚水肿、腰痛、遗精、阳痿、早泄等症，亦可用于属肾虚证的慢性肾炎和久治不愈的肾盂肾炎，见有全身水肿，腰以下为甚，反复发作，神疲体倦，头晕耳鸣，腰膝酸软或疼痛，小便不利等症。

济生肾气丸：温肾化气，利水消肿。用于肾阳不足、水湿内停所致的肾虚水肿，腰膝酸重，小便不利，痰饮咳喘等。

肾炎温阳片：温肾健脾，化气行水。用于慢性肾炎，症见脾肾阳虚，全身水肿，面色苍白，脘腹胀满，纳少便溏，神倦尿少。

（5）水瘀互结

【临床表现】 水肿延久不退，肿势轻重不一，以下肢为主，皮肤瘀斑，腰部刺痛，舌紫暗，苔白，脉沉细涩。

【治疗原则】 活血祛瘀，化气行水。

【常用方药】 桃红四物汤合五苓散加减。桃红四物汤由当归、白芍、熟地黄、川芎、桃仁、红花组成；五苓散由茯苓、猪苓、白术、泽泻、桂枝组成。桃红四物汤活血化瘀；五苓散通阳行水。若全身肿甚，气喘烦闷，小便不利，此为血瘀水盛，肺气上逆，可加葶苈子、椒目、泽兰；如见腰膝酸软，神疲乏力，可合用济生肾气丸；对阳虚者，可配黄芪、附子。

【常用中成药】

肾康宁片：温肾，益气，和血，渗湿。用于脾肾阳虚，血瘀湿阻所致的水肿/慢性肾炎，肾气亏损，肾功能不全所引起的腰酸、疲乏、畏寒及夜尿增多。

肾衰宁胶囊：益气健脾，活血化瘀，通腑泄浊。用于脾失运化，浊瘀阻滞，升降失调所引起的面色萎黄、腰痛倦怠、恶心呕吐、食欲减退、小便不利、大便黏滞及多种原因引起的慢性肾功能不全。

（二）临床中药学服务指导

1. 辨证选药 根据水肿的不同类型、病变部位、病程长短等合理用药。风水偏盛者，治疗宜选择以祛风宣肺行水为主要功效的药物；湿热内蕴者，治疗宜选择以清热利湿为主要功效的药物；脾虚湿困者，治疗宜选择以健脾化湿为主要功效的药物；脾肾阳虚者，治疗宜选择以温肾健脾助阳为主要功效的药物；水瘀互结者，治疗宜选择以活血利水为主要功效的药物。

2. 用药告知 治疗水肿的中药饮片善通利下行，过服易伤阴津，不宜长期或大量使用，应中病即止，以防利尿太过。内服入汤剂，或入丸散。本类药物宜饭前或空腹服，以充分发挥利尿作用。服药期间不宜食用油腻、生冷、辛辣的食物。

3. 病证禁忌 本病治疗药物多淡渗利湿，耗伤阴液，阴虚津亏、口干舌燥者慎用，肾虚遗精遗尿者宜慎用或忌用。

4. 配伍禁忌 本病治疗药物性偏沉降，下行渗利，具有降血压、降血糖作用的药物不宜与降血压、降血糖化学药物同用。慎与利尿药、强心药等同用，尤其注意中西复方制剂的药物配伍情况。

5. 特殊人群用药禁忌 性滑利下行的药物如薏苡仁、冬葵子，孕妇慎用或忌用，儿童及老年人不宜长期或大量服用。水肿见肾功能不全者当慎用有肾毒性的药物。

二、淋证

淋证是以小便频数，淋沥刺痛，欲出未尽，小腹拘急，或痛引腰腹为主症的一类病症。根据病因和症状特点不同，可分为热淋、血淋、石淋、气淋、膏淋、劳淋六证。现代医学的急慢性尿路感染、泌尿道结核、尿路结石、慢性前列腺炎、膀胱炎、乳糜尿、尿道综合征等疾病出现以上证候特征者均可参考本节内容。

（一）疾病概述

1. 病因病机　淋证是由外感湿热、饮食不节、情志失调、禀赋不足或劳伤久病等因素引起湿热蕴结下焦,肾与膀胱气化不利,水道不利而发病。

2. 诊断概要

（1）小便频数,淋漓涩痛,小腹拘急引痛,为各种淋证的主症,是诊断淋证的主要依据。但还需根据各种淋证的不同临床特征,以确定不同的淋证类型。病久或反复发作后,常伴有低热、腰痛、小腹坠胀、疲劳等。每因疲劳、情志变化、不洁房事而诱发。

（2）尿常规、尿培养及血生化等有利于明确本病诊断。

3. 治疗原则　淋证病位在膀胱与肾,与肝、脾相关。淋证多以肾虚为本,膀胱湿热为标。实则清利,虚则补益,是治疗淋证的基本原则。实证以膀胱湿热为主者,治宜清热利湿;以热灼血络为主者,治宜凉血止血;以砂石结聚为主者,治宜通淋排石;以气滞不利为主者,治宜利气疏导。虚证以脾虚为主者,治宜健脾益气;以肾虚为主者,治宜补虚益肾。

4. 辨证用药

（1）热淋

【临床表现】　小便频数短涩,灼热刺痛,溺色黄赤,少腹拘急胀痛,或有寒热、口苦、呕恶,或有腰痛拒按,或有大便秘结,苔黄腻,脉滑数。

【治疗原则】　清热利湿通淋。

【常用方药】　八正散加减。大便秘结,腹胀者,可重用生大黄、枳实;伴寒热,口苦,呕恶者,可合小柴胡汤;湿热伤阴见口干,舌红少苔,脉细者,去大黄,加生地黄、知母、白茅根。

【常用中成药】

八正合剂:清热利尿,通淋。用于下焦湿热所致的热淋,症见小便短赤,淋漓涩痛,口燥咽干,舌苔黄腻,脉滑数。

三金片:清热解毒,利湿通淋,益肾。用于下焦湿热所致的热淋,小便短赤,淋漓涩痛,尿急频数;急慢性肾盂肾炎、膀胱炎、尿路感染见上述证候者。

尿感宁颗粒:清热解毒,利尿通淋,抗菌消炎。用于膀胱湿热所致的淋证,症见尿频,尿急,尿道涩痛,尿色偏黄,小便淋漓不尽等;急性尿路感染见上述证候者。

热淋清颗粒:清热解毒,利尿通淋。用于湿热蕴结,小便黄赤,淋漓涩痛之症;尿路感染、肾盂肾炎见上述证候者。

复方石韦片:清热燥湿,利尿通淋。用于下焦湿热所致的热淋,症见小便不利,尿频,尿急,尿痛,下肢水肿;急慢性肾小球肾炎、肾盂肾炎、膀胱炎、尿道炎见上述证候者。

（2）石淋

【临床表现】　尿中夹砂石,排尿涩痛,或排尿时突然中断,尿道窘迫疼痛,少腹拘急,往往突发一侧腰腹绞痛难忍,甚则牵及外阴,尿中带血,舌红,苔薄黄,脉弦或带数。若病久砂石不去,可伴见面色少华,精神萎顿,少气乏力,舌淡边有齿印,脉细而弱;或腰腹隐痛,手足心热,舌红少苔,脉细数。

【治疗原则】　清热利湿,排石通淋。

【常用方药】　石韦散加减。临证应用时多加金钱草、海金沙、鸡内金等;腰腹绞痛者,加芍药、甘草;尿中带血者,可加小蓟、生地黄、藕节;小腹胀痛者加木香、乌药;绞痛缓解,多无明显自觉症状,常用金钱草煎汤代茶;结石过大,阻塞尿路,肾盂严重积水者,宜手术治疗。

【常用中成药】

排石颗粒:清热利水,通淋排石。用于下焦湿热所致的石淋,症见腰腹疼痛,排尿不畅或伴有血尿;

泌尿系结石见上述证候者。

泌石通胶囊：清热逐湿，行气化瘀。用于气滞血瘀型及湿热下注型肾结石或输尿管结石 1.0 cm 以下者。

石淋通片：清热利尿，通淋排石。用于湿热下注所致的热淋、石淋，症见尿频，尿急，尿痛，或尿有砂石；尿路结石、肾盂肾炎见上述证候者。

复方石淋通片：清热利湿，通淋排石。用于下焦湿热所致的热淋、石淋，症见肾区绞痛，尿频，尿涩，苔黄腻，脉数滑；尿路结石、泌尿系感染见上述证候者。

结石康胶囊：清热利湿，益气活血，利尿排石。用于泌尿系统感染，膀胱炎，肾炎水肿，尿路结石，血尿，淋漓浑浊，尿道灼痛等。

金甲排石胶囊：活血化瘀，利尿通淋。用于砂淋、石淋等属于湿热瘀阻证候者。

(3) 血淋

【临床表现】　小便热涩刺痛，尿色深红，或夹有血块，疼痛满急加剧，或见心烦，舌尖红，苔黄，脉滑数。

【治疗原则】　清热通淋，凉血止血。

【常用方药】　小蓟饮子加减。舌暗或有瘀点，脉细涩者，加三七、牛膝、桃仁以化瘀止血；出血不止者，可加仙鹤草、琥珀粉；尿痛涩滞不显著，腰膝酸软，神疲乏力，舌淡红，脉细数者，当滋阴清热，补虚止血，方用知柏地黄丸加减。

【常用中成药】

黄葵胶囊：清利湿热，解毒消肿。用于慢性肾炎之湿热证，症见水肿，腰痛，蛋白尿，血尿，舌苔黄腻等。

肾炎灵胶囊：清热凉血，滋阴养肾。用于慢性肾小球肾炎。

(4) 气淋

【临床表现】　少腹胀满明显，小便涩滞疼痛，尿后余沥不尽，舌薄白，脉弦。

【治疗原则】　理气疏导，通淋利尿。

【常用方药】　沉香散加减。胸胁胀满者，加青皮、乌药、小茴香、郁金；气滞日久，舌暗有瘀斑，脉涩者，加红花、赤芍、益母草；若久病少腹坠胀，尿有余沥，面色萎黄，舌质淡，脉虚细无力，可用补中益气汤。

【常用中成药】

癃清片：清热解毒，凉血通淋。用于下焦湿热所致的热淋，症见尿频，尿急，尿短，腹痛，尿血，小腹疼痛，舌红，苔黄，脉数滑；亦用于慢性前列腺炎湿热蕴结兼瘀血证，症见小便频急，尿后余沥不尽，尿道灼热，会阴、少腹、腰骶部疼痛或不适等。

(5) 膏淋

【临床表现】　小便浑浊如米泔水，倦怠，乏力，舌质红，苔黄腻，脉濡。

【治疗原则】　清热利湿，分清泄浊。

【常用方药】　程氏萆薢分清饮加减。小腹胀，尿涩不畅者，加乌药、青皮；伴有血尿者，加小蓟、藕节、白茅根；小便黄赤，热痛明显者，加甘草梢、竹叶、通草；病久湿热伤阴者，加生地黄、麦冬、知母。

【常用中成药】

萆薢分清丸：分清化浊，温肾利湿。用于肾不化气，清浊不分，小便频数，时下白浊。可治疗前列腺炎，淋菌性、非淋菌性尿道炎。

妇科分清丸：清热利湿，活血止痛。用于湿热瘀阻下焦所致的妇女热淋，症见尿频，尿急，溲少涩痛，尿赤浑浊。

泌尿宁胶囊：清热通淋,利尿止痛,补肾固本。用于热淋,小便赤涩热痛及泌尿系感染。

（6）劳淋

【临床表现】　小便不甚赤涩,溺痛不甚,但淋漓不已,时作时止,病程缠绵,遇劳即发,腰膝酸软,神疲乏力,舌质淡,脉细弱。

【治疗原则】　补脾益肾。

【常用方药】　无比山药丸加减。若中气下陷,症见少腹坠胀,尿频涩滞,余沥难尽,不耐劳累,面色无华,少气懒言,舌淡,脉细无力,可用补中益气汤加减。

【常用中成药】

无比山药丸：健脾补肾。用于脾肾两虚,食少肌瘦,腰膝酸软,目眩耳鸣。

前列舒丸：扶正固本,益肾利尿。用于肾虚所致的淋证,症见尿频,尿急,排尿滴沥不尽等;慢性前列腺炎及前列腺增生症见上述证候者。

（二）临床中药学服务指导

1. 辨证选药　根据淋证的不同类型、病情的轻重等不同合理用药。如热淋,治疗宜选择以清热利尿通淋为主要功效的药物;石淋,治疗宜选择以排石通淋为主要功效的药物;血淋,治疗宜选择以凉血止血通淋为主要功效的药物;气淋,治疗宜选择以理气利尿为主要功效的药物;膏淋,治疗宜选择以清热利湿为主要功效的药物;劳淋,治疗宜选择以补脾益肾为主要功效的药物。

2. 用药告知　内服入汤剂,或入丸散。入汤剂常规煎煮。宜饭后服用。服药期间不宜食用油腻、酸性、辛辣的食物。

3. 病证禁忌　本病治疗药物多利尿通淋,肾功能不全者慎用。脾胃虚寒,内伤劳倦,气虚下陷,肾虚滑精及肾阳虚者忌用。

4. 配伍禁忌　本病治疗药物不宜与利尿药同用。尤其注意中西复方制剂的药物配伍情况。

5. 特殊人群用药禁忌　肾功能不全者不宜大量长期服用。利尿通淋药物多下行滑利,孕妇慎用。

第六节　循环系统疾病中药合理用药指导

循环系统疾病多见于中医学"胸痹心痛""心悸"等临床病证的范畴。中医药在治疗循环系统疾病方面有明显的优势,注意在临床应用过程中,做好临床中药学服务以保证合理用药,减少安全隐患,保障治疗效果。

一、胸痹心痛

胸痹心痛是由于正气亏虚,饮食、情志、寒邪等致痰浊、瘀血、气滞、寒凝痹阻心脉,以膻中或左胸部发作性憋闷、疼痛为主要临床表现的一种病证。轻者偶发短暂轻微的胸部沉闷或隐痛,或为发作性膻中或左胸膺闷痛不适;重者疼痛剧烈,或呈压榨样绞痛。常伴有心悸,气短,呼吸不畅,甚至喘促,惊恐不安,面色苍白,冷汗自出等。多由劳累、饱餐、寒冷及情绪激动而诱发,亦可无明显诱因或安静时发病。胸痹心痛相当于西医的缺血性心脏病——心绞痛,西医学肋间神经痛等其他疾病表现为膻中及左胸部发作性憋闷疼痛为主症时也可参照本节辨证论治。

（一）疾病概述

1. 病因病机　胸痹心痛的病机关键在于外感或内伤引起心脉痹阻,其病位在心,但与肝、脾、肾三脏功能失调有密切的关系。其病性有虚实两方面,常常为本虚标实,虚实夹杂,虚者多见气虚、阳虚、阴虚、血虚,尤以气虚、阳虚多见;实者不外气滞、寒凝、痰浊、血瘀,并可交互为患,其中又以血瘀、痰浊多见。但虚实两方面均以心脉痹阻不畅,不通则痛为病机关键。发作期以标实表现为主,血瘀、痰浊为突出,缓解期主要有心、脾、肾气血阴阳之亏虚,其中又以心气虚、心阳虚最为常见。

2. 诊断概要

(1)左侧胸膺或膻中处突发憋闷而痛,疼痛性质为灼痛、绞痛、刺痛或隐痛、含糊不清的不适感等,疼痛常可窜及肩背、前臂、咽喉、胃脘部等,常兼心悸。突然发病,时作时止,反复发作。持续时间短暂,一般几秒至数十分钟,经休息或服药后可迅速缓解。多见于中年以上,常因情志波动、气候变化、多饮暴食、劳累过度等而诱发。亦有无明显诱因或安静时发病者。

(2)心电图、动态心电图、运动试验,必要时心肌酶谱、红细胞沉降率、白细胞总数等检查,有助于明确本病诊断。

3. 治疗原则　针对本病本虚标实,虚实夹杂,发作期以标实为主,缓解期以本虚为主的病机特点,其治疗应补其不足,泻其有余。本虚宜补,权衡心之气血阴阳之不足,有无兼见肝、脾、肾脏之亏虚,调阴阳补气血,调整脏腑之偏衰,尤应重视补心气、温心阳;标实当泻,针对气滞、血瘀、寒凝、痰浊而理气、活血、温通、化痰,尤重活血通络、理气化痰。由于本病多为虚实夹杂,故要做到补虚勿忘邪实,祛邪勿忘本虚,权衡标本虚实之多少,确定补泻法度之适宜。

4. 辨证用药

(1)心血瘀阻

【临床表现】　心胸疼痛剧烈,如刺如绞,痛有定处,甚则心痛彻背,背痛彻心,或痛引肩背,伴有胸闷,日久不愈,可因暴怒而加重,舌质暗红,或紫暗,有瘀斑,舌下瘀滞,苔薄,脉涩或结、代、促。

【治疗原则】　活血化瘀,通脉止痛。

【常用方药】　血府逐瘀汤加减。兼寒者,可加细辛、桂枝等温通散寒之品;兼气滞者,可加沉香、檀香辛香理气止痛之品;兼气虚者,加黄芪、党参、白术等补中益气之品;若瘀血痹阻重证,表现为胸痛剧烈,可加乳香、没药、郁金、延胡索、降香、丹参等加强活血理气止痛的作用。

【常用中成药】

益心酮片:活血化瘀,宣通血脉。用于瘀血阻脉所致的胸痹,症见胸闷憋气,心前区刺痛,心悸健忘,眩晕耳鸣;冠心病心绞痛、高脂血症、脑动脉供血不足见上述证候者。

丹参颗粒:活血化瘀。用于瘀血闭阻所致的胸痹,症见胸部疼痛,痛处固定;冠心病心绞痛见上述证候者。

冠心丹参片:活血化瘀,理气止痛。用于气滞血瘀所致的胸闷,胸痹,心悸,气短;冠心病见上述证候者。

心达康胶囊:化瘀通脉。用于心血瘀阻所致的胸痹,症见心悸,心痛,气短胸闷等;冠心病心绞痛见上述证候者。

麝香保心丸:芳香温通,益气强心。用于气滞血瘀所致的胸痹,症见心前区疼痛,固定不移;心肌缺血所致的心绞痛、心肌梗死见上述证候者。

可达灵片:活血化瘀,利气止痛。用于气滞血瘀所致的胸痹,症见心悸心痛,气短胸闷;冠心病心绞痛、急性心肌梗死、陈旧性心肌梗死见上述证候者。

心宁片:理气止痛,活血化瘀。用于气滞血瘀所致的胸痹,症见胸闷,胸痛,心悸,气短;冠心病心绞痛见上述证候者。

血府逐瘀口服液:活血化瘀,行气止痛。用于气滞血瘀所致的胸痹,头痛日久,痛如针刺而有定处,内热烦闷,心悸失眠,急躁易怒。

精制冠心胶囊:活血化瘀。用于瘀血内停所致的胸痹,症见胸闷胸痛。

（2）寒凝心脉

【临床表现】　卒然心痛如绞,或心痛彻背,背痛彻心,或感寒痛甚,心悸气短,形寒肢冷,冷汗自出,苔薄白,脉沉紧或促。多因气候骤冷或感寒而发病或加重。

【治疗原则】　温经散寒,活血通脉。

【常用方药】　当归四逆汤加减。可加瓜蒌、薤白,通阳开痹;疼痛较著者,可加延胡索、郁金活血理气定痛。若疼痛剧烈,心痛彻背,背痛彻心,痛无休止,伴有身寒肢冷,气短喘息,脉沉紧或沉微,为阴寒极盛,胸痹心痛重证,治以温阳逐寒止痛,方用乌头赤石脂丸。

【常用中成药】

冠心苏合滴丸:理气,宽胸,止痛。用于寒凝气滞,心脉不通所致的胸痹,症见胸闷心痛;冠心病心绞痛见上述证候者。

宽胸气雾剂:辛温通阳,理气止痛。用于阴寒阻滞,气机郁闭所致的胸痹,症见胸闷心痛,形寒肢冷;冠心病心绞痛见上述证候者。

心痛宁滴丸:温经活血,理气止痛。用于寒凝气滞,血瘀阻络所致的胸痹心痛,遇寒发作,舌苔色白,有瘀斑者。

（3）痰浊闭阻

【临床表现】　胸闷重而心痛轻,形体肥胖,痰多气短,遇阴雨天而易发作或加重,伴有倦怠乏力,纳呆便溏,口黏,恶心,咯吐痰涎,苔白腻或白滑,脉滑。

【治疗原则】　通阳泄浊,豁痰开结。

【常用方药】　瓜蒌薤白半夏汤加味。常加枳实、陈皮行气滞,破痰结;加石菖蒲化浊开窍;加桂枝温阳化气通脉;加干姜、细辛温阳化饮,散寒止痛。若病人痰黏稠,色黄,大便干,苔黄腻,脉滑数,用黄连温胆汤清热化痰,常配伍郁金、川芎理气活血,化瘀通脉;若痰浊闭塞心脉,卒然剧痛,可用苏合香丸芳香温通止痛;因于痰热闭塞心脉者用猴枣散,清热化痰,开窍镇惊止痛。

【常用中成药】

舒心降脂片:活血化瘀,通阳降浊,行气止痛。用于气血痰浊痹阻所致的胸痹心痛,心悸失眠,脘痞乏力;冠心病、高脂血症见上述证候者。

心通口服液:益气活血,化痰通络。用于气阴两虚,痰瘀痹阻所致的胸痹,症见心痛,胸闷,气短,呕恶,纳呆;冠心病心绞痛见上述证候者。

（4）心气虚弱

【临床表现】　心胸阵阵隐痛,胸闷气短,动则益甚,心中悸动,倦怠乏力,神疲懒言,面色㿠白,或易出汗,舌质淡红,舌体胖且边有齿痕,苔薄白,脉细缓或结代。

【治疗原则】　补养心气,鼓动心脉。

【常用方药】　保元汤加减。可加丹参或当归,养血活血。若兼见心悸气短,头昏乏力,胸闷隐痛,口干咽干,心烦失眠,舌红或有齿痕,为气阴两虚,可用养心汤,养心宁神。

【常用中成药】

舒心口服液:补益心气,活血化瘀。用于心气不足,瘀血内阻所致的胸痹,症见胸闷憋气,心前区刺痛,气短乏力;冠心病心绞痛见上述证候者。

参芍胶囊:活血化瘀,益气止痛。用于气虚血瘀所致的胸痹,症见胸闷,胸痛,心悸,气短;冠心病心绞痛见上述证候者。

通心络胶囊:益气活血,通络止痛。用于冠心病心绞痛属心气虚乏,血瘀络阻证,症见胸部憋闷、刺痛、绞痛,固定不移,心悸自汗,气短乏力,舌质紫暗或有瘀斑,脉细涩或结代。

康尔心胶囊:益气养阴,活血止痛。用于气阴两虚,瘀血阻络所致的胸痹,症见胸闷心痛,心悸气短,腰膝酸软,耳鸣眩晕;冠心病心绞痛见上述证候者。

益心复脉颗粒:益气养阴,活血复脉。用于气阴两虚,心血内阻,胸痹心痛,胸闷不舒,心悸,脉结代。

益心舒胶囊:益气复脉,活血化瘀,养阴生津。用于气阴两虚,瘀血阻脉所致的胸痹,症见胸痛胸闷,心悸气短,脉结代;冠心病心绞痛见上述证候者。

(5) 心肾阴虚

【临床表现】　心胸疼痛时作,或灼痛,或隐痛,心悸怔忡,五心烦热,口燥咽干,潮热盗汗,舌红少津,苔薄或剥,脉细数或结代。

【治疗原则】　滋阴清热,养心安神。

【常用方药】　天王补心丹加减。若阴不敛阳,虚火内扰心神,心烦不寐,舌尖红少津,可合用酸枣仁汤清热除烦安神;如不效,再予黄连阿胶汤,滋阴清火,宁心安神;若阴虚导致阴阳气血失和,心悸怔忡症状明显,脉结代,用炙甘草汤滋阴养血,益气复脉;若兼见头晕,耳鸣,口干,烦热,心悸不宁,腰膝酸软,用左归饮补益肾阴,或河车大造丸滋肾养阴清热;若阴虚阳亢,风阳上扰,加珍珠母、磁石、石决明等重镇潜阳之品,或用羚羊钩藤汤加减;如心肾真阴欲竭,当用大剂西洋参、鲜生地黄、石斛、麦冬、山萸肉等急救真阴,并佐用生牡蛎、乌梅肉、五味子、甘草等酸甘化阴且敛其阴。

【常用中成药】

益脑宁片:益气补肾,活血通脉。用于气虚血瘀,肝肾不足所致的胸痹,症见发作性胸痛,胸闷,憋气,伴气短乏力,心悸自汗,头晕耳鸣等;冠心病心绞痛见上述证候者。

滋心阴口服液:滋养心阴,活血止痛。用于阴虚血瘀所致的胸痹,症见胸闷胸痛,心悸怔忡,五心烦热,夜眠不安,舌红少苔;冠心病心绞痛见上述证候者。

(6) 心肾阳虚

【临床表现】　胸闷或心痛较著,气短,心悸怔忡,自汗,动则更甚,神倦怯寒,面色㿠白,四肢欠温、水肿,舌质淡胖,苔白腻,脉沉细迟。

【治疗原则】　补益肾阳,温振心阳。

【常用方药】　肾气丸合参附汤合桂枝甘草汤加减。阳虚寒凝心脉,心痛较剧者,可酌加鹿角片、川椒、吴茱萸、荜茇、高良姜、细辛、赤石脂。阳虚寒凝而兼气滞血瘀者,可选用薤白、沉香、降香、檀香、焦延胡索、乳香、没药等偏于温性的理气活血药物。

【常用中成药】

灵宝护心丹:强心益气,通阳复脉,芳香开窍,活血镇痛。用于气虚血瘀所致的胸痹,症见胸闷气短,心前区疼痛,脉结代;心动过缓型病态窦房结综合征及冠心病心绞痛、心律失常见上述证候者。

益心丸:益气温阳,活血止痛。用于心气不足,心阳不振,瘀血闭阻所致的胸痹,症见胸闷心痛,心悸气短,畏寒肢冷,乏力自汗;冠心病心绞痛见上述证候者。

镇心痛口服液:益气活血,通络化瘀。用于气虚血瘀,痰阻脉络,心阳失展所致的胸痹,症见胸痛,胸闷,心悸,气短,乏力肢冷;冠心病心绞痛见上述证候者。

脉络通颗粒:益气活血,化瘀止痛。用于心气不足,气虚血瘀所致的胸痹,症见心胸疼痛,胸闷气短,头痛眩晕;冠心病心绞痛见上述证候者。

心力丸:温阳益气,活血化瘀。用于心阳不振、气滞血瘀所致的胸痹心痛,胸闷气短,心悸怔忡;冠心病心绞痛见上述证候者。

活心丸:益气活血,温经通脉。用于气虚血瘀,胸阳失展所致的胸痹,症见胸闷心痛,气短乏力;冠心病心绞痛见上述证候者。

（二）临床中药学服务指导

1. 辨证选药　胸痹心痛属于危急重症，病机关键是心脉挛急或闭塞，发作首先要救急，急则治标，缓则治本，先从祛邪入手，再予扶正，病情稳定后再辨证论治。本虚当分清气、血、阴、阳亏虚，扶正固本常以补气温阳、滋阴养血、益气养阴、补益心肾等为法；标实当分清阴寒、痰浊、血瘀、气滞，祛邪治标常以芳香温通、温助心阳、行气活血、涤痰宣痹为法。

2. 用药告知　多入汤剂或丸散内服。部分药物酒炙加强活血祛瘀之力；部分药物醋炙引药入肝，可加强止痛作用。不宜过食肥甘，应戒烟，少饮酒，宜低盐饮食，多吃水果及富含纤维的食物，保持大便通畅，饮食宜清淡，食勿过饱。若有病情变化应及时就医。

3. 病证禁忌　情志异常可导致脏腑失调，气血紊乱，尤其与心病关系较为密切，故防治本病必须高度重视精神调摄，避免过于激动或喜怒忧思无度，保持心情平静愉快。气候的寒暑晴雨变化对本病的发病亦有明显影响，故宜慎起居，适寒温，居处必须保持安静、通风。

4. 配伍禁忌　使用活血化瘀药时多不宜与阿司匹林、肝素钠、链激酶等抗凝血、溶栓药物合用。

5. 特殊人群用药禁忌　胸痹心痛见血瘀证。使用活血化瘀药时孕妇及月经过多、凝血功能障碍者慎用。

二、心悸

心悸是因外感或内伤，导致气血阴阳亏虚，心失所养；或痰饮瘀血阻滞，心脉不畅，而引起以心中急剧跳动，惊慌不安，不能自主为主要临床表现的一种病证。临床多呈反复发作性，每因情志波动或劳累而发作，且常伴胸闷、气短、失眠、健忘、眩晕、耳鸣等症。病情较轻者为惊悸；较重者为怔忡，可呈持续性。心悸是临床常见病证之一，也可作为临床多种病证的症状，根据本病的临床表现，西医学的各种原因引起的心律失常，如心动过速、心动过缓、期前收缩、心房颤动或扑动、房室传导阻滞、病态窦房结综合征、预激综合征及心功能不全、神经症等，凡以心悸为主要临床表现时，均可参考本节辨证论治。

（一）疾病概述

1. 病因病机　心悸的发病，或由惊恐恼怒，动摇心神，致心神不宁而为惊悸；或因久病体虚，劳累过度，耗伤气血，心神失养，若虚极邪盛，无惊自悸，悸动不已，则成为怔忡。心悸的病位主要在心，由于心神失养，心神动摇，悸动不安，但其发病与脾、肾、肺、肝四脏功能失调相关。心悸的病性主要有虚实两方面，虚者为气血阴阳亏损，心神失养而致；实者多由痰火扰心，水饮凌心及瘀血阻脉而引起，虚实之间可以相互夹杂或转化。总之，本病为本虚标实之证，其本为气血不足，阴阳亏损，其标是气滞、血瘀、痰浊、水饮，临床表现多为虚实夹杂之证。

2. 诊断概要

（1）自觉心慌不安，心跳剧烈，神情紧张，不能自主，心搏或快速，或心跳过重，或忽跳忽止，呈阵发性或持续不止。伴有胸闷不适，易激动，心烦，少寐多汗，颤动，乏力，头晕等。中老年发作频繁者，可伴有心胸疼痛，甚至喘促，肢冷汗出，或见晕厥。常由情志刺激、惊恐、紧张、劳倦过度、饮酒饱食等原因诱发。可见有脉象数、疾、促、结、代、沉、迟等变化。

（2）心电图、超声心电图、动态心电图、血压、胸部 X 线片等检查有助于明确本病诊断。

3. 治疗原则　心悸虚证由脏腑气血阴阳亏虚、心神失养所致者，治当补益气血，调理阴阳，以求气血调畅，阴平阳秘，并配合应用养心安神之品，促进脏腑功能的恢复。心悸实证常因痰饮、瘀血等所致，治当化痰、涤饮、活血化瘀，并配合应用重镇安神之品，以求邪祛正安，心神得宁。临床上心悸表现为虚实夹杂时，当根据虚实之多少，攻补兼施，或以攻邪为主，或以扶正为主。

4. 辨证用药

(1)心虚胆怯

【临床表现】 心悸不宁,善惊易恐,坐卧不安,少寐多梦而易惊醒,食少纳呆,恶闻声响,苔薄白,脉细略数或细弦。

【治疗原则】 镇惊定志,养心安神。

【常用方药】 安神定志丸加减。气虚重者,加黄芪、白术;兼见心阳不振者,加附子、桂枝;自汗者加麻黄根、浮小麦、山萸肉、乌梅;气虚夹湿者,加泽泻、白术、茯苓;气虚夹瘀者,加丹参、桃仁、红花;兼心血不足者,加熟地黄、阿胶;心气郁结,抑郁烦闷者,加柴胡、郁金、合欢皮等。

【常用中成药】

珍珠层粉胶囊:安神定惊。用于心悸胆怯,多因惊恐而发,悸动不安,兼失眠多梦,神疲体倦。

安神温胆丸:和胃化痰,安神定志。用于心胆虚怯,触事易惊,心悸不安,虚烦不寐。

珍合灵片:补气养心,安神定志。用于心气不足所致的心悸胆怯,惊恐而发,失眠多梦等。

宁神灵颗粒:疏肝开郁,镇静安神。用于心悸不宁,心烦易怒,惊厥抽搐,少寐多梦,头昏头痛,胸闷少气。

人参珍珠口服液:补气健脾,安神益智。用于心悸失眠,头昏目糊,健忘,乏力等。

(2)心脾两虚

【临床表现】 心悸气短,头晕目眩,少寐多梦,健忘,面色无华,神疲乏力,纳呆食少,腹胀便溏,舌淡红,脉细弱。

【治疗原则】 补血养心,益气安神。

【常用方药】 归脾汤加减。本方益气滋阴,补血复脉。气虚甚者加黄芪、党参;血虚甚者加当归、熟地黄;气阴两虚者治宜益气养阴,养心安神,用炙甘草汤加减;阴虚甚者,加麦冬、阿胶、玉竹;自汗、盗汗者,加麻黄根、浮小麦;阳虚甚而汗出肢冷,脉结或代者,加制附片、肉桂。

【常用中成药】

柏子养心丸:补气,养血,安神。用于心气虚寒,心悸不宁,失眠多梦,健忘;心律失常、神经衰弱见上述证候者。

十全大补口服液:温补气血。用于气血两虚,心神失养,心神不宁而见气短心悸,面色苍白,头晕自汗,体倦乏力,四肢不温,月经量多;贫血、功能性心律失常见上述证候者。

养心定悸膏:养血益气,复脉定悸。用于气虚血少,心失所养,脉道空虚而见心悸气短,盗汗失眠,咽干舌燥,大便干结;心律失常见上述证候者。

复方阿胶浆:补气养血。用于气血亏虚,心脉失养所致的心悸失眠,倦怠无力,头晕目眩,食欲不振;贫血见上述证候者。

当归补血口服液:补养气血。用于气血两虚,心神失养所致的心悸气短,面色无华,神疲乏力,纳呆食少;神经衰弱见上述证候者。

人参归脾丸:益气养血,健脾养心。用于思虑过度,劳伤心脾而心失所养,症见心悸失眠,头晕目眩,食少乏力,面色萎黄,月经量少,色淡;心律失常见上述证候者。

参芪五味子片:健脾益气,宁心安神。用于心脾两虚,心神失养而致心悸气短,动则气喘易汗,少寐多梦,倦怠乏力,健忘;神经衰弱见上述证候者。

益气养元颗粒:益气补血,养心安神。用于气血两亏,心神失养所致的心慌不安,体弱乏力,少气懒言;贫血、神经衰弱见上述证候者。

芪冬颐心口服液:益气养心,安神止悸。用于气阴两虚,心神失养所致的心悸,胸闷胸痛,气短乏力,心烦失眠,多梦易惊,自汗盗汗,眩晕耳鸣;病毒性心肌炎、冠心病心绞痛见上述证候者。

归脾浓缩丸:益气健脾,养血安神。用于心脾两虚,心失所养所致的气短心悸,失眠健忘,神疲食少,面色萎黄。

(3) 阴虚火旺

【临床表现】 心悸易惊,心烦失眠,五心烦热,口干,盗汗,思虑劳心则症状加重,伴有耳鸣,腰酸,头晕目眩,舌红少津,苔薄黄或少苔,脉细数。

【治疗原则】 滋阴清火,养心安神。

【常用方药】 黄连阿胶汤加减。肾阴亏虚,虚火妄动,遗精腰酸者,加龟板、熟地黄、知母、黄柏,或加服知柏地黄丸,滋补肾阴,清泻虚火。阴虚而火热不明显者,可改用天王补心丹滋阴养血,养心安神。心阴亏虚,心火偏旺者,可改服朱砂安神丸养阴清热,镇心安神。阴虚夹有瘀热者,可加丹参、赤芍、牡丹皮等清热凉血,活血化瘀。夹有痰热者,可加用黄连温胆汤,清热化痰。

【常用中成药】

安神补心丸:养心安神。用于阴血不足,虚火内扰,心失所养所致的心悸失眠,烦躁易惊,头晕耳鸣,或五心烦热,盗汗口干;心律失常、心肌炎见上述证候者。

天王补心丸(丹):滋阴养血,补心安神。用于心肾阴虚,心脏失养,症见心悸气短,失眠健忘;病毒性心肌炎、冠心病、原发性高血压、室性期前收缩及甲状腺功能亢进见上述证候者。

再造生血片:补肝益肾,补气养血。用于肝肾不足,气血两虚所致的心悸气短,头晕目眩,倦怠乏力,腰膝酸软,面色苍白,唇甲色淡。

安神胶囊:补血滋阴,养心安神。用于阴血不足所致的心悸易惊,烦躁不宁,失眠多梦,烦热盗汗,口干咽燥;心律失常、心肌炎见上述证候者。

枣仁安神颗粒:养血安神。用于心血不足,心失所养,症见心悸不宁,气短懒言,失眠多梦,记忆力减退,面色少华;神经衰弱见上述证候者。

田七补丸:补肝益肾,益气养血。用于肝肾不足,气血亏虚,症见心慌不能自主,神疲倦怠,遇劳则发,稍劳尤甚,头晕腰酸;心律失常、心肌炎恢复期见上述证候者。

养血安神丸:滋阴养血,宁心安神。用于阴虚血少之心悸,失眠多梦,手足心热。

补心片:滋阴养血,补心安神。用于阴虚血少之心悸神疲,失眠健忘,大便干结,口舌生疮。

酸枣仁糖浆:清热泻火,养血安神。用于心悸不宁,虚烦不眠,头目眩晕。

更年宁:疏肝解郁,益气养血,健脾安神。用于绝经前后引起的心悸气短,烦躁易怒,眩晕失眠,阵热汗出,胸乳胀痛,月经紊乱等。

(4) 心阳不振

【临床表现】 心悸不安,胸闷气短,动则尤甚,面色苍白,形寒肢冷,舌淡苔白,脉虚弱,或沉细无力。

【治疗原则】 温补心阳,安神定悸。

【常用方药】 桂枝甘草龙骨牡蛎汤加减。汗多者,重用人参、黄芪,加煅龙骨、煅牡蛎、山萸肉,或用独参汤煎服;心阳不足,寒象突出者,加黄芪、人参、附子益气温阳;夹有瘀血者,加丹参、赤芍、桃仁、红花等。

【常用中成药】

心宝丸:温补心肾,益气助阳,活血通脉。用于心肾阳虚,心脉瘀阻,症见畏寒肢冷,动则喘促,心悸气短,下肢肿胀,脉结代;慢性心功能不全、窦房结功能不全引起的心动过缓、病态窦房结综合征及缺血性心脏病引起的心绞痛及心电图缺血性改变而见上述证候者。

益心丸：益气温阳,活血止痛。用于心气不足,心阳不振,瘀血闭阻,症见心悸气短,胸闷心痛,畏寒肢冷,乏力自汗;冠心病心绞痛见上述证候者。

宁心宝胶囊：补肾益精,养心安神。用于心肾阳虚,精血不足,症见心悸,胸闷气短,动则尤甚,倦怠乏力,神疲懒言,体虚易汗,食欲不振;房室传导阻滞、缓慢型心律失常见上述证候者。

补肾益脑片：补肾生精,益气养血。用于精血亏虚,心神失养,而见心慌不安,失眠耳鸣,腰腿酸软;功能性心律失常见上述证候者。

参茸卫生丸：补肾健脾,养血益气。用于脾肾不足,气血亏耗,心失所养所致的心慌不安,不能自主,神疲乏力,气短,腰膝酸软;功能性心律失常见上述证候者。

营心丹：养心通脉,镇静止痛。用于心气不足,心阳虚亏引起的心悸不安,胸闷心痛。

深海龙丸：温补肾阳,补髓填精。用于因肾阳不足,心失所养所致的心悸失眠,腰膝酸软,畏寒肢冷,神疲乏力,头晕耳鸣,小便频数等。

心力丸：温阳益气,活血化瘀。用于心阳不振,气滞血瘀所致的心悸怔忡,胸闷气短,冠心病心绞痛等。

强力脑清素片：补肾健脾,养心安神。用于脾肾两虚,心神失养引起的心悸失眠,食欲不振,神疲乏力,尿频,神经衰弱。

护心胶囊：活血化瘀,温中理气。用于心阳不足引起的心悸汗出,胸痛,胸闷气短,畏寒肢冷,腰膝酸软等症;冠心病见上述证候者。

(5) 水饮凌心

【临床表现】 心悸,胸闷痞满,渴不欲饮,下肢浮肿,形寒肢冷,伴有眩晕,恶心呕吐,流涎,小便短少,舌淡,苔滑,脉沉细而滑。

【治疗原则】 振奋心阳,化气利水。

【常用方药】 苓桂术甘汤加减。兼见恶心呕吐者,加半夏、陈皮、生姜皮和胃降逆止呕;尿少肢肿者,加泽泻、猪苓、防己、大腹皮、车前子利水渗湿;兼见水湿上凌于肺,肺失宣降,出现咳喘者,加苦杏仁、桔梗以开宣肺气,葶苈子、五加皮、防己以泻肺利水;兼见瘀血者,加当归、川芎、丹参活血化瘀。若肾阳虚衰,不能制水,水气凌心,症见心悸,咳喘,不能平卧,水肿,小便不利,可用真武汤,温阳化气利水。方中附子温肾暖土;茯苓健脾渗湿;白术健脾燥湿;白芍利小便,通血脉;生姜温胃散水。

【常用中成药】

心通口服液：益气活血,化痰通络。用于气阴两虚,痰瘀痹阻,症见心悸气短,心痛胸闷,心烦少寐,口干咽痛;心律失常见上述证候者。

救心丸：益气活血,化痰通络。用于痰饮瘀血痹阻心脉,症见心悸怔忡,胸闷气短;冠心病心绞痛、陈旧性心肌梗死、心功能不全见上述证候者。

心达康片：补益心气,化瘀通脉,消痰运脾。用于心气虚弱,心脉瘀阻,痰湿困脾所致的心慌,心悸,心痛,气短胸闷。

(6) 心血瘀阻

【临床表现】 心悸,胸闷不适,心痛时作,痛如针刺,唇甲青紫,舌质紫暗或有瘀斑,脉涩或结或代。

【治疗原则】 活血化瘀,理气通络。

【常用方药】 桃仁红花煎加减,或血府逐瘀汤加减。胸部室闷不适者,加沉香、檀香、降香利气宽胸;胸痛甚者,加乳香、没药、五灵脂、蒲黄、三七粉等活血化瘀,通络定痛;兼气虚者,加黄芪、党参、黄精补中益气;兼血虚者,加何首乌、枸杞子、熟地黄滋养阴血;兼阴虚者,加麦冬、玉竹、女贞子滋阴;兼阳虚者,加制附子、肉桂、淫羊藿温补阳气;兼夹痰浊,而见胸满闷痛,苔浊腻者,加瓜蒌、薤白、半夏理气宽胸化痰。

【常用中成药】

软脉灵口服液：滋补肝肾,益气活血。用于气血亏虚,心血瘀阻所致的心悸失眠,胸闷胸痛,乏力气短;早期脑动脉硬化、冠心病、心肌炎、中风后遗症见上述证候者。

稳心颗粒：益气养阴,活血化瘀。用于气阴两虚,心脉瘀阻,心神失养所致的心悸不宁,气短乏力,胸闷,胸痛;室性期前收缩、房性期前收缩见上述证候者。

冠心生脉口服液：益气生津,活血通脉。用于气阴不足,心脉瘀阻引起的心悸气短,胸闷作痛,自汗乏力,脉微结代;心律不齐见上述证候者。

益心复脉颗粒：益气养阴,活血复脉。用于气阴两虚,瘀血阻脉,症见胸痹心痛,胸闷不舒,心悸气短,神疲失眠,脉结代;心律失常见上述证候者。

益心胶囊：益气养阴,活血通脉。用于心气虚或气阴两虚,瘀血阻脉,症见胸闷胸痛,心悸乏力;冠心病心绞痛见上述证候者。

益心通脉颗粒：益气养阴,活血通络。用于气阴两虚,瘀血阻络,症见胸闷心痛,心悸气短,倦怠汗出,咽喉干燥;冠心病心绞痛见上述证候者。

血府逐瘀口服液：活血化瘀,行气止痛。用于气滞血瘀,心神失养,症见心悸失眠,急躁易怒,胸闷不适。

心安宁片：补肾宁心,活血通络,化浊降脂。用于肾虚血瘀,心脉瘀阻,心神失养,症见心悸不宁,心烦少寐,胸闷不舒,头晕腰酸;冠心病、神经症见上述证候者。

地奥心血康胶囊：活血化瘀,行气止痛。用于瘀血闭阻而致的心悸不安,胸闷不舒,心痛时作,气短喘息;功能性心律失常、冠心病心绞痛见上述证候者。

麝香心脑乐片：活血化瘀,开窍止痛。用于瘀血闭阻,症见心悸怔忡,心胸憋闷,短期喘息;冠心病心绞痛见上述证候者。

（二）临床中药学服务指导

1. 辨证选药　根据心悸的虚实不同,审因施治。虚证分别选用益气、养血、滋阴、温阳的药物,实证则予以行气活血或化痰逐饮之品。此外,无论心悸属实属虚,均应根据心神不宁的特点,酌情加入镇心安神之品,如珍珠母、琥珀、龙骨、牡蛎等,以及解郁宁心之合欢皮和交通心肾之远志。

2. 用药告知　处方中含有矿石类安神药及有毒药物时,只宜暂用,不可久服,中病即止。矿石类安神药,如作丸散剂服时,需配伍养胃健脾之品,以免耗伤胃气。饮食宜清淡、易消化,少食辛辣、过咸、厚腻之品,烟酒、浓茶、咖啡须节制。

3. 病证禁忌　本病多由情绪波动、劳累过度而诱发,药物治疗的同时,须嘱病人自我情绪控制,静坐或静卧休养,常可自行缓解。药物引起的心悸,应停止有关药物的使用。

4. 配伍禁忌　部分安神药与巴比妥类药物及苯二氮䓬类镇静催眠药同用需要减量或咨询医生,部分不宜与碘化物、四环素类药物、强心苷、异烟肼等西药合用,不宜与酶制剂同用。

5. 特殊人群用药禁忌　用于心悸不安的药物常为重镇安神的矿物药或贝壳类药,孕妇应慎用或禁用,儿童、老年人、肝肾功能不全者慎用。

第七节　血液系统疾病中药合理用药指导

血液系统疾病多见于中医学"出血""血虚"等临床病证的范畴。中医药在治疗血液系统疾病方面有突出优势,如果临床应用过程中坚持合理用药,做好药学服务,就可以更好地保证疗效,消除用药隐患。

一、出血证

凡由多种原因致使血液不循常道,或上溢于口鼻诸窍,或下泄于前后二阴,或渗出于肌肤,所形成的疾患,统称为出血证。现代医学中多种急慢性疾病所引起的出血,包括呼吸、消化、泌尿系统疾病有出血症状者,以及造血系统病变所引起的出血性疾病,均可参考本节辨证论治。

(一)疾病概述

1. 病因病机　感受外邪、情志过极、饮食不节、劳倦过度或久病或热病之后导致脉络损伤或血液妄行时,就会引起血液溢出脉外而形成出血证。其共同的病机可以归结为火热熏灼,迫血妄行,气虚不摄,血溢脉外,以及瘀血阻滞,血不循经。病在血脉,涉及脏腑包括心、肺、脾、胃、肝、肠等。

2. 诊断概要

(1)咯血:① 血由肺、气道而来,经咳嗽而出,或觉喉痒、胸闷一咯即出,血色鲜红,或夹泡沫;或痰血相兼、痰中带血。多有慢性咳嗽、痰喘、肺痨等肺系病证。② 实验室检查,如白细胞及分类、红细胞沉降率、痰培养细菌、痰检查抗酸杆菌及脱落细胞,以及胸部 X 线片、支气管镜检或造影、胸部 CT 等,有助于进一步明确咯血的病因。

(2)吐血:① 血随呕吐而出,常会有食物残渣等胃内容物,血色多为咖啡色或紫暗色,也可为鲜红色,可伴大便色黑如漆,或呈暗红色。有胃痛、胁痛、黄疸、癥积等宿疾。发病急骤,吐血前多有恶心、胃脘不适、头晕等症。② 实验室检查,呕吐物及大便潜血试验阳性,纤维胃镜、上消化道钡餐造影、B 超等检查可进一步明确引起吐血的病因。

(3)便血:① 大便色鲜红、暗红或紫暗,或黑如柏油样,次数增多。有胃肠道溃疡、炎症、息肉、憩室或肝硬化等病史。② 实验室检查如大便潜血试验,以及肠镜检查可助于明确病因。

(4)尿血:① 小便中混有血液或夹有血丝,或如浓茶或呈洗肉水样,排尿时无疼痛。② 实验室检查,如小便常规及潜血检查等,有助于确诊及了解病因。

(5)紫斑:① 肌肤出现青紫斑点,小如针尖,大者融合成片,压之不褪色,重者可伴有鼻衄、齿衄、尿血、便血及崩漏。紫斑好发于四肢,尤以下肢为甚,常反复发作,以女性为多见。② 辅助检查如血、尿常规,大便潜血试验,出凝血时间,凝血酶原时间,毛细血管脆性试验及骨髓穿刺,有助于明确出血的病因,帮助诊断。

3. 治疗原则　应针对各种出血证的病因病机及损伤脏腑的不同,结合证候虚实及病情轻重而辨证论治,概而言之,对血证的治疗可归纳为治火、治气、治血三个原则。治火应根据证候虚实的不同,实火当清热泻火,虚火当滋阴降火;治气对实证当清气降气,虚证当补气益气;治血最主要的是根据各种证候的病因病机进行辨证论治,其中包括适当地选用凉血止血、收敛止血或活血止血的方药。

4. 辨证用药

(1)热迫血溢

【临床表现】　吐血、咯血或尿血、便血血色鲜红,或皮肤起斑色较鲜红,伴有发热,面赤口苦,心烦口渴,或胃脘痞满灼热,舌红,苔黄,脉数或濡数。

【治疗原则】　清热泻火,凉血止血。

【常用方药】　泻白散或泻心汤或十灰散加减。可加大蓟、小蓟、白茅根、藕节等凉血止血;热势甚者,加栀子、牡丹皮、黄芩清热泻火;大便秘结者,加生大黄通腑泻热;阴伤较甚,口渴,舌红苔少,脉细数者,加生地黄、玄参、天花粉、石斛、玉竹养胃生津。

【常用中成药】

紫地宁血散:清热凉血,收敛止血。用于胃中积热所致的吐血、便血;胃及十二指肠溃疡出血见上述证候者。

裸花紫珠片：清热解毒,收敛止血。用于血热毒盛所致的呼吸道、消化道出血及细菌感染性炎症。

牛黄十三味丸：清热,凉血,止血。用于肝肿胀、肝硬化、胃肠溃疡等所致的出血,月经过多,呕血,外伤出血。

槐角丸：清肠疏风,凉血止血。用于大肠湿热所致的肠风便血,痔疮肿痛。

痔宁片：清热凉血,润燥疏风。用于实热内结或湿热瘀滞所致的痔疮出血,肿痛。

断血流胶囊：凉血止血。用于功能性子宫出血,月经过多,产后出血,子宫肌瘤出血,尿血,便血,吐血,咯血,鼻衄,单纯性紫癜,原发性血小板减少性紫癜等。

（2）阴虚火旺

【临床表现】　吐血,咯血,或肌肤紫斑,时发时止,或伴颧红潮热,盗汗,舌红少苔,脉细数。

【治疗原则】　养阴清热,凉血止血。

【常用方药】　六味地黄丸合茜根散加减。阴虚较甚者,可加玄参、龟板、女贞子、旱莲草养阴清热止血;潮热者可加地骨皮、白薇、秦艽清退虚热;出血较多且颜色鲜红,阴虚血热者,可酌加大蓟、小蓟、藕节、蒲黄等凉血止血。

【常用中成药】

百合固金丸：养阴润肺,化痰止咳。用于肺肾阴虚之咯血,燥咳少痰,痰中带血,咽干喉痛。

维血宁颗粒：滋阴养血,清热凉血。用于阴虚血热所致的出血;血小板减少症见上述证候者。

（3）气虚不摄

【临床表现】　咯血,吐血,便血,紫斑,血色紫暗或暗淡,伴神疲乏力,面色无华,食少懒言,心悸气短,自汗,便溏,舌淡,脉细弱。

【治疗原则】　补气健脾摄血。

【常用方药】　归脾汤加减。可酌情选加仙鹤草、棕榈炭、地榆、蒲黄、茜草根、紫草等,以增强止血及化斑消瘀的作用;血虚不足者可加熟地黄、阿胶等养血止血;气虚下陷而且少腹坠胀者,可加升麻、柴胡;若兼肾气不足而见腰膝酸软,可加山茱萸、菟丝子、续断补益肾气。

【常用中成药】

归脾丸：益气健脾,养血安神。用于心脾两虚,气短心悸,失眠多梦,头昏头晕,肢倦乏力,食欲不振。

（4）脾胃虚寒

【临床表现】　吐血、便血病程日久,出血色紫暗,甚则黑如柏油样,脘腹隐痛,喜温喜按,面色不华,神倦懒言,畏寒肢冷,便溏,舌质淡,脉细。

【治疗原则】　健脾温中,养血止血。

【常用方药】　黄土汤加减。出血较多者可加白及、海螵蛸收敛止血;出血兼有血块者,加用三七、花蕊石活血止血;阳虚较甚,畏寒肢冷者,可加鹿角霜、炮姜、艾叶等温阳止血。

【常用中成药】

加味生化颗粒：活血化瘀,温经止痛。用于产后血虚,寒邪入里,寒凝血瘀所致的产后恶露不绝,色紫暗或有血块,小腹冷痛等。

（二）临床中药学服务指导

1. 辨证选药　出血证以血液不循常道,溢于脉外为共同特点,随出血部位的不同,常见的血证有鼻衄、齿衄、咯血、吐血、便血、尿血、紫斑等多种。其基本病机可以归纳为火热熏灼及气虚不摄两大类。实火当清热泻火,虚火当滋阴降火;实证当清气降气,虚证当补气益气。各种血证均应酌情选用凉血止血、收敛止血或活血止血的药物。

2. 用药告知　凉血止血药和收敛止血药,易凉遏恋邪,有止血留瘀之弊,故出血兼有瘀滞者不宜单独使用。止血药多炒炭,其味变苦、涩,可增强止血之效。用药期间宜进食清淡、易于消化、富有营养的食物,如新鲜蔬菜、水果、瘦肉、蛋等,忌食辛辣香燥、油腻之品,戒除烟酒。吐血量大或频频吐血者,应暂予禁食。

3. 病证禁忌　注意饮食有节,起居有常,劳逸适度,避免情志过极。对血证病人要注意精神调摄,消除其紧张、恐惧、忧虑等不良情绪,注意休息,病重者应卧床休息。严密观察病情的发展和变化,若出现头昏、心慌、汗出、面色苍白、四肢湿冷、脉芤或细数等,应及时救治,以防产生厥脱之证。

4. 配伍禁忌　使用凉血止血药时,不宜配伍温里药;使用温经止血药时,不宜配伍清热药。部分止血药不宜与抗凝药物同用。

5. 特殊人群用药禁忌　辨证为血瘀证需用具有化瘀功能且性属寒凉的止血药,妇女经期、孕妇应慎用或忌用。

二、贫血

贫血是指外周血中单位容积内血红蛋白、红细胞计数和血细胞比容低于相同年龄、性别和地区的正常标准。包括缺铁性贫血、失血性贫血、营养性贫血和再生障碍性贫血。中医学无"贫血"病名,一般按"虚劳""虚损""萎黄"等病证论治。临床常见头晕目眩,神疲乏力,心悸气短,耳鸣健忘等,严重时可发生晕厥。

(一)疾病概述

1. 病因病机　先天禀赋不足,或后天失养,或出血等原因使血液消耗太过。病位在血,涉及心、肝、脾、肾等脏。其病机或脾失健运,或肾精不化,使血之生成不足;急慢性出血亦可致贫血。

2. 诊断概要　一般以血红蛋白(Hb)为标准,男性成人 Hb<120 g/L,女性成人(非妊娠)Hb<110 g/L,孕妇 Hb<100 g/L 作为诊断标准。临床上 Hb<30 g/L 为极重度贫血,Hb 在 30~60 g/L 为重度贫血,Hb 在 60~90 g/L 为中度贫血,Hb>90 g/L 为轻度贫血。

3. 治疗原则　贫血一般按中医血虚证治疗,同时还要根据兼症进行配伍。兼气虚者补气生血;兼肝肾阴虚者益精生血;兼肾阳不足者温阳生血。

4. 辨证用药

(1)气血两虚

【临床表现】　面色苍白,神疲乏力,头晕心悸,失眠健忘,食欲不振,毛发干枯,爪甲不荣,声低气短,舌淡苔薄,脉濡细。

【治疗原则】　益气补血。

【常用方药】　八珍汤加减。可加黄芪、党参、阿胶、肉桂、大枣等增强益气补血之功。

【常用中成药】

八珍丸(颗粒、胶囊):补益气血。用于气血两虚,症见面色萎黄,食欲不振,头晕眼花,四肢乏力,心悸怔忡等。

阿胶补血颗粒:益气补血。用于久病体弱,气虚血亏。

复方阿胶浆:补气养血。用于气血两虚,头晕目眩,心悸失眠,食欲不振及贫血。

血复生片:益气养血,滋阴凉血,化瘀解毒。用于气血两虚,阴虚津亏,自汗盗汗,烦躁失眠,出血紫斑等恶性贫血,癌症放、化疗后的血象异常,尤其是对白细胞减少症者有明显的升高或调整血象作用。

归脾丸:益气健脾,养血安神。用于心脾两虚,气短心悸,失眠多梦,头昏头晕、肢倦乏力,食欲不振。

健脾生血颗粒:健脾和胃,养血安神。用于脾胃虚弱及心脾两虚型缺铁性贫血,症见面色萎黄或无华,食少纳呆,腹胀脘闷,大便不调,烦躁多汗,倦怠乏力。

新血宝胶囊:补血益气,健脾和胃。用于消化道出血,痔疮出血,月经过多,尤其适用于妊娠及偏食等所致的缺铁性贫血。

(2)肝肾不足

【临床表现】　面色无华,潮热盗汗,头晕耳鸣,两目干涩,咽干口燥,腰膝酸软,性欲淡漠,男子遗精早泄,女子经少闭经,舌淡白,脉弱。

【治疗原则】　补益肝肾,填精养血。

【常用方药】　六味地黄丸加减。可加龟甲、桑椹、枸杞子、制何首乌等增强补肾益精之功。

【常用中成药】

血宝片:补阴培阳,益肾健脾。用于再生障碍性贫血,白细胞缺乏症,原发性血小板减少症,紫癜。

归芍地黄丸:滋肝肾,补阴血,清虚热。用于肝肾两亏,阴虚血少,头晕目眩,耳鸣咽干,午后潮热,腰腿酸痛,足跟疼痛。

紫河车胶囊:温肾补精,益气养血。用于虚劳消瘦,骨蒸盗汗,咳嗽气喘,食少气短。

(3)肾阳不足

【临床表现】　头晕耳鸣,精神萎靡,面色无华,四肢不温,腰膝酸软,夜尿频多,男子性欲冷淡,女子月经不调,舌淡白滑,脉沉迟无力。

【治疗原则】　补肾阳,益精血。

【常用方药】　右归丸加减。可加肉苁蓉、锁阳、紫河车、阿胶等补肾益精之品增强疗效。

【常用中成药】

雏凤精:温补肾阳,补气养血。用于肾阳不足,气血两虚所致的腰酸背痛,四肢乏力,头晕耳鸣,神衰失眠,心慌心跳,记忆减退,食欲不振及妇女月经不调。

至宝三鞭丸:补血生精,健脑补肾。用于肾虚所致的体质虚弱,腰背酸痛,头晕,心悸健忘,虚汗,畏寒失眠,面色苍白,气虚食减。

(二)临床中药学服务指导

1. 辨证选药　贫血一般按照中医血虚证治疗,补血药是基础用药。在此基础上,还需根据兼症进行配伍。兼气虚者,常配伍补气健脾药,以补气生血;兼肝肾阴虚者,配伍滋补肝肾阴血之品,以益精生血;兼肾阳不足者,应配伍温补肾阳之品,以温阳生血。

2. 用药告知　补血药物或滋腻黏滞,或甘补壅滞,易生湿,妨碍气机运行,影响脾胃运化,故常配伍行气化湿之品以预防此类不良作用,对于湿阻中焦,脘腹胀满,食少便溏者应慎用。用药期间,饮食以富于营养,易于消化,不伤脾胃为原则,对辛辣厚味、过分滋腻、生冷之物,则应少食甚至禁食,戒烟酒。

3. 病证禁忌　生活起居要有规律,做到动静结合,劳逸适度,根据自己体力的情况,可适当参加户外散步、气功锻炼、打太极拳等活动,病情轻者,可适当安排工作和学习,适当节制房事。过分的情志刺激,易使气阴伤耗,是使病情加重的重要原因之一,因而需保持情绪稳定,舒畅乐观。

4. 配伍禁忌　补血中成药中有些含有铁剂,部分病人有胃部烧灼感、恶心、腹痛等消化道不良反应,宜饭后服用,勿与含鞣质类药物同用,可配合使用健脾和胃药。

5. 特殊人群用药禁忌　血肉有情之品用量不宜过大,儿童慎用。

第八节　生殖系统疾病中药合理用药指导

生殖系统分为女性生殖系统和男性生殖系统。女性生殖系统疾病在本教材中以妇科疾病进行论述。本节主要讨论男性生殖系统疾病的中药合理应用,男性生殖系统疾病多见于中医学"阳痿""遗精""早泄""不育"等临床病证的范畴。中医药在治疗生殖系统疾病方面疗效确切,但通常疗程较长,所以在临床应用过程中,应关注合理用药,从临床中药学角度全面关注临床安全用药。

一、阳痿

阳痿是指成年男子性交时阴茎痿软不举,或举而不坚,或坚而不久,无法进行正常性生活为特征表现的一类病证。现代医学的男子勃起功能障碍者均可参考本节内容。

(一)疾病概述

1. 病因病机　阳痿是由劳伤久病、情志失调、饮食不节、外邪侵袭而导致脏腑受损,精血不足,或邪气郁滞,宗筋失养而发。

2. 诊断概要

(1)青壮年男性,在性生活时阴茎不能勃起,或勃而不坚,不能进行正常性生活。多有房事太过,或青少年期多犯手淫史。常伴有神倦乏力,腰膝酸软,畏寒肢冷,或小便不畅,滴沥不尽等症。

(2)排除性器官发育不全,或药物引起的阳痿。

3. 治疗原则　阳痿病位在宗筋,与肝、肾、心、脾关系密切。阳痿的治疗以恢复宗筋气血正常运行为目的。实证治肝为主,如肝气郁结者宜疏泄,宗筋脉络瘀滞者宜活血通络。虚证治心、脾、肾为主,如命门火衰者当温肾填精,心脾两虚者当健脾养心。阳痿早期单纯由命门火衰所致者并不多见,治疗切勿滥用补肾壮阳之品。

4. 辨证用药

(1)命门火衰

【临床表现】　阳痿不举,面色㿠白,头晕目眩,精神萎靡,腰膝酸软,畏寒肢冷,耳鸣,舌淡,苔白,脉细沉。

【治疗原则】　温肾壮阳。

【常用方药】　赞育丹加减,如火衰不甚,精血薄弱,可予左归丸或金匮肾气丸加减;如滑精频繁,精薄精冷,可加覆盆子、金樱子、益智仁补肾固精。

【常用中成药】

参茸丸:滋阴补肾,益精壮阳。用于肾虚肾寒,阳痿早泄,梦遗滑精,腰腿酸痛,形体瘦弱,气血两亏。

巴戟振阳胶囊:补肾壮阳。用于肾阳不足所致的功能性阳痿等症。

仙灵脾片:补肾强心,壮阳通痹。用于阳痿遗精,筋骨痿软,胸闷头晕,气短乏力,风湿痹痛等(也可用于性功能减退的阳痿遗精,或冠心病、更年期高血压、胸闷气短及风湿症)。

海马强肾丸:补肾填精,壮阳起痿。用于肾阴阳两虚所致的阳痿遗精,腰膝酸软。

鹿角胶:温补肝肾,益精养血。用于肝肾不足所致的腰膝酸冷,男子阳痿遗精,女子崩漏下血等。

健阳片:补肾益精,助阳兴痿。用于肾虚阳衰引起的阳痿,早泄等性功能低下症。

五子衍宗丸:补肾益精。用于肾虚精亏所致的阳痿不育,遗精早泄,腰痛,尿后余沥。

右归丸:温补肾阳,填精止遗。用于肾阳不足,命门火衰,腰膝酸冷,精神不振,怯寒畏冷,阳痿遗精,大便溏薄,尿频而清。

(2)心脾两虚

【临床表现】　阳痿,精神不振,失眠健忘,胆怯多疑,心悸自汗,纳少,面色无华,舌淡,苔薄白,脉细弱。

【治疗原则】　补益心脾。

【常用方药】　归脾汤加减。如肝气郁结者,可合柴胡疏肝散;脾肾阳虚者,加淫羊藿、补骨脂、九香虫、阳起石;形体肥胖者,加泽泻、荷叶、薏苡仁、苍术、陈皮。

【常用中成药】

龙鹿丸:温肾壮阳,益气滋肾。用于元气亏虚,精神萎靡,食欲不振;男子阳衰,精寒无子,遗精阳痿,举而不坚;女子宫寒,久不孕育。

三宝片:填精益肾,养心安神。用于肾阳不足所致的腰酸腿软,阳痿遗精,头晕眼花,耳鸣耳聋,心悸失眠,食欲不振。

人参鹿茸丸:滋肾生精,益气,补血。用于肾精不足,气血两亏,目暗耳聋,腰腿酸软。

归脾丸:益气健脾,养血安神。用于心脾两虚所致的气短心悸,失眠多梦,头昏头晕,肢倦乏力,食欲减退,崩漏,便血。

（3）湿热下注

【临床表现】　阴茎痿软,勃而不坚,阴囊潮湿,下肢酸重,尿黄,余沥不尽。舌红,苔黄腻,脉沉滑数。

【治疗原则】　清利湿热。

【常用方药】　龙胆泻肝汤加减。阴部湿痒者,可加地肤子、黄柏、苦参、蛇床子;小腹胀痛者,加延胡索、川楝子;精液带血者,加大蓟、小蓟、茜草、仙鹤草;热势不甚,湿浊困遏,阳气不振者,可加厚朴、苍术、陈皮、砂仁。

【常用中成药】

龙胆泻肝丸:清肝胆,利湿热。用于肝胆湿热,头晕目赤,耳鸣耳聋,耳肿疼痛,胁痛口苦,尿赤涩痛,湿热带下。

分清五淋丸:清热泻火,利尿通淋。用于湿热下注所致的淋证,症见小便黄赤,尿频尿急,尿道灼热涩痛。

八正合剂:清热利尿,通淋。用于下焦湿热所致的热淋,症见小便短赤,淋漓涩痛,口燥咽干,舌苔黄腻,脉滑数。

前列回春胶囊:益肾回春,活血通淋,清热解毒。用于慢性前列腺炎及由前列腺炎引起的尿频,尿急,尿道涩痛,淋浊,性欲减退,阳痿早泄等症。

（二）临床中药学服务指导

1. 辨证选药　根据阳痿的不同类型合理用药。命门火衰者,宜选择补肾壮阳为主要功效的药物;心脾两虚者,宜选择调养气血为主要功效的药物;湿热下注者,宜选择清利湿热为主要功效的药物。

2. 用药告知　服药期间调理精神,放松心情,不宜食用生冷油腻的食物。

3. 病证禁忌　外感风寒、内伤生冷、脾胃虚寒及肾阳虚衰者不宜大量或单一使用黄柏、龙胆。处方中含龙胆、苦参、车前子等清利湿热药,适用于湿热下注者,需注意用量及疗程,避免伤及肠胃。附子、肉桂、鹿茸、淫羊藿、仙茅等温阳、壮阳药,适用于命门火衰之阳痿,不适用于湿热下注者,且高血压病人及热证者忌服。如仙茅、附子等有毒的药物,应严格控制剂量和服药时间,确保用药安全。补益心脾药,如当归、阿胶、熟地黄等药性滋腻,不易消化,过用或用于脾运不健者可能妨碍脾胃运化功能,应掌握好用药剂量,或适当配伍健脾消食药保护脾胃。

4. 配伍禁忌　据文献记载,本病治疗药物如龙胆不宜与防葵、地黄合用。尤其应注意中西复方制剂的药物配伍情况。

5. 特殊人群用药禁忌　伴有肝肾功能不全者,用药时需咨询医师、药师。

二、遗精

遗精是由于肾虚不固或邪扰精室,以不因性活动而精液自行频繁泄出为特征表现的一类病证。有梦而遗,称为"梦遗";无梦而遗,或清醒时无性刺激情况下精液流出,称为"滑精"。现代医学的神经衰弱、神经症、前列腺炎、精囊炎,或包皮过长、包茎等疾病以遗精为主证候特征者均可参考本节内容。

(一)疾病概述

1. 病因病机   遗精是由劳心太过、欲念不遂、饮食不节、恣情纵欲等因素所致肾失封藏,精关不固而发病。

2. 诊断概要

(1)男子不因性生活而排泄精液,多在睡眠中发生,每周超过一次。甚则劳累或欲念即有精液流出。遗精频繁者,可伴有头晕,耳鸣,神倦乏力,腰酸腿软等症。

(2)直肠指诊、前列腺 B 超及精液常规等检查可助病因诊断。

3. 治疗原则   遗精病位在肾,与心、肝、脾三脏密切相关。肾为封藏之本,受五脏六腑之精而藏之。现临床治疗分虚实两端,邪气盛者治以清泄为主,如清心安神、清泄相火等法。正气虚者以补益为主,分补肾固精、益气摄精等法。虚实夹杂者,治疗当清补兼施。

4. 辨证用药

(1)阴虚火旺

【临床表现】   夜寐不实,多梦遗精,阳兴易举,心中烦热,头晕耳鸣,面红升火,口干苦,舌质红,苔黄,脉细数。

【治疗原则】   清心安神,滋阴清热。

【常用方药】   黄连清心饮合三才封髓丹加减。黄连清心饮由黄连、生地黄、当归、甘草、酸枣仁、茯神、远志、人参、莲子肉组成;三才封髓丹由天冬、熟地黄、人参、黄柏、砂仁、甘草组成。肝火偏旺者,加龙胆草;小溲短赤灼热者,加淡竹叶、灯心草;若遗精频作,潮热颧红,可用大补阴丸。

【常用中成药】

知柏地黄丸:滋阴降火。用于阴虚火旺,潮热盗汗,口干咽痛,耳鸣遗精,小便短赤。

大补阴丸:滋阴降火。用于阴虚火旺,潮热盗汗,咳嗽咯血,耳鸣遗精。

(2)湿热下注

【临床表现】   有梦遗精频作,尿后有精液外流,小便短黄而浑,或热涩不爽,口苦烦渴,舌红,苔黄腻,脉濡数。

【治疗原则】   清热利湿。

【常用方药】   程氏萆薢分清饮加减或四妙丸加减。口苦口黏者,加茵陈、佩兰、草果;小溲短赤灼热者,加淡竹叶、灯心草。

【常用中成药】

下消丸:固肾,涩精,化浊。用于遗精,精浊,遗尿,尿频。

黄柏片:清热燥湿,泻火除蒸,解毒疗疮。用于湿热泻痢,黄疸,带下,热淋,脚气,痿躄,骨蒸劳热,盗汗,遗精,疮疡肿毒,湿疹瘙痒。

(3)心脾两虚

【临床表现】   遗精遇思虑或劳累过度而作。头晕失眠,心悸健忘,面黄神倦,食少便溏,舌质淡,苔白,脉细弱。

【治疗原则】　调补心脾,益气摄精。

【常用方药】　妙香散加减。遗精频繁者,加鸡内金、莲子、山药、芡实;中气下陷者,可加升麻、柴胡、糯稻根须。

【常用中成药】

增力再生丸:补气养血,舒筋活络。用于气血虚弱,筋骨疼痛,四肢麻木,中风,半身不遂,遗精失血,再生障碍性贫血。

补肾益脑丸:补肾生精,益气养血。用于肾虚精亏,气血两虚所致的心悸,气短,失眠,健忘,遗精,盗汗,腰腿酸软,耳鸣耳聋。

脑灵素片:补气血,养心肾,健脑安神。用于神经衰弱,健忘失眠,头晕心悸,身倦无力,体虚自汗,阳痿遗精。

参芪博力康片:益气养血,滋阴补阳。用于气血不足,阴阳虚损,体倦乏力,食欲不振,心悸失眠,腰膝酸软。

七宝美髯口服液:补肝肾,益精血。用于肝肾两虚,须发早白,盗汗,腰酸带下,筋骨痿弱,腰腿酸软,带下清稀。

添精补肾膏:温肾助阳,补益精血。用于肾阳亏虚,精血不足所致的腰膝酸软,精神萎靡,畏寒怕冷,阳痿遗精。

还少胶囊:温肾补脾,养血益精。用于脾肾虚损,腰膝酸痛,阳痿遗精,耳鸣目眩,精血亏耗,肌体瘦弱,食欲减退,牙根酸痛。

固精参茸丸:补气补血,养心健肾。用于气虚血弱,精神不振,肾亏遗精,产后体弱。

（4）肾虚不固

【临床表现】　遗精频作,甚则滑精。腰酸膝软,头晕目眩,耳鸣,健忘,心烦失眠。肾阴虚者,兼见颧红,盗汗,舌红,苔少,脉弦数;肾阳虚者,可见阳痿早泄,精冷,畏寒肢冷,面色㿠白,舌淡,苔白滑,舌边齿印,脉沉细。

【治疗原则】　补肾固精。

【常用方药】　金锁固精丸加减。滑泄久遗,阳痿早泄,阴部有冷感,以肾阳虚为主者,可加枸杞子、菟丝子、杜仲、鹿角胶、肉桂、锁阳、制附子,或合右归丸;头晕耳鸣,五心烦热,形瘦盗汗,以肾阴虚为主者,加熟地黄、黄柏、金樱子、龟甲、阿胶,或合左归丸。

【常用中成药】

金锁固精丸:固肾涩精。用于肾虚不固,遗精滑泄,神疲乏力,四肢酸软,腰痛耳鸣。

肾宝合剂:调和阴阳,温阳补肾,扶正固本。用于腰腿酸痛,精神不振,夜尿频多,畏寒怕冷;妇女月经过多,白带清稀诸症。

沙苑子颗粒:温补肝肾,固精,缩尿,明目。用于肾虚腰痛,遗精早泄,白浊带下,小便余沥,眩晕目昏。

金樱子膏:补肾固精。用于肾虚所致的遗精,遗尿,白带过多。

参茸固本还少丸:补肾助阳,益气固体,填精止遗,强筋健骨。用于肾阴不足,命门火衰所致的畏寒肢冷,面色㿠白,腰膝酸软,精神不振,阳痿早泄,遗精滑精,性欲减退,女子宫寒不孕,带下清稀,或尿增多,以及耳鸣耳聋,虚喘,水肿,五更泄泻等。

锁阳补肾胶囊:补肾壮阳,填精固真。用于肾阳虚或肾阴虚引起的阳痿,遗精,早泄等症。

参附强心丸:益气助阳,强心利水。用于慢性心力衰竭引起的心悸,气短,胸闷喘促,面肢水肿等症,属于心肾阳衰者。

（二）临床中药学服务指导

1. **辨证选药** 根据遗精的不同类型合理用药。病初期以阴虚火旺者为多,宜选择滋阴清热和清心安神为主要功效的药物;湿热下注扰肾,肾气不固遗精者,宜选择清利湿热为主要功效的药物;心脾两虚者,宜选择调补心脾,益气摄精为主要功效的药物;肾气不固者,宜选择补肾固精为主要功效的药物。阴虚有热者误用温热的鹿茸、巴戟天、淫羊藿、仙茅、肉苁蓉、锁阳、韭菜子、海马等补阳药,会助热伤阴;阳虚有寒遗精者误用寒凉的龟甲等补阴药或栀子、知母、黄柏、滑石等性寒之品,会助寒伤阳。

2. **用药告知** 如夏季天气炎热,应用补气药应减量使用。补气药碍气助湿,应辅以理气除湿之品。服药期间不宜食用肥甘厚味、油炸黏腻、辛辣燥热、寒冷固硬等食物。

3. **病证禁忌** 本病治疗药物多补肾固精,阴虚火旺、痰火内盛者慎用,实热便秘者慎用或忌用。

4. **配伍禁忌** 使用龙胆、苦参等性寒苦燥之品,车前子、茯苓等渗利之品易伤津液,且宜避免苦寒药伤及肠胃;补益心脾药,部分药物药性滋腻,不易消化,过用或用于脾运不健者可能妨碍脾胃运化功能,应掌握好用药分寸,或适当配伍健脾消食药顾护脾胃。

5. **特殊人群用药禁忌** 肾阳虚证选用制附子等药物对于肝肾功能不全者需谨慎。

三、早泄

早泄是指房事时过早射精,甚至未交即泄或乍交即泄影响正常性交为特征表现的一类病证,是男子性功能障碍的一种常见症状,多与阳痿、遗精相伴出现。现代医学的前列腺炎、精囊炎,或包皮过长、包茎等而表现为早泄为特征者均可参考本节内容。

（一）疾病概述

1. **病因病机** 早泄是由情志内伤、纵欲过度、久病体虚、湿热侵袭等导致肾失封藏,精关不固而发病。

2. **诊断概要** 性交时,阴茎尚未接触或刚刚接触阴道,或插入后不足 1 min 即行射精,致不能进行正常性交,持续 1 个月以上者。射精后阴茎疲软,可伴随精神抑郁、焦虑或头晕、神疲乏力、记忆力减退等全身症状。

3. **治疗原则** 早泄病位在心、肝、肾。现临床以虚多实少,或本虚标实证候表现为主者多见。对其虚证以补脾肾为主,或滋阴降火,或温肾益气,或补益心脾,佐以固涩之品。实证以清热利湿为主,慎用补涩,忌苦寒太过,中病即止,以防伤正。阴阳两虚者,应阴阳双补。

4. **辨证用药**

（1）肝经湿热

【临床表现】 泄经过早,阴茎易举,或举而不坚,阴囊潮湿,瘙痒坠胀,口苦咽干,胁肋胀痛,小便赤涩,舌红,苔黄腻,脉弦滑。

【治疗原则】 清泄肝经湿热。

【常用方药】 龙胆泄肝汤加减。如湿热壅盛者,可加苦参、白花蛇舌草、黄柏;阴囊潮湿,瘙痒者,加土茯苓、地肤子、蛇床子。

【常用中成药】

龙胆泻肝丸:清肝胆,利湿热。用于肝胆湿热,头晕目赤,耳鸣耳聋,耳肿疼痛,胁痛口苦,尿赤涩痛,湿热带下。

前列回春胶囊:益肾回春,活血通淋,清热解毒。用于慢性前列腺炎及由前列腺炎引起的尿频,尿急,尿道涩痛,淋浊,性欲减退,阳痿早泄等症。

西帕依麦孜彼子口服液(维药):增强机体营养力、摄住力及排泄力,清浊利尿。用于前列腺炎和前列腺增生所致的小便频数,余沥不尽,腰膝酸软,头晕目眩,痳差耳鸣,早泄梦遗等。

（2）阴虚火旺

【临床表现】　过早泄精,性欲亢进,头晕目眩,五心烦热,腰膝酸软,时有遗精,舌红,苔少,脉细。

【治疗原则】　滋阴降火。

【常用方药】　知柏地黄丸加减。遗精明显者,加金樱子、沙苑子、女贞子、旱莲草、龟甲;五心烦热明显者,加鳖甲、地骨皮;肾虚腰酸者,加续断、狗脊、杜仲。

【常用中成药】

三才封髓丸:益肾固精。用于肾气虚弱,梦遗失精。

滋阴补肾丸:滋阴壮阳,益精填髓。用于腰膝酸痛,梦遗滑精,阳痿早泄。

（3）心脾亏损

【临床表现】　早泄,神疲乏力,形体消瘦,面色少华,心悸怔忡,食少便溏,舌淡,脉细。

【治疗原则】　补益心脾。

【常用方药】　归脾汤加减。伴有肾虚者,加山萸肉、杜仲、菟丝子、金樱子、芡实;心阴不足者,合用生脉散。

【常用中成药】

参芪二仙片:补肾填精,调补冲任,益气养血。用于肾虚腰膝酸软,阳痿早泄,遗精,妇女更年期经血不调等症。

人参归脾丸:益气补血,健脾养心。用于心脾两虚,气血不足所致的心悸,怔忡,失眠健忘,食少体倦,面色萎黄,以及脾不统血所致的便血,崩漏,带下诸症。

回春如意胶囊:补血养血,助肾壮阳,益精生髓,强筋健骨。用于头晕健忘,体虚乏力,肾虚耳鸣,腰膝酸痛,阳痿早泄等症。

五苓散:温阳化气,利湿行水。用于阳不化气、水湿内停所致的水肿,症见小便不利,水肿腹胀,呕逆泄泻,渴不思饮。

（4）肾气不固

【临床表现】　早泄遗精,性欲减退,面色㿠白,腰膝酸软,夜尿清长,舌淡,苔薄白,脉沉细。

【治疗原则】　益肾固精。

【常用方药】　金匮肾气丸加减。常可加龙骨、牡蛎、杜仲、肉苁蓉、菟丝子、金樱子、芡实。如早泄而精子清冷,改用赞育丹;夜尿频多者,加益智仁、乌药。

【常用中成药】

五子衍宗片:补肾益精。用于肾虚精亏所致的阳痿不育,遗精早泄,腰痛,尿后余沥。

七宝美髯颗粒:滋补肝肾。用于肝肾不足,须发早白,遗精早泄,头眩耳鸣,腰酸背痛。

引阳索胶囊:补肾壮阳,生津。用于阳痿早泄,腰膝酸软,津亏自汗,头目眩晕等症。

参茸固本还少丸:补肾助阳,益气固精,填精止遗,强筋健骨。用于肾阴不足,命门火衰所致的畏寒肢冷,面色㿠白,腰膝酸软,精神不振,阳痿早泄,遗精滑精,性欲减退,女子宫寒不孕,带下清稀,或尿增多,以及耳鸣耳聋,虚喘,水肿,五更泄泻等。

锁阳固精丸:温肾固精。用于肾阳不足所致的腰膝酸软,头晕耳鸣,遗精早泄。

益肾灵颗粒:温阳补肾。用于肾气亏虚,阳气不足所致的阳痿,早泄,遗精或弱精症。

益肾兴阳胶囊:补肾益气,壮阳固精。用于肾阳亏虚引起的腰酸腿软,精神疲倦,头晕耳鸣,失眠健忘,阳痿,遗精早泄。

龟鹿二胶丸:温补肾阳,填精益髓。用于肾阳不足,精血亏虚,阳痿早泄,梦遗滑精,腰痛酸软,筋骨无力,眩晕耳鸣,眼目昏花,消渴尿多,神疲羸弱,肢冷畏寒。

（二）临床中药学服务指导

1. 辨证选药　根据早泄的病因不同合理用药。肝经湿热者,宜选择清利湿热为主要功效的药物;阴虚火旺者,宜选择补肾阴、清虚热为主要功效的药物;心脾亏虚者,宜选择益气、养血为主要功效的药物;肾气虚、精关不固者,治应益气、固摄,在应用补益药固本的基础上配伍收敛固摄药。

2. 用药告知　补虚药如做汤剂,一般宜适当久煎。补虚药多做丸剂、膏剂、片剂等中成药制剂。服药期间不宜食用油腻及辛辣刺激性大的食物。不宜饮酒和咖啡。

3. 病证禁忌　本病治疗药物多补益固精,诸实热证宜慎用或忌用。

4. 配伍禁忌　使用龙胆、黄芩、苦参等清热燥湿药,滑石、猪苓、木通、泽泻等利水渗湿药时,应避免苦寒损及脾胃阳气,淡利伤津耗气;鹿茸、巴戟天、淫羊藿、仙茅、肉苁蓉、锁阳、韭菜子、海马等温热的补阳药可助热伤阴,不宜用治阴虚有热者;龟甲、鳖甲、熟地黄、阿胶、当归等补血养阴药,滋腻有碍脾胃,应掌握好用药分寸,或适当配伍健脾消食药顾护脾胃。

5. 特殊人群用药禁忌　伴有肝肾功能异常者,应用附子、右归丸等药物时需咨询医师、药师。

第九节　妇科疾病中药合理用药指导

妇科疾病多见于中医学"月经不调""闭经""痛经""崩漏""绝经前后诸证""带下病""子肿""产后恶露不尽""产后缺乳""乳癖""不孕症"等临床病证的范畴。中医药在治疗妇科疾病方面有明显优势,但临床应用过程中,应重视合理用药,并从临床中药学角度全面关注安全用药。

一、月经不调

月经不调是指妇女月经的周期性和规律性发生改变,月经期、量发生异常的一类疾病,包括月经先期、月经后期、月经先后无定期、经间期出血、经期延长、月经过多和月经过少等,为妇科常见病和多发病。现代医学的功能失调性子宫出血和其他原因导致的月经不调均可参考本节内容。

（一）疾病概述

1. 病因病机　由于情志内伤,或先天不足,或外感淫邪,房劳多产,饮食不节,劳倦过度及妇科手术不当等,使肾肝脾功能失常,气血失调,冲任损伤而导致本病。病位在胞宫,与冲任二脉、肾、肝、脾等器官功能失调有关。

2. 诊断概要

（1）月经周期异常:月经周期提前或延后 7 日以上,但经期基本正常。

（2）月经经期异常:月经周期正常而月经持续出血时间超过 7 日。

（3）月经经量异常:月经期间的出血量明显多于以往正常经量一半以上,或月经量较以往明显减少一半以上,或经期不足 2 日甚至点滴即净。

（4）月经间期异常:两次正常月经中间阴道少量出血,持续时间超过 1~3 日。

符合上述任意一项,即可诊断为月经不调。

3. 治疗原则　本病重在治本以调经。论治过程中,首辨他病、经病的不同,如因他病致经不调者,当治他病,病去则经自调;若因经不调而生他病者,当予调经,经调则他病自愈。再辨月经周期各阶段的不同,经期血室正开,大寒大热之剂用时宜慎;经前血海充盛,勿滥补,宜予疏导;经后血海空虚,勿强攻,宜予调补,但总以证之虚实酌用攻补。治本大法有补肾、扶脾、疏肝、调理气血等。补肾在于益先天之真阴,以填精养血为主,佐以助阳益气之品,使阳生阴长,精血俱旺,则月经自调;扶脾在于益气血之源,以健脾升阳为主,脾胃健运,气血充盛,则源盛而流自畅;疏肝在于通调气机,以开郁行气为主,佐以养肝之品,使肝气得疏,气血调畅,则经病可愈;调理气血当辨气病、血病,病在气者,治气为主,治血为佐,病在血者,治血为主,治气为佐。上述诸法,又常以补肾扶脾为要。

4. 辨证用药

(1) 气血虚

【临床表现】　经期提前,量多或先后不定期,或经期延长,经来量少,不日即净,或点滴即止,色淡质稀,可伴神疲肢倦,气短懒言,少腹空坠,纳少便溏,头晕眼花,心悸失眠,面色苍白或萎黄,舌淡红,苔薄白,脉弱。

【治疗原则】　健脾益气,补血调经。

【常用方药】　八珍汤加减。气虚重者加人参、黄芪、茯苓、山药等补气健脾,益气血生化之源;心悸失眠者,酌加炒枣仁、五味子;脾虚食少者,加鸡内金、砂仁,或补中益气汤加减。月经过多者,去当归,重用黄芪、党参以益气摄血;经行期间去当归,酌加艾叶、阿胶、海螵蛸以止血固摄;便溏者,酌加山药、砂仁、薏苡仁以扶脾止泻。

【常用中成药】

人参归脾丸:益气补血,健脾养心。用于心脾两虚,气血不足所致的心悸,怔忡,失眠健忘,食少体倦,面色萎黄,以及脾不统血所致的便血,崩漏,带卜诸症。

八珍益母胶囊:益气养血,活血调经。用于气血两虚兼有血瘀所致的月经不调,症见月经周期错后,行经量少,淋漓不净,精神不振,肢体乏力。

乌鸡白凤丸:补气养血,调经止带。用于气血两虚,身体瘦弱,腰膝酸软,月经不调,带下。

(2) 血热

【临床表现】　月经先期、量多,或先后无定期,或经期延长,出血色鲜红或深红,质黏稠,口渴饮冷,心烦多梦,尿黄便干,或颧红潮热,五心烦热,或口苦咽干,烦躁易怒,胸胁胀痛,舌红,苔黄,脉滑数。

【治疗原则】　清热凉血,止血调经。

【常用方药】　清经散加减。加生地黄、栀子、墨旱莲等清热凉血;月经过多者,去茯苓,酌加小蓟、地榆、茜草根以凉血止血;经行腹痛,经血夹瘀块者,酌加炒蒲黄、三七以化瘀止血。

【常用中成药】

宫血宁胶囊:凉血止血,清热除湿,化瘀止痛。用于崩漏下血,月经过多,产后或流产后宫缩不良出血及子宫功能性出血属血热妄行证者;慢性盆腔炎之湿热瘀结所致的少腹痛,腰骶痛,带下增多。

断血流颗粒:凉血止血。用于功能性子宫出血,月经过多,产后出血,子宫肌瘤出血,尿血,便血,吐血,咯血,鼻衄,单纯性紫癜,原发性血小板减少性紫癜等。

固经丸:滋阴清热,固经止带。用于阴虚血热,月经先期,经血量多、色紫黑,白带量多。

安坤颗粒:滋阴清热,健脾养血。用于放环后引起的出血,月经提前、量多或月经紊乱,腰骶酸痛,下腹坠痛,心烦易怒,手足心热。

(3) 血瘀

【临床表现】　月经量多,或经期延长,或经间期出血,色紫黑有块,小腹刺痛拒按,血块下后痛减,或胸胁胀痛,舌紫暗,或有瘀斑紫点,脉涩或弦。

【治疗原则】　活血化瘀调经。

【常用方药】　桃红四物汤加减,可加丹参、郁金、三七、益母草、牛膝等增强活血化瘀功效。

【常用中成药】

益母草膏:活血调经。用于血瘀所致的月经不调,症见月经量少。

少腹逐瘀颗粒:活血逐瘀,祛寒止痛。用于血瘀有寒引起的月经不调,小腹胀痛,腰痛,白带。

丹莪妇康煎膏:活血化瘀,疏肝理气,调经止痛,软坚化积。用于妇女瘀血阻滞所致的月经不调,痛经,经期不适,癥瘕积聚,以及盆腔子宫内膜异位症见上述证候者。

(4) 肾虚

【临床表现】　月经后期或先后无定期,经来量少,血色暗淡质稀,腰酸腿软,头晕耳鸣,尿频或失禁,舌暗淡,苔薄,脉沉细。

【治疗原则】　补肾填精,养血调经。

【常用方药】　大补元煎加减。月经量少者,酌加紫河车、肉苁蓉、丹参养精血以行经;带下量多者,酌加鹿角霜、金樱子、芡实固涩止带;月经错后过久者,酌加肉桂、牛膝以温经活血,引血下行。

【常用中成药】

春血安胶囊:益肾固冲,调经止血。用于肝肾不足,冲任失调所致的月经失调,崩漏,痛经,症见经行错后,经水量多或淋漓不净,经行小腹冷痛,腰部疼痛;青春期功能失调性子宫出血、上节育环后出血见上述证候者。

坤灵丸:调经养血,逐瘀生新。用于月经不调,或多或少,行经腹痛,子宫寒冷,久不受孕,习惯性流产,赤白带下,崩漏不止,病久气虚,肾亏腰痛。

调经促孕丸:温肾健脾,活血调经。用于脾肾阳虚,瘀血阻滞所致的月经不调,闭经,痛经,不孕,症见月经后错,经水量少,有血块,行经小腹冷痛,经水日久不行,久不受孕,腰膝冷痛。

(5) 血寒

【临床表现】　月经后期,经行量少,色暗红,小腹冷痛,得热痛减,畏寒肢冷,面色青白,舌淡或暗,苔白,脉沉迟。

【治疗原则】　温经散寒,行血调经。

【常用方药】　温经汤加减。经行腹痛者,加小茴香、香附、延胡索以散寒止痛;月经过少者,酌加丹参、益母草、鸡血藤养血活血调经。

【常用中成药】

艾附暖宫丸:理气补血,暖宫调经。用于血虚气滞,下焦虚寒所致的月经不调,痛经,症见行经后错,经量少,有血块,小腹疼痛,经行小腹冷痛喜热,腰膝酸痛。

十二温经丸:温经散寒,养血祛瘀。用于冲任虚寒,瘀血阻滞,月经不调,小腹冷痛。

暖宫七味丸:调经养血,温暖子宫,驱寒止痛。用于心、肾脏"赫依"病,气滞腰痛,小腹冷痛,月经不调,白带过多。

(6) 气滞

【临床表现】　月经后期,或先后无定期,量少,经色暗红或有血块,小腹胀痛或刺痛,拒按,精神抑郁,胸闷不舒或胸胁胀痛,舌象淡红或紫暗,或有瘀点,苔薄,脉弦或涩。

【治疗原则】　疏肝解郁,和血调经。

【常用方药】　乌药汤加减。小腹胀痛甚者,酌加莪术、延胡索;乳房胀痛明显者,酌加柴胡、川楝子、王不留行;月经过少者,酌加鸡血藤、川芎、丹参。

【常用中成药】

七制香附丸:疏肝理气,养血调经。用于气滞血虚所致的痛经,月经量少,症见胸胁胀痛,经行量少,行经小腹胀痛,经前双乳胀痛,经水数月不行。

坤宁口服液:活血行气,止血调经。用于气滞血瘀所致的妇女月经过多,经期延长。

得生胶囊:调经养血,理气化瘀。用于血瘀气滞,月经不调,经期腹痛。

妇科十味片：养血疏肝，调经止痛。用于血虚肝郁所致的月经不调，痛经，月经前后诸证，症见行经后错，经水量少、有血块，行经小腹疼痛，血块排出痛减，经前双乳胀痛，烦躁，食欲不振。

（二）临床中药学服务指导

1. 辨证选药　根据月经不调的不同类型，对于气虚证，应以补气健脾为主，以月经量少后期色淡为主要表现者，配伍补血药；以月经量多为主要表现者，配伍止血、补血药。

对于血热证，主要使用凉血止血方药，实热者配伍清热凉血药；阴虚血热者配伍滋阴凉血药。

对于瘀血证，主要使用活血化瘀方药，出血量多者，可配伍止血药，尤其化瘀止血药；瘀血兼热者，选择寒凉性质的活血化瘀药，并配合清热凉血药；瘀血兼寒者，选择温热性质的活血化瘀药，并配伍温里散寒药。对于肾虚证，主要使用补肾方药，并适当配伍补血之品，并兼顾阴阳，尤其使用阴阳双补、精血并补之品。

对于血虚证，主要使用补血方药，适当配伍补气药以补气生血，并选用补益精血之品以资化源。

对于血寒证，主要使用温经散寒方药，并配活血药以促进血行，亦可酌情配伍温补肾阳药以增强温暖胞宫作用。

对于气滞证，主要使用疏肝理气活血方药，兼热者选择寒凉性质疏肝活血之品；兼寒者选择温热性质疏肝活血之品。

2. 用药告知　部分活血药物酒炙可增强化瘀之力；部分止血药炒炭可增强效果；补虚药宜适当久煎。服药期间忌食辛辣生冷油腻食物等，以配合治疗。服用含人参类中药或中成药期间不宜喝浓茶、咖啡，不宜吃萝卜。

3. 病证禁忌　本病的形成与不良生活习惯有一定关系，如过度疲劳、不注意经期养护等，故在治疗中应避免不良生活习惯和生活方式。

4. 配伍禁忌　方中有参类者不宜同时服用藜芦、五灵脂、皂荚或其制剂。部分药物注意"十八反""十九畏"配伍禁忌。

5. 特殊人群用药禁忌　活血作用较强的药物经期妇女慎用。肝肾功能不全者需慎用艾叶等温经散寒药。

二、带下病

带下病是指带下的量明显增多，色、质、气味发生异常，或伴全身、局部症状的一类疾病，又称"下白物""流秽物"。现代医学的阴道炎、宫颈炎、盆腔炎及妇科良性肿瘤等疾病引起的带下异常，均可参考本节内容。

（一）疾病概述

1. 病因病机　主要病因是湿邪，湿有内外之别，外湿指外感之湿邪，如经期冒雨涉水，感受寒湿，或产后胞脉空虚，摄生不洁，湿毒邪气乘虚内侵胞宫；内湿的产生与脏腑气血功能失调有密切的关系，或脾虚运化失职，水湿内停，下注任带，或肾阳不足，气化失常，水湿内停，又关门不固，精液下滑，或素体阴虚，感受湿热之邪，伤及任带。总之，带下病系湿流下焦，而脾肾功能失常又是发病的内在条件；病位主要在前阴、胞宫；任脉不固，带脉失约是带下病的核心病机。

2. 诊断概要

（1）带下量多，色白或淡黄，或赤白相兼，或黄绿如脓；质或浑浊如米泔，或清稀如水，或稠黏如脓，或如豆渣凝乳，或如泡沫状；味可无异臭，或有腥臭味。伴有阴部瘙痒、灼热、疼痛，或兼有尿频尿痛。依据带下量、色、质、气味，其次根据伴随症状及舌脉辨其寒热虚实。一般而言，带下量多色白或淡黄，质清稀，多属脾阳虚；色白质清稀如水，有冷感者属肾阳虚；量不甚多，色黄或赤白相兼，质稠或有臭气为阴虚夹湿;带下量多色黄,质黏稠,有臭气,或如泡沫状,或色白如豆渣状,为湿热下注;带下量多,色黄绿如脓,或浑浊如米泔,质稠,恶臭难闻,属湿毒重证。

（2）阴道分泌物检查有助于本病诊断。

3. 治疗原则　本病治疗以健脾、升阳、除湿为主,辅以疏肝固肾;但湿浊可以从阳化热而成湿热,也可以从阴化寒而成寒湿,所以要佐以清热除湿、清热解毒、散寒除湿等法。

4. 辨证用药

（1）脾虚湿困

【临床表现】　带下量多,色白或淡黄,质稀薄,无臭气,绵绵不断,面色㿠白或萎黄,神疲倦怠,纳少便溏,下肢水肿,舌淡胖,苔白腻,脉缓弱。

【治疗原则】　健脾益气除湿。

【常用方药】　完带汤加减。脾虚及肾,兼腰痛者,加续断、杜仲、菟丝子温补肾阳,固任止带;寒凝腹痛者,加香附、艾叶温经理气止痛;带下日久,滑脱不止者,加芡实、龙骨、牡蛎、海螵蛸、金樱子等固涩止带之品。

【常用中成药】

除湿白带丸:健脾益气,除湿止带。用于脾虚湿盛所致的带下病,症见带下量多,色白质稀,纳少,腹胀,便溏。

千金止带丸:健脾补肾,调经止带。用于脾肾两虚所致的月经不调,带下病,症见月经先后不定期,量多,色淡无块,或带下量多,色白清稀,神疲乏力,腰膝酸软。

（2）肾阳亏虚

【临床表现】　带下量多,色白清冷,稀薄如水,淋漓不断,头晕耳鸣,腰痛如折,畏寒肢冷,小腹冷感,小便频数,夜间尤甚,大便溏薄,面色晦暗,舌淡润,苔薄白,脉沉细而迟。

【治疗原则】　温肾助阳,涩精止带。

【常用方药】　内补丸加减。腹泻便溏者,去肉苁蓉,酌加补骨脂、肉豆蔻;带下如崩,谓之白崩,治宜补脾肾,固奇经,佐以涩精止带之品,方选固精丸加减。

【常用中成药】

温肾全鹿丸:温肾固精,益气养血。用于肾阳虚弱,气血亏损引起的头晕健忘,目暗耳鸣,腰膝酸软,倦怠嗜卧,阳痿滑精,宫寒带下,滑胎小产。

（3）湿热下注

【临床表现】　带下量多,色黄黏稠,有臭气,或伴阴部瘙痒,胸闷心烦,口苦咽干,纳食较差,小便短赤,少腹作痛,舌红,苔黄腻,脉濡数。

【治疗原则】　清热利湿止带。

【常用方药】　止带汤或龙胆泻肝丸加减。湿浊偏甚者,可用萆薢渗湿汤加减,或加苍术、藿香。

【常用中成药】

白带丸:清热,除湿,止带。用于湿热下注所致的带下病,症见带下量多,色黄,有味。

妇科千金片:清热除湿,益气化瘀。用于湿热瘀阻所致的带下病,症见带下量多,色黄质稠,小腹疼痛,腰骶酸痛,神疲乏力;慢性盆腔炎见有上述证候者。

花红颗粒:清热解毒,燥湿止带,祛瘀止痛。用于湿热瘀滞所致的带下病,月经不调,症见带下量多,色黄质稠,小腹隐痛,腰骶酸痛,经行腹痛;慢性盆腔炎、附件炎见上述证候者。

妇炎舒片:清热凉血,活血止痛。用于妇女湿热下注所致的带下量多,或伴有小腹隐痛。

妇炎净胶囊:清热祛湿,调经止带。用于湿热蕴结所致的带下病,月经不调,痛经;慢性盆腔炎、附件炎见上述证候者。

（二）临床中药学服务指导

1. 辨证选药　本病虽证候较为复杂，但多不离湿邪为患，因此应在辨证用药的基础上，酌情配伍化湿、燥湿、利湿及收涩止带之品。脾虚湿困证，应以补气健脾药为主，配伍化湿、燥湿、利水渗湿、收涩止带药；肾阳虚证，应以温补肾阳药为主，配伍利湿、温肾收涩药；湿热下注证，应以清热利湿药为主，若湿热酿毒，还可配伍清热解毒药。

2. 用药告知　用药期间燥湿药和利湿药过服易伤阴津，不宜长期或大量使用，应中病即止。服药期间要注意饮食清淡，不过食油腻、寒凉、辛辣食物。

3. 配伍禁忌　某些利湿药具有降血糖、降血压作用，不宜与降血压、降血糖药物同用，慎与利尿药、强心药同用。

4. 特殊人群用药禁忌　月经期间暂停外用药物，以及活血化瘀、破血逐瘀药。

三、绝经前后诸证

绝经前后诸证是指妇女在绝经前后，伴随月经紊乱或绝经而出现烘热汗出、潮热面红、烦躁易怒、眩晕耳鸣、心悸失眠、腰背酸楚、手足心热等症状，亦称"断经前后诸证"。现代医学的围绝经期综合征、卵巢早衰、双侧卵巢切除或放射治疗后双侧卵巢功能衰竭出现绝经前后诸证者，均可参考本节内容。

（一）疾病概述

1. 病因病机　妇女 49 岁前后，肾气由盛渐衰，天癸由少渐至衰竭，冲任二脉气血也随之而衰少，在此生理转折时期，受内外环境的影响，如素体阴阳有所偏盛偏衰，素性抑郁，宿有痼疾，或家庭、社会等环境改变，易导致肾阴阳失调而发病。本病之本在肾，常累及心、肝、脾等多脏、多经，致使本病证候复杂。

2. 诊断概要

（1）发病年龄多在 45~55 岁。

（2）月经紊乱或月经停闭，伴有潮热面红，烘热汗出，或情绪激动易怒，或抑郁不乐。此外，可有眩晕耳鸣、心悸失眠、手足心热等症状。

3. 治疗原则　本病辨证以肾阴阳之虚为主，治疗以调治肾阴阳为大法，若涉及他脏，则兼而治之。

4. 辨证用药

（1）肾阴虚

【临床表现】　月经周期紊乱，先期或先后不定期，量少或多，经色鲜红，头晕耳鸣，腰酸腿软，烘热汗出，五心烦热，失眠多梦，口燥咽干，或皮肤瘙痒，舌红，苔少，脉细数。

【治疗原则】　滋肾益阴，育阴潜阳。

【常用方药】　六味地黄丸加生龟板、生牡蛎、石决明。肾水不足，不能上济心火，以致心肾不交者，可配伍酸枣仁、柏子仁、远志等；肝肾阴虚甚，以致肝阳上亢者，可配伍赭石、牛膝、龙骨等；情志不遂，以致肝郁化热者，可配伍柴胡、川楝子、栀子等。

【常用中成药】

更年安片：滋阴清热，除烦安神。用于肾阴虚所致的绝经前后诸证，症见烘热出汗，眩晕耳鸣，手足心热，烦躁不安；更年期综合征见上述证候者。

坤宝丸：滋补肝肾，镇静安神，养血通络。用于妇女绝经前后，肝肾阴虚引起的月经紊乱，潮热多汗，失眠健忘，心烦易怒，头晕耳鸣，咽干口渴，四肢酸楚，关节疼痛。

百合更年安颗粒：滋养肝肾，宁心安神。用于更年期综合征属阴虚肝旺证，症见烘热汗出，头晕耳鸣，失眠多梦，五心烦热，腰背酸痛，大便干燥，心烦易怒，舌红，苔少，脉弦细或弦细数。

（2）肾阳虚

【临床表现】　月经不调,后期或闭阻不行,量多或少,色淡质稀,头晕耳鸣,腰腿酸痛,腹冷阴坠,形寒肢冷,小便频数或失禁,带下量多,精神萎靡,面色晦暗,舌淡,苔白滑,脉沉细而迟。

【治疗原则】　温肾壮阳,填精养血。

【常用方药】　右归丸加减。肾阳虚不能温运脾土,致脾肾阳虚者,可配伍补骨脂、淫羊藿、山药等;肾阴阳俱虚者,方用二仙汤加生龟板、女贞子。

【常用中成药】

右归丸:温补肾阳,填精止遗。用于肾阳不足,命门火衰,腰膝酸冷,精神不振,怯寒畏冷,阳痿遗精,大便溏薄,尿频而清。

（二）临床中药学服务指导

1. 辨证选药　本病为女性在衰老过程中的病变,证候往往比较复杂,症状多样,在治疗中应根据中医阴阳互根互化的理论,证属肾阴虚者,选择补阴药,适当配伍补阳药;证属肾阳虚者,选择补阳药,适当配伍补阴药;对于阴阳两虚者,可以补阴药和补阳药配伍同用。

2. 用药告知　本病多用补虚药,如作汤剂,一般宜适当久煎,使药味尽出。注意调适生活及心情,适当运动,注意劳逸结合,适寒温起居、生活应有规律,勿使大怒,勿令忧思;调节饮食,忌食辛燥耗散之品。

3. 病证禁忌　虚火证者禁用单纯苦寒之药,肾阴不足者忌用温热之品,肝火上炎者忌用温补之品。

4. 配伍禁忌　本病辨证为肾阳虚时应用制附子、肉桂等药物注意"十八反""十九畏"配伍禁忌。

四、产后恶露不尽

产后恶露不尽是指产后阴道出血,血性恶露持续2周以上,又称"恶露不尽""恶露不止"。现代医学的子宫复旧不良,胎盘、胎膜残留,可参考本节内容。

（一）疾病概述

1. 病因病机　本病主要为产后脾虚气陷,或血热损伤,或血瘀阻滞,而冲任不固,血不归经。病位在胞宫,与肾、冲任二脉、肝、脾等功能失调有关。

2. 诊断概要

（1）产后恶露持续3周或3周以上,阴道仍有出血。

（2）妇科检查可确诊子宫复旧不良,或子宫轻度感染,或胎盘、胎膜残留。应排除绒癌及恶性葡萄胎。

3. 治疗原则　本病治疗应遵循虚者补之、瘀者攻之、热者清之的原则分别施治,且不可轻用固涩之剂,以致助邪,变生他病。

4. 辨证用药

（1）气血虚

【临床表现】　产后恶露过期不止,量多,色淡红,质稀,无臭味,神疲乏力,气短懒言,小腹空坠,面色㿠白,舌淡,苔薄白,脉缓弱。

【治疗原则】　补气养血,收敛止血。

【常用方药】　补中益气汤加减。血虚出血明显者可加阿胶、艾叶、海螵蛸。

【常用中成药】

八珍益母丸:益气养血,活血调经。用于气血两虚兼有血瘀所致的月经不调,症见月经周期错后,行经量少,精神不振,肢体乏力。

产复康颗粒:补气养血,祛瘀生新。用于气虚血瘀所致的产后恶露不绝,症见产后出血过多,淋漓不断,神疲乏力,腰腿酸软。

妇科回生丸:通经化瘀,止痛。用于气虚血亏,瘀血凝滞引起的经期不准,经闭,癥瘕血块,腹部痞胀,身体消瘦,四肢困倦,产后恶露不尽等症。

参坤养血颗粒:益气养血,活血化瘀。用于气虚血瘀所致的产后恶露不绝,小腹疼痛。

产复欣颗粒:益肾养血,补气滋阴,活血化瘀。用于产后子宫复旧不全引起的恶露不尽,产后出血,腰腹隐痛,气短多汗,大便难等症,并有助于产后体型恢复。

（2）血热

【临床表现】　产后恶露过期不止,量较多,色深红,质稠黏,气臭秽,口燥咽干,面色潮红,舌红,苔少,脉细数无力。

【治疗原则】　养阴清热,凉血止血。

【常用方药】　保阴煎加煅牡蛎、炒地榆。若兼乳房、少腹胀痛,心烦易怒,恶露中夹有血块,口苦咽干,脉弦数,方用丹栀逍遥散。

【常用中成药】

宫血宁胶囊:凉血止血,清热除湿,化瘀止痛。用于崩漏下血,月经过多,产后或流产后宫缩不良出血及子宫功能性出血证属血热妄行者,以及慢性盆腔炎之湿热瘀结所致的少腹痛、腰骶痛、带下增多。

断血流颗粒:凉血止血。用于功能性子宫出血,月经过多,产后出血,子宫肌瘤出血,尿血,便血,吐血,咯血,鼻衄,单纯性紫癜,原发性血小板减少性紫癜等。

（3）血瘀

【临床表现】　产后恶露过期不止,淋漓量少,色暗有块,小腹疼痛拒按,块下痛减,舌紫暗,或有瘀点,脉弦涩。

【治疗原则】　活血化瘀,理血归经。

【常用方药】　生化汤加牡蛎、茜草、三七。若兼口干咽燥,舌红,脉弦数,酌加地榆、黄柏以清热止血。

【常用中成药】

生化丸:养血祛瘀。用于产后受寒恶露不行或行而不畅,夹有血块,小腹冷痛。

桂枝茯苓丸:活血,化瘀,消癥。用于妇人宿有癥块,或血瘀经闭,行经腹痛,产后恶露不尽。

益母丸:行气活血,调经止痛。用于气滞血瘀所致的月经量少,错后,有血块,小腹疼痛,经行痛减,产后恶露不净。

产后益母丸:活血化瘀,理气止痛。用于产后恶露不尽,瘀血腹痛,亦可用于瘀血痛经。

产妇安合剂:祛瘀生新。用于产后血瘀腹痛,恶露不尽。

妇血康颗粒:活血化瘀,止血调经。用于瘀血阻滞,月经过多,经期过长,产后恶露不绝等症。

慈航片:逐瘀生新。用于妇女经血不调,癥瘕痞块,产后血晕,恶露不尽。

（4）血寒

【临床表现】　产后恶露不行,小腹冷痛,四末不温,舌紫暗,脉沉。

【治疗原则】　化瘀生新,温经止痛。

【常用方药】　温经汤加减。腹痛甚者,可加蒲黄、五灵脂、延胡索以祛瘀止痛;小腹冷痛甚者,可加小茴香、肉桂以温经散寒。

【常用中成药】

新生化颗粒:活血,祛瘀,止痛。用于产后恶露不行,少腹疼痛,也可适用于上节育环后引起的阴道流血,月经过多。

（二）临床中药学服务指导

1. 辨证选药 应以恶露的量、色、质、气味等辨别寒、热、虚、实,从而正确选择和合理配伍用药,虚者补之、瘀者攻之、热者清之。气虚出血量多者,可补气健脾药配伍收敛止血药;血热者可凉血止血药配伍清热凉血药;血瘀者可化瘀止血药配伍活血化瘀药。

2. 用药告知 多入汤剂或丸散剂内服。部分活血药可酒炙增强化瘀效果,部分止血药炒炭可增强疗效。用药期间调节饮食,忌食生冷食物,不宜喝浓茶、咖啡。

3. 病证禁忌 本病一般忌阴道外用药,加强产后护理,注意腹部保暖,忌房事及盆浴,避免感受外邪。

4. 配伍禁忌 含人参类药物不宜与藜芦、五灵脂、皂荚或其制剂同服。部分活血药物不宜与阿司匹林、肝素钠、链激酶等抗凝血、溶栓药物同用。

五、不孕症

不孕症是指育龄女性婚后夫妇同居 1 年以上,配偶生殖功能正常,未避孕而未受孕者,或曾孕育过,未避孕又 1 年以上未再受孕者,前者称为"原发性不孕症",后者称为"继发性不孕症"。

（一）疾病概述

1. 病因病机 多由先天禀赋不足、房劳过度、情志失调、饮食不节等引起,虚证多因肾虚,实证多属肝气郁结或痰湿瘀阻,病位在胞宫,与肾、肝、脾脏腑功能失调密切相关。

2. 诊断概要

（1）育龄妇女结婚 1 年以上,夫妇同居,配偶生殖功能正常,不避孕而未能受孕者,为原发性不孕。曾有孕产史,继又间隔 1 年以上,不避孕而未能怀孕者,为继发性不孕。

（2）排除生殖系统的先天性生理缺陷和畸形。

3. 治疗原则 本病治疗重点在温养肾气,调理气血,使经调病除,则胎孕可成。

4. 辨证用药

（1）肾阳虚

【临床表现】 婚久不孕,月经后期,量少色淡,甚则闭经,平时白带量多清稀,腰痛如折,腹冷肢寒,性欲淡漠,小便频数或失禁,面色晦暗,舌淡,苔白滑,脉沉细而迟或沉迟无力。

【治疗原则】 温肾助阳,养血暖宫。

【常用方药】 温胞饮加减。命门火衰严重者可配伍鹿茸、紫河车、巴戟天、淫羊藿等增强药力。

【常用中成药】

桂附地黄丸:温补肾阳。用于肾阳不足,腰膝酸冷,小便不利或反多,痰饮喘咳。

右归丸:温补肾阳,填精止遗。用于肾阳不足,命门火衰,腰膝酸冷,精神不振,怯寒畏冷,阳痿遗精,大便溏薄,尿频而清。

五子衍宗丸:补肾益精。用于肾虚精亏所致的阳痿不育,遗精早泄,腰痛,尿后余沥。

海龙胶:温肾壮阳,活血止痛,填精补髓,强壮腰膝。用于腰酸足软,精神萎靡,面色㿠白,男子阳痿遗精,女子宫冷不孕。

健身全鹿丸:补精,养血,益气,温阳固精。用于肾精亏损,气血不足引起的精神衰惫,腰膝无力,阳痿遗精,目暗耳鸣,失眠健忘,妇女血虚宫寒,崩带不孕,滑胎小产。

调经促孕丸:温肾健脾,活血调经。用于脾肾阳虚,瘀血阻滞所致的月经不调,闭经,痛经,不孕,症见月经后错,经水量少,有血块,行经小腹冷痛,经水日久不行,久不受孕,腰膝冷痛。

（2）肾阴虚

【临床表现】　婚久不孕,月经先期,量少色红,五心烦热,咽干口渴,头晕心悸,腰酸腿软,舌红,苔少,脉细数。

【治疗原则】　滋肾益精,养肝调冲。

【常用方药】　六味地黄丸加减。血虚甚者,酌加鹿角胶、紫河车等血肉之品填精养血,大补奇经;兼有潮热者,酌加知母、青蒿、龟板、炙鳖甲等以滋阴而清虚热。

【常用中成药】

六味地黄丸:滋阴补肾。用于肾阴亏损,头晕耳鸣,腰膝酸软,骨蒸潮热,盗汗遗精。

左归丸:滋肾补阴。用于真阴不足,腰酸膝软,盗汗,神疲口燥。

麒麟丸:补肾填精,益气养血。用于肾虚精亏,血气不足,腰膝酸软,倦怠乏力,面色不华,男子精液清稀,阳痿早泄,女子月经不调,或男子不育症,女子不孕症见上述证候者。

紫河车胶囊:温肾补精,益气养血。用于虚劳消瘦,骨蒸盗汗,咳嗽气喘,食少气短。

（3）肝郁气滞

【临床表现】　多年不孕,月经失调,量多少不定,经前乳房胀痛,胸胁不舒,小腹胀痛,精神抑郁,或烦躁易怒,舌红,苔薄,脉弦。

【治疗原则】　疏肝解郁,理血调经。

【常用方药】　逍遥丸加减。可加香附、郁金、佛手、麦芽等增强疏肝解郁之功;肝郁化热者,可加牡丹皮、栀子等疏肝清热。

【常用中成药】

逍遥颗粒:疏肝健脾,养血调经。用于肝郁脾虚所致的郁闷不舒,胸肋胀痛,头晕目眩,食欲减退,月经不调。

加味逍遥丸:疏肝清热,健脾养血。用于肝郁血虚,肝脾不和,两胁胀痛,头晕目眩,倦怠食少,月经不调,脐腹胀痛。

妇科养荣丸:补养气血,疏肝解郁,祛瘀调经。用于气血不足,肝郁不舒,月经不调,头晕目眩,血漏血崩,贫血身弱及不孕症。

肝郁调经膏:疏肝解郁,清肝泻火,养血调经。用于肝郁所致的月经失调,痛经,乳房胀痛。

（4）痰湿

【临床表现】　婚久不孕,形体肥胖,经行延后,甚或闭经,带下量多,色白质黏无臭,头晕心悸,胸闷泛恶,面色㿠白,苔白腻,脉滑。

【治疗原则】　燥湿化痰,理气调冲。

【常用方药】　平陈汤加香附、川芎。痰湿内盛,胸闷气短者,酌加瓜蒌、南星、石菖蒲宽胸利气以化痰湿;经量过多者,去川芎,酌加黄芪、续断补气益肾以固冲任;心悸者,酌加远志以祛痰宁心;月经后期或闭经者,酌加鹿角胶、淫羊藿、巴戟天。

【常用中成药】

二陈丸:燥湿化痰,理气和胃。用于痰湿停滞导致的咳嗽痰多,胸脘胀闷,恶心呕吐。

（5）血瘀

【临床表现】　多年不孕,月经后期,量少色紫黑,有血块,经行不畅,少腹疼痛拒按,经前痛剧,舌紫暗,或舌边有瘀点,脉弦涩。

【治疗原则】　活血化瘀,通络调经。

【常用方药】　少腹逐瘀汤加减。血瘀日久化热者,方用血府逐瘀汤加红藤、败酱草、薏苡仁、金银花等。

【常用中成药】

温经养血合剂:温经散寒,养血祛瘀。用于冲任虚寒,瘀血阻滞引起的月经不调,少腹冷痛,痛经。

十二温经丸:温经散寒,养血祛瘀。用于冲任虚寒,瘀血阻滞,月经不调,小腹冷痛。

安阳固本膏:温肾暖宫,活血通络。用于女子宫寒不孕,经前腹痛,月经不调;男子精液稀薄,精子少,腰膝冷痛。

(二)临床中药学服务指导

1. 辨证选药　不孕症的辨证,主要依据月经的变化、带下病的轻重程度,其次依据全身症状及舌脉,进行综合分析,明确脏腑、气血、寒热、虚实,以辨证用药。治疗重点是温养肾气,调理气血,使经调病除,则胎孕可成。此外,还须情志舒畅,房事有节,择时而合阴阳,以利于成孕。

2. 用药告知　本病多用补虚药,如作汤剂,一般宜适当久煎,使药味尽出。注意调畅情志,节制房事,以养精神。调节饮食,宜清淡,富含维生素、蛋白质类营养食物,忌食油炸、烧烤、辛燥之品。

3. 病证禁忌　痰湿病人忌用滋补药物,阳虚病人慎用苦寒之品,阴虚病人忌用辛热之药。

4. 配伍禁忌　辨证为阳虚、气虚血瘀者选用附子、人参、党参、郁金等。药物注意"十八反""十九畏"配伍禁忌。

5. 特殊人群用药禁忌　不孕患者伴有肝肾功能不全者,用药时应咨询医师、药师。

第十节　皮肤及附属器官疾病中药合理用药指导

皮肤及附属器官疾病多见于中医学"热疮""蛇串疮""疣""脓疱疮""湿疮""癣""疥疮""虫咬皮炎""接触性皮炎""药物性皮炎""白疕""白癜风""荨麻疹""牛皮癣""红斑狼疮"等临床病证的范畴。皮肤及附属器官疾病的治疗是中医药的优势领域,临床应用中加强临床中药学服务,保障临床安全有效用药,具有重要的意义。

一、湿疮

湿疮是指皮损多种、形态各异,总有瘙痒糜烂、流滋结痂证候的皮肤疾患。可分为急性、亚急性和慢性三类。本病多因禀赋不耐,风湿热邪客于肌肤所致。

现代医学中的急性湿疹、耳周湿疹、阴囊湿疹、肘膝窝部湿疹及婴儿湿疹等可参照本病进行辨证选药。

(一)疾病概述

1. 病因病机　多因禀赋不耐或饮食失节,致脾失健运,湿热内生,又兼受风邪,内外相搏,致风湿热邪浸淫肌肤所致。

2. 诊断概要

(1)皮疹多种多样,急性者常表现为潮红、丘疹、水疱、脓疱、流滋、结痂并存,伴有瘙痒。皮损广泛者,可伴有发热。慢性者有鳞屑、苔藓化等损害。皮损有融合及渗出的倾向。皮损可发于全身任何部位,常对称性发生。

(2)常因食五辛和发物所引起。愈后有复发倾向。

3. 治疗原则　湿热证宜清热利湿为主,血虚风燥证宜养血祛风,兼清利湿热;兼有脾虚者,宜补气健脾,祛湿止痒。外治法则收湿敛疮,清热祛湿止痒。

4. 辨证用药

(1)湿热浸淫

【临床表现】　发病急,皮损潮红灼热,瘙痒无休,渗液流汁,伴身热、心烦口渴,大便干,尿短赤,舌质红,苔薄白或黄,脉滑或数。

【治疗原则】　清热利湿,祛风止痒。

【常用方药】　消风散、萆薢渗湿汤加减。瘙痒甚者,可加白鲜皮、地肤子、僵蚕;便秘者,加大黄;便溏者,加白扁豆、薏苡仁;红肿明显者,加黄芩、赤芍;兼血虚者,加首乌藤。发于下部者,加牛膝、车前子等;发于上部者,加桑叶、菊花。

【常用中成药】

皮肤康洗液:清热解毒,除湿止痒。用于湿热蕴阻肌肤所致的湿疮,症见皮肤红斑,丘疹,水疱,糜烂,瘙痒。外用。

青蛤散:清热解毒,燥湿杀虫。用于湿热毒邪浸淫肌肤所致的湿疮,黄水疮,症见皮肤红斑,丘疹,疱疹,糜烂湿润或脓疱,脓痂。外用。

九圣散:清热解毒,燥湿止痒。用于湿毒瘀阻肌肤所致的湿疮,臁疮,黄水疮,症见皮肤湿烂,溃疡,渗出脓水。外用。

老鹳草软膏:除湿解毒,收敛生肌。用于湿热蕴阻肌肤所致的湿疮,症见皮肤片状红斑,丘疹,丘疱疹,伴有少量渗出,瘙痒。外用。

皮肤病血毒丸:清热利湿解毒,凉血活血散瘀。用于血热风盛,湿毒瘀结所致的瘾疹,湿疹等,症见皮肤风团,丘疹,皮肤红赤,肿痛,瘙痒,大便干燥。

当归苦参丸:凉血,祛湿。用于血燥湿热引起的湿疹刺痒,酒糟鼻赤。

防风通圣丸:清热燥湿,杀虫。用于湿热蕴蓄下焦所致之痢疾,肠炎,热淋及阴肿阴痒,湿疹,湿疮等。

湿疡气雾剂:清热燥湿,解毒止痒。用于湿热毒邪所致的急性湿疹,症见皮肤红斑,渗液,瘙痒等。

(2)脾虚湿蕴

【临床表现】　发病较缓,皮损潮红,瘙痒,抓后糜烂渗出,可见鳞屑。伴有纳少,神疲,腹胀便溏,舌质淡胖,苔白或腻,脉弦缓。

【治疗原则】　健脾利湿止痒。

【常用方药】　四苓散或参苓白术散合消风散加减。瘙痒甚者,加僵蚕、地肤子、蛇床子;兼血虚者加首乌藤。此外可用艾叶煎汤外洗,有祛湿止痒之效。

【常用中成药】

参苓白术散合用皮肤康洗液:内服参苓白术散健脾祛湿,补脾胃,益肺气;外用皮肤康洗液,清热解毒,凉血除湿,杀虫止痒。两药合用适用于脾虚湿蕴型湿疹。

(3)血虚风燥

【临床表现】　疾病日久,皮损色暗或色素沉着,剧痒,或皮损粗糙肥厚。伴口干不欲饮,纳差腹胀,舌淡,苔白,脉细弦。

【治疗原则】　养血润肤,祛风止痒。

【常用方药】　四物汤加味,或合用消风散加减。面黄倦怠者,合用四君子汤;皮疹暗红者加紫草、牡丹皮;瘙痒明显者加蛇床子、白鲜皮、首乌藤。

【常用中成药】

湿毒清胶囊:养血润肤,祛风止痒。用于血虚风燥所致的风疹瘙痒,症见皮肤干燥,脱屑,瘙痒,伴有抓痕,血痂,色素沉着;湿疹苔藓样病变等。

(二)临床中药学服务指导

1.辨证选药　本病以祛风止痒、清热祛湿为治法。常选用辛散祛风药、苦燥或渗利的祛湿药及寒凉清热药。血虚生风者,宜用甘润的养血润燥,祛风止痒药配伍清热祛湿药。兼脾虚者,宜配伍补气健脾药。热毒偏盛者,可配伍清热解毒药。在内服的同时宜配合外洗、外敷等外治法,以提高疗效,减轻瘙痒和皮损症状。对于病程较长、湿疮反复发作者,因"久病多瘀""久病多虚",宜配伍活血药和补气健脾药物。祛瘀可以生新血以养肌肤,补气健脾,扶助正气可减少复发。

2. 用药告知　用药期间应遵医嘱,避免擅自加大药物剂量;忌食肥甘厚味,忌食牛羊肉、鸡肉、海鲜、米酒、辣椒、姜、蒜等辛辣刺激食物或发物。戒烟酒。

3. 病证禁忌　本病所用药物中辛散祛风、苦燥及渗利药易伤阴血,阴血亏虚者慎用。急性者忌用热水烫洗和肥皂等刺激物洗浴。不论急性或慢性湿疮,均应避免搔抓。脾胃虚弱者慎用苦寒药。

4. 配伍禁忌　血虚风燥型宜慎用苦燥伤阴和苦寒清热之品,湿热浸淫型宜慎用滋腻药,脾虚者不宜苦寒太过,以免损伤脾胃阳气。

5. 特殊人群用药禁忌　孕妇慎用活血药、渗泄滑利之药。皮肤病血毒丸中有大量活血药及泄下通利药,孕妇忌用。

二、白疕

白疕是以皮肤起红斑,反复出现多层银白色干燥鳞屑的慢性复发性皮肤病。本病男女老幼皆可发病,以青壮年为多,男性多于女性,具有一定的遗传倾向。发病有明显的季节性,多于冬季发病或加剧,夏季自行痊愈或减轻。部分病人在患病数年后则季节性不明显。本病多因营血亏损,生风生燥,肌肤失养所致。

现代医学中的银屑病等,可参照本病进行辨证选药。

(一)疾病概述

1. 病因病机　多因素体不足,或情志内伤、饮食失节等因素,致营血亏虚,生风生燥,肌肤失养而成。可发生于身体各处。初起多兼风寒或风热或等外邪,邪侵肌肤,致营卫失和,气血不畅所致。或因湿热蕴结,外不能宣泄,内不能利导所致。病久则气血耗伤,血虚风燥,致病情反复发作。

2. 诊断概要

(1)初发多有明显季节性,一般冬重夏轻。数年后四季皆可复发。皮损可发于全身各处。初为针尖至扁豆大的炎性红色丘疹,常呈点滴状分布,迅速增大,表面覆盖银白色多层性鳞屑,状如云母。鳞屑剥离后,可见半透明的薄膜,轻刮会出现筛状出血,基底浸润,可融合成形态不同的斑片。陈旧皮疹可呈钱币状、盘状、地图状等。好发于头皮、四肢伸侧的肘膝关节、尾骶部,常泛发全身。起病缓慢,易于复发,可有家族史。

(2)组织病理检查显示表皮角化过度、角化不全。角层内有中性多形核白细胞堆积,棘层增厚。表皮突呈规则性向下延伸,真皮乳头水肿呈棒状,乳头内血管扩张,血管周围有炎性细胞浸润。

3. 治疗原则　本病总由营血亏损,生风生燥,肌肤失养而成,辨证较为复杂,可分为寻常型、特殊型,应抓住主证,明确诊断。对于血虚风燥证,疏风清热,凉血解毒。瘀滞肌肤证以活血化瘀,行气通络为主。亦有湿热蕴结证宜清热利湿,和营通络。火毒炽盛证凉血清热解毒。

4. 辨证用药

(1)风热血燥

【临床表现】　皮损鲜红,皮疹不断出现,红斑增多,刮去鳞屑可见发亮薄膜,点状出血明显,鳞屑增多,瘙痒,或夏季加重。常伴心烦口渴,大便干结,尿黄赤,舌质红,舌苔黄或腻,脉滑数。

【治疗原则】　疏风清热,凉血解毒。

【常用方药】　犀角地黄汤或凉血地黄汤加减。兼风热者,可加金银花、连翘;心烦口渴明显者,加栀子、白茅根、天花粉;瘀热明显者,加紫草。

【常用中成药】

银屑灵颗粒:祛风燥湿,清热解毒,活血化瘀。用于银屑病,症见皮损鲜红,上有松散的银白色鳞屑,搔之有薄膜及露水珠样出血点。

复方青黛丸:清热解毒,消斑化瘀,祛风止痒。用于银屑病,症见皮损鲜红,皮疹不断出现,红斑增多,刮去鳞屑可见发亮薄膜,点状出血。

克银丸:清热解毒,祛风止痒。用于银屑病,症见皮损基底红,层层银屑,瘙痒,便秘,尿黄。

清肤止痒酊:凉血解毒,祛风止痒。用于血热风燥所致的银屑病,症见皮疹呈点滴状,色鲜红,层层银屑,瘙痒剧烈,抓之有点状出血,舌红苔黄,脉数。外用。

冰黄肤乐软膏:清热燥湿,活血祛风,止痒消炎。用于湿热蕴结或血热风燥引起的皮肤瘙痒,神经性皮炎,湿疹,足癣及银屑病等。外用。

(2)血虚风燥

【临床表现】　皮损色淡,部分消退,鳞屑较多。伴口干,便干,舌质淡红,苔薄白,脉细缓。

【治疗原则】　养血润燥,祛风止痒。

【常用方药】　四物汤合消风散加减。可减消风散中苦燥之品,酌加首乌藤养血祛风,鸡血藤活血补血;或合用黄芪桂枝五物汤,荣养肌表之气血,以祛风止痒。

【常用中成药】

紫丹银屑胶囊:养血祛风,润燥止痒。用于血虚风燥所致的银屑病,症见皮疹多呈斑片状,颜色淡红,干燥皲裂,瘙痒,舌淡,苔少,脉沉细。

消银片:清热凉血,养血润肤,祛风止痒。用于风热血燥型和血虚风燥型白疕,症见皮疹为点滴状,基底鲜红色,表面覆有银白色鳞屑,或皮疹表面覆有较厚的银白色鳞屑,较干燥,基底淡红色,瘙痒较甚。

(3)瘀滞肌肤

【临床表现】　皮损肥厚浸润,颜色暗红,经久不退,舌质紫暗或见瘀斑、瘀点,脉涩或细缓。

【治疗原则】　活血化瘀,行气通络。

【常用方药】　桃红四物汤合逍遥散加减。可加白鲜皮、荆芥、防风、首乌藤等祛风止痒;偏瘀热者加丹参、紫草等凉血散瘀;偏气血虚寒者,可合用黄芪桂枝五物汤。

【常用中成药】

郁金银屑片:疏通气血,软坚消积,清热解毒,燥湿杀虫。用于银屑病,症见皮损色暗红,鳞屑较厚,舌质紫暗,脉细。

镇银膏:祛风解毒,活血润燥。用于血热型、血燥型、血瘀型等各种证型的寻常型银屑病。外用。

(二)临床中药学服务指导

1. 辨证选药　本病总以营血亏虚,生风生燥,肌肤失养所致。"治风先治血,血行风自灭"。在辨证施治的同时,宜注意养血和营。血热偏盛者,选用凉血解毒、祛风止痒药,适当配伍养血和营药;血虚风燥者,多兼脾虚,选用养血祛风药,适当配伍补气养血和营药;疾病日久,气血亏耗,平时宜注意补养气血,充养肌肤,扶正即所以祛邪。宜注意内服与外治相结合,以增强疗效。对极少数重症可采用中西医结合治疗,必要时在医生指导下应用免疫抑制剂、皮质类固醇激素。

2. 用药告知　因疗程较长,对某些有不良反应的药物,如青黛丸、克银丸等,应严格控制剂量和疗程,避免超量及长期使用。活血力强的药物不可自行加大药量。用药期间少食牛羊肉、海鲜等腥膻类食物,少食姜、蒜、辣椒等辛辣温燥食物,戒烟酒。

3. 病证禁忌　血虚风燥和血热者,忌用辛温苦燥之品。脾胃虚弱者,慎用苦寒药以免伤阳;营血亏虚者,慎用温燥药以免伤阴。

4. 配伍禁忌　如应用苦参等苦寒燥湿药时,应注意与藜芦的配伍禁忌。

5. 特殊人群用药禁忌　孕妇慎用活血药,以及含活血成分的中成药,如消银片。儿童、老年人、孕妇及哺乳期妇女、肝功能不全病人、有相关药物过敏史者在治疗过程中注意肝肾功能检测,严密监测不良反应。

三、瘾疹

瘾疹是一种皮肤出现鲜红色或苍白色风团,时隐时现的瘙痒性、过敏性皮肤病。因其发无定处,忽隐忽现,骤起骤退,退后不留痕迹,故称瘾疹,俗称"风团块"。本病一年四季均可发病,老幼皆可患病。本病总因秉性不耐,人体对某些物质敏感所致。本病分为急性和慢性,急性者骤发速愈,慢性者可反复发作。现代医学的荨麻疹可参照本病进行辨证治疗。

(一)疾病概述

1. 病因病机　本病多与外感风邪有关,因风寒或风热邪气客于肌肤,营卫郁滞所致。或因饮食失调,湿热内生,湿热与外风相合致病;或因气血不足,生风生燥,或因血虚腠理空虚,风邪乘虚客于肌表所致。本病亦可因食物、药物、寄生虫等外因发病,或因情志因素、外界寒冷刺激等。

2. 诊断概要

(1)突然发病,见于任何部位。皮疹局限性大小不等,形态不一,红色或苍白色风团,边界清楚,搔抓可使风团增大,成批出现,时隐时现,消退较快,不留痕迹。部分病例可有腹痛腹泻,或有发热、关节痛等症。严重者可有呼吸困难,甚至引起窒息。皮疹经过3个月以上不愈或反复间断发作者为慢性荨麻疹。

(2)皮肤划痕试验阳性。

3. 治疗原则　本病主要由于素体禀赋不耐,外加六淫之邪的侵袭;或饮食不节、肠胃湿热;或平素体弱、气血不足,卫外不固所致,分为风热证、风寒证、肠胃湿热证、毒热炽盛证和气血亏虚证等。实证者以疏风清热、疏风散寒或清热利湿、凉血解毒祛邪为主;虚证者以益气养血,固表扶正为主;虚实夹杂者扶正与祛邪并用。

4. 辨证用药

(1)风热犯表

【临床表现】　风团鲜红,瘙痒明显,局部灼热感。伴有发热、恶寒、咽喉肿痛,遇热则皮疹加重,舌苔薄白或薄黄,脉浮数。

【治疗原则】　疏风清热止痒。

【常用方药】　消风散加减。发热明显者,可加金银花、连翘;咽干者,可加芦根、天花粉。

【常用中成药】

祛风止痒口服液:养血活血,清热利湿,祛风止痒。用于风热外袭所致的荨麻疹。

肤痒颗粒:祛风活血,除湿止痒。用于皮肤瘙痒症,湿疹、荨麻疹等瘙痒性皮肤病。

消风止痒颗粒:消风清热,除湿止痒。用于丘疹样荨麻疹,也用于湿疹、皮肤瘙痒症。

皮敏消胶囊:祛风除湿,清热解毒,凉血止痒。用于急慢性荨麻疹,急性湿疹属风热证或风热夹湿证者。

(2)风寒束表

【临床表现】　风团色淡或淡红,遇寒加重,得暖则减,口不渴,伴恶寒,舌淡,苔薄白,脉浮。

【治疗原则】　散寒解表,祛风止痒。

【常用方药】 桂枝汤或麻黄桂枝各半汤加减。恶寒不汗出或汗出不畅者,用麻黄桂枝各半汤;恶风汗出,脉浮缓者,用桂枝汤。可加白鲜皮、防风、荆芥等祛风止痒药。

【常用中成药】

桂枝颗粒:解肌发表,调和营卫。用于外感风寒所致的荨麻疹,症见头痛发热,鼻塞干呕,汗出恶风等。

参苏丸(胶囊):益气解表,疏风散寒,祛痰止咳。用于素体虚弱,感受风寒,常反复发作的荨麻疹。

(3)胃肠湿热证

【临床表现】 风团大,色红,瘙痒剧烈,发疹的同时伴腹痛,恶心呕吐,神疲纳呆,便秘或腹泻,舌质红,苔黄腻,脉滑数。

【治疗原则】 疏风解表,通腑泄热。

【常用方药】 防风通圣散合三仁汤加减。防风通圣散疏风解表,通腑泄热;三仁汤利湿化浊,畅利三焦。

【常用中成药】

荨麻疹丸:清热祛风,除湿止痒。用于风、湿、热而致的荨麻疹,湿疹,皮肤瘙痒。

防风通圣丸(颗粒):解表通里,清热解毒。用于外寒内热,表里俱实,恶寒壮热,头痛咽干,小便短赤,大便秘结,风疹湿疮。

(4)血虚风燥

【临床表现】 反复发作,迁延日久,午后或夜间加重,伴心烦易怒,口干,手足心热,舌红,苔少,脉沉细。

【治疗原则】 养血祛风,润燥止痒。

【常用方药】 黄芪桂枝五物汤加味。可加防风、荆芥、首乌藤等养血、祛风止痒药。

【常用中成药】

消银颗粒:清热凉血,养血润燥,祛风止痒。用于血虚风燥型荨麻疹。

(二)临床中药学服务指导

1. 辨证选药 根据辨证的不同证型,分证选药。外感邪气所致宜用发散解表药,血虚风燥者宜选用养血祛风止痒药。伴有湿热者宜配用清热祛湿药。急性荨麻疹可配合抗组胺剂、钙剂、维生素 C 等治疗。

2. 用药告知 用治风邪外感的荨麻疹的方药,多为发汗解表药,不宜久煎。发汗药物用量不宜过大,得小汗出即可,不可自行加大药量,亦不可久服。避免食用葱、姜、蒜、酒等五辛食物及牛羊肉、鸡肉、海鲜等发物,忌食易诱发此病的药物。

3. 病证禁忌 发汗方药易耗伤气阴,气虚、阴血亏虚者慎用。

4. 配伍禁忌 本病因邪在肌表为主,或因肌表气血失养、客受外邪所致,故多用宣散药物,不宜配伍收敛固涩药,以免留邪。

5. 特殊人群用药禁忌 荨麻疹丸、防风通圣丸(颗粒),孕妇慎用。

四、蛇串疮

蛇串疮是一种在皮肤上出现成簇水疱,痛如火燎的急性疱疹性皮肤病。因其皮肤上的红斑水疱累累如串珠,常常缠腰而发,故又名缠腰火丹,或称火带疮、蛇丹。本病多发生于春秋季节,以成年病人为多。大部分病人痊愈后很少复发,极少数病人会再次发病。

现代医学中的带状疱疹与本病相类似,可以参照本病辨证治疗。

（一）疾病概述

1. 病因病机　本病多因感受毒邪,火热毒邪蕴结肌肤所致,或因情志不舒,郁而化火,或因脾经湿热,外溢肌肤而生。

2. 诊断概要

（1）突然发病,以皮肤出现带索状灼热刺痛,随后出现皮疹、水疱。皮损常发生在身体的一侧,一般不超过身体正中线。皮损初起为片状红色斑丘疹,并很快成为绿豆或黄豆大小的水疱,常3~5个簇集成群呈带索状,累如串珠,颜色透明。5~6日后转为浑浊,重者有出血点。轻者无皮损,仅有刺痛感,或有皮肤潮红,没有典型的水疱。

（2）疼痛是本病特征之一。儿童病人疼痛轻微,年老体弱病人疼痛较剧。病程2周左右,严重者可迁延日久。但年老体弱病人在皮损愈合后,仍遗留疼痛,持续数月之久。

3. 治疗原则　本病早期以祛邪为主,晚期攻补兼施。主要治法有清热利湿解毒、理气活血止痛,据症加用疏肝解郁、健脾益气、滋阴平阳、通络止痛等法。蛇串疮后遗神经痛是临床治疗难点,应及早正确辨证治疗,并配合外治、针灸综合治疗,重症及特殊类型应配合西药治疗。

4. 辨证用药

（1）急性期

【临床表现】　皮肤灼热刺痛,水疱透亮,累如串珠,舌红,苔黄,脉滑数。

【治疗原则】　清肝泻火,清热利湿。

【常用方药】　龙胆泻肝汤加味,可加紫草、青黛凉血清热。发于颜面者,加牛蒡子、野菊花;发于腹部、下肢者,加苍术、黄柏。皮肤刺痛明显,可加用芍药、甘草缓急止痛或醋延胡索活血止痛;情绪焦躁者,可合用丹栀逍遥散。水疱不破者,可用三棱针刺破,使疱液流出,以减轻胀痛。

【常用中成药】

牛黄解毒片、六神丸:清热解毒,消肿止痛。用于急性期皮肤灼热刺痛。

小败毒膏、新癀片:清热解毒,活血消肿。用于急性期皮肤红肿,灼热刺痛。

三黄膏:清热泻火解毒,消肿止痛。外用。用于疮疡初起,红肿热痛。

玉露膏:凉血清热,消肿止痛。外用。用于一切阳毒之症,疮、疖、肿、毒、痛未破时,丹毒,带状疱疹。

双柏散、三黄洗剂:清热泻火,消肿止痛,外洗。用于疮疡,湿热毒蕴者,皮肤红肿,瘙痒渗液。

青黛散:凉血消肿。用于水疱破后。

（2）恢复期

【临床表现】　水疱逐渐收口结痂,皮肤刺痛逐渐缓解或消失。部分病人会遗留皮肤疼痛。

【治疗原则】　养血和营,缓急止痛。

【常用方药】　芍药甘草汤加减。余热未清,伴倦怠乏力、口渴者,可合用竹叶石膏汤清热生津,益气和胃。患部皮肤疼痛持续,皮色暗紫者,可加延胡索、赤芍等活血止痛,或合用桃红四物汤。

【常用中成药】

四物合剂（颗粒）:养血活血止痛。用于恢复期营血不足,皮损恢复缓慢或疼痛遗留者。

参芍胶囊:活血化瘀,益气止痛。用于气虚血瘀所致的疼痛。

（二）临床中药学服务指导

1. 辨证选药　根据急性期和恢复期辨证用药。急性期以泻火解毒,消肿止痛药为主,恢复期以补益气血为主。

2. 用药告知　急性期所用药多苦寒,不宜过用以免伤阳气。避免食用葱、姜、蒜、酒等五辛及牛羊肉、海鲜等发物。

3. 病证禁忌 脾胃虚寒证慎用苦寒药。

4. 配伍禁忌 急性期不宜配伍酸敛收涩药,以免留邪。

5. 特殊人群用药禁忌 孕妇慎用六神丸、新癀片、小败毒膏。青黛散等药物肝肾不全者慎用。

第十一节 儿科常见疾病中药合理用药指导

儿科疾病因儿童的生理特点,脏腑娇嫩,形气未充,同时又生机蓬勃,发育迅速。病理特点主要表现为发病容易,传变迅速,脏气清灵,易于康复。多见于中医内科疾病而有儿科特点。中医药在治疗儿科疾病方面有许多优势,在临床用药过程中,坚持从临床中药学角度全面关注患儿,保障其临床安全有效用药,是临床医药工作者的重中之重。

一、小儿感冒

小儿感冒指由外感风寒或风热等邪气,客于肺卫所致。临床以恶寒、发热、头痛、鼻塞、流涕、打喷嚏、咳嗽为主要症状。一年四季均可发生。

中医学称"伤风"或"时行感冒"。西医的普通感冒、流行性感冒可参考本病进行辨证选药。本病一般预后良好,小儿因年龄、体质与成年人不同,常有夹痰、夹食、夹惊的兼证。

(一)疾病概述

1. 病因病机 外邪(六淫邪气和时行疫气)从皮毛、口鼻而入,侵袭肺卫,致卫气失司,肺失宣降。同时,因小儿肺脏娇嫩,脾常不足,感邪后易出现夹痰、夹滞,伴有呕吐、泄泻等症;又由于小儿神气怯弱,感邪之后,容易导致心神不宁,热扰肝经而出现惊厥的兼证。

2. 诊断概要 本病四时均有,冬春二季多见,常因气候骤变而发病。以发热恶寒,鼻塞流涕,打喷嚏等症为主,多兼咳嗽,可伴呕吐、腹泻或高热惊厥。时行感冒呈流行性发病,迅速蔓延,症状相似,起病较急,全身症状明显,如高热、头痛、周身酸痛等。

3. 治疗原则 感冒属于表证,治疗以发散解表为主。风寒表证宜辛温解表,风热表证宜辛凉解表,暑湿袭表,宜化湿解表。兼证治疗:夹痰者佐以宣肺化痰之品,夹食滞者佐以消食导滞之品,夹惊者佐以安神镇惊或平肝息风之品。

4. 辨证用药

(1)风寒束表

【临床表现】 恶寒,发热,无汗或有汗(无汗患儿常伴高热)。伴头身痛,鼻塞流清涕,打喷嚏,咳嗽,咽不红,苔薄白,脉浮紧或浮缓或指纹浮红。

【治疗原则】 发散风寒。

【常用方药】 葱豉汤、杏苏散、荆防败毒散、麻黄汤、桂枝汤加减。轻证选用葱豉汤,或加生姜以助发汗;发热明显,恶寒无汗,脉紧,或喘者,可选用麻黄汤;兼体虚者可用荆防败毒散;若发热汗出,恶风,脉缓,可选用桂枝汤。若喘而汗出,恶风,脉缓,可用桂枝加厚朴杏子汤;若咳嗽明显,可选用杏苏散。若夹食夹痰,脘痞呕逆,加神曲、紫苏、陈皮;若兼鼻塞,可加白芷、辛夷。

【常用中成药】

小儿柴桂退热颗粒(口服液):发汗解表,清退里热。用于外感发热。症见发热,头身痛,流涕,口渴,咽红,溲黄,便干等。

小儿感清口服液:解表清热,宣肺化痰。用于小儿外感风寒,肺胃蕴热证,症见发热恶寒,鼻塞流涕,咳嗽有痰,咽喉肿痛,口渴。

解肌宁嗽丸:宣肺解表,化痰止咳。用于小儿头痛身热,咳嗽痰盛,气促,咽喉疼痛。

风寒感冒颗粒:发汗解表,祛风散寒。用于感冒风寒表证,症见恶寒发热,无汗,鼻流清涕,头痛,咳嗽。小儿酌情减量服用。

葛根汤颗粒:发汗解表,升津舒经。用于风寒感冒,症见发热恶寒,鼻塞流涕,咳嗽咽痒,咯痰稀白,无汗,头痛身疼,项背强急不舒,苔薄白或薄白润,脉浮或浮紧。小儿酌情减量服用。

感冒疏风片:散寒解表,宣肺止咳。用于风寒感冒,症见恶寒发热,咳嗽气促,头痛鼻塞,鼻流清涕,骨节酸痛,四肢倦怠。小儿酌情减量服用。

荆防颗粒:解表散寒,祛风胜湿。用于外感风寒夹湿所致的感冒,症见头身疼痛,恶寒无汗,鼻塞流涕,咳嗽,痰白,舌淡,苔白。小儿酌情减量服用。

午时茶颗粒:散寒解表,化湿消积。用于感受寒湿,内伤食积,寒热吐泻,症见恶寒发热,头痛身痛,脘腹痞满,呕恶、食少,大便不畅或泄泻。小儿酌情减量服用。

(2)风热犯表

【临床表现】　发热,微恶风寒,汗出不畅,头痛,鼻塞流浊涕或黄涕,咳嗽,咽干咽痛,舌质红少津,苔薄黄,脉浮数或指纹浮紫。

【治疗原则】　辛凉解表。

【常用方药】　银翘散或桑菊饮加减。发热咽干咽痛明显者,用银翘散;若咳嗽明显者,用桑菊饮。咳嗽痰黄者加杏仁、浙贝母、瓜蒌皮;乳蛾红肿疼痛者,加板蓝根、马勃、玄参;风热夹湿,出现头重体倦,胸闷,泛恶,小便黄,加藿香、佩兰;大便秘结者,加瓜蒌仁、莱菔子。夹食滞者,可加炒谷麦芽、神曲。

【常用中成药】

小儿风热清颗粒:疏散风热,清热解毒。用于小儿风热感冒,症见发热,咳嗽,咳痰,鼻塞流浊涕或黄涕,咽喉红肿疼痛。

小儿感冒宁糖浆(合剂、颗粒):疏散风热,清热止咳。用于小儿外感风热所致的感冒,症见发热,汗出不爽,鼻塞流涕,咳嗽咽痛。发热明显兼有食积者尤宜。

小儿清咽颗粒:清热解表,解毒利咽。用于小儿外感风热所致的感冒,症见发热头痛,咳嗽音哑,咳嗽咽痛。

小儿退热口服液(颗粒):疏风解表,解毒利咽。用于小儿风热感冒,症见发热恶风,头痛目赤,咽喉肿痛或腮部肿痛。

小儿热速清糖浆(颗粒、口服液):清热解毒,泻火利咽。用于小儿外感高热,头痛,咽喉肿痛,鼻塞,流涕,咳嗽,大便干结。

桑菊感冒片:疏风清热,宣肺止咳。用于风热感冒初起,症见头痛,咳嗽,口干,咽痛。

小儿清肺丸:宣肺解表,止咳化痰。用于急性气管炎、风热感冒,咳嗽,吐白黏痰或黄稠痰。

小儿豉翘清热颗粒:小儿风热感冒夹滞证,发热咳嗽,鼻塞流涕,咽红肿痛,纳呆口渴,脘腹胀满,便秘或大便酸臭,溲黄。

双黄连栓(小儿消炎栓):疏风解表,清热解毒。用于风热感冒,症见发热、咳嗽、咽痛。直肠给药。

(3)暑湿袭表

【临床表现】　高热不退,或身热不扬,无汗或汗出不畅,头痛,倦怠,胸闷泛恶,食欲不振,鼻塞流涕,咳嗽,舌尖红,苔白腻,脉数。

【治疗原则】　散寒解表,化湿和中。

【常用方药】　新加香薷饮、藿香正气散加减。暑热偏盛者,加黄连、栀子、黄芩;根据时令特点,可加鲜荷叶、广藿香、佩兰、滑石、甘草等。

【常用中成药】

小儿四症丸:健脾消食,利尿止泻。用于小儿消化不良,呕吐腹泻,小便不利,脘腹胀痛,中暑中寒,头痛身热,口渴舌干,烦躁不宁。

藿香正气丸:解表化湿,理气和中。用于外感风寒,内伤湿滞或夏伤暑湿所致的感冒,症见头痛昏重、胸膈痞闷、脘腹胀痛、呕吐泄泻。小儿酌情减量。

午时茶颗粒:散寒解表,化湿消积。用于感受寒湿,内伤食积,寒热吐泻。症见恶寒发热,头痛身痛,脘腹痞满,呕恶、食少,大便不畅或泄泻。小儿酌情减量。

暑湿感冒颗粒:消暑祛湿,芳香化浊。用于暑湿感冒,症见胸闷呕吐、腹泻便溏、发热、汗出不畅。小儿酌情减量。

(二)临床中药学服务指导

1. 辨证选药 辨明寒热,相应地选择辛温发散或辛凉疏散药。切忌见到高热即用寒凉清热药,致邪气深入。此外,小儿外感易于夹食夹痰,宜酌情配伍消食药和化痰药。或风寒外感可选用兼化痰的中成药,如午时茶、保济丸等。

2. 用药告知 儿童用药宜根据年龄和体重酌减用量,用量不宜过大。中病即止,不宜过汗,微汗出即可,不可久服。解表药一般不宜久煎。对于高热患儿,宜注意补充水分,避免高热引起脱水或惊厥,儿童脾胃功能较弱,生病期间应注意饮食清淡、易于消化,多饮水。风热感冒宜少食辛辣;风寒感冒忌冷食,少吃寒凉类的瓜果。

3. 病证禁忌 本类药物多辛散,容易伤阴耗气,体虚、汗多者宜慎用辛温发汗药。高热患儿尤其不宜用厚覆的方式捂汗,以免造成脱水、惊厥。

4. 配伍禁忌 本品为发散解表药,不宜与收涩药同用。不宜与解热镇痛药叠用,以免发汗太过,伤阴耗气。

5. 特殊人群用药禁忌 应用含有麻黄的制剂时,需观察患儿是否有心动过速等不良反应;应用含苦杏仁、苍耳子和细辛的中成药时要注意剂量和适应证,婴儿慎用,以免中毒。

二、小儿哮喘

小儿哮喘是小儿时期的常见肺系疾病,以发作性喉间哮鸣气促,呼气延长为特征,严重者不能平卧。哮指喉间痰鸣音,喘指气促,临床上哮常兼喘。本病发作有明显的季节性,以冬季及气温多变季节发作为主。95%的发病诱因为呼吸道感染,与小儿脏腑未充,正气不足密切相关。随着年龄增长,正气渐充,发病次数会逐渐减少或不再发病。

现代医学的喘息性支气管炎、支气管哮喘可参照本病进行辨证选药。

(一)疾病概述

1. 病因病机 本病的发生多因外感邪气引动内伏痰饮,阻塞气道,致肺失宣所致。急性发作时虽病位在肺,但病理涉及肺、脾、肾三脏。首先,因脾、肺、肾三脏阳气不足,气化失司,致痰饮内生,内伏于肺。脾、肺、肾各脏之阳气不足,均可致卫气虚,卫外失司,从而易感外邪。其病机为外邪引动内伏之痰饮,致痰气搏结于气道,肺失宣肃,气道痉挛所致。

2. 诊断概要

(1)发作前常有打喷嚏、咳嗽等先兆症状,或夜间突然发作。发作时喉间哮鸣,呼吸困难,咳痰不爽,甚则不能平卧,烦躁不安等。常因气候变化、受凉,或接触某些过敏物质等因素诱发。

(2)心肺听诊:两肺满布哮鸣音,呼气延长,或闻及湿啰音,心率增快。血常规检查:血白细胞总数正常,嗜酸性粒细胞可增高,伴肺部感染时,血白细胞总数及中性粒细胞可增高。可疑变应原皮肤试验常呈阳性。胸部 X 线片有助于本病诊断。

3. 治疗原则　哮喘是因外邪引动内伏痰饮所致。发作期以实证为主,治疗以宣肺解表,化痰平喘为主。缓解期宜根据辨证,补脾益肺,益卫固表,健脾化痰,若肾阳不足,宜兼补肾中阳气。

4. 辨证用药

(1) 发作期

【临床表现】　喉中痰鸣,喘急倚息,以邪实为主。咳喘痰黄,身热面赤,口干舌红为热性哮喘;咳喘畏寒,痰多清稀,舌苔白滑为寒性哮喘。

【治疗原则】　发作期当攻邪以治其标,分辨寒热虚实,随证施治。寒证当温肺化饮,止咳平喘;热证当清肺泻肺,止咳平喘。

【常用方药】　寒喘证用方:麻黄汤、射干麻黄汤、小青龙汤合三子养亲汤、桂枝加厚朴杏子汤等加减。无汗而喘者用麻黄汤;喘而无汗或汗出不畅,舌红,苔黄,咯黄白痰者,用麻杏石甘汤;喘而汗出,恶风,脉缓者,用桂枝加厚朴杏子汤。喘而无汗,咳痰清稀,面白苔滑,脉弦紧者,宜用小青龙汤合三子养亲汤。久病累及肾气,见肺实肾虚者,可用射干麻黄汤合都气丸加减。热喘用方:定喘汤、桑白皮汤加减。痰多者可加瓜蒌、海浮石,哮喘甚者,可加白芥子。

【常用中成药】

小青龙合剂:解表化饮,止咳平喘。用于风寒水饮,恶寒发热,无汗,喘咳痰稀。小儿酌情减量。

小儿咳喘灵颗粒(口服液):宣肺清热,止咳祛痰,平喘。用于小儿外感风热所致的感冒,咳嗽。

小儿清肺化痰口服液:清热化痰,止咳平喘。用于小儿风热犯肺所致的咳嗽,症见呼吸气促,咳嗽痰喘,喉中作响。

小儿麻甘颗粒:平喘止咳,利咽祛痰。用于小儿风热犯肺所致的肺炎喘嗽,症见发热微汗,咳嗽痰稠,呼吸急促,口渴欲饮。

小儿咳喘颗粒:宣肺清热,化痰止咳平喘。用于小儿肺热咳喘。发热或不发热,咳嗽有痰,气促,咯黄痰。

小儿肺热咳喘颗粒(口服液):清热解毒,清肺化痰。用于风热犯肺,宣降失常所致的发热汗出,微恶风寒,咳嗽,痰黄,或兼喘息,口干而渴。

(2) 缓解期

【临床表现】　哮喘已平,表现为脾肺肾三脏不足,以正虚痰伏为主。肺气虚弱者,症见面白,自汗,声低气怯,易于外感,舌淡,脉弱。脾肺气虚者,症见面黄,神疲,痰多,食少便溏,舌淡,脉弱,或自汗,易于外感。脾肾阳虚者,症见形寒肢冷,心悸,自汗,易于外感;若兼形瘦,舌红苔少,盗汗者,则兼肺肾阴虚。

【治疗原则】　补益脾肺肾,健脾化痰。肺脾气虚者宜健脾益气,补肺固表;脾肾阳虚者宜健脾温肾,固摄纳气;兼肺肾阴虚者,宜兼补肺肾阴。亦可结合外治法,如小儿推拿、药物敷贴、艾灸等方法培补正气。

【常用方药】　人参五味子汤、玉屏风散、六君子汤等方药加减。脾肺气虚,卫外不固,用玉屏风散,兼痰多苔腻者,可加用陈皮、半夏;脾肺气虚,痰多者,用六君子汤;肺肾气虚者,可用人参五味子汤合玉屏风散;久病及阴,咽干口燥而痰多者,可合用麦味地黄丸或金水六君煎。

【常用中成药】

玉屏风散颗粒(口服液、胶囊):益气,固表,止汗。用于表虚不固,自汗、恶风,或体虚易感外邪者。

小儿扶脾颗粒:健脾胃,助消化。用于小儿脾胃气虚,消化不良,体质消瘦。

七味都气丸:补肾纳气,涩精止遗。用于肾不纳气所致的喘促,胸闷,久咳,气短及咳喘缓解期。

参苓白术散：补脾胃，益肺气。用于脾肺气虚，夹湿生痰所致的咳嗽喘息缓解期。

麦味地黄丸：滋肾养肺。用于肺肾阴虚所致的咳嗽喘息缓解期。

蛤蚧定喘丸（胶囊）：滋阴清肺，止咳平喘。用于肺肾两虚，阴虚肺热所致的虚劳咳喘。

（二）临床中药学服务指导

1. 辨证选药　应根据疾病的发作期和缓解期及寒热辨证来选方用药。发作期多以邪犯肺卫，痰壅气逆为主，宜选用宣肺祛痰平喘药为主，寒性哮喘多选用散寒解表，温肺化痰平喘的药物；外寒里热者，宜用散寒宣肺，清热化痰的药物；热性哮喘，则选用宣肺平喘，清热化痰的药物。哮喘属儿科急症，注意中西医结合救治。缓解期则以脾肺肾不足，痰伏于内为主要病机，宜选用补脾益肺、温肾、健脾化痰的药物。

2. 用药告知　儿童用药宜根据年龄和体重酌减用量，用量不宜过大。葶苈子、白芥子等药物药力较峻，用量尤宜谨慎，用量宜小。儿童脾胃未健，宜少食生冷及不易消化的食物，以免损伤脾胃；此外，不宜过饱，宜保持"三分饥"；不宜过食肥甘厚味，以免助湿生痰。对易诱发哮喘的食物宜禁食。

3. 病证禁忌　体虚多汗者，慎用麻黄等辛温发散药；体胖痰多，痰湿内蕴者，慎用滋补药；体瘦阴虚，痰热内盛者，慎用温补类药。

4. 配伍禁忌　发作期以宣肺解表，化痰降气平喘为主，不宜配伍黄芪、白术等补气固表药；白果等敛肺平喘药，宜与解表、化痰药配伍，不宜单用。

5. 特殊人群用药禁忌　哮喘常用药物中苦杏仁、白果、细辛为有毒之品，应用含有这些药物的中成药时要注意剂量和适应证，婴儿慎用，以免中毒。在应用含有麻黄的制剂时，需观察患儿是否有心动过速等不良反应。

三、小儿泄泻

泄泻是以大便次数增多，粪质稀薄或如水样为主症的疾病。是小儿最常见的疾病之一，尤以2岁以下婴幼儿为多见。本病多因外感时邪，内伤饮食，或脾胃虚弱而导致。本病四季均可发生，但以夏秋季节为多发。

现代医学中的消化不良、小儿肠炎、小儿秋季腹泻、小儿胃肠功能紊乱等疾病表现以泄泻为主症者，均可参照本节内容进行辨证选药。

（一）疾病概述

1. 病因病机　以外感时邪，内伤饮食，或脾胃虚弱为多见。病位在脾胃与大肠。是因脾胃受病，运化和输布水液功能失常，水湿偏渗肠道所致。

2. 诊断概要

（1）四季均可发生，夏秋两季较为多见。大便次数增多。便溏或糊状如蛋花汤样，或色褐而臭，可有少量黏液。轻症次数不多，身热不甚或不发热，无呕吐，能进食，精神尚好；重者则便次较频，或伴呕吐，多伴身热，精神萎靡，或烦躁不安，口渴不止，甚或目眶凹陷，尿量减少，四肢不温，腹胀、惊厥等证候。

（2）大便镜检可有脂肪球或少量红细胞、白细胞。大便病原体检查可有致病性大肠杆菌生长，或分离出轮状病毒等病原体。血常规、生化检查有助于本病诊断。

3. 治疗原则　本病因脾胃运化失常，水液偏渗大肠所致。治疗宜根据其寒热虚实分证论治，总以健脾胃，分清浊，祛湿止泻为治则。偏风寒者，宜疏风散寒，化湿止泻。偏寒湿者，宜散寒祛湿；偏湿热者，宜清热祛湿；伤食者，宜健胃消食，渗湿止泻；偏脾虚者，宜补气健脾，渗湿止泻；偏阳虚者，宜温补脾肾，祛湿止泻，或兼固涩。伤阴者，宜敛阴止泻，伤阳者，宜温补固涩。

4. 辨证用药

(1) 伤食泻

【临床表现】　大便酸臭，或如败卵，腹部胀满，口臭纳呆，泻前腹痛哭闹，多伴恶心呕吐，舌苔厚腻，脉滑有力。

【治疗原则】　消食化滞，健脾止泻。

【常用方药】　保和丸加减。如兼脾虚证，可加用白术、白扁豆等健脾药。

【常用中成药】

保和丸(口服液)：消食，导滞，和胃。用于食积停滞，症见脘腹胀满，嗳腐吞酸，不欲饮食，呕吐腹泻。小儿酌情减量。

食积颗粒(口服液)：健脾，消食，化积。用于治疗小儿单纯性消化不良，食欲不振，以及消化不良引起的腹泻。

山楂调中丸：消食健脾，和胃。用于内积食滞，不思饮食，伤食作泄。小儿酌情减量。

(2) 风寒泻

【临床表现】　大便清稀，无明显臭味，腹痛肠鸣，或伴鼻塞，流涕，身热，舌苔白腻，脉滑有力。

【治疗原则】　疏风散寒，化湿止泻。

【常用方药】　藿香正气丸加减。腹痛甚者，加木香理气止痛；兼食滞者，加炒麦芽、炒谷芽、神曲等消食化积；小便短少者，加车前子渗湿止泻。

【常用中成药】

藿香正气丸(胶囊)：解表化湿，理气和中。用于暑湿感冒，头痛身重胸闷，或恶寒发热，脘腹胀痛，呕吐泄泻。

四正丸：祛暑解表，化湿止泻。用于内伤湿滞，外感风寒，头晕身重，恶寒发热，恶心呕吐，饮食无味，腹胀泄泻。

保济丸：解表，祛湿，和中。用于四时感冒，发热头痛，腹痛腹泻，噎食嗳酸，恶心呕吐。小儿酌情减量。

午时茶颗粒：祛风解表，化湿和中。用于外感风寒，内伤食积，症见恶寒发热，头痛身重，胸脘满闷，恶心呕吐，腹痛腹泻等症。小儿酌情减量。

(3) 湿热泻

【临床表现】　泻如稀薄，水分较多，或如水注，每日数次或十余次，色褐而臭，可有黏液，肛门灼热，小便短赤，发热口渴，舌质红，苔黄腻，脉数。

【治疗原则】　清热利湿止泻。

【常用方药】　葛根芩连汤、车前子散、六一散加减。泻下如水者为湿盛，宜用车前子散或六一散。泻下黏腻臭秽或有黏液，肛门灼热者，为湿热内盛，宜用葛根芩连汤。腹痛甚者，可加白芍、木香理气缓急止痛。高热烦渴者，可加石膏、寒水石清热除烦。

【常用中成药】

小儿泻速停颗粒：清热利湿，健脾止泻，缓急止痛，用于小儿湿热壅遏大肠所致的泄泻，症见大便稀薄如水样，腹痛，纳差；小儿秋季腹泻及迁延性，慢性腹泻见上述证候者。

葛根芩连口服液：解肌，清热，止泻。用于泄泻腹痛，便黄而黏，肛门灼热。小儿酌情减量。

小儿泻痢片：清热利湿，止泻。用于小儿湿热下注所致的痢疾，泄泻，症见大便次数增多或里急后重，下痢赤白。

小儿功劳止泻颗粒：清热解毒，利湿止泻。用于大肠湿热所致的小儿腹泻。

珠芽蓼止泻颗粒：清热燥湿。用于细菌性痢疾，肠炎，婴幼儿腹泻属大肠湿热者。

肠炎宁颗粒：清热利湿，行气。用于急慢性胃肠炎，腹泻，细菌性痢疾，小儿消化不良。

（4）寒湿泻

【临床表现】　大便每日数次或十余次，色较淡，可伴有少量黏液，无臭气，精神不振，不渴或渴不欲饮，腹满，舌苔白腻，脉濡。

【治疗原则】　温中散寒，燥湿止泻。

【常用方药】　理中汤加减。如兼腹胀腹痛等，可用行气止痛药，如槟榔、香附。

【常用中成药】

小儿广朴止泻口服液：祛湿止泻，和中运脾。用于湿困脾土所致的小儿泄泻，症见泄泻，大便稀溏或如水样，腹胀腹痛，纳差，呕吐，或见发热，舌淡，苔白腻。

小儿利湿止泻颗粒：利湿健脾止泻。用于湿邪困脾所致的小儿泄泻，见泻下稀薄或如水样便。

小儿敷脐止泻散：温中散寒，止泻。用于小儿中寒，腹泻，腹痛。

肠胃散：温中散寒，燥湿止泻。用于寒湿泄泻，症见大便次数增多，粪质稀薄，腹痛肠鸣，舌苔薄白或白腻。外用贴肚脐处。

丁桂儿脐贴：健脾温中，散寒止泻。适用于小儿泄泻，腹痛的辅助治疗。外用贴肚脐处。

（5）脾虚泻

【临床表现】　久泻不止，或反复发作，大便稀薄，或呈水样，带有奶瓣或不消化食物残渣，神疲纳呆，面色少华，舌质偏淡，苔薄腻，脉弱无力。

【治疗原则】　健脾益气，祛湿止泻。

【常用方药】　参苓白术散、香砂六君丸等加减。

【常用中成药】

小儿止泻灵颗粒：健脾利湿，涩肠止泻。用于脾虚湿盛，肠滑久泻。

小儿渗湿止泻散：健脾和胃，渗湿止泻。用于小儿脾虚引起的腹泻，腹痛，胀满，食少，小便不利。用水调服。

婴儿健脾散：健脾养胃，消食止泻。用于消化不良，乳食不进，腹痛腹泻。

健脾康儿片：健脾养胃，消食止泻。用于脾胃气虚之泄泻，腹胀便溏。

小儿参术健脾丸：开胃，健脾，止泻。用于小儿脾胃虚弱，消化不良，面黄肌瘦，精神不振。

小儿香橘丸：健脾和胃，消食止泻。用于脾虚食滞所致的呕吐便泻，脾胃不和，身热腹胀，面黄肌瘦，不思饮食。

小儿腹泻宁糖浆：健脾和胃，生津止泻，用于脾胃气虚所致的泄泻，症见大便泄泻，腹胀腹痛，纳减，呕吐，口干，倦怠乏力，舌淡苔白。

（6）脾肾阳虚

【临床表现】　久泻不止，食入即泻，粪质清稀，完谷不化，或见脱肛，形寒肢冷，面色白，精神萎靡，睡时露睛，舌淡苔白，脉细弱。

【治疗原则】　温补脾肾。

【常用方药】　理中丸、附子理中丸合四神丸加减。兼气虚乏力者，可加白术、党参等药物。

【常用中成药】

小儿腹泻散：温中固肠，健脾止泻。用于小儿久泻不止，面色㿠白，食欲不振，神倦乏力。

四神丸（片）：温肾散寒，涩肠止泻。用于肾阳不足所致的泄泻，症见肠鸣腹胀，五更溏泻，食少不化，久泻不止，面黄肢冷。小儿酌情减量。

附子理中丸：补肾助阳,温中健脾。用于肾阳衰弱,脾胃虚寒,形寒肢冷,脘腹冷痛,呕吐泄泻。小儿酌情减量。

（二）临床中药学服务指导

1. 辨证选药　治疗上根据病变主要在脾胃及"无湿不成泻"的基本规律,祛湿止泻、健脾和胃是最基本的治法。临床可根据寒热虚实,有针对性地选用中药饮片和中成药。泄泻易伤阴耗气,需随时注意观察病情变化,及时用药,必要时应用收涩药及时止泻,防止变证的发生。重型泄泻,病情危重,应以中西医结合治疗,待病情缓解后宜调补脾胃,恢复气阴,预防再发。

2. 用药告知　宜根据年龄或体质,相应地减少药量。注意平时对儿童的护理,不宜饮食过饱,不宜过食油腻,少食寒凉,荤素搭配,以免积食或损伤脾胃而诱发本病;同时注意适寒温,护卫气,不宜穿着太厚,以免汗出受风寒而诱发疾病。

3. 病证禁忌　小儿泄泻易于损伤气阴,若病情较重,则常发生气阴两伤,甚则阴伤及阳导致阴竭阳脱。久泻迁延不愈者,致肝脾两虚,气血双亏,易成疳证或引动内风而转为慢惊风。小儿阴阳未充,气阴易伤,不宜过用辛温发散类药物,避免汗多伤阴耗气;使用附子、干姜等温热类药物治疗阳虚病证时用量宜少,中病即止,避免伤阴。外感食积者,不宜用收涩固涩药;湿热内盛者,不宜用白术、干姜、莲子等温补固涩药;寒湿内盛者,不宜用黄芩、黄连等苦寒燥湿药。泄泻已止,气阴有亏者,不宜再用渗利及温燥之品。

4. 配伍禁忌　清热祛湿止泻药不宜配伍收涩药;发散风寒药不宜配伍固表药。若用半夏等健脾燥湿药,应注意半夏、丁香等的配伍禁忌。

5. 特殊人群药用禁忌　小儿急性腹泻时慎用收敛涩肠止泻药。

6. 饮食禁忌　治疗期间要注意适当控制饮食,减轻胃肠负担,吐泻严重者可禁食8~12 h,以后可根据病情好转逐渐增加饮食量。恢复初期以米汤或米粥等易消化的食物为宜。

四、厌食

厌食是指小儿较长时期食欲不振,甚则拒食的一种常见病证。多由喂养不当,久病或先天不足致脾胃运化不健所导致。患儿除食欲不振外,一般无其他明显不适,不包括因外感时邪及某些疾病而出现的食欲不振。

现代医学中的小儿厌食症与本病相当,可参照本节内容进行辨证选药。

（一）疾病概述

1. 病因病机　多因饮食不节或喂养不当,以及长期偏食,或病后失调或先天不足等原因,脾胃不和,纳化失司为其基本病机。

2. 诊断概要

（1）长期不思进食,厌恶摄食,食量显著少于同龄正常儿童。

（2）可有嗳气、泛恶、脘痞、大便不调等症,或伴面色少华、形体偏瘦、口干喜饮等症,但精神尚好,活动如常。

（3）排除其他外感、内伤慢性疾病。

3. 治疗原则　本病以脾胃运化失常为主,治疗以健运脾胃为基本治则。小儿脾胃虚弱,临床根据其主要证型脾胃失运、胃阴不足及脾胃气虚,分别采用运脾、养胃和补脾三个法则分别论治。

4. 辨证用药

（1）脾胃不和

【临床表现】　厌食或拒食,面色少华,精神尚可,二便基本正常,舌苔白或薄腻,脉尚有力。

【治疗原则】　运脾和胃。

【常用方药】　曲麦枳术丸、保和丸、大安丸加减。舌苔厚腻,脘痞恶心者,可加白术、鸡内金增强消食化积作用。

【常用中成药】

小儿复方鸡内金散:健脾开胃,消食化积。用于小儿因脾胃不和引起的食积胀满,厌食,呕吐泻痢。

开胃消食口服液:消食导滞,运脾开胃。用于小儿厌食症,症见厌食,面色少华,唇舌色淡,形体偏瘦,大便溏或夹杂不消化食物,气味酸臭。

小儿增食片(颗粒):消食导滞,增进食欲。用于小儿厌食、偏食,面黄肌瘦,便干,食积等症。

保儿安颗粒:健脾消滞,利湿止泻,清热除烦,驱虫治积。用于食滞及虫积所致的厌食消瘦,胸腹胀闷,泄泻腹痛,夜睡不宁,磨牙咬指等。

小儿香橘丸:健脾和胃,消食止泻。用于脾虚食滞所致的呕吐便泻,脾胃不和,身热腹胀,面黄肌瘦,不思饮食。

肥儿丸:健胃消积,驱虫。主治小儿消化不良,虫积腹痛。

疳积散:消积化滞。用于食滞脾胃所致的疳证,症见不思饮食,面黄肌瘦,腹部膨胀,消化不良。

儿童清热导滞丸:健胃导滞,消积化虫。用于食滞肠胃所致的疳证,症见不思饮食,消化不良,面黄肌瘦,烦躁口渴,胸膈满闷,积聚痞块。

(2)脾胃气虚

【临床表现】　厌食或拒食,面色萎黄,精神稍差,肌肉松软,或形体消瘦,大便多不成形,或夹不消化食物,舌质淡,苔薄白,脉无力。

【治疗原则】　健脾益气。

【常用方药】　异功散加味。可用太子参代替方中的人参。

【常用中成药】

儿康宁糖浆:益气健脾,消食开胃。用于脾胃气虚所致的厌食,症见食欲不振,消化不良,面黄身瘦,大便稀溏。

乐儿康糖浆:益气健脾,和中开胃。用于脾胃气虚所致的食欲不振,面黄,身瘦;厌食症,营养不良症见上述证候者。

小儿扶脾颗粒:健脾胃,助消化。用于小儿脾胃气虚,消化不良,体质消瘦。

启脾丸:健脾和胃。用于脾胃虚弱,消化不良,腹胀便溏。

醒脾养儿颗粒:醒脾开胃,养血安神,固肠止泻。用于脾气虚所致的儿童厌食,腹泻便溏,烦躁盗汗,遗尿夜啼。

厌食康颗粒:健脾,开胃,消食。用于脾胃气虚所致的小儿厌食症。

复方太子参颗粒:益气生津,健脾消食。用于消化不良,食欲不振,厌食偏食,腹胀腹痛,头晕乏力,四肢酸软,以及各种久病体弱、体虚盗汗、气阴两虚之病症。特别适用于小儿厌食症,消化不良,缺铁性贫血。

健儿消食口服液:健脾益胃,理气消食。用于小儿饮食不节损伤脾胃引起的纳呆食少,脘胀腹满,手足心热,自汗乏力,大便不调,以至厌食、恶食等症。

(3)脾胃阴虚

【临床表现】　口干多饮而不喜进食,皮肤干燥,烦热不安,便干溲赤,舌红苔少或花剥苔,脉细无力。

【治疗原则】　滋脾养胃。

【常用方药】　养胃增液汤加减。兼脾气不足者,可配伍山药、太子参等。

【常用中成药】

儿宝颗粒:健脾益气,生津开胃。用于脾气虚弱,胃阴不足所致的纳呆厌食,口干燥渴,大便久泻,面黄体弱,精神不振,盗汗。

小儿健胃糖浆:健脾消食,清热养阴。用于脾胃阴虚所致的食欲减退,消化不良。

复方鲜石斛颗粒:滋阴养胃,生津止渴。用于胃阴不足所致的口干咽燥,饥不欲食,烦渴。

(二) 临床中药学服务指导

1. 辨证选药　根据厌食的不同证型,给予相应的中药汤剂或中成药。同时应注意找出厌食原因,如肠道寄生虫病等,采取针对性治疗措施,忌单纯依靠消食药增强食欲。脾胃不和,正气不虚者,治以健脾和胃合消积化滞药,兼湿阻者配渗湿健脾药;脾胃气虚证用药以补气健脾为主,兼用消食药或健脾祛湿药;脾胃阴虚证用药以滋养胃阴为主,宜用甘寒养阴药或兼用酸甘生津开胃药如乌梅,必要时配合消积化滞之品。

2. 用药告知　小儿用药宜根据年龄相应减少用量。鸡内金等药物宜用散剂。亦可将药食做成各种小儿喜食的糕点或粥食。用药期间少食生冷、荤素搭配,五味不宜偏嗜。三餐宜按时按量,忌饥饱无常。家长掌握正确的喂养方法,纠正不良饮食习惯,少食甘肥厚味。按儿童年龄,给予品种多样,容易消化的食品。

3. 病证禁忌　滋养胃阴药不宜用于脾虚湿盛病证;燥湿健脾及利湿健脾药慎用于形瘦阴虚者。

4. 配伍禁忌　用党参、沙参、太子参等益气养阴药时,应注意与藜芦的配伍禁忌。

5. 特殊人群用药禁忌　某些补益类药物有类性激素样作用,小儿不宜久用。

6. 药后调护　在运用药物治疗之外,亦可考虑食物疗法,如山楂糕、八仙糕、橘红糕、山药薏米粥等。注意精神护理,让小儿保持良好的情绪,以增强食欲。

五、遗尿

遗尿是指5岁以上的小儿每周至少2次睡中小便自遗,醒后方觉,持续3个月以上的病证。学龄儿童因白天游戏玩耍过度,夜晚熟睡不醒,偶然发生遗尿者,则非病态。

本病发病率男孩高于女孩,部分有家族史,病程较长,或反复发作,重症病例白天睡眠也会发生遗尿,严重者产生自卑感,影响身心健康和生长发育。

西医学中的儿童单症状性夜遗尿可参照本病辨证治疗。

(一) 疾病概述

1. 病因病机　多因先天肾气不足、后天脾肺气虚或肝经湿热,导致肺、脾、肾功能失调,三焦气化失司,膀胱失约。

2. 诊断概要

(1) 主要症状:入睡后反复发生小便自遗,难以唤醒,无法自行排尿。5岁以上,每周至少有2次遗尿,症状持续3个月以上。

(2) 尿常规及尿培养无异常发现。X线检查,部分患儿可发现隐性脊柱裂,或做泌尿道造影可见畸形。

3. 治疗原则　本证病势较缓,多属虚寒,故以温补为治本之大法。一般以益气、补肾、缩尿为基本方法。肺脾气虚者,重在甘温补气;肾气虚者,重在辛热温肾,固涩缩尿法为佐。久病阴虚者,宜慎用或不用辛燥温肾法,并以滋阴为主。兼湿热者,宜先用清热利湿之法,继用固涩缩尿之功。

4. 辨证用药

(1) 肾气不足

【临床表现】　睡中遗尿,尿量多,尿色清,熟睡,不易叫醒,神疲乏力,面白肢冷,下肢无力,腰腿酸软,舌淡苔白,脉沉迟无力。

【治疗原则】　温补肾阳,固涩小便。

【常用方药】　菟丝子散、缩泉丸加减。下焦虚寒较盛者,宜用菟丝子散;病情较轻者,可用缩泉丸。兼脾虚痰湿内盛,嗜睡神疲者,可加半夏、石菖蒲、远志等化痰浊,开窍醒神;若纳差便溏者,可加党参、白术、茯苓、山楂等补气健脾。

【常用中成药】

遗尿停胶囊:益气健脾,补肾缩尿。用于肾气不足和肺脾气虚所致的儿童功能性遗尿。

缩泉丸(胶囊):补肾缩尿。主治肾虚所致的小便频数,夜间遗尿。

夜尿宁丸:补肾散寒,止遗缩尿。适用于小孩尿床症。

七味都气丸:补肾纳气,涩精止遗。用于肾气虚所致的小便频数,遗尿。

(2)脾肺气虚

【临床表现】　睡中遗尿,尿频而量多,面色无华,神疲乏力,食欲不振,大便溏薄,舌偏淡,脉缓细。

【治疗原则】　益气健脾,培元固涩。

【常用方药】　补中益气汤合缩泉丸加减。可配伍鸡内金加强止遗作用。脾虚湿盛,困寐不醒者,可加石菖蒲化湿醒脾,祛痰开窍;大便溏者,可加炮干姜温中止泻。

【常用中成药】

健脾止遗片:健脾和胃,缩尿止遗。用于脾胃不和所致的小儿遗尿症。

醒脾养儿颗粒:醒脾开胃,养血安神,固肠止泻。用于脾气虚所致的儿童厌食,腹泻便溏,烦躁盗汗,遗尿,夜啼。

补中益气丸:补中益气。用于脾虚气陷导致的遗尿。

(3)肝经湿热

【临床表现】　睡中遗尿,尿频量少,尿味腥臊,尿黄,性情急躁,手足心热,或夜间梦语,唇红且干,舌质红,苔黄,脉弦滑。

【治疗原则】　泻肝清热利湿。

【常用方药】　龙胆泻肝汤加减。久病不愈,湿热伤阴,形瘦者,可酌加滋阴清热药。

【常用中成药】

二妙丸:燥湿清热。用于湿热下注所致的遗尿,小便频数。

四妙丸:清热利湿。用于湿热下注所致的遗尿,小便频数。

石淋通片:清热利尿,通淋排石。用于湿热下注所致的热淋,石淋,小便多数,遗尿。

(二)临床中药学服务指导

1. 辨证选药　本病治疗,虚证以温肾固涩,健脾补肺为主;实证以泻肝清热利湿为主。可配合针灸等外治方法治疗。同时,对儿童宜耐心教育,切忌打骂、责罚,鼓励患儿消除怕羞、紧张的情绪,树立信心战胜疾病,避免因情绪问题而加重或迁延病情。本病亦常用外治法,如针灸治疗,或用五倍子、何首乌或葱白、硫黄等药物敷贴脐部等方法治疗虚证引起的遗尿。

2. 用药告知　如有小儿专用中成药应按说明书的用法用量给药。成人中成药需综合考虑儿童的体重、年龄及病情等因素,适当减小剂量。饮食忌过食肥甘厚味,避免湿热内蕴;少食寒凉及不易消化食物,避免损伤脾胃。晚饭后宜控制饮水量。并于夜间叫醒1~2次,白天玩耍不宜过于兴奋。

3. 病证禁忌　黄柏、龙胆等苦寒药物不宜用于脾肾不足证,菟丝子、桑螵蛸等温补药及固涩药物不宜用于湿热内盛证。脾肾不足之遗尿,宜少用渗利之品;肝胆湿热之遗尿,不宜配伍用温补固涩之品。

4. 配伍禁忌　用丁香等温补肾阳之品时,应注意与郁金的配伍禁忌。

5. **特殊人群用药禁忌**　儿童为稚阴稚阳之体,龙胆、木通之类的苦寒之品用量宜小,避免损伤脾胃。补肾药物如人参、菟丝子、桑螵蛸、补骨脂、益智仁、肉苁蓉、五味子等,多有类激素样作用,易致儿童性早熟。夜尿宁丸、菟丝子散、缩泉丸中含有此类药物,儿童不宜长期或大量使用,避免导致儿童性早熟。

第十二节　五官科常见疾病中药合理用药指导

五官科疾病多见于中医学"风热赤眼""喉痹""口疮""鼻渊"等临床病证的范畴。中医药在治疗五官科疾病应用过程中,应关注用药的安全性与有效性,提升合理用药水平。

一、风热赤眼

风热赤眼是指由于外感风热,猝然发病,眼部明显红肿热痛的疾病。临床症状以眼胞红肿,白睛红赤,羞明多泪,或眵泪胶黏,甚则赤痛明显,白睛水肿为主。

西医学中的急性卡他性结膜炎,可参考本病辨证治疗。

（一）疾病概述

1. **病因病机**　本病多因风热外袭,客于内热阳盛之人,内外合邪,风热相搏,上攻于目而发病。

2. **诊断概要**　骤然发病,以眼胞红肿热痛,白睛红赤,羞明多泪,目眵多,眵泪胶黏,甚则白睛水肿。可伴有恶寒发热,头痛鼻塞,口渴,溲赤,便秘等全身症状。

3. **治疗原则**　本病是以外感风热之邪,猝然发病,辨证当以实证为主,内治以疏风清热,祛风清热为基本原则。外治则应滴用清热解毒眼药水或抗生素眼药水。

4. **辨证用药**

（1）风热证

【临床表现】　眼睑肿胀,白睛红赤,眵多胶结,痒痛兼作,羞明多泪,伴口渴、溲赤,全身多伴有头痛鼻塞,恶风发热,舌苔薄白或微黄,脉浮数。

【治疗原则】　疏风解表,清热明目。

【常用方药】　羌活胜风汤、泻肺饮、防风通圣散等方药加减。风邪偏盛,兼有恶风发热,头痛鼻塞者,宜用羌活胜风汤,若素体阴虚火旺,目涩痒痛者,可配伍玄参、知母等滋阴降火药。内热偏盛,口渴身热,尿赤便结,苔黄,脉数者,宜用泻肺饮加味。风热并重,兼恶风发热,鼻塞头痛,恶热畏光,口渴便秘者,宜用防风通圣散加减。

【常用中成药】

芎菊上清丸:清热解毒,散风止痛。用于外感风邪引起的怕风发热,偏正头痛,鼻塞,牙疼,目赤肿痛。

夏桑菊口服液:清肝明目,疏风散热,清热解毒。用于风热感冒,目赤头痛,咽喉肿痛,疔疮肿毒。

明目上清片:清热散风,明目止痛。用于暴发火眼。

清心明目上清丸:清热散风,明目止痛。用于上焦火盛引起的暴发火眼,红肿痛痒,热泪昏花,云翳遮睛,头痛目眩,烦躁口渴,大便燥结。

牛黄上清丸:清热泻火,散风止痛。用于热毒内盛,风火上攻所致的头痛眩晕,目赤耳鸣,咽喉肿痛,口舌生疮,牙龈肿痛,大便燥结。

防风通圣丸:解表通里,清热解毒。用于风热兼里热上攻所致的恶寒发热,头痛目赤,口渴便秘等症。

（2）肝火上炎

【临床表现】　起病与情绪有关,白睛红赤,流泪,眼痛,畏光,心烦性急,伴头痛,口苦口干,甚则有大便秘结,烦躁不宁等症,舌红,苔黄干,脉弦滑数。

【治疗原则】　清肝泻火明目。

【常用方药】　龙胆泻肝汤加减,可加赤芍、白芍、白蒺藜、车前草等。

【常用中成药】

龙胆泻肝丸:清肝胆,利湿热。用于肝胆湿热,头晕目赤,耳鸣耳聋,耳肿疼痛,胁痛口苦,尿赤涩痛,湿热带下。

夏桑菊口服液:清肝明目,疏风散热,清热解毒。用于风热感冒,目赤头痛,咽喉肿痛,疔疮肿毒。

清心明目上清丸:清热散风,明目止痛。用于上焦火盛引起的暴发火眼,红肿痛痒,热泪昏花,云翳遮睛,头痛目眩,烦躁口渴,大便燥结。

（二）临床中药学服务指导

1. 辨证选药　根据辨证,外感风热与内热偏盛的不同,合理选药。白睛疾病,首当理肺,复其治节。风热明显者,宜疏风解热,选用金银花、野菊花等疏散风热、清热解毒药;内热偏重,阳明热盛,大便秘结者,宜通腑泻热,选用大黄、芒硝等清热泻下药。素体阴虚阳亢,头痛明显者,宜加用石决明、山羊角等平肝清肝药;肝肾阴虚,目干目涩明显者,配伍滋阴降火药。

2. 用药告知　治疗本病的药物中的清热药多苦寒,易伤脾胃,中病即止,不宜过用。服药期间不宜食辛辣刺激之物,忌烟酒。素体阴虚及内热偏盛者,平素宜少食辛辣及烟酒,避免助热伤阴;不宜过食肥甘厚味,以免助湿化热。

3. 病证禁忌　治疗本病的药物多为清热泻火、泻下通便药,药性多苦寒,脾胃虚寒者慎用。

4. 配伍禁忌　肝火、风热者均忌用辛热辛温药物,亦需注意使用苦寒之品时适当配伍护胃之品。

5. 特殊人群用药禁忌　明目上清丸、清心明目上清丸、牛黄上清丸、防风通圣丸中含有大黄,孕妇、年老体弱者慎用。

二、口疮

口疮是指以口腔黏膜出现溃疡且灼热疼痛为主要特征的疾病。本病多发于青壮年,常反复发作,病程较长。又称口疳。本病多与过食辛辣或素体阴虚有关。

现代医学的复发性阿弗他溃疡可参考本病治疗。

（一）疾病概述

1. 病因病机　本病病位在口,涉及心、肝、胃、肾,多因嗜食辛辣厚味,致心脾积热,循经上攻于口;或素体阴虚,加以病后或劳伤过度,亏耗真阴,心肾不交,虚火上炎于口;亦有阴损及阳,致心脾两虚或脾肾阳虚,水气不能蒸腾于上,致心火亢盛,上炎于口所致;或因口腔不洁,或被损伤,毒邪乘机侵袭,肌膜腐烂而成。

2. 诊断概要　临床表现为唇、颊、舌等处肌膜发生单个或多个黄白色圆形或椭圆形溃疡,伴灼热疼痛,遇饮食或说话时疼痛加重,溃疡大小不等,小如针帽,大如黄豆,互相不融合,表面覆有黄白色假膜,周围有红晕。表浅的口疮1~2周可自愈,愈后不留瘢痕;重者数月难愈,愈后可留瘢痕。口疮愈后间隔数日或数月可再发,常因嗜食辛辣厚味或劳累、病后体虚而诱发。

3. 治疗原则　实证应清热泻火;虚证应养阴清热。针对阴虚火旺者应滋阴降火;针对脾肾阳虚者,应健脾温肾疗疮。

4. 辨证用药

(1) 心脾积热

【临床表现】 口腔肌膜溃疡,周边红肿,灼痛明显,饮食或说话时尤甚,口渴,心烦失眠,大便秘结,小便短黄,舌红,苔黄或腻,脉数。

【治疗原则】 清心泻脾,消肿止痛。

【常用方药】 清胃散、凉膈散加减。若灼热疼痛明显,可加黄连。

【常用中成药】

一清颗粒:清热泻火解毒。用于火毒血热所致的身热烦躁,目赤口疮,咽喉牙龈肿痛,大便秘结。

咽炎清片:清热解毒,消肿止痛。用于喉痹(急慢性咽炎),口疮(复发性口疮、疱疹性口炎),牙周炎。

桂林西瓜霜、西瓜霜润喉片:清热解毒,消肿止痛。用于风热上攻,肺胃热盛所致的口腔炎,口腔溃疡。外用,喷、吹或敷于患处。西瓜霜润喉片含服。

口腔溃疡含片、口腔溃疡散:清热敛疮。用于口腔溃疡。含服,或外用,敷撒于疮面。

清胃黄连片:清胃泻火,解毒消肿。用于口舌生疮,齿龈、咽喉肿痛。

复方珍珠口疮颗粒:燥湿,生肌止痛。用于心脾湿热型口疮(复发性口腔溃疡),症见口疮,周围红肿,中间凹陷,表面黄白,灼热疼痛,口干口臭,舌红。

龙血竭含片:活血散瘀,定痛止血,敛疮生肌。用于复发性口腔溃疡。

口腔炎喷雾剂:清热解毒,消炎止痛。用于口腔炎,口腔溃疡,咽喉炎等。

(2) 阴虚火旺

【临床表现】 口腔肌膜溃烂成点,溃点数量较少,一般1~2个,溃面呈灰白色,周围肌膜颜色淡红或不红,但易于反复发作。微有疼痛,进食疼痛明显,口不渴饮,舌红少苔,脉细数。夏季多发。

【治疗原则】 滋阴养血,清降虚火。

【常用方药】 玉女煎合用四物汤或麦味地黄丸加减。偏肾阴虚者,合用麦味地黄丸。

【常用中成药】

口炎清颗粒:滋阴清热,解毒消肿。用于阴虚火旺所致的口腔炎症。

余麦口咽合剂:滋阴降火。用于阴虚火旺,虚火上炎所致的口疮。

知柏地黄丸:滋阴降火。用于阴虚火旺,虚火上炎所致的口疮。

(3) 脾肾阳虚

【临床表现】 口疮疼痛较轻,色白或暗,周边淡红或不红,久难愈合。兼神倦乏力,纳呆,面白,腰膝以下冷,小便清长,大便溏,舌淡苔白,脉沉迟。

【治疗原则】 温肾健脾敛疮。

【常用方药】 附子理中汤或金匮肾气丸加减。上热下寒,口疮疼痛明显,舌尖红者,可配伍黄连或合交泰丸;脾寒胃热者,可用半夏泻心汤加减。

【常用中成药】

附子理中丸:温中健脾。用于脾胃虚寒,脘腹冷痛,呕吐泄泻,手足不温。

桂附地黄丸:温补肾阳。用于肾阳不足,腰膝冷,小便不利或反多,痰饮喘咳。

(二) 临床中药学服务指导

1. 辨证选药 本病宜根据辨证,病程新久,辨清寒热虚实,合理用药。火热内盛者宜选清热泻火,消肿止痛药,兼大便秘结者,配伍通腑泻热药。反复发作者,多与脾胃湿热或阴虚火旺有关。脾胃湿热者,宜配伍燥湿健脾或芳香化湿药。阴虚火旺者,宜选用滋阴降火药。阴虚日久,累及阳气,或阳虚日久累及阴血致阴阳两虚者,多见上热下寒,在上有口疮频发,在下有便溏足冷,宜温下清上,阴阳双补。可在知柏地黄丸的基础上合用肾气丸或合用交泰丸。

2. 用药告知　本病治疗药物中,苦寒的清热药或泻下药,不宜过用,中病即止。服药期间避免进食辛辣、油腻及刺激性食物。脾肾阳虚者,少食生冷食物。

3. 病证禁忌　清热泻火药及泻下通便药,脾胃虚弱者慎用,或配伍健脾药。苦寒燥湿药,阴血亏虚者慎用。

4. 配伍禁忌　应用附子等温补肾阳之品时,应注意半夏、贝母、瓜蒌、白蔹、白及等药物的配伍禁忌,以及与强心药的配伍禁忌。

5. 特殊人群用药禁忌　本病治疗药物中,含有大黄、血竭、牛黄、冰片的汤剂或中成药,孕妇及哺乳期妇女慎用。含有大黄的中成药或汤药,脾胃虚弱、大便溏者慎用。

三、鼻渊

鼻渊是指以鼻流浊涕,量多不止为主要特征的鼻病。本病常伴有头痛、鼻塞、嗅觉减退等症状。本病分虚实。实证起病急,病程短;虚证病程长,缠绵难愈。本病可发生于各年龄段,多与湿热内蕴或体虚卫表不固有关。

西医学中的急慢性鼻窦炎可参照本病治疗。

(一) 疾病概述

1. 病因病机　实证多因肺经风热,袭肺犯鼻,或胆腑郁热,或脾胃湿热,上熏于鼻,熏灼窦内肌膜,而生浊涕。虚证多因脾肺气虚,不能抵抗外邪,邪犯肺卫,邪滞窦窍,侵蚀肌膜,津败为涕,致鼻塞、流涕;或脾虚湿滞,湿浊困结鼻窦,浸淫肌膜,湿浊腐物杂下而致鼻流浊涕。

2. 诊断概要　本病以鼻流浊涕而量多为主要特征,伴有头痛、鼻塞、嗅觉减退,鼻内肌膜红赤或淡红肿胀,眉间或颧部有压痛等症状及体征。常因感受外邪或嗜食辛辣厚味诱发或加重。

3. 治疗原则　鼻渊之辨证,有虚实之分,急慢性之别,注意内外治结合。可针对性地采用清热泻火、疏肝利湿排脓,或健脾补肺,益肾填髓,温散浊邪诸法。

4. 辨证用药

(1) 肺经风热

【临床表现】　涕黄或色白质稠,量多。间歇或持续鼻塞,嗅觉减退。鼻内肌膜红肿,眉间或颧部有叩压痛。全身症状或见发热恶寒,头痛,胸闷,咳嗽,痰多,舌红,苔微黄,脉浮数。

【治疗原则】　疏风清热,芳香通窍。

【常用方药】　苍耳子散加黄芩、菊花、葛根、连翘;脓涕者可加鱼腥草、野菊花;鼻塞明显者,可加细辛。

【常用中成药】

鼻窦炎口服液:疏散风热,清热利湿,宣通鼻窍。用于风热犯肺,湿热内蕴所致的鼻塞不通,流黄稠涕;急慢性鼻炎,鼻窦炎见上述证候者。

双辛鼻窦炎颗粒:清热解毒,宣肺通窍。用于肺经郁热引起的鼻窦炎。

鼻渊舒口服液:疏风清热,祛湿通窍。用于鼻炎,鼻窦炎属肺经风热及胆腑郁热症者。

苍耳子鼻炎胶囊:疏风,清肺热,通鼻窍,止头痛。用于风热型鼻疾,包括急慢性鼻炎,鼻窦炎,过敏性鼻炎。

防芷鼻炎片:清热消炎,祛风通窍。用于慢性鼻炎,过敏性鼻炎,慢性鼻窦炎。

荔花鼻窦炎片:祛风利湿,消炎解毒。用于急慢性鼻窦炎。

鼻渊片：清热毒,通鼻窍。用于慢性鼻炎及鼻窦炎。

千柏鼻炎片：清热解毒,活血祛风,宣肺通窍。用于风热犯肺,内郁化火,凝滞气血所致的伤风鼻塞,时轻时重,鼻痒气热,流涕黄稠,或持续鼻塞,嗅觉迟钝,急慢性鼻炎,鼻窦炎。

鼻通滴剂：清风热,通鼻窍。用于外感风热或风寒化热,鼻塞流涕,头痛流泪,慢性鼻炎。

（2）胆腑郁热

【临床表现】　鼻涕黄浊黏稠,量多,味臭,嗅觉减退,鼻黏膜肿胀,尤以红赤为甚。头痛较甚,眉间及颧部叩压痛明显。口苦、咽干、寐少梦多,急躁易怒,舌红,苔黄,脉弦数。

【治疗原则】　清泄胆腑,利湿通窍。

【常用方药】　龙胆泻肝汤加减。鼻塞明显者,加白芷、辛夷、苍耳子等通鼻窍;肝胆火盛,头痛剧烈,急躁易怒者,可用当归龙荟丸加减。

【常用中成药】

藿胆丸(藿胆滴丸)：清热化浊,宣通鼻窍。用于风寒化热,胆火上攻所致的鼻塞欠通,鼻渊头痛。

复方熊胆通鼻喷雾剂：清热化浊,宣通鼻窍。用于风寒化热,胆火上攻所致的鼻塞欠通,鼻渊头痛。外用,喷鼻。

鼻炎宁颗粒：清湿热,通鼻窍,疏肝气,健脾胃。用于慢性鼻炎,慢性副鼻窦炎,过敏性鼻炎。

鼻渊舒口服液：疏风清热,祛湿通窍。用于鼻窦炎,鼻窦炎属肺经风热及胆腑郁热证者。

鼻舒适片：清热消炎,通窍。用于治疗慢性鼻炎,过敏性鼻炎,慢性鼻窦炎。

（3）脾肺气虚

【临床表现】　鼻涕白黏或黄稠,鼻塞或轻或重,嗅觉减退。鼻内肌膜淡红、肿胀,鼻甲肥大。遇冷风等刺激,症状加重。面白或黄,体倦乏力,舌淡苔白,脉缓弱。可伴有头昏脑涨,形寒肢冷,气短乏力,咳嗽有痰等全身症状。

【治疗原则】　补脾益肺,散风通窍,清利湿浊。

【常用方药】　温肺止流丹或玉屏风散(脾肺气虚者)或参苓白术散(脾虚湿盛者)加苍耳子、辛夷、白芷;兼风寒外感者用温肺汤,头额冷痛者,可加川芎、藁本或吴茱萸;湿郁化热,鼻涕黄稠者,合用温胆汤。

【常用中成药】

辛芩颗粒(片)：益气固表,祛风通窍。用于肺气不足,风邪外感所致的鼻痒,打喷嚏,流清涕,易感冒;过敏性鼻炎见上述证候者。

益鼻喷雾剂：辛温散寒,通利鼻窍。用于鼻塞不通,或因鼻塞所致的嗅觉障碍,头昏,头痛等。孕妇及哺乳期妇女禁用。

通窍鼻炎片(颗粒)：散风固表,宣肺通窍。用于风热蕴肺,表虚不固所致的鼻塞时轻时重,鼻流清涕或浊涕,前额头痛;慢性鼻炎,过敏性鼻炎,鼻窦炎见上述证候者。

苍夷滴鼻剂：辛温散寒,通利鼻窍。用于脾肺气虚所致的鼻塞不利。

（二）临床中药学服务指导

1. 辨证选药　根据鼻渊的不同证型,病情轻重及病程,合理辨证选药。新病多与外感风热有关,宜疏散风热,芳香通窍,兼清湿热;反复发作者,多与体内湿热蕴结或肺卫不固、阳气不足有关。湿热内蕴者,根据脏腑辨证清利肝胆或健脾祛湿,配伍芳香利窍,升清、通阳之品,不宜太过苦寒而有碍升清通阳。体虚易感者,宜益卫固表,防止反复发作。

2. 用药告知　芳香通鼻窍或化湿的药物,如辛夷、藿香、佩兰等不宜久煎。某些通窍药如细辛、苍耳子为有毒之品,用量不宜过大,婴幼儿慎用。服药期间不宜食用辛辣及油腻食物。脾肺虚寒或脾肾阳虚者,宜少食生冷。

3. **病证禁忌**　脾肺气虚及肾阳虚者,不宜过用辛散之品。外感风热者,不宜配伍温补图表之品;湿热内盛者,不宜配伍滋补阴血之品,以防助湿。

4. **配伍禁忌**　应用细辛等通窍药时,应注意与藜芦的配伍禁忌。

5. **特殊人群用药禁忌**　本病治疗药物中有些通鼻窍药物如细辛、苍耳子为有毒之品,婴幼儿宜慎用。脾肺气虚及年老阳气虚衰者,慎用麻黄、细辛等辛散之品。某些中成药中含有冰片、樟脑、皂角刺、当归、半夏等药物,孕妇及哺乳期妇女宜慎用。益鼻喷雾剂、复方熊胆通鼻喷雾剂孕妇及哺乳期妇女禁用。含有樟脑的中成药,婴幼儿宜慎用。

思 考 题

1. 请你结合小儿的病理生理特点,谈谈儿童呼吸道疾病的治疗原则及用药注意事项。
2. 请结合老年人的病理生理特点,谈谈你对老年人用药剂量、用药注意的认识。
3. 中医治疗强调辨证与辨病相结合。临床上不同的疾病常有相同的证型,如口疮、腹泻,都有脾胃湿热证型,风热赤眼、鼻渊都有肺经风热证型,谈谈你对此的认识。
4. 请针对妊娠期、哺乳期妇女生理特点,谈谈你对慎用或忌用药物的认识。

（张一昕,李敏,金素安,黄芳,黄晓巍,周鹏,张冰,林志健,王雨）

第四篇

临床中药学服务研究探索

临床中药学服务正处于起步阶段,但是在新医改与新医科背景下,临床中药学服务发展迅速,在一定程度上促进了临床中药学的进步。临床中药学服务需要综合考虑临床实际情况、科学研究方法、病人用药的安全性和有效性等因素,并密切关注临床药学与中药学最新发展和药学服务实践经验,不断推动中药学服务研究的进展。本篇以中药循证药学、中药临床综合评价、中药信息学研究为例,探讨临床中药学服务的创新与发展。

第十七章
中药循证药学研究

学习目标

第一节 循证药学与中药循证药学的概念

传统的药学实践通常以药物为中心,药师提供以药物为导向的服务。随着临床药学的发展,药学服务强调建立药师与病人、医生、护士之间的互动关系,并通过积极参与治疗过程为临床药物治疗贡献力量。药师在提供药学服务时,应当充分发挥专业特点,掌握相关证据开展病人评估、教育和咨询,制订针对病人的药学服务计划、治疗方案、剂量调整,选择替代治疗方法和预防性疗法等。面对众多的中药和西药,以及临床专科和亚专科,如何跟上中医及现代医学领域的最新发展,成为临床中药师提供药学服务的巨大挑战。循证(evidence-based)的理念与方法作为现代医学的重要指引,是其科研方法的重要组成部分,对医学教育、医学信息研究、药学等领域也产生了巨大影响,中医药的传承与创新发展亦离不开循证医学的思路与方法。目前已形成了系统的循证医学专业群,诸如循证医疗、循证决策、循证内科、循证药学等。循证药学将通过加强辅助信息系统来弥补从业人员的知识差距,有助于防止错误的发生。循证药学在药学实践中具有重要的价值,循证药学获取的药学实践的证据逐渐得到了认可,促进了药学服务的快速发展。

一、循证药学的概念

循证药学(evidence-based pharmacy, EBP)作为循证医学在药学领域的拓展和延伸,将药品安全预警与循证医学理论进行有机结合,建立药品不良事件的控制和预警机制,指导医院构建用药安全预警体系。总而言之,是一个找出问题和分析问题的过程,通过对药物的有效性、安全性、经济性等进行研究,分析和评价得出药物使用效果,并利用文献分析结果,对药物在临床中的应用进行干预和评估。可见,分析药物各方面作用和价值,得出在临床使用中的结果,这不仅是对医学知识、药物知识的反馈,也是临床医务人员及时做出临床决策的手段,对临床治疗有重要的意义。从本质上来讲,循证药学结合的"循"与"证",即遵循和证据,是贯穿科学研究和科学实践的方法学,其核心要点是要能够寻找到正确的文献及证据来进行运用,以确保临床用药的安全性、有效性与经济性,然后在此基础上实施综合性、多方位的评价,最终制定出临床上的合理用药决策。循证药学在药学领域中发挥着很重要的指导作用,在中医药学中也有很重要的运用价值,对指导临床中药学的研究和实践意义重大。

二、中药循证药学的概念

中药作为中医防病治病的主要武器,是中华民族几千年繁衍生息的重要保证,也是人类文明发展过程中不可或缺的重要因素。然而,由于东西方文化的差异,中医药发展过程中存在的现实问题等因素,在相当长的时期内,中药及指导中药临床应用的中医理论尚不能在世界范围内被广泛接受。这在一定程度上阻碍了中药现代化、国际化的发展步伐。一方面,由于中医药理论及实践的特殊性,大多数中药临床治疗决策是基于中医师个人掌握的中医药理论并结合自身积累的个人经验,或基于不完全规范的小样本临床对照试验的结果,这类"证据"的价值不可否认。然而,面对国内外学术界公认的现代医学评价指标体系,其科学依据往往不够充分,而中医药自身的临床疗效评价方法的科学性和规范性不足,甚至缺乏相关的评价技术,这是导致中医药的安全性和有效性缺乏充分证据的重要原因。另一方面,我国从新中国成立以来就开始投入大量人力、财力对中医药疗效机制进行广泛的研究,取得了丰硕的成果,有待于进一步转化成用药证据,服务临床治疗。

循证中医药学是借鉴循证医学的理论和方法,收集、评价、生产、转化中医药有效性、安全性和经济性证据,揭示中医药临床作用特点和规律,并指导临床指南、路径和卫生决策而制定的一门应用学科。中药循证药学即采用循证药学的方法开展中药研究和实践。循证医学和循证药学所提出的"循证"理念和有关方法,为中医药的现代发展提供了新的、可行的思路和方法学基础。中医药具有整体性、复杂性(多元性)等特点,在中医药现代研究飞速发展、中医药走向世界的今天,逐步建立具有中药特色的循证药学实践方法体系与模式,将进一步促进中药的合理用药,促进中医药与国际药学相互接轨。临床中药学以研究临床中药使用规律为根本任务,将中药治疗的安全性、有效性和经济性作为其研究核心,在降低不良反应、提高临床治疗效果中起到关键作用。由此可见,中药循证药学本身既是临床中药学的科学体现,也是临床中药学发展的必经之路。

众所周知,医疗实践是中西医学两种不同医学体系的共同的检验标准,疗效价值高是所有医学体系所追求的目标。尽管中药复方是在中医理论指导下,按照方剂配伍规律制定的,但毕竟较多的是经验体悟,在有效性的前提下,须有临床依据,继而开展有效物质和作用机制的研究。循证药学是基于"遵循证据",可为中医药的研究、发展提供新的、可行的思路和方法。循证的理念更着重于临床实践的真实性和有效性,淡化医学本身的学科归属,抛开了基本原理和机制的争议,可做出严谨、科学、客观的评价。此外,通过运用科学的证据进行决策也可提高医疗资源的有效利用程度,有利于中医药的国际交流,促进中医药走向世界。

第二节　中药循证药学的基本内容

一、中药循证药学的工作内容

将循证医学引入中医药领域已有 10 余年历史。经过十几年的碰撞融合,符合中医药理论和实践特点的循证评价技术方法不断发展,循证中医药学逐步形成,成为循证医学学科和研究领域的重要分支。开展中药循证药学研究与实践,将能够全面了解中医药在临床的应用现状、存在问题,并对研究质量的整体水平做出评估,同时可对中医药和中西医结合治疗疾病的有效性做出比较客观的评价,用以指导临床治疗决策,也可对未来的临床研究设计等提供建设性意见。中药循证药学主要工作内容有以下六点。

(一)确定用药问题

临床治疗的主体是病人,为了实现较好的治疗效果医生、护士、临床中药师与病人之间要形成一个整体。临床中药师在这种关系中,承担桥梁的作用,从药物的安全、有效、经济和适当的原则出发,临床中药师要对临床实际用药情况进行综合分析,查找不合理用药现象,收集、分析和发现临床用药和药物本身的相关问题,考虑病人的治疗效果和后期康复,确定需要实施的干预措施。在寻找临床不合理用药的样本的过程中,可按照研究对象(population,P)、干预措施(intervention,I)、比较组(comparison,C)、结局(outcome,O)和研究类型(study design,S),即 PICO-S 的循证模式,结合病人实际病情和特殊治疗的需求,提出相应的用药问题并制定出相应的干预措施。

（二）查找证据

如果发现用药问题，要及时寻找证据，根据已确定的用药问题和即将实施的干预措施，有目的、有针对性地在搜集证据，包括系统性检索本草古籍及现代的研究论文、专家共识和相关文献等，筛选出最贴近病人实际病情和用药干预措施的资料，避免遗漏重要信息。将根据循证确定的用药方法进行论证，确定为最合理的用药方法，随后应用到临床实践中去。在查找证据的过程中，可能会遇到检索不到或检索到的资源太少等问题，这时临床中药师要充分思考关键词并合理调整，依照相关中医药文献资料制定出一套合理的方案。查找到的证据应严格按照证据分级标准进行整理和存档，保证证据的真实性和可靠性，以及在临床中的实用性和积极性。

（三）评价证据

根据用药依据确定的方案应用到临床治疗后，需要对病人用药的情况进行跟踪直至出院或痊愈。在此期间，对用药过程中可能发生的任何问题需严格按照合理用药的评价标准进行评估。证据评价常采用基于循证药学的疗效评价方法，将中药循证药学的安全性和使用疗效的证据评价分为五个层次，按照强弱可依次分为 Meta 分析、样本量足够的随机对照试验结果、有对照组作对比但未采取随机分组的实验结果、未设置对照组对比的实验结果和个案报告及临床实例。药物方案或干预措施应用于病人的实际治疗，就可以对其中用药问题进行全面和系统的评估。最终按照证据评价标准，筛选出最有效、最合理的用药依据供临床使用，并结合统计学方法对结果进行解释和说明。

（四）专业分析

药师的专业知识和技能十分重要，技能的高低直接影响到文献检索和分析效果，还会对病人情况的分析、医生临床经验的验证及药物的执行方法等方面带来影响。一个合格的药师，必须通过专业知识和技能对临床用药过程中出现的各类情况进行正确分析、判断，为用药的可靠性、适用性等提供科学证据支持。同时也应充分考虑到病人的实际情况，为其制定更加有针对性的用药方案，提升病人在治疗过程中的依从性，保障用药准确度。

（五）监测与调整

为了分析临床用药的效果及病人的实际情况，临床中药师需要加强临床治疗监测，在这一过程中，需临床中药师监测用药情况，发现用药问题，并根据病人情况及时进行评价，为用药调整奠定基础。如果出现问题，药师可以进行新的循证实践，不断优化用药方案，为临床用药决策提供良好的基础。

（六）整合证据做出决策

一旦对证据进行了评估，就需要将证据与临床中药师的专业知识，病人的情况，包括考虑病人的偏好、目标及可能影响其药学服务的其他因素相结合，形成整合数据链。最后根据现有的最佳循证证据、临床专业知识、药物知识及最契合病人的治疗需求，对病人的药物治疗做出决策。

虽然循证药学在我国的发展相对较晚，与西方发达国家相比还存在差距，但随着我国医疗行业的发展和医药事业的进步，循证药学理论体系和方法正在不断完善。未来，循证药学将会在临床实践中发挥更加明显和积极的作用。中药循证药学在实践方法上可以借鉴循证药学步骤，提出科学问题、系统检索相关文献、评价文献找出最佳应用证据、疗效评价等，从而不断优化中医药临床实践。

二、循证药学服务

循证药学服务（evidence-based pharmaceutical care）是一种利用现有最佳证据提高病人医疗服务水平的药学实践方法。循证药学服务与中药循证药学服务是将病人的疾病数据（症状、体征、证候表现、实验室检查等）、临床专业知识、药物知识和现有的最佳研究证据整合在一起，根据病人病情选择合适的药物、监测药物治疗的有效性和安全性、对病人进行用药教育、预防用药错误等，以做出有关药物治疗的决定。循证药学服务是药师提供高质量服务的重要工具,目标是为每位病人优化药物治疗,从而改善病人健康状况,提高药物疗效,降低药品不良事件风险,提高病人满意度,提高用药依从性,降低用药成本等。

当循证药学服务应用于中药或传统药物时,还应当注意以下三点。① 关注证据的质量:关于中草药或传统医药的高质量研究相对较少,导致中药或传统药物的证据质量通常较低。② 关注安全性数据:中药或传统药物的安全性研究尚少,开展循证药学服务时应考虑到中药或传统药物也会有毒副作用,相关循证证据应当包括其潜在的安全风险。③ 关注药物间的相互作用:中药或传统药物与其他药物的相互作用,不合理的配伍或联用可能带来危险。在向病人提供中药或传统药物的药学服务之前,药师应了解中药或传统药物的配伍禁忌,了解中药或传统药物与其他药物之间的相互作用,了解中药与食物之间的潜在相互作用等。传统医药的循证药学具有重大的挑战,需要临床中药师充分利用专业知识与技能,按照循证药学的实践方法,获得最佳证据,提升药学服务质量。

三、中药循证药学与中药遴选

医药业正在快速发展,新的中药品种及其制剂不断涌现。这为临床治疗提供了更多可供选择的治疗方案和有力武器。然而,中药的疗效受多方面因素的影响,除与临床医生的辨证准确度相关外,还受到中药的产地、采收、炮制、加工、提取与制剂工艺、贮存方法及患者机体状态等多方面因素的影响。另外,中药成分复杂,药理作用广泛,使得现代科学技术手段目前尚难以阐明中药作用的有效成分、作用机制和中药药性理论等。长期以来,中药的应用基础研究较为薄弱,对中药的物质基础、作用机制及新技术方法的开发与应用等方面研究不足,导致中药制剂的有效性和安全性缺乏规范可靠的科学数据。从原料到产品的质量控制标准不统一,阻碍了中药的广泛应用。

因此,做好中药遴选显得非常重要。在进行药物遴选之前,需要进行全面的调查研究,并在此基础上提出科学的、可操作的、效果显著的遴选方案,且在实践过程中始终贯彻以证据为依据、与时俱进、后效评价的管理观念。中药循证药学能提供可靠的科学信息,促进医院药品遴选决策科学化、合理化。可见,开展循证药学研究,对于新药有序、合理、及时地引进及提高药物治疗水平都有很大的裨益,基于中药循证药学的药物遴选可遵循如下步骤。

(一)检索策略

制定信息检索策略,提高查准率和查全率。① 根据需遴选中药的情况,拆分成独立关键词。② 参考拟检索的数据库词典,将独立关键词转化为最相关且具有代表性的词汇。③ 根据需要,结合运算符进行单个或组合搜索,保证检索出的信息的全面性。④ 根据需要,增加检索限定,如作者、出版时间和出版类型等。此外,通过会议资料、专家通信等方式也可进行信息收集。

(二)证据分级

根据中药循证药学中的评价证据的五级分类,按文献的准确性、有效性及临床的实用性进行评价,确定文献纳入标准,获得不同级别的循证证据。

(三)Meta 分析并总结成文

符合纳入标准的文献进行 Meta 分析并总结成文,计算总体效应:① 判断符合纳入标准的评价资料统计是否齐性,以选择统计方法的假设模型,齐性采用固定效应模型,反之选用随机效应模型;② 选择最适当的统计方法;③ 效果测量形式的选择。通过对效应的测量,得出分析结果的图示报告。对上述研究进行分析,以调查是否存在发表偏倚或其他偏倚。最后给出所评价中药的循证药学研究报告和遴选建议。

四、循证药学与合理用药

临床中药学是医院药学的重要组成部分,药师应按照循证医学的原理,系统地收集文献,评价药物研究的证据,来获知药物的有效性、安全性及经济性等资料,并以此制定药物应用于临床的具体方案,来指导临床医师在诊疗过程中对药物的合理应用。循证药学已在药学领域发挥不可替代的指导作用。临床中药在开展循证药学实践时,可遵循 PDCA 的程序。PDCA 即 plan(计划)、do(执行)、check(检查)和 action(处理),是科学的、全面的质量管理标准程序,是一个不断循环、持续改进的过程,每次 PDCA 循环管理都能够解决一部分的问题,同时将发现的问题纳入下一轮 PDCA 循环,使管理质量呈阶梯式上升,最终达到质量的最优化。现对循证药学方式应用于临床合理用药的过程及作用进行阐述。

（一）发现不合理用药现象

从有效性、安全性、经济性等方面对临床实际用药情况进行综合分析,查找不合理用药现象,确定需要实施的干预措施。在寻找临床不合理用药案例的过程中,可按照 PICOS 的循证模式,结合病人实际病情和特殊治疗的需求,提出相应的用药问题并制定出相应的干预措施。临床用药现存在诸多问题:临床用药观念存在误区;联合用药不当可使药物间发生理化性拮抗和药理性拮抗;在不清楚疾病的病理机制和药理知识的情况下选用药物,或用药时不经辨证,即用药不对证;只知道药物的商品名和临床用途导致重复用药;出现配伍禁忌或忽视禁忌证和不良反应等用药安全问题;用药时间不当,影响药物疗效发挥;用药途径不当等。循证药学可查找不合理现象,从而确定我们要解决合理用药中的实际问题。

（二）探索解决不合理用药的途径

出现不合理用药现象,就要大范围地搜查资料与证据,并且对所有与之相关的处方集、参考书及药学指南进行全面查询工作,同时还要对那些非文献形式的有关建议、专家共识、会议记录等展开全面查询,最后全面筛选与整理搜查到的资料,从中查找出解决问题的最佳依据,作为解决用药问题的主要证据。对于搜集的资料,首先要对此证据的可靠性、真实性、准确性、适应性及临床应用价值等进行评估。其次,根据临床流行病学关于研究质量的相关评价标准,进行严格的评价,检验此证据对临床案例的指导意义。对应用评价后得到的最佳证据与具体案例中存在的问题进行综合分析,将具有真实性、适用性最强、应用价值最大的证据作为最佳证据,然后根据病人治疗过程中的具体问题、药物疗效的影响因素等具体情况,综合分析制定出一套最佳的用药方案。

（三）证据支持下的药学服务

通过分析和评价证据,将其应用于临床用药干预。制定出一套严谨且具有说服力的循证证据,向临床医师、护理人员及病人进行解释,明确药物治疗方案及治疗目标,得到其认可与配合。在药品的临床实际使用过程中,审方药师通过对处方合理性、准确性的审核,确保药品的使用安全;临床药师则通过对病人的临床用药反应和治疗效果,验证药品的实际疗效。通过对临床用药的事前审核和事后监测结果进行定期的总结和分析,可以有效提高临床用药的效果。在中药循证药学证据的支持下,充分发挥临床中药师干预临床用药的积极作用,达到循证药学应用于临床实践的最终目的。

（四）循证效果评价

依据循证药学指导,对药物临床应用的种类、剂量、使用方式及不良反应进行科学的观察分析,可以正确指导药物的临床应用,确保用药安全。以循证药学的方式通过对案例进行临床合理用药指导,仔细记录临床用药的过程,并对其临床效果进行观察,作出客观科学的评价。目前有医院实施基于循证药学的药学服务及 PDCA 循环程序,建立了重点监控药品合理使用评价模式后,不合理用药现象显著减少,充分体现出将循证证据用于指导合理用药是可行的。

五、中药循证药学的新进展

循证药学采用科学的思维进行药物的配制使用,最大可能地降低药物使用的盲目性,使病人在进行药物治疗时其用药更具有安全性、有效性、经济性和适当性。在医院实施循证药学理论,能够在有效提高药师的自身素质的同时促进医院药学的发展,对于中药的临床研究可以起到良好的指导作用。

(一)指导中药临床试验

临床随机对照试验原则(randomized controlled trial,RCT)和综合分析系统评价原则是循证医学的创始人 Cochrane 提出的。这两种原则是目前循证医学研究的基石。前者对于临床试验起到指导和规范的作用,后者可以分析临床试验的结论。中药循证药学要获得科学的重要临床试验研究结论,不仅要执行临床试验管理规范,还需要接受循证药学的相关要求,进而使药物评价方法的科学性得以保证。在中药临床试验中,始终要遵循循证药学的原则,将随机、对照、重复和盲法等作为研究开展的准则,这样既可评价中药的有效性和安全性,也可使研究所得出的结论更具有准确性和说服力。

(二)指导中药制剂研究

目前,中成药的研制面临着诸如成分复杂、物质基础不明确等难题,中成药的治疗标准往往依赖经验检查及常规水平检测,而指标与检测手段都比较薄弱。现有的中药制剂在一定程度上难以满足临床用药需求,需要创制新的中成药或有效改进已有的中成药,有效提升中成药质量评价标准,促进中成药的临床应用。随着循证药学评价研究的不断发展,未来可将其应用于指导药物加工工艺及有效成分研究,以促进中药制剂的改革,提高中药制剂的药品质量。

(三)指导中西医结合用药

中西药配伍在药动学、药效学等方面会产生相互作用,如果药物配伍不当,可能会导致治疗效果降低、产生药品不良反应或毒副作用等不良后果。如中药注射剂临床上应用广泛,但在临床使用过程中也具有较高的用药风险,且多为中西药联用,故常常导致不良反应。中成药因为其自身成分复杂不易掌控,以及与其他药物可能产生相互作用。因此,对药物进行循证研究时,应从每种药品的功能主治、药理、毒理和药代动力学等多个方面进行考察,以循证的方式评估药物配伍的可行性,从而最大限度地保证病人用药的有效性与安全性。

(四)指导中药学信息收集与评价。

文献收集、整理、归纳和总结是临床中药学的基础性工作。由于历史、文化、地域等因素的影响,中药在名称、产地、药性、功效、归经和组方应用方面的论述不尽相同,因此对其的系统、全面的分析、考证和整理研究并不多见。这主要是因为没有系统的方法以获取中药相关原始数据,以及资料搜集后缺乏定量分析方法来整合数据。在研究中,以主观判断来选择或摒弃相关信息的现象,这可能影响研究结论的科学性。因此,在进行临床中药学文献研究工作时,有必要按照循证药学的原理,对传统中医药本草文献中的散在性记述进行系统、全面的定性分析和定量分析,以期全面准确地掌握该药物研究的最新动态,并为临床决策提供可靠依据。做好临床中药学资料的搜集和整理工作对于临床中药师突破自身临床经验不足,提升服务价值是一种最直接有效的方法。

近年来,国际临床医学界倡导以病人为中心、以证据为基础的医疗行为,强调关注病人的生存质量和最终治疗结果。建立科学、严谨、规范、实用和指导性强的中药疗效评价体系,可以对中药临床使用的有效性、安全性、经济性和适当性进行系统评价,从而为临床治疗决策提供可靠依据,为临床医生提供选择适合中药的新思路和解决方法。同时,重视将个人经验与科学证据相结合,提高临床医师的诊疗水平,并确保临床实践中采用合理、确切的治疗方案,以改善病人的治疗效果。

在中医药循证研究与实践中,一方面充分应用循证医学的方法研究中医临床问题,另一方面试图优化相应评价方法,使之更加适用于中医原创理论和知识体系。中医药原始研究、二次研究证据的积累及研究质量的提升,中医药证据产生、评价与转化的方法不断完善,极大促进了临床医疗决策的科学化,推动了中医药的国际化进程。中药循证药学是采用科学的思维进行药物配制和使用,根据循证证据科学地使用药物,最大限度地降低药物使用的盲目性,从而使病人的药物治疗更加有效、安全、适当和经济。正如 2021 年国务院办公厅印发的《关于加快中医药特色发展的若干政策措施》所倡导,我们应当及时对相关经验与成果进行总结与分析,以使研究者们认识到已取得的共识与存在的分歧,从而引导更多的研究关注更有利于中医临床诊疗发展的方向,突破瓶颈,更好地发挥中医药特色和优势。

第三节　中药循证药学的系统评价

循证药学对药物的疗效及安全性研究证据有一套严格的分级和评价体系,疗效评价注重终点指标和生存质量,强调从临床有效性、安全性、卫生经济学、伦理学等方面综合评价医疗干预措施的临床疗效,其原理和方法已得到现代医学的广泛接受和认可。借鉴循证药学的原理、方法和研究成果,可最大限度地发挥中医药治疗注重终点结果和生存质量的优势和特色,将为中医药的现代化研究提供一种崭新的视角,以国际公认的规范和标准建立其疗效和安全性评价体系,促进中医药的现代化与国际化。

一、中药循证药学的研究方法

(一)回顾性调查研究

采用集群抽样与分层随机抽样相结合的方式,选择中医药疗效确切且具有优势的常见病、多发病、疑难病,对古代文献及新中国成立以来公开发行的中医药期刊、书籍、会议论文、报刊文摘、实验报告中相关的中药疗效、毒性、不良反应、配伍禁忌、饮食宜忌、中毒解救等文献进行系统全面地收集整理,按使用剂量、配伍禁忌、误用伪品、质量问题、中草药与中成药等方法进行分类,建立数据库,为进一步进行系统 Meta 分析提供依据。

(二)非临床系统研究

1. 荟萃分析(Meta-analysis)　根据循证药学的原则,对回顾性调查研究收集到的数据资料进行筛选、甄别与认定。通过进行系统 Meta 分析,总结分析如中药不良反应发生的原因,解救的方法,临床救治的合理性、有效性,并把分析得出的结果进行多因素统计学处理,根据分析的结果与因素之间的依存关系,建立回归方程,通过数理分析,研究中药不良反应和中药之间的因果关系,探讨各个因素对结果作用的大小和方向,分析中药不良反应的发生原因及作用机制。此外,客观分析评价目前常用中药的安全性及有效性评价方法,总结分析其优点和不足,提出改进方案。如中国循证医学中心等运用循证药学的理念,系统评价了叶下珠对慢性乙型肝炎病毒(hepatitis B virus, HBV)感染的疗效,结果发现叶下珠对清除 HBV 标志物和恢复肝脏功能可能有效,无严重的不良反应,且与世界公认的抗 HBV 的药物干扰素相比有相似的抗病毒作用。此外,叶下珠与干扰素联合用药清除血清 HBVe 抗原(HBeAg)和 HBV DNA 表达的效果优于单用干扰素治疗,提示应当鼓励进一步的试验以证实其疗效。同时提出,叶下珠治疗慢性乙型肝炎临床试验的方法学质量有待提高;评价叶下珠治疗慢性 HBV 感染的疗效尚需要严格设计的、大样本的双盲随机安慰剂对照试验;测量的结果应当包括病毒学改变、肝脏病理学和终点事件;长期的临床有效性与安全性需要用标准化的、有效的报告系统进行监测。

2. 实验验证　对于不良反应出现频率高的中药(包括单味药、中成药、中西复方制剂)进行实验验证,找出不良反应发生的原因,重新评价其疗效与安全性。从中医药理论基础、药性特点、药物相互作用、理化反应、指纹图谱、毒理学、药效学、药动学等方面分析,阐述其安全性,有效性及质量可控性。经循证药学严格评价确证其临床疗效后,可充分运用基因组学、蛋白质组学、代谢组学、生物信息学等现代先进科技手段,探讨中药的整合作用,最终阐明中药,特别是复方中药的作用机制。

(三)前瞻性临床试验

临床流行病学认为,大样本、多中心、随机对照的前瞻性临床试验是评价一种治疗措施的最佳方法,也是该疗法有效性和安全性最可靠的依据。中医专家宝贵的临床经验需要依靠 RCT 的严格验证,转化为最佳的客观证据。此外,临床试验是新药研究开发的必经阶段,对评价新药的疗效和安全性起着无可替代的作用,其研究资料和结果是药品监督管理部门进行新药审批的重要内容和关键依据。

循证药学疗效评价更应注重终点指标和生存质量,近期的症状、证候或实验室检查改善只能反映疗效的一个侧面,长期的预后随访和终点指标(死亡率或重大临床事件的发生率)才能反映疗效的全面性。根据非临床系统研究的结果,针对现有研究的不足,严格遵循我国《药物临床试验质量管理规范》(GCP)原则,设计规范的 RCT,以常用现代医学疗法为对照,以疾病终末事件发生等为疗效评价的指标,从有效性、安全性、卫生经济学、伦理学等方面综合评价中医药的临床疗效。

二、中药循证药学的证据分类与分级

根据研究质量,对各种不同类型的研究进行分级评判,以此形成不同级别的证据使其广泛应用于医药领域,让广大医药工作者从中受益。证据分级的目的在于对不同来源的证据进行质量分级,使临床中药师尽可能利用高质量证据来做决策。国际范围内,循证医学在二十几年的发展历程中制定了多种证据分级体系,并不断得到完善。证据分级的发展经历了从定性到定量,从单个 RCT 到多个 RCT 的 Meta分析,从局部到整体,从片面到全面(单纯针对治疗到预防、诊断、经济学等),从个别到一般(涉及领域从临床、预防到基础、管理、教育等),从分散到统一(从指导各自国家和组织到指导全球)的过程。循证药学是一个不断探索和实践,不断批判和超越的过程。众所周知,循证医学对于医疗干预措施的证据分级主要是依据其原始研究类型,基本沿用的是五级分类,包括随机对照试验、非随机对照试验或队列研究、病例对照研究、病例系列、个案报告及专家经验。

然而,针对中药循证药学的证据分级尚无一个成熟、公认的体系。目前常用的证据分类与分级方法均是建立在现代医学体系之上,所以应用于中医学领域存在一定的局限性。为此,提出针对传统中医学的证据进行分级以便为中医药疗效评价的研究与选择提供参考。中药循证药学基于循证医学的分级,对于医疗干预措施的证据分类与分级主要是依据其原始研究类型,基本沿用五级分类:Ⅰ类,前瞻性同群组队列研究、前瞻性不同群组队列研究和双向性队列研究;Ⅱ类,回顾性队列研究、注册登记研究、巢式病例对照研究和病例队列研究;Ⅲ类,病例对照研究、病例交叉设计、生态学研究;Ⅳ类,横断面调查、病例系列研究;Ⅴ类,单纯病例研究、个案报告、经验总结和种族学研究。

三、中药循证药学的基本要素

(一)高质量的研究证据

最佳临床研究证据是中药循证药学的基础。最佳证据是指目前为止相对最好的、最合适的证据。如果有循证临床实践指南、系统评价/Meta 分析等二次研究证据,可优先阅读和应用,如果无二次研究证据则需要寻找原始研究证据。原始研究证据中的临床研究分为实验性研究和观察性研究。干预措施评价研究中随机对照试验的证据级别最高,其中,多中心研究优于单中心研究,因为病例来源广泛,样本的代表性更好;大样本研究优于小样本研究,因为抽样误差小,结果更精确;随访时间长的研究优于随访时间短的,因为只有长期随访才能观察到长期的疗效、少见的不良反应。所以,首选前瞻性、多中心、大样本、长期随访、采用终点结局指标的研究进行分析,寻找最佳证据。

（二）临床中药师的专业技能与经验

临床中药师实施是中药循证药学的主体。临床中药师个人专业技能和临床经验是指应用临床技能和经验迅速判断病人的病情状况和提出合理治疗方案的能力，以及判断病人对干预措施可能获得效益和风险比的能力。临床中药师的专业技能与经验对分析、判断和应用循证证据具有重要作用。

（三）病人意愿

病人是中药循证药学的重要参与者。病人意愿是指病人所关心和期望的事项。临床决策中不仅需要参考研究证据，同时还要权衡利弊和充分考虑病人的价值观与意愿，以做出正确的治疗决策，从而体现以病人为中心的医疗服务宗旨。

由此可见，中药循证药学是遵循最佳科学依据的中药临床治疗实践过程。其核心思想是临床中药师对病人的治疗应基于当前可得的最佳证据，结合自己的临床实践经验和专业知识技能，并考虑病人的选择和意愿做出临床治疗决策，将三者完美结合，做出科学合理的用药决策。

四、系统评价

基于循证药学的系统性评价的程序，可将中药循证药学系统评价的程序分为确定系统评价题目、制定方案和注册、文献检索与筛选、质量评价、数据提取、资料分析、解释结果、撰写报告和定期更新系统评价。

系统评价的选题应从其实用性、必要性、科学性、创新性等方面进行考量，选题时应遵循"三有一无"的原则，一个系统评价问题应包含 PICO－S 要素。系统评价题目确立后，需要制定详细的研究方案。通过文献检索策略、文献筛选标准、文献质量评价工具、数据收集与分析等方法确定研究方案的题目、背景和目的。其中文献的检索应遵循客观、全面和可重复的原则：首先分析整理信息需求，进而确定检索词，通过电子资源数据库、参考文献的追溯、手工检索或可能为阴性的"灰色文献"等文献来源进行检索；制定检索策略进行初步检索；评估检索结果，调整检索策略，最终输出检索结果。文献筛选过后，通过动物实验、随机对照试验、非随机试验、病例对照研究、队列研究、诊断性试验、系统综述与 Meta 分析和系统评价再评价等方法对所得数据的真实性进行评价。按照制定好的资料提取表提取相应的信息，包括资料的基本信息（文献 ID、作者、期刊、基金情况等）、研究特征（研究对象的诊断标准、基线特征、研究设计方案干预措施、对照措施、偏倚风险评价结果等）和结果结论（随访时间、失访退出情况、各组样本量、事件发生率、效应量等）。下一步对收集到的资料进行定性和定量分析，解释结果，撰写报告。此外，还应定期收集新出现的原始研究，及时更新补充新的证据结论。

因此，通过中药循证药学的系统评价，既能全面了解中药临床科研方法学的应用现状、存在问题，也可对研究质量的总体水平做出评估，为进一步开展中药临床研究在方法学上提出指导性意见。开展中药循证药学评价，对发展中药及提高具有自主知识产权的国产药物在国际市场上的竞争力起到了推动作用，也有利于与国际学术界进行交流。

第四节　能力提升：案例实践

口服中成药治疗腰椎间盘突出症的中药循证药学实践案例

思 考 题

1. 根据你对中药循证药学的理解,谈谈其在中药临床应用指导中的价值。

2. 从临床中药学角度出发,你认为循证药学如何反映中药临床的应用特点?

3. 结合实际运用,请你谈谈中药循证药学有哪些需要进一步发展完善的方面?

 中药个性化治疗与循证药学之间存在一定的挑战,如何运用循证手段收集和评价个性化的中药治疗?

(孙庆敏,王英豪,林志健,杨磊)

第十八章
中药临床综合评价研究

学习目标

第一节　中药临床综合评价的概念

2016 年 10 月发布的《"健康中国 2030"规划纲要》明确提出,建立以基本药物为重点的临床综合评价体系。2019 年 4 月,国家卫生健康委员会发布的《关于开展药品使用监测和临床综合评价工作的通知》提出,扎实推进药品临床综合评价,加强药品临床综合评价组织管理,科学开展药品临床综合评价,建立评价结果应用关联机制。2021 年 7 月发布的《药品临床综合评价管理指南(2021 年版试行)》明确了药品临床综合评价的视角、维度和方法。

一、药品临床综合评价的概念

药品临床综合评价以人民健康为中心,以药品临床价值为导向,充分运用卫生技术评估方法及药品常规监测工具,融合循证医学、流行病学、临床医学、临床药学、循证药学、药物经济学、卫生技术评估等知识体系,综合利用药品上市准入、大规模多中心临床试验结果、不良反应监测、医疗卫生机构药品使用监测、药品临床实践"真实世界"数据及国内外文献等资料,围绕药品的安全性、有效性、经济性、创新性、适宜性、可及性等进行定性、定量数据整合分析。药品临床综合评价是评价主体应用多种评价方法和工具对药品开展多维度、多层次证据的综合评判。国家卫生健康委员会药具管理中心承担药品临床综合评价具体事务性工作,提出评价工作建议。国家卫生健康委员会卫生发展研究中心承担牵头组织制定药品临床综合评价管理指南和相关技术规范,提供技术指导咨询。国家组织制定管理指南,委托相关技术机构或行业学协会制定评价方法和标准等技术规范,建立临床综合评价专家委员会,围绕国家基本药物目录、鼓励仿制药品目录、鼓励研发申报儿童药品清单等遴选,组织开展综合评价。省级卫生健康行政部门根据国家部署安排和相关指南规范要求,兼顾辖区药品供应保障和使用需求,组织优势力量,因地制宜开展综合评价工作。鼓励医疗机构、科研院所、行业学会或协会等机构结合基础积累、技术特长和临床用药需求,对药品临床使用的安全性、有效性、经济性等开展综合评价。省级卫生健康行政部门要每年对辖区开展的临床综合评价情况进行一次汇总分析,及时掌握辖区内医疗机构和相关技术机构综合评价工作推进和落实情况。在实践过程中不断积累完善基础数据,加强证据质量分级研究,建立健全药品技术评价与药物政策评估指标体系和多维分析模型,促进评价工作的科学化和规范化。

二、中药临床综合评价的相关政策

为全面贯彻落实《中共中央 国务院关于促进中医药传承创新发展的意见》,根据《中华人民共和国药品管理法》等法律、法规和规章,国家药品监督管理局组织制定了《中药注册管理专门规定》(以下简称《专门规定》),以促进中药行业的高质量发展。国务院办公厅印发《中医药振兴发展重大工程实施方案》(国办发〔2023〕3 号)统筹部署 8 项重点工程(其中"中药质量提升及产业促进工程"规定国家中医药局、国家药品监督管理局等负责中成药综合评价体系建设),安排了 26 个建设项目,提出到 2025 年中医药防病治病水平明显提升。实施方案明确了中成药综合评价体系建设任务,建立健全中成药临床综合评价方法,系统开展 100 种中成药的临床综合评价。针对 100 种中成药建立系统完善、适应发展需求、覆盖生产全流程的标准体系,形成多层次的现代质量控制体系。初步建立中医药理论、人用经验和临床试验相结合的审评证据体系,构建符合中药特点的安全评价方法和标准体系等。结合中成药生产质量管理规范,优化完善以《中国药典》为核心的中药国家标准的制修订工作机制,协调推动中成药综合评价结果运用和转化等配套措施,推动中药产业高质量发展。

目前,由于中药临床综合评价尚处于起步阶段,中药临床综合评价相关研究日渐增多且呈现学术争鸣现象,已有多种不同类型和不同侧重点的规范或指南通过不同学术团体或相关机构发布。鉴于中药与一般药品存在一定的差异,其临床综合评价应在满足药品临床评价一般要求基础上,结合中药自身特性,突出中医药的特色和优势。中药综合评价除满足一般药品综合评价安全性、有效性、经济性、创新性、适宜性、可及性 6 个维度外,还增加了中医药特色维度,这已成为中医药领域专家普遍共识。

第二节　中药临床综合评价的内容与方法

国家卫生健康委员会按职责统筹组织药品临床综合评价工作,推动以基本药物为重点的国家药品临床综合评价体系建设,主要指导相关技术机构或受委托机构开展国家重大疾病防治基本用药主题综合评价,协调推动评价结果运用、转化。省级卫生健康行政部门按照国家有关部署安排,按职责组织开展本辖区内药品临床综合评价工作,制定本辖区药品临床综合评价实施方案,建立评价组织管理体系,因地制宜协调实施区域内重要疾病防治基本用药主题综合评价。

药品综合评价主要聚焦药品临床使用实践中的重大技术问题和政策问题,围绕技术评价与政策评价两条主线,从安全性、有效性、经济性、创新性、适宜性、可及性 6 个维度开展科学规范的定性定量相结合的数据整合分析与综合研判,提出国家、区域和医疗卫生机构等疾病防治基本用药供应保障与使用的政策建议。

评价主体的主要工作内容包括开展相关药品临床使用证据、药物政策信息收集和综合分析,组织实施技术评价、药物政策评估和撰写评价报告等。

一、安全性评价

综合分析药品上市前后安全性信息结果。纳入评价信息包括药物临床试验数据、临床前安全性实验数据及药品说明书内容、不良反应、不良事件等信息,相对安全性(与同类产品比较),药品质量、药品疗效稳定性等信息。

1. 中药注册安全性研究参考文件　中药注册安全性研究有关内容参见《中华人民共和国中医药法》、《中药注册分类及申报资料要求》(以下简称《注册分类》)、《"十四五"中医药发展规划》、《关于印发进一步加强中药科学监管促进中药传承创新发展若干措施的通知》、《中药注册管理专门规定》、《关于印发中医药振兴发展重大工程实施方案的通知》等文件。

2. 中药临床人用经验　中药与其他药品的共同点是以临床价值为导向,用于人体疾病的预防、治疗、诊断,而不同点在于中药具有丰富的临床人用经验,中医药具有悠久的人用经验和数据,人用经验反映了中药的实践性特点,蕴含着重要的有效性和安全性信息。《中药注册管理专门规定》基于中医药在临床中发挥的作用和特点,充分重视"人用经验"对中药安全性、有效性的支撑,对中药人用经验的具体内涵,作为支持中药安全性、有效性证据的合规性和药学研究要求,以及人用经验证据支持注册申请的情形等进行明确,促进了"三结合"(中医药理论、人用经验和临床试验相结合)审评证据体系的建立和完善。

3. 安全性维度评价　安全性维度评价一般从两个方面开展,一是安全性证据的充分性,二是已知风险的大小。包括上市前安全性评价及上市后安全性评价。其中,上市前安全性评价包括药品的毒理学特性(如急性毒性试验、长期毒性试验、一般毒理、致癌性、致畸性和生殖毒性试验等)、不良反应、禁忌证、注意事项及剂量过量等;上市后安全性评价包括上市后开展的以识别、定性或定量描述药品风险,研究药品安全性特征,以及评估风险控制措施实施效果为目的的研究。如美国 FDA、欧洲药品管理局等根据监测数据发布的药品撤市、警告及说明书修改信息,国家药品监督管理局发布的公告,以及国家药品不良反应监测平台数据等真实世界数据,重点比较待评药品所致的严重不良反应。在证据充分性的基础上考虑已知风险,即根据已开展的研究类型评价已有证据是否能够充分明确药品风险,通过严重不良反应发生率评估已知风险。

4. 药品安全性信息　涉及药品安全性的信息包括上市前药品安全性及相对安全性信息;上市后药品安全性及相对安全性信息。具体根据药品说明书中不良反应、注意事项等相关信息,检索国内外文献、官方通报信息(如美国 FDA 和国家药品监督管理局官网发布的信息)等相关资料,包括药品的临床研究(含上市前及上市后)、上市后安全性研究及在特殊人群(儿童、老人、妊娠期妇女、哺乳期妇女及肝肾功能异常病人)中的使用情况,收集与该药品相关的安全性信息,最后汇总,待评价。中成药重点比较待评中成药与对照药品在不良反应/事件发生率及严重程度上的差异,着重关注新发、严重和长期不良反应的发生风险,全面考察近期与远期安全性差异、不同病人群体的安全性差异等。此外,中成药安全性评价,还需考量其是否建立有影响药品安全性的特定成分检测、产品质量控制及相关药材的产地基原追溯体系。同类中成药安全性比较是指与同适应证对照药比较的安全性差异,即不良反应发生率和(或)严重程度的差异,重点采用真实世界研究、文献评价等方法,关注严重不良事件发生率的比较。针对真实世界研究可参考相关指南规范,综合利用医疗机构、疾病登记系统等数据开展研究,全面考察真实世界中中成药近期与远期安全性差异、不同病人群体的安全性差异等。

5. 指标选择　中成药安全性评价应首先获取待评中成药与对照药的安全性基础信息并进行比较,主要包括中成药安全信息(禁忌证、注意事项、中西药物相互作用、药物过量、特殊人群用药、族群间安全性差异、遗传毒性、生殖毒性、致癌性等)、用药错误信息(技术环节用药错误、管理环节用药错误等)、政府管理措施(撤市、产品召回、安全性警告、说明书修改等)。药品安全信息相关内容的表述,需引用药品说明书,或选择高质量的文献综述。

6. 安全性测量　推荐首选国内药品监督管理部门提供的药品安全及不良反应监测结果,其次应获取临床用药使用安全数据等,还可综合参考基于文献证据的系统评价/Meta 分析。建议充分利用国家药品监督管理部门、卫生健康主管部门已有的药品信息系统数据,包括药品上市许可持有人、生产企业、经营企业及临床用药机构提供的信息及数据。基于一般可获得资料信息及数据来源,结合具体评价的中成药及主要评估问题选择适宜的安全性指标信息来源。

7. 安全性证据报告　报告内容:① 说明书安全性信息(包括药品不良反应、禁忌人群、注意事项、警示语、药物相互作用等);② 临床研究及接受治疗的人数,通过开展的临床研究(试验组)接受治疗的人数和药品自上市以来企业的销售量和人均用药量估算市场接受治疗的人数,了解药品发生不良反应/事件的基数;③ 上市后出现的药品不良反应/事件(临床研究、官方通报信息、真实世界数据、国家药品不良反应监测系统、主动监测中发生的药品不良反应/事件表现);④ 药品有无用药差错及事故,国家行政部门采取的措施(包括撤市、警告和修改说明书等),近三年有无产品召回措施和实施情况;⑤ 药学质量评价,如药品的质量标准、质量抽检信息、上市后的质量评价文献、原辅料与工艺、认证与研究报告、与质量相关的风险管理情况及药物警戒情况和特定药物分类或剂型;⑥ 非临床安全性研究,如毒理学研究等。

二、有效性评价

1. 核心指标确定　通过定量分析,对拟评价药品及参比药品的临床效果进行人群测量,判断是否获得重要的健康收益。核心指标主要包括生存时长和生命质量两大类,生存时长相关指标包括生存率、疾病控制率及其他能够反映疾病进展的可测量指标;生命质量相关指标包括健康相关生命质量和健康效用值,亦可进一步用质量调整生命年(QALY)进行评价。

根据不同疾病或治疗领域可设定针对性的有效性评价核心指标。开展临床效果分析的数据,应来源于所有当前可获得的质量最佳的相关研究证据和真实世界数据,必要时应分析亚组病人效果数据,同时重视参比药品的选择及效果比较分析。综合利用现有国家、区域或省级大型数据库等真实世界数据资源,规范开展基于真实世界数据研究的分析测量,利用规范严谨的方法,在可接受的不确定性范围内实现临床实际用药效果的测量及判断。

2. 中药有效性评价流程　新的《注册分类》将中药按照中药创新药、中药改良型新药、古代经典名方中药复方制剂、同名同方药等进行分类,并细化申报资料要求,新注册分类充分体现中药研发规律。一是考虑到中药注册药品的产品特性、创新程度和审评管理需要,淡化原注册分类管理中"有效成分"和"有效部位"含量要求,不再仅以物质基础作为划分注册类别的依据,而是支持基于中医药理论和中医临床实践经验评价中药的有效性。二是坚持以临床价值为导向,改革、完善审评证据体系,强调整体观,彰显中医药特色,确保中药姓"中"。强调以临床为导向既是中医一贯的实践特色,也是中药创新的方向,应当始终坚持,并贯彻到中药优先审评的监管决策中,贯穿到中医药理论—中药人用经验—临床试验相结合的审评证据构建当中,落实到中药的临床价值评估中。三是要求建立中药资源评估机制,强化中药研制全过程的质量控制。质量控制的指标要关注与临床安全、有效性的关联。

《中药注册管理专门规定》明确中药的疗效评价应当结合中医药临床治疗特点,确定与中药临床定位相适应、体现其作用特点和优势的疗效指标;挖掘中医药临床价值,列举了可作为中药疗效评价的 8 种情形(对疾病痊愈或延缓发展、病情或症状改善、病人与疾病相关的机体功能或生存质量改善、与化学药品等合用增效减毒或减少毒副作用明显的化学药品使用剂量等情形),丰富了以临床价值为导向的多元化中药临床疗效评价方法。

3. 评价药品的文献检索　对待评价药品进行文献证据检索,文献权威性遵循:诊疗规范>临床指南>专家共识。将推荐强度分为"强推荐"和"弱推荐"2 个等级,应用 GRADE(grading of recommendations assessment, development and evaluation)系统将证据分为 4 个层级。A 级证据:严谨的 Meta 分析/系统综述,大型、多中心、随机对照的临床研究;B 级证据:一般质量的 Meta 分析,小型、单中心、随机对照的临床研究,病例-对照研究、队列研究;C 级证据:无对照的单臂临床研究、病例报告、专家观点;D 级证据:其他。

4. 指标选择　建议采用最新的、权威的国内外诊疗指南或专家共识建议的终点指标(如生存率、治愈率、控制率、病死率等),反映药物真实效果,并考虑不同方案之间的可比性。在获得终点指标有困难时,可根据评价目标与相关疾病诊疗指南、文献证据等采用合适的替代指标(如实验室测量指标、临床症状或体征变化等)作为有效性指标,但需要说明其合理性,如有文献支持替代指标与终点指标之间有强关联等。此外,也可采用量表测量病人的感受、功能状态和生存情况等病人报告结局作为有效性的衡量指标。优先选取能够反映病人长期获益及用药后整个生命进程疾病转归等相关指标为主要临床结局,其他可准确测量的临床指标等作为次要临床结局。

5. **有效性测量**　有效性指标值应基于当前可获得的最佳证据,即从临床疗效或实际效果数据中选优。对于新药研究及上市后监测,当随机对照试验的疗效数据可获得并适用时,优先选择临床疗效数据。对于已上市多年的药品,建议考虑使用真实世界研究中的实际效果数据。推荐优先选择干预组与对照组直接比较的实用性随机对照试验(pragmatic randomized controlled trial, pRCT)及其数据。当缺少直接比较时,应尽量选择间接比较或网状 Meta 分析数据。基于一般可获得资料信息及数据来源,结合具体评价药品及主要评估问题选择适宜的有效性指标信息来源。

6. **有效性证据报告**　报告内容:① 用于支持中成药注册许可的临床研究数据;② 中成药上市后开展的各种临床研究,如系统评价/Meta 分析、随机对照试验、队列研究、真实世界研究等;③ 在难治性疾病、罕见病等治疗中典型的有效性案例;④ 被收录的指南/共识;⑤ 药理与药学特性,包括有效成分、药理药效学、药学研究、组学研究、药代动力学、药物相互作用等。

三、经济性评价

综合运用流行病与卫生统计学、决策学、经济学等多学科理论及方法,分析测算药品的成本、效果、效用和效益等。同时,强化增量分析及不确定性分析,必要时进行卫生相关预算影响分析,全面判断药品临床应用的经济价值及影响。根据药品决策的具体需求,可选择开展最小成本分析(cost-minimization analysis, CMA)、成本-效益分析(cost-benefit analysis, CBA)、成本-效果分析(cost-effectiveness analysis, CEA)、成本-效用分析(cost-unility analysis, CUA)等,在条件允许的情况下优先推荐开展成本-效用分析。充分利用基于二手证据的系统评价结果及真实世界中的治疗模式构建分析模型,重视基于我国人群循证结果的经济性研究,选择最佳可获得数据作为模型参数。

1. **药品经济学评价方法**　药物经济学评价的目的是合理地选择和利用药物,使病人得到最佳的治疗效果和最小的经济负担,从而合理地分配有限的医疗资源。分析方法有四种,分别是 CMA、CBA、CEA、CUA,可根据具体评估决策需求及疾病特点等选择合适的评价方法。选用不同分析方法的主要区别在于治疗方案健康结果的不同测量。在条件允许的情况下优先考虑成本-效用分析。

(1) 最小成本分析法:多用于比较不同来源或不同剂型的同种药物的成本差异,或比较已知能产生相同效果的等效药物的成本差异。

(2) 成本-效益分析方法:研究一个治疗方案所产生的效益是否将超过完成此方案的成本,以及哪个治疗方案将产生出最大的净效益等。在实际药物经济评价过程中,某些结果,如延长人的寿命,减轻病人的疼痛程度等很难转换成货币形式,这在一定程度上限制了成本-效益分析方法的应用。目前,有一些方法可以评价某种项目或治疗方案结果的货币价值,如人力资本法(human capital method)、意愿支付(willingness to pay, WTP)法等。

(3) 成本-效果分析方法:是一种用于对所有治疗有意义的、可供选择的治疗方案或干预措施的成本和效果进行鉴别、衡量和比较的方法,其目的在于通过分析寻找达到某一治疗效果时成本最低的治疗方案。该法是分析和评价所有备选治疗方案的安全性、有效性和经济性的重要工具。成本-效果分析法的特点是治疗结果采用临床指标进行分析,如抢救病人数、延长病人生命年限、提高治愈率、预防并发症等。成本-效果分析适合于安全性和有效性不同的治疗方案间的比较,只要治疗方案或干预措施可用相同的临床结果指标衡量,就可采用此法。因此成本-效果分析可用于比较不同的药物治疗方案。

(4) 成本-效用分析方法:是成本-效果分析的一种发展。成本-效用分析的结果是以社会效益来衡量的。它是一种综合考虑了治疗效果与病人的满意度,以及病人生活质量的提高等各方面而进行分析的方法。通过对干预方案的临床结果、生活质量和社会效益的评价,成本-效用分析能够全面分析医疗保健服务的功效,因此具有其他分析方法不具备的优点。但由于成本-效用分析中效用的度量具有一定难度,而且目前对效用值测量可靠性的评价还没有建立完善的标准,因此成本-效用分析的应用受到一定限制。目前,成本-效用分析主要应用于以下几种情况:① 对可延长病人生命,但伴有严重副作用的治疗方案的评价;② 对不影响死亡率,但会影响发病率和生活质量的治疗方案的评价;③ 对有广泛潜在后果的卫生干预计划的评价。

经济性评价应基于真实世界进行场景模拟,并考虑采用真实临床诊疗路径获得的国内人群基础数据,可从真实世界数据中获取如就医费用、药品费用、用药时长、健康结果等。当真实世界数据不足以支持经济性评估所需的全部信息,或在开展快速临床综合评价时,可采取文献综述法、专家咨询法,或从有公信力的网站获取可靠的数据信息(如政府或企业公告、网络开放型数据库等),获得分析所需的必要参数。有关药物经济性的基本信息包括药品在医院的销售价格、日均药品费用、例均疗程费用、医保报销比例等。将上述基本信息汇总后,参考《中国药物经济学评价指南 2020》综合判断药物应用的经济价值,根据所获得的药物治疗方案的成本、效果指标,计算不同方案之间的成本-效果比和增量成本-效果比。

2. 指标选择与测量　主要包括效果/疗效、效用、效益、健康产出贴现及临床结果外推。临床结果外推主要涉及 2 个问题:一是在严格的随机对照条件下得到的疗效是否能够反映真实世界情况;二是真实世界下得到的效果是否能直接运用到不同的医疗决策环境中。中成药临床综合评价可以从 5 个角度,即全社会角度、卫生体系角度、医疗保障支付方角度、医疗机构角度和病人角度开展。中成药治疗成本不仅包括中成药费用本身,还包括相关的诊查、随访、照护等临床治疗产生的直接或间接费用。中成药治疗成本可分为直接成本、间接成本和隐性成本,其中直接成本中又包括直接医疗成本和直接非医疗成本。成本测量时应首先列出与实施干预措施相关的资源项目,并明确资源项目的计量单位,再根据该计量单位测算消耗的资源数量。

成本测量的范围需要与所确定的研究时限一致,应纳入研究时限内与实施干预措施相关的所有当前的和未来的成本。如果待评中成药发生了药品不良反应,则也要将相关成本计入待评中成药成本中。对于因疾病治疗所付出的间接成本,也称劳动力成本,建议采用人力资本法进行计算,即假定所有损失的时间用于生产,用劳动力市场平均工资水平估算因疾病或过早死亡带来的劳动力损失。

当待评中成药治疗时间超过 1 年时,应该对发生在未来的成本进行贴现。建议对成本与健康产出采用相同的贴现率。

3. 经济性报告证据内容　经济性报告:① 中成药的研究可基于前瞻性或回顾性数据,应报告病例数、研究角度、研究设计、干预措施、模型、参数、方法、结果等;② 药物经济学研究质量评价,包括评价工具、发布机构、评价条目、评价结果等;③ 中成药价格费用,包括出厂价格、中标价格、销售价格、最小包装价格、日费用、疗程费用等,与同类药物或涉及同一适应证的不同类别药物的价格比较情况,以及使用过程中是否有相关费用产生;④ 医疗保险目录收录情况,如部分国家与地区的卫生部门或医疗保险机构在制定医疗保险目录时会充分考虑和评价药物经济性,对其他机构的药物遴选具有指导和参考价值。

四、创新性评价

通过分析判断药品与参比药品满足临床需求程度、鼓励国产原研创新等情况,进行药品的创新性评价。开展创新性评价,应当突出填补临床治疗空白,解决临床未满足的需求,满足病人急需诊疗需求和推动国内自主研发等创新价值判断。

《中药注册管理专门规定》明确中药新药研制应当注重体现中医药原创思维及整体观,鼓励运用传统中药研究方法和现代科学技术研究、开发中药;支持研制基于古代经典名方、名老中医经验方、医疗机构中药制剂等具有丰富中医临床实践经验的中药新药。同时,《专门规定》鼓励应用新兴科学和技术研究阐释中药的作用机制,鼓励将真实世界研究、新型生物标志物、替代终点决策、以病人为中心的药物研发、适应性设计、富集设计等用于中药疗效评价,在此基础上推动中药新药研制创新。

创新性证据报告内容:创新性从临床创新、企业服务体系创新和产业创新三方面评价。

1. **临床创新性**　主要聚焦各类疾病病人对于中成药需求的满足程度,指标包括但不限于该中成药是否可满足其他临床药品未能满足的健康需求,如能改善不同的结局指标,如可用于罕见病、难治性疾病、特殊人群疾病(儿童、老年人、孕产妇、心肝肾功能不全者)、突发传染性疾病等。此外,该中成药技术特性是否具备优于其他同类可替代药品的显著技术优势(制剂的稳定性、生物利用度、药代动力学特性、药效、剂型、口味、给药方式、剂量、拆分包装和贮存条件等),应报告中成药能否填补疾病临床治疗空缺,解决临床未满足的需求或病人急需诊疗需求,与同类产品比较,从所治疾病、证候、合并病证及药品剂型、安全性、有效性、经济性等方面,说明本中成药的优势特色。

2. **企业服务体系创新性**　应报告企业在药品管理、质量控制、市场营销、服务体系方面的机制和创新性措施,报告改革措施带来的社会服务效益等。

3. **产业创新性**　应报告企业在满足基本医疗卫生需求、保障药品质优价廉方面的创新性措施和推动国内自主研发的贡献。

五、适宜性评价

适宜性评价重点包括药品技术特点适宜性和药品使用适宜性。药品技术特点适宜性可从药品标签标注、剂型剂量、使用方法、药品说明书、贮存条件等方面进行评价;药品使用适宜性主要包括适应证是否适宜,病人服药时间间隔是否恰当,用药疗程长短是否符合病人、疾病和药品药理特点,临床使用是否符合用药指南规范等。同时从分级诊疗等卫生健康服务体系的视角研判上下级医疗卫生机构药品衔接和病人福利及社会价值的影响。

(一)药品技术特点适宜性

可通过对药品本身属性进行评估来体现,包括标签标注、剂型剂量、服用方法、贮存条件等,可采用归一化法来计算各评价指标得分;药品标签和说明书完整性与实用性包括药品包装标签标注是否完整;药品说明书的信息是否满足临床处方需求(即是否有明确的临床定位和适应证人群);是否能够指导临床合理用药(如有明确的注意事项、禁忌项或不良反应项);是否可用于特殊人群(儿童、老年人、孕产妇、心肝肾功能不全者)等。药品技术特点包括药品包装是否合适且不会出现误服情况;给药途径或剂型是否适宜病人使用;口服制剂的口味、形状大小是否适宜病人服用;是否有特殊的存贮条件;是否需要特殊装置;用药后是否需要监测或随访服务等。涵盖中成药说明书、标签和包装的信息,厂商产品推广资料、厂商网站和广告的信息,是否需要特殊贮运条件,是否需要监测不良反应等。

(二)药品使用适宜性

药品使用适宜性包括药品特性和用法是否方便使用、安全性和经济性是否影响用药意愿、药品信息是否影响用药、供应与贮运是否方便用药等。应结合药品的临床使用情况进行评价,包括用途适宜性和用药适宜性,可通过综合问卷调查(包括医药护人员及病人等)、真实世界处方合理性分析和德尔菲法等进行评价。

从医护角度,适宜性评价主要从给药难易程度、不良反应救治难易、个体化给药、技术与管理要求、政策与宣传促销等方面进行评价。

从病人角度,主要从是否方便使用、安全性和经济性是否影响用药、药品信息是否影响用药、供应与贮运是否方便等方面进行评价。

用途适宜性包括但不限于临床使用是否存在超说明书适应证使用的情况;超药品说明书用药时是否有充分理由;药品疗效是否针对适应证。

用药适宜性包括但不限于药品用量是否适宜病人的年龄、体质量、体表面积和身体状况;给药时间点是否有明确限制;给药时间间隔是否适宜;用药疗程长短是否符合病人、疾病、药品特点等。用药适宜性包括但不限于病人用药是否容易出现不耐受的情况;药物相互作用或药物食物相互作用是否给处方带来限制;用药是否容易准确排除禁忌证,提升病人的用药依从性。

六、可及性评价

参考《WHO/HAI*药物可及性标准化方法》(*The WHO/HAI Standardized Approach*),可及性评价主要涉及药品价格水平、可获得性和可负担性三个方面。药品价格水平可由国内药品采购价格与最近一年国际同类型药品价格比较获得,必要时应当了解医保报销情况以判断病人实际支付水平。可获得性可由医疗卫生机构药品配备使用情况或有无短缺情况等反映。可负担性可由人均年用药治疗费用占城乡居民家庭年可支配收入比重(%)体现。根据评价需要可从不同渠道获得相关支持信息,如药品生产、供应相关信息、医疗卫生机构药品使用数据、居民和病人代表意见等。

1. 药品价格　是成本测算的基础数据。药品单价建议优先使用官方或权威机构发布的最新价格信息(省级招标采购的中标价、国家谈判价等),其次可选医疗卫生机构或正规经营药店的销售价格。同一通用名相同剂型,不同规格药品的价格可以采用限定日剂量(defined daily dose, DDD)进行校正,再进行加权或中位价格的计算;不同剂型的药品如果治疗目标相当,也可以通过DDD方式进行价格转换,然后再计算平均价格。药品价格水平评价根据用药频度排序法、金额排序法、日治疗费用(defined daily cost, DDC)法对评价药品的价格与参比药品进行对比定性评价。可参考中位价格比(median price ratio, MPR)对药品价格水平进行评价的方法。

2. 可获得性　上市中成药的种类和数量、中成药生产与流通企业数量、中成药生产厂家生产能力、配送公司配送能力、医院和药店的地理分布、医疗机构的中成药可获得率等可作为判断药品可获得性的主要指标。医疗机构的药品可获得率是测算药品可获得性的关键指标。可根据医疗机构的不同分类方法对药品可获得率进行分层抽样调查,如结构类别(医院、基层医疗机构、专业公共卫生机构和其他机构)、注册类型(公立医院和民营医院)、医院等级等。建议重点测算药品在一、二、三级公立医院,民营医院,基层医疗机构的可获得率,能更好地反映上下级医疗机构的用药衔接情况。此外,建议评估其他同类中成药的可获得性。

3. 可负担性　中成药可负担性是评估城乡病人对于中成药治疗费用的负担能力情况;《WHO/HAI药物可及性标准化方法》采用家庭灾难性支出概念判断可负担性。结合我国实际,中成药治疗疾病时通常需要联合用药方案,在进行联合用药方案等非单个中成药的临床综合评价时,建议采用研究对象所在地区年人均用药治疗费用、城乡居民家庭年人均可支配收入的比重作为核心指标进行判断。通过调查和文献检索等方式获得有关数据。

可及性证据报告内容:① 药品价格水平应报告药品价格中位数、日治疗费用、疗程总金额等;② 可获得性应报告药品销售范围、各级医院配备情况、药品产能、接受治疗的人数、药材资源可持续性等;③ 可负担性应报告药品的限定日剂量、用药频度、限定日费用、治疗费用占比、药品可负担性等。

第三节　中药临床综合评价的意义和价值

药品临床综合评价以药品临床价值为导向,利用真实世界数据和药品供应保障各环节信息开展药

---

*　国际健康行动机构(Health Action International, HAI)。

品实际应用综合分析,逐步建立并完善基于政策协同、信息共享,满足多主体参与、多维度分析需求的国家药品临床综合评价机制,为完善国家药物政策、保障临床基本用药供应与合理使用提供循证证据和专业性卫生技术评估支撑。通过引导和推动相关主体规范开展药品临床综合评价,持续推动药品临床综合评价工作标准化、规范化、科学化、同质化,更好地服务国家药物政策决策需求,对助力提高药事服务质量,保障临床基本用药的供应与规范使用,提升卫生健康资源配置效率、优化药品使用结构和更高质量满足人民群众用药需求具有重要意义。

药品临床综合评价组织实施机构依照评价方案按流程对评价结果进行转化应用,医疗机构药品目录制定、药品采购、供应保障是药品临床综合评价结果的重要应用场景,药品综合评价结果可用于医疗卫生机构药品采购与供应保障,推动医疗卫生机构用药目录遴选和上下级医疗卫生机构用药目录衔接,提高药学服务和安全合理用药水平;控制不合理药品费用支出,提升卫生健康资源配置效率;丰富行业药品临床综合评价的实践,扩大文献证据储备;推动科研领域对于药品临床综合评价理论及方法的深入探索;为完善国家药物政策提供参考。

第四节　能力提升:案例实践

治疗慢性乙型肝炎的中成药临床综合评价案例

思　考　题

1. 中药临床综合评价主要包括哪些维度?
2. 临床中药师如何利用中药临床综合评价的证据?

(冯志毅,王英豪,林志健)

第十九章
中药信息学研究

学习目标

第一节　中药信息学的概念

一、信息与信息学

信息一般是指特定环境下,对特定的人有用的数据、资料、信号、知识等的集合。信息广泛存在于自然界,是客观世界中各种事物的变化和特征的反映,以及经过传递后的再现。信息学是研究、创造和应用各种硬件、软件和运算规则以改善信息交流、认知和管理的学科。信息时代,信息无处不在,人类社会已进入信息时代。

二、中药信息与中药信息学

随着中药现代化进程的不断加快,对中药的原植物、药效成分、药理作用和历代中医临证用药经验的研究产生了大量的中药基原、成分、药性功效及临证等信息,信息学正向中药学领域渗透。

中药信息贯穿于中药开发、研究、应用全过程所有的知识数据,既包括与中药直接相关的药物信息,如中药种质资源、性味归经、功效、炮制、适用病证、作用机制、不良反应、相互作用、中药经济学等,又包括与中药间接相关的信息,如病证变化、生理病理状态、健康保健等。

中药信息学则是应用信息科学的理论,以计算机为主要工具,对中药信息流全程中的信息运动规律和应用方法进行研究,包含中药信息的获取、处理、存贮、共享、分析、解释等各个方面,且综合运用数学、化学、现代医学等技术和手段,来揭示和表达各种数据的特定意义。中药信息学涉及思维科学、计算科学、人工智能(包括模式识别、专家系统、神经网络等)、信号处理、非线性科学、统计学、模糊数学、系统科学等相关学科,主要研究领域包括中药药性理论研究、中药物质基础研究、中药药效评价研究、中药制药工艺优化和过程控制、中药质量控制与新药研发、临床中药学服务、中药数据库管理等。中药信息学是信息科学在中医药领域中的应用,已逐渐发展成为一门独立的分支学科。

三、中药信息学服务

中药信息学服务是指向包括医护人员、中药学人员、病人及普通民众在内的广大人群提供及时、准确、全面的中药相关信息,以期促进合理用药,提高医疗质量。在现代中药学服务中,中药学信息工作占据关键的地位,它能帮助用药者正确认识中药,预防或避免不必要的困扰和危险,从而保证中药发挥最佳疗效。实施中药信息学服务是临床中药学工作的重要组成部分,也是促进全程化中药学服务的基础。

第二节　中药信息学服务的内容与方法

中药信息学服务具有时效性、实用性、权威性等特点。一方面针对病人的病情,向临床医生提供合理用药的最新资料,提出药物选择的建议,参与用药方案和药学监护计划的拟订与实施,尽量减少或避免用药问题的发生,处理发生的用药问题,促进合理用药。另一方面,中药信息学也是一个桥梁,它串联起医师、药师、护士及病人,使之构成紧密的统一体,为医疗工作和病人提供更好的服务。

一、中药信息学服务的内容

中药信息学服务的内容涵盖"以病人为中心"的中药学服务的各个环节,其核心是以循证中药学的理念为临床提供高质量、高效率的用药相关信息,帮助解决临床实际问题,主要内容如下。

1. 中药信息的收集　通过专业期刊杂志、权威参考书籍、学术讲座,或借助智能诊疗装备、智能化数据平台等现代工具,来收集中药相关的药物信息及用药信息。专业期刊杂志拥有大量文献,可即时性地反映中药学科的最新研究成果;权威参考书籍为经过客观、公正和科学的方法编写而成,对临床用药有重要的指导价值;学术讲座可了解专业领域的前沿和发展方向,弥补期刊杂志等的不足;文献检索利于查询到全面的相关药物信息,这些均为中药相关信息取之不尽的源泉。

2. 中药信息的整理、保管和评价　将所获得的中药信息资料加以筛选、整理、评价,并借助于计算机信息技术,进行分类、编目与索引等,实现中药信息的有效管理,达到方便、快捷地查询和使用的目的。

3. 编写和维护医院中药处方集　及时编写和维护医院中药处方集,借助工作站等多种途径查询中药(含中药名、炮制品种、剂量、规格、医保类别等信息),为临床中药安全、合理用药提供科学、全面的用药指导。

4. 提供中药信息咨询服务　为一切与用药相关的人员(医生、护士等医疗工作者,病人及其家属等)提供正确、全面的中药信息及咨询服务,及时纠正不科学的用药行为,确保中药安全、合理使用。

5. 收集并汇总上报中药不良反应　定期对医院内中药临床应用实际情况进行评价与监督,及时发现和分析药品不良反应/事件,收集并汇总上报药品不良反应信息,从而减少严重药品不良反应/事件的发生,保证药品应用的安全性。

6. 中药信息的培训与教育　对医师、护士进行中药信息的培训与教育,内容可涉及最新发布的药政法规、新药或药物的新用途、严重或罕见的药品不良反应等;对病人及其家属、健康工作者可就药品的使用,以及中药相关的用药科普信息等内容进行教育。

7. 中药信息服务的研究　开展有关中药信息服务的研究工作,探索更多、更好的中药信息服务方式和技术,如将中药学知识、信息融入医药流通企业信息系统中,使其流程更加规范,促进中药信息服务水平的提高。

中药信息的获取贯穿于中药研究的全过程,中药信息服务还涉及提供用药的审查服务;对药品的使用进行评价;加强医疗机构之间的中药信息交流和合作等。

二、中药信息学服务的方法

随着医药知识的不断更新,为了提高医疗质量,寻找最佳的中药治疗信息,解决实际问题,中药信息学服务工作者可以通过各种方式,为医师、药师、护士、医技人员等医疗工作者,以及病人和普通民众等提供服务。

1. 药讯　是由医院的中药专业人员负责编辑,医生、护士等参与编写的药物知识和临床合理用药宣传材料,定期或不定期地刊印并分发给医护人员,其内容着重在于药事管理、老药新用、新药介绍、中药研究新进展、新的药品不良反应、新发现的药物相互作用及新药政策法规等。药讯是提供中药信息学服务的重要方法,亦可制作成电子版或网络版,方便医护人员、药学人员和其他人员阅览。

2. 用药咨询服务　面向临床开展用药咨询工作是中药信息服务的主要方式之一。药师经常会收到来自医生、护士和病人的咨询,问题涉及面广、专业具体,有时须迅速回答,有时要有具体数据、依据、理由和解决方案。这就要求临床中药师将信息迅速准确地予以选择、解释、评价。咨询的内容涉及疾病的认识、药性的研究、服药的方法(饮片的煎煮方法、服药时间、服药频次、需停服中药的特殊情况、饮食宜忌等)、生活的调适等问题,也有临床用药中遇到的实际问题,如特殊人群(老年人、幼儿、孕妇及肝肾功能损害病人)的治疗方案问题、针对病人个体化特点制订最佳的用药计划等。咨询一般包括口头、书面、电话或复印文件等方式。

3. 参与临床药物治疗　药师通过深入临床第一线,参与临床的查房、会诊、病例讨论和病人的药物治疗,解答临床有关药物治疗、药物相互作用、配伍禁忌及药品不良反应等方面的问题,为医生提供停止用药、调整剂量或改用他药等用药建议,推荐合理用药方案。同时药师运用掌握的中药信息,以病人通俗易懂的方式方法讲解用药知识、用药后的注意事项等,宣传合理用药常识,提升病人依从性。

4. 中药科普知识讲座　中药师在健康教育和社区医疗中可以为病人举办用药教育及药物知识的科普讲座,讲座的内容可根据老年人、孕妇或肝肾功能不全病人等不同的人群选择,如介绍如何正确地煎药、服药,怎样贮存中药,药膳养生,特殊群体的合理用药等。讲座的地点可利用门诊候诊厅、医院的科室会议室、社区等,讲座中可派发一些合理用药宣传资料。科普讲座的中药相关信息既要保证科学性,又要通俗易懂或图文并茂。

5. 媒体网络　向医务人员、病人和社会公众传播中药信息也是中药信息服务的基本任务之一,故建立更及时、更广泛的交流渠道尤为重要。

(1)宣传栏:利用各种宣传栏介绍用药知识和中药学信息,如利用医院、药房等公共场所的宣传橱窗、电子屏幕发放用药资料,介绍合理用药、药膳养生等知识,传播中药信息。还可在门诊厅安装触摸式计算机显示屏,方便病人查询相关中药信息和合理用药等知识。

(2)局域网:临床中药师可以利用医院局域网和医院信息系统,以数据库或网页的形式为医务人员、病人及其家属提供强有力的中药信息技术服务。发布的中药信息可以包括:药事法规、药闻快讯、新药介绍、中药不良反应、中药学论坛等。发布的中药信息可通过专业的学术期刊、书籍等多种途径定期更新信息资料,保证中药信息资料的时效性、实用性和权威性。

(3)新媒体:可利用网站、微博和微信等新媒体传播药学信息,凭借新媒体时效性的特点及时将大众关心的中药信息传播出去。例如,可在医院官方网站开设合理用药专栏,收集中药信息,进行再加工后向公众发布,为全社会提供方便、快捷、科学的中药信息;又如,可通过微博和微信等新媒体将中药信息进行分享,利于进一步传播,并通过评论的方式,促进与信息接收者之间的交流,且能及时解答他们的疑问。

第三节　中药信息学服务的意义和价值

一、服务临床促进合理用药

中药信息学服务可以协助医生解决临床用药中遇到的实际问题,如特殊人群的治疗方案调整问题等;可以有效地预防用药差错,降低中药不良反应对病人造成的身体损害;亦可以为病人和医生之间搭起相互理解的桥梁,降低医疗费用,使病人在治疗过程中受益。中药信息学服务将医生、药师和病人紧密联系起来,为药物治疗决策提供依据,促进了医护人员和病人间的互相沟通,推动了合理用药水平的发展和提高。

二、助力病人认识中药治疗

中药信息学服务可以为病人提供专业的药物咨询,帮助病人合理应用药物,遵从医生或药师的用药计划。可以向病人宣教药物可能带来的不良反应信息及有效的应对方法,解答病人对药物的疑虑。如病人咨询服用某些中药时的饮食禁忌,临床中药师应告知具体某些中药的饮食禁忌：服用含有人参的中药时,忌服萝卜;服用含有地黄、何首乌的中药时,忌服葱、蒜;热性病用药期间,饮食宜清淡,忌生冷、油腻、辛辣食物等。

三、促进临床中药师的工作模式转型

中药信息学服务要求中药师从各类咨询问题中寻找和归纳临床用药的规律,发现哪类问题是临床最常发生的,哪些中药学知识是医护人员最欠缺的,哪些药品不良反应是可以避免的,基于以上几点,中药师就能找到更多与临床合作的切入点。在此过程中,中药师的中药知识和临床用药经验也会逐步积累提高,为中药师从简单的药品供应者到药学服务提供者的角色转变提供很好的基础和信息支撑平台,中药师的工作模式亦从最初的药品提供转型为临床合理用药的指导、参与病人用药方案的制定等临床中药学服务。

四、发挥中药师的专业价值

中药师的职责为协助医生更好地实现其临床治疗意图,降低药品不良事件的发生,改善病人的生活质量。而传统的中药学工作却常常忽略了中药师所拥有的中药专业知识在促进临床合理用药中的作用。中药信息学服务工作正好体现了中药师的专业特长,中药师通过不断地学习、积累、实践、交流,开展面向医师、护士等医务工作人员和病人的中药学信息服务,强化了中药师在疾病治疗过程中的作用,进一步体现和发挥了中药师的专业价值。

五、提升医疗机构竞争力

目前国内外药学信息服务已逐渐提上议事日程。医疗机构通过向病人提供各种中药学信息服务,充分体现了医疗机构对病人健康的重视,保证了病人用药的安全性、有效性、经济性,符合病人的实际利益需要。同时也为中药师的服务工作赋予了全新的内容,大大提升了医疗机构的竞争能力。

第四节　拓展：中药信息学服务的挑战

随着信息技术的发展,全面进入信息时代,计算机医药信息已渗透中医药的各个领域,这为建立中药信息学服务奠定了基础,给中药信息服务发展提供了机遇,也同时带来了挑战。目前中药信息服务面临的问题主要有中药学信息服务人员本身对疾病和中药知识的掌握程度较弱,阻碍了与临床的沟通;中药学信息服务人员观念较为陈旧,不能使用现代计算机技术为临床治疗方案提供有效信息;中药、方剂、临床症状、辨证术语、炮制方法等的规范化、标准化有待统一;缺乏中药信息服务质量评价体系等。为了适应新时代的要求,提高中药信息的利用效率及利用水平,须尽快提升中药学信息服务人员的综合素质、构建系统化的中药学服务信息咨询系统等,使中药学信息服务适应当代中医药事业的发展。

一、高素质化的中药信息学服务人员

二、系统化的中药信息学服务咨询平台

三、多样化的中药信息学服务咨询渠道

四、多元化的中药信息学服务对象

第五节　能力提升：案例实践

中药信息学服务案例

思 考 题

1. 中药信息学如何促进全程化药学服务?
2. 中药信息学如何为药学服务提供证据?

 面对人工智能快速发展阶段,药学信息服务面临的挑战与机遇,如何利用人工智能进行中药信息学服务的创新?

(王英豪,杨磊,林志健)

主要参考文献

曹国颖,朱珠,2015. 从 2014 年 ACCP 年会看美国临床药学新服务模式[J].中国医院药学杂志,35(11):1040-1042.

陈红风,2016. 中医外科学[M].4 版.北京:中国中医药出版社.

陈丽钦,2023. 处方前置审核系统对提高中药饮片处方合理性的作用[J].中国民康医学,35(16):147-149,153.

陈薇,廖曾珍,董晓敏,等,2022. 临床药学本科专业"查证用证"循证思维培养体系的构建[J].海峡药学,34(7):70-74.

陈永法,2017. 药学服务理论与实务[M].南京:东南大学出版社.

成剑锋,刘惠强,黄洁,等,2023. 门诊药房用药教育现状及改善建议[J].中国医院药学杂志,43(13):1512-1515.

都丽萍,梅丹,张波,等,2022. 用药教育标准制订与解析[J].医药导报,41(11):1635-1638.

杜旭,刘玲,2023. 处方前置审核系统规则维护联合处方点评对急诊儿科处方质量的影响[J].临床合理用药,16(11):44-47,51.

房春丽,钟伟章,赖沛伦,等,2023. 基于循证证据的处方点评联合前置审核在临床合理用药管理中的应用效果[J].临床合理用药,16(6):169-172.

冯晓玲,张婷婷,2021. 中医妇科学[M].5 版.北京:中国中医药出版社.

葛均波,徐永健,王辰,2018. 内科学[M].9 版.北京:人民卫生出版社.

宫艺杰,孙燕燕,王雨萍,2022. 某儿童医院门诊用药咨询和科普服务的实践与探讨[J].海峡药学,34(11):157-160.

龚辉,李晨,单青,等,2023. 基于综合药物管理评价的老年患者药物相关问题的药学服务模式探索[J].中国药房,34(17):2162-2166.

郭建芳,雷越辰,胡宗苗,等,2023. 合理用药监测系统的优化与分析[J].临床医学研究与实践,8(21):178-182.

郭军,焦拥政,耿强,2020. 中医泌尿男科学[M].郑州:河南科学技术出版社.

贺苗,高丽蓉,井泉,2022. 高龄老年患者不合理用药情况调查及影响因素分析[J].贵州医药,46(7):1106-1107.

瞿幸,2009. 中医皮肤性病学[M].北京:中国中医药出版社.

康新,章一菡,卞艳芳,等,2023. 基于门诊用药咨询数据探讨互联网药事服务的优化[J].中国临床药学杂志,32(4):252-256.

李七一,2009. 中医老年病学[M].北京:中国中医药出版社.

李仕杰,覃伟,胡玉祥,2023. 中医骨科慢病管理药学服务模式的实践[J].中医药管理杂志,31(1):89-91.

利亭婷,张庆业,熊芬,等,2023. 临床中药师通科专业学员带教实践[J].药学教育,39(3):81-83.

梁颖红,杜姗姗,胡媛媛,2022. 门诊老年患者用药咨询情况分析及改进措施[J].中国处方药,20(10):59-61.

刘宏尉,赵敏,颜志文,等,2023. 应用患者教育系统开展个体化用药指导[J].中国医院药学杂志,43(16):1861-1865.

陆进,杜守颖,2017. 临床中药师基本技能与实践[M].北京:人民卫生出版社.

倪毅,陈晨,于小清,等,2022. 儿科中成药合理应用横断面分析与规范用药要点建议[J].中医药管理杂志,30(12):101-104.

普燕芳,朱泽梅,黄帮华,等,2023. 药学门诊妊娠相关用药咨询分析研究[J].中国医院药学杂志,43(2):211-216.

祁梅,顾志荣,杨浩,等,2023. 基于临床用药与社会学视角探讨中药用药风险的原因与防控对策[J].西部中医药,36(9):55-59.

屈金梅,2023. 药房药物咨询服务对患者合理用药的影响[J].临床合理用药,16(13):116-118.

石琳,张冰,2022. 基于医药协同安全用药策略"临床用药告知"的研究与实践[J].北京中医药大学学报,45(10):973-978.

唐凯临,唐心悦,陈子鲲,等,2022. 中药信息学研究进展和展望[J].生物医学转化,3(3):74-81.

王海莲,闫素英,甄健存,等,2022. 用药咨询标准制订与解析[J].医药导报,41(10):1439-1441.

王建,张冰,2012. 临床中药学[M].北京:人民卫生出版社.

王建,张冰,2021. 临床中药学[M].3 版.北京:人民卫生出版社.

王建枝,钱睿哲,2018. 病理生理学[M].9 版.北京:人民卫生出版社.

王清坪,郑佳丽,胡文静,等,2023.临床药师用药管理促进儿科合理用药[J].儿科药学杂志,29(4)：31-34.

王鑫,2023.中药致药物性肝损伤的临床病理特征研究[J].中医临床研究,15(8)：106-109.

王学彬,高申,王卓,等,2023.治疗药物监测标准制订与解析[J].医药导报,42(10)：1460-1464.

魏岚,黄跃,宋亚楠,等,2023.面向大众人群的老年患者多重用药评价管理与咨询服务平台需求调研[J].中国全科医学,26(25)：3163-3169.

吴勉华,石岩,2021.中医内科学[M].5版.北京：中国中医药出版社.

熊光宗,周敏,汪姗,等,2023.处方前置审核联合点评对门诊处方质量的影响[J].临床医学研究与实践,8(20)：174-177.

熊旺平,刘世雄,2023.基于知识图谱的中药智能服药服务系统的研究[J].现代信息科技,7(18)：137-141,149.

许其航,2023.门诊处方审核与点评在提高合理用药水平中的效果[J].临床合理用药,16(14)：150-153.

闫雪莲,梅丹,张波,等,2022.药物重整标准制订与解析[J].医药导报,41(11)：1631-1634.

杨雪容,何元媛,杨柔,等,2023.药学门诊实践及其对提高医院医疗质量的促进作用[J].医药导报,42(5)：639-644.

余自成,Gary C YEE,朱珠,等,2019.美国临床药学学科60年发展概况[J].中国临床药学杂志,28(3)：161-167.

曾超超,刘丽华,唐广良,2022.护士—药师—医师联动工作模式在老年患者药物重整服务中的应用[J].当代护士(上旬刊),29(12)：128-132.

张冰,2004.中药不良反应与警戒概论[M].北京：北京大学医学科技出版社.

张冰,2008.中药治疗学[M].北京：中国医药科技出版社.

张冰,2010.中药学概论[M].北京：中国医药科技出版社.

张冰,2012.临床中药学[M].北京：中国中医药出版社.

张冰,2013.临床中药学专论[M].北京：人民卫生出版社.

张冰,2015.中药药物警戒[M].北京：人民卫生出版社.

张冰,2016.临床中药师药学服务策略与实践[M].北京：人民卫生出版社.

张冰,2016.临床中药学科服务手册：中药不良反应与警戒实践[M].北京：人民卫生出版社.

张冰,2016.中药临床合理用药理论与策略[M].北京：人民卫生出版社.

张冰,2017.常用中药合理用药实践-1[M].北京：人民卫生出版社.

张冰,2017.常用中药合理用药实践-2[M].北京：人民卫生出版社.

张冰,2017.常用中药合理用药实践-3[M].北京：人民卫生出版社.

张冰,2017.常用中药合理用药实践-4[M].北京：人民卫生出版社.

张冰,2017.常用中药合理用药实践-5[M].北京：人民卫生出版社.

张冰,2017.含毒性药材中药制剂合理用药实践[M].北京：人民卫生出版社.

张冰,2017.中西药联用合理用药实践[M].北京：人民卫生出版社.

张冰,2017.中药安全与合理应用导论[M].北京：中国中医药出版社.

张冰,2018.临床中药学理论与实践[M].北京：人民卫生出版社.

张冰,2023.中药安全与合理应用导论[M].2版.北京：中国中医药出版社.

张冰,林志健,2022.临床中药学理论与实务研究[M].北京：中国中医药出版社.

张冰,吴嘉瑞,2017.中药注射剂合理用药实践[M].北京：人民卫生出版社.

张冰,吴庆光,钱三旗,2015.应用中药学[M].3版.北京：科学出版社.

张冰,徐刚,2001.中药药源性疾病学[M].北京：学苑出版社.

张冰,徐刚,2005.中药不良反应概论[M].北京：北京大学医学出版社.

张冰,周祯祥,2016.临床中药药物治疗学[M].北京：人民卫生出版社.

张辰,李海,2022.药学服务的法律概念界定及法律责任[J].中国药房,33(9)：1037-1043.

张欢,刘少烽,2023.中国医院药学门诊发展现状研究进展[J].中国处方药,21(5)：167-169.

张晋萍,黄琼,杜洁,等,2023.居家老年患者合理用药管理研究进展[J].中国药业,32(1)：128-133.

张婷,付敏,聂晶磊,2023.我院临床中药师开展药学服务的实践和探讨[J].海峡药学,35(8)：113-116.

张威,张宇晴,陆进,等,2023.医疗机构药事管理与药学服务团体标准体系设计及构建[J].医药导报,42(10)：1455-1459.

张耀峰,黄静娥,符红波,等,2022.临床药师在医师-药师联合门诊开展药物重整的效果分析[J].中国药业,31(11)：121-125.

赵霞,李新民,2021.中医儿科学[M].5版.北京：中国中医药出版社.

郑洪新,杨柱,2021.中医基础理论[M].5版.北京：中国中医药出版社.

中国医院协会药事专业委员会《医疗机构药学服务规范》编写组,2019.医疗机构药学服务规范[J].医药导报,38(12):1535-1556.

朱虹,2023.门诊处方审核与点评分析对合理用药水平的影响[J].名医,(4):108-110.

Brodie D C, Benson R A, 1976. The evolution of the clinical pharmacy concept[J]. Drug Intelligence & Clinical Pharmacy, 10(9):506-510.

Merks P, Religioni U, Jaguszewski M, et al, 2023. Patient satisfaction survey of the "Healthy Heart" pharmaceutical care service-evaluation of pharmacy labelling with pharmaceutical pictograms[J]. BMC Health Services Research, 23(1):962.